新世纪全国高等中医药院校创新教材

中医内科护理学

（供护理专业、中医学类专业用）

主编单位 南京中医药大学

主　　编 周仲瑛

副 主 编 郑耀玶　金妙文　王　旭

编　　委（以姓氏笔画为序）

王　旭　王志英　叶　放　朱　垚

李春婷　吴勉华　汪　红　张传儒

金　路　金妙文　周仲瑛　郑耀玶

赵英霖　郭立中　洒荣桂　曹守沛

U0285245

中国中医药出版社
·北　京·

图书在版编目（CIP）数据

中医内科护理学/周仲瑛主编 . —北京：中国中医药出版社，2010.6（2018.5重印）
新世纪全国高等中医药院校创新教材
ISBN 978-7-80231-955-4

Ⅰ.①中… Ⅱ.①周… Ⅲ.①中医内科学：护理学-中医学院-教材
Ⅳ.①R248.1

中国版本图书馆 CIP 数据核字（2010）第 075855 号

中 国 中 医 药 出 版 社 出 版
北京市朝阳区北三环东路 28 号易亨大厦 16 层
邮政编码 100013
传真 010 64405750
三河市同力彩印有限公司印刷
各地新华书店经销
＊
开本 850×1168 1/16 印张 22.25 字数 538 千字
2010 年 6 月第 1 版 2018 年 5 月第 6 次印刷
书 号 ISBN 978-7-80231-955-4
＊
定价 65.00 元
网址 www.cptcm.com

编写说明

一、本书主要供中医院校中医高级护理专业教学之用,并可作为西医护士学习中医和中医临床护理工作者的参考书。

二、本教材分总论和各论两部分。总论分别介绍了中医内科护理学的概况、中医内科辨证护理基础、中医内科护理基础、常用内科护理操作技能、各系病证护理概要。各论分别介绍了热性病证、肺系病证、心系病证、脾胃病证、肝胆病证、肾系病证的护理。每种病证分概述、病因病机、护理评估、护理问题、辨治要领、护理措施、健康教育等项叙述。

三、为了反映中医的理论体系,本书绝大部分沿用中医病证名称,并用少数西医学病名,以补临床需要。

四、本教材的编写,重点在于突出中医内科辨证施护特色,故书名为《中医内科护理学》,以冀反映中医内科常见病证的辨证护理基本理论和技能,适当结合西医学有关知识,力求做到实用性强,符合培养中医高层次护理人才的实际需要。

五、各编委承担的编写任务为:第六章第一、九节,第七章第八节,第八章第三、七节,第九章第六、七节由王旭编写;第十章第七节,第十一章第一至六节由王志英编写;第二章第一节,第五章第三节,第七章第五节,第十章第二节由叶放、吴勉华编写;第五章第六节,第八章附心肌炎由朱垚编写;第二章第三节,第五章第五节,第十章第一、三、四、五、六、八节由李春婷编写;第八章第四、五节,第十一章第七、八节由张传儒编写;第二章第二、五节,第四章第十至十七节,第五章第一节,第六章第二至八节由金妙文编写;第一章,第三章(与金路共同编写),第四章第一至九节,第五章第四节,第九章第一至五节由郑耀珏编写;第八章第六节,附健忘,第八、九节由赵英霖编写;第二章第四节,第五章第二节,第七章第一至四节,第六、七节由洒荣桂编写;第八章第一、二节,附真心痛由曹守沛编写。

由于我们水平有限,加之时间紧迫,书中难免有缺点错误,希望读者在教学实践中不断总结经验,提出宝贵意见,帮助本书进一步完善。

编　者

2010 年 4 月

目　录

总　论

总　论

第一章
中医内科护理学概况

一、中医内科护理学定义和范围

中医内科护理学是用中医理论阐述内科所属病证的病因病机及其辨治规律,并采用辨证施护技能进行护理工作的一门临床学科。它反映了中医辨证论治与辨证施护的密切关系,在中医护理专业中占有极其重要的位置,是必须学好的一门临床课。

中医内科范围很广,可分为外感病和内伤病两大类。一般说来,外感病主要指《伤寒论》及《温病学》所说的多种热性病,临床主要是按六经、卫气营血和三焦的病理变化进行辨证;内伤病包括《金匮要略》等书所说的脏腑、经络诸病,主要是以脏腑、经络、气血津液的病理变化指导辨证。外感病与内伤病,两者既有明显区别,又有一定联系,内伤容易感受外邪,而外感又可导致或加重内伤。本教材主要是介绍内科外感病、内伤病基本理论和主要病证的辨证论治规律,并用其以辨证施护。通过学习要求系统掌握中医内科常见病证的基本知识,观察病情,熟练应用辨证施护技能,做好内科疾病的护理工作。

二、中医内科护理学发展简介

医药学起源于原始社会,是随着人类的进化及发展而发展的,自从有了人类,就有了医学,也必然产生相应的护理。原始人类在生活或劳动过程中,偶遇伤残,便设法进行涂裹包扎,生、老、病、死的客观现象,促使人类掌握治疗疾病的技能,进行自我保护,这就是医学及护理学的萌芽。

随着医学的不断发展,护理知识也逐渐系统化和理论化。先秦时代的《黄帝内经》中,在饮食护理方面写道:"毒药攻邪,五谷为养,五果为助,五畜为益,五菜为充,气味合而服之,以补益精气。"又说:"谷肉果菜,食养尽之,无使过之,伤其正也。""病热少愈,食肉则复,多食则遗,此其禁也。""肾病毋多食咸。"均说明饮食护理的重要性。在服药方法上,其也指出了应根据病变的部位及情况,分别采取饭前或饭后服用等方法及多种具体要求,以提高疗效。《黄帝内经》对精神护理也十分重视,要求患者愉快、安静,做到"恬惔虚无,真气从之,精神内守",避免情绪波动,若喜怒不节,则影响疗效和预后。在衣着方面,要注意起居有节,凉暖相宜,以避免外邪的侵袭,而生他变。

宋元明清时期,随着医学的分科发展,护理学也有了一定的进展,护理经验的积累也日益增多,护理学开始朝着某科某病的护理方向发展。在内科辨证施护方面,古籍就有一定的记载,如宋代张锐《鸡峰普济方》里把水肿分为多种类型,根据起始部位的特征区别不同性质的水肿,并施以不同的调护方法。金元四大家的学术争鸣,标志着我国医学学术思想发展到一个新的阶段。刘河间主张火热致病,李东垣强调脾胃的重要性,张子和重视攻邪的治则,朱丹溪倡导阴不足论,相应强化了辨证施护的要求。明清时期,内科方面继承了宋元医家的学术成就,并有新的发展,如明代林佩琴的《类证治裁》、张景岳的《景岳金书》、王肯堂的《证治准绳》、清代张璐的《张氏医通》及吴谦等著的《医宗金鉴》等,其中对护理的论述都有十分丰富的内容。随着温病学说的发展,提出传染病患者的衣被可用蒸气消毒的方法,如明代胡正心说:"凡患瘟疫之家,将初患者衣于甑上蒸过,则一家不染。"对于高热患者的护理已注意到口腔的护理;在饮料方面,给患者频频饮服五汁饮、西瓜水等;采用室内放置冰块的办法来降温。

明代张景岳著的《景岳全书》在饮食护理方面,提出:"凡伤寒饮食有宜忌者……不欲食,强食则助邪;新愈之后,胃气初醒,尤不可纵食。"又说:"有不慎食而更甚者。"其中指出饮食护理对疾病的治疗及恢复的重要性。关于痨病的护理,在《折肱漫录》《痰火点雪》《理虚元鉴》等书中,均强调指出节饮食、慎起居、忌忧郁、绝房室,并提到日光、空气等因素对疾病治疗的重要性。《古今医统》还主张对痨病患者进行隔离。

总之,中医内科护理学随着中医药学的进展得到不断的充实,在各个历史时期均有一定的发展和提高。

三、中医内科护理特点

中医学对人体的生理功能和病理变化,以及在疾病诊断、治疗、护理等方面的认识有许多特点。它把人体看成是一个有机整体,并认为人与自然界有密切关系;它肯定"六淫""七情"内外致病因素在疾病发生上的意义,更注重机体的内因作用;在疾病的诊断上,它形成以"四诊"为诊查方法,以"八纲"为辨证纲领,以"脏腑辨证"为基本内容的辨证理论体系;在疾病的护理上,它重视预防,并提出"辨证施护"、"同病异护"、"异病同护"等一系列护理原则。而内科护理学尤其体现整体观念和辨证施护的特点。

【整体观念】

中医学认为人体的各个部分是有机地联系在一起的,是一个以五脏为中心,通过经络的沟通而构成的统一的有机整体。这个有机整体在结构上是不可分割的,在功能上是互相协调、相互为用的,在病理上是相互影响的。同时,自然界的一切事物是人体赖以生存的必要条件。因此,护理患者时,不能孤立地只看局部病症,单纯地进行对症处理,而必须根据疾病发生的原因,脏腑、经络的病理变化,患者体质状况及外界环境、气候变化对患者的影响等,全面掌握病情,妥善地护理患者。在做好局部护理的基础上,注意患者的整体情况,同时应为患者创造良好的休养环境,稳定患者的情绪,指导合理的饮食调养及必要的体育锻炼,使患者早日恢复健康。

【辨证施护】

所谓辨证施护,就是护理患者必须运用中医四诊八纲的理论和方法,分析患者的主诉、症状、体征,根据不同的病因、不同的机体反应、不同的病情,区分不同的证,采取相应的护理方法。辨证是决定护理的前提和依据,施护是护理疾病的手段和方法,辨证施护的过程,就是认识疾病和解决如何护理疾病的过程,是中医护理工作的基本原则,辨证和施护是理论和实践相结合的体现。只有准确地辨证,才能细致有效地做好护理工作。例如,护理外感高热患者,要根据病因及症状表现,辨别这种高热属于里热还是表热:若属里热应进行物理降温(冰敷)退热,表热则宜解表退热,如酒精擦澡等,不宜冰敷凉遏。再如,同是胃脘痛的患者,要根据疼痛的性质、舌质、脉象,分析其属于寒证还是热证:寒证,腹部可进行热敷,饮食宜温热;热证则腹部不宜热敷,饮食宜清淡。由此可知,作为一名中医护理人员,只有熟练掌握应用中医理论观察病情,准确区分证候,才能采取相应的护理措施。

四、中医内科护理学展望

长期以来,由于中医是医护结合和家庭医护形式,因此,尽管中医护理与中医药学得到同样发展,但毕竟发展缓慢,许多护理知识只散见于历代医著中或流传于民间,还没有专著,也没有形成专科。当前,随着中医事业的发展,中医医院迅速增多,中医护理专著相继问世,但作为一门新兴学科来说,还需不断深化完善,整理继承前人文献记载,系统总结临床实践经验,才能建成具有中医护理特色的理论体系,建成与临床医疗相配套的各科护理专业。掌握相关的中医护理操作技能,为患者服务,把理论知识技能落实到实践应用中去,真正体现中医护理的优势,在现代护理中显示其特色。

第二章
中医内科辨证护理基础

第一节　气血病机病证及护理概要

气和血是人体生命活动的动力和源泉,在生理上,既是脏腑功能活动的物质基础,又是脏腑功能活动的产物,因而在病理上,脏腑发生病变,可以影响气血的变化,而气血的病变,也必然要影响到某些脏腑。所以,机体的病变无不涉及到气血,而气血的病变又往往导致脏腑功能的失调。因此,掌握气血病机病证是辨证施治和辨证施护的理论基础。

一、气

气,一是指构成人体和维持人体生命活动的精微物质,如水谷之气,呼吸之气等;二是指脏腑组织的生理功能,如脏腑之气,经络之气等。但二者是相互联系的,前者是后者的物质基础,后者是前者的功能表现。

气的来源:一为受于先天父母的精气,入藏于肾;一为源于后天饮食的精微,称为水谷之气。气有元气、宗气、营气、卫气和五脏气之分。

【病机特点】

人体内不同的气,有推动、温煦、防御、固摄和气化等作用。如气虚,则是脏腑机能衰退,机体抗病能力低下所引起的病理变化,表现为脏腑、经络的功能低下,或者发生血行停滞、水液停留等各种病变。

如气的温煦作用不强,失于调节,可以出现畏寒怯冷,四肢不温等症状;若气虚卫外不固,则外邪易于侵袭;如气虚固摄作用减退,可导致出血、遗精、遗尿等;如气化作用异常,气的运行阻滞,或运行逆乱,升降失调,出入不利,便要影响五脏六腑、上下内外的协调统一,而发生种种病变,诸如肝气郁结、肝气横逆、胃气上逆、脾气下陷、肺失宣降、肾不纳气、心肾不交等等。气的病变很多,一般可概括为气虚、气陷、气滞、气逆四种。前两种属虚证,后两种属实证。

【病证分类】

1. 气虚

主症:头晕目眩,少气懒言,疲倦乏力,自汗,活动时诸症加剧,易感外邪,不耐疲劳,面色少华,舌淡,脉虚无力。可见于慢性久病,年老体弱,元气不足,脏腑功能衰退者。

2. 气陷

主症:头目昏花,少气倦怠,腹部有坠胀感,舌淡,脉虚无力。可出现脱肛,子宫或胃等内脏下垂。

3. 气滞

主症:胁肋胀痛,攻窜不定,时轻时重,或腹痛腹胀,嗳气,矢气,常随精神情绪因素而增减,苔薄,脉弦。常由情志不悦、饮食失调或感受外邪等引起某个脏腑气机阻滞所致,脏腑气滞证常见肝郁气滞证和胃肠气滞证。

4. 气逆

主症:常见肺、胃、肝、肾等脏腑气机升发太过,如肺气上逆可见咳嗽喘息,胃气上逆可见呃逆、嗳气、恶心呕吐,肝气升发太过,则见头痛、眩晕、昏厥、呕吐等,总由气机的升降失常上逆所致。

【护理概要】

1. 注意休息

避免劳累过度,活动要适当;应心静忌烦;注意保暖,预防感冒。

2. 情志调护

七情致病,可直接影响其相应的脏腑,使气机逆乱,气血失调,导致疾病发生或病情加重。因此,气病首先应根据不同的情况和心理需求进行疏导,如可以采用移情疗法、以情胜情法等,消除患者的郁闷、紧张、恐惧、忧虑、烦恼等不良情绪,帮助患者建立乐观健康的心理,积极配合医疗护理工作,加快病情好转。

3. 饮食护理

脾胃位居中焦,为气血生化之源,又为一身气机升降之枢纽。因此,注意饮食调护以健运脾胃,对气的不同病证均有重要调护作用。合理膳食,戒除不良饮食习惯,如喜食生冷、辛辣厚味,嗜食烟酒,饥饱无常等。可常服山药、金橘饼、百合、鸡内金、山楂、萝卜等具有理气健脾功效的食品。

4. 对气虚、气陷者的护理

气虚者卫外功能减退,要注意病室温度,预防感冒或呼吸道感染,感染者宜积极治疗。重者需卧床休息,轻者可适当活动,并配合气功、太极拳等疗法。饮食宜清淡,一般应少食多餐,多食富含维生素类食物,吃易消化食物;忌油腻、浓茶、咖啡等。如肺气虚者可吃蜜饯双仁(杏仁、胡桃仁)、鸡蛋、豆浆等,心气虚者可吃茯苓饼,肾气虚者可吃枸杞羊肾粥、山药汤圆,脾气虚者可吃八宝粥、八珍糕等。药物调治可服用补中益气丸。

5. 对气滞者的护理

情怀抑郁,造成肝气郁结,疏泄失常,常常是气滞的主要原因。因此,应避免情志刺激,保持乐观的情绪,护理人员应耐心安慰患者,消除患者引起抑郁烦恼的因素,教会患者对心理状态进行自我调节;进行适当的活动,如散步、做广播体操、打太极拳等,但活动量不宜太大;肠胀气较重者,可采用布包砂仁热敷腹部的方法。饮食宜进消导理气类食物,如山楂、萝卜、百合等。药物调治可用逍遥丸。

6. 对气逆者的护理

应调畅气机,稳定患者情绪,避免各种精神刺激。如肺气上逆咳喘者,应劝导其戒烟,保持室内空气新鲜;痰盛者可服萝卜汁以助化痰;胃气上逆而呕吐者,应忌烟、酒、葱、蒜等辛辣刺激之物,可服蜜饯萝卜、丁香姜糖,呕吐时,应让患者休息片刻,再进食清淡流质或半流质饮食,宜少食多餐;肝气上逆而咳嗽带血者,应多食蔬菜水果等清热降火,滋阴生津之品,可取新鲜藕汁、梨汁、西瓜汁代茶饮用,忌辛辣、油炸、海腥等助热动血之品。如遇气厥患者,则应按厥证采取各种护理措施。

7. 具体脏腑气机病证见有关章节。

二、血

血是脉管中的红色液体,也是由脾胃水谷之精微所化生,正如《灵枢·决气篇》所说:"中焦受气取汁,变化而赤,是谓血。"由于血液仅存在于脉管之中,所以脉有"血脉"之称。血由心所主,藏于肝,统于脾,循环于脉中,对人体各脏腑、组织、器官具有濡养作用,是人体不可缺少的营养物质。

【病机特点】

血来源于水谷的精气,通过脾胃的生化输布,注之于脉,化而为血。血循环全身,内至五脏六腑,外达皮内筋骨,对全身组织器官起着营养和濡润的作用。目之视、足之步、掌之握、指之摄、五脏六腑功能之协调,无不赖血之濡养。如果血不足,失去了濡养作用,就可能出现视力减退,眼睛干涩,关节活动不利,四肢麻木,皮肤干燥、作痒等症状。

血是精神活动的物质基础,气血充盈,才能神志清楚,精力充沛。因此,血虚、血热可以出现神志方面的病变。如心血虚、肝血虚,常有惊悸、失眠、多梦等神志不安的症状。

血液循行于脉管之中,流布全身,环周不休,运行不息,以供给机体各个脏腑、组织、器官的需要,血液的正常循行,又是各个脏腑共同作用的结果,如心气的推动、肺气的布散、脾气的统摄和肝脏的疏泄调节,因而其中任何一个脏器的功能失调,都可能引起血行失常的病变,如心气虚运行无力的"心血瘀阻",脾虚不能统血的便血、崩漏,以及肌衄、发斑等。总之,血病的表现,一般分为出血、瘀血、血虚。

【病证分类】

1. 血虚

主症:面色苍白或萎黄,口唇、爪甲淡白,头晕眼花,心悸,失眠,手足发麻,舌质淡,脉细无力。多由失血过多,或脾胃虚弱化生血液不足,或久病不愈,肠中虫积,营血消耗过多所致的脏腑、经络、形体失养表现。血虚证常见于心、肝、脾的病变。

2. 出血

主症:临床上可分阳络伤、阴络伤。阳络伤表现为咯血、吐血、鼻衄、齿衄和肌衄;阴络伤表现为便血、尿血、月经量过多等。多由火热迫血妄行,或脾虚不能摄血,或阴虚火旺,灼伤血络,络伤血溢,其出血的色、质、量每多有别,根据不同出血部位,又涉及多个脏腑,具体内容详见血证篇。

3. 血瘀

主症:痛处固定,或刺痛拒按,或瘀积结成肿块(如肝脾大、腹腔肿块等),面色黧黑,肌肤甲错,或有紫斑,或红或赤等,如瘀血乘心,扰乱心神,又可出现乱语、发狂,舌质青紫,或有瘀点,脉细涩。多由离经的血液不能及时排出或消散,而瘀滞于某一处,或血液运行受阻,瘀积于经脉或器官之内所致。因瘀血部位不同,其证候表现各异,具体内容详见有关章节。

【护理概要】

1. 血虚证护理要点

(1)个人卫生:保持病室床单干净、平整。加强皮肤护理,久病卧床者每日用温水擦浴,勤换衣裤,保持阴部及会阴部清洁。每日饭前、饭后用生理盐水漱口。

(2)情志调养:血虚患者病程较长,体质虚弱,心理需求较多,护理人员应多关心体贴患者,做好周密的护理和治疗计划,对其讲解防治的有关知识,使患者有良好的心理状态,积极配合治疗。

(3)饮食调摄:血虚患者平时饮食宜多吃一些有补血作用的食物,如红枣、桂圆、荔枝、白木耳、百合、鳖甲等,可食用参枣汤、红枣黑木耳汤、当归生姜羊肉羹等食疗方,忌辛辣、烟酒刺激,避免劳神用脑过度,耗阴伤血。

(4)药物内治:药物治疗采取辨证施治为主,注意补血的同时,重视脾胃功能的恢复,兼顾补气养血、活血化瘀以生新血,补虚不宜急于求成,不要过于滋腻,具体疗法参见有关章节。平时可以阿胶、当归补血汤、归脾汤之类间服。

(5)康复指导:根据体质适当锻炼,做到循序渐进,避免疲劳,按时作息,保证睡眠质量。

2. 出血证护理要点

(1)病情观察:注意休息,重者应卧床休息。严密观察病情的发展和变化,观察出血的量和色,出血量多、不止者若出现头昏、心慌、汗出、面色苍白、四肢湿冷,脉芤或细数等,应及时报告医生抢救,以防产生厥脱之证。

(2)情志护理:对血证患者要注意精神调摄,消除其紧张、恐惧、忧虑等不良情绪。患者应安心静养,少说话、少活动,避免各种不良的精神刺激,以免加重出血。

(3)饮食护理:上消化道出血或大咯血时需要禁食或吃流质饮食。如血热妄行和阴虚火旺出血者,室温可偏低,应多给予清凉、止血、收敛的食物,如绿豆汤、莲子粥、咸味藕汁,各种水果,新鲜蔬菜等,忌辛辣刺激之品;脾不统血者,室内应保持温暖,注意增加营养,可适当进食猪肝、鸡蛋、牛乳等食品,饮食宜温,应给予清淡、质软、易消化食物,以免损伤脾胃。

(4)药物调治:出血一般包括火热熏灼、迫血妄行及气虚不摄、血溢脉外两类。应针对各种血证的病因病机及损伤脏腑的不同,结合证候虚实及病情轻重而辨证论治。常用止血药物如大黄、白及、云南白药、三七、地榆、大蓟、仙鹤草等,均可酌情选用。

(5)对于各种原因的出血,均应积极治疗引起血证的原发疾病。

3. 血瘀证护理要点

(1)病室应温暖向阳,环境舒适,避免喧哗吵闹,宜安静幽雅。

(2)情志调摄:七情致病均可引起气机失常,气滞则血瘀,气行则血行,避免情志刺激,满足患者的合理要求,保持良好的精神、情志状态,有利于病情恢复。

(3)饮食护理:饮食宜清淡,可配合理气温经功效的食物,不可过饱或过减,忌食生冷、黏腻之品。

（4）可以指导患者练习气功,在医生的指导下进行适度活动,采用针灸、推拿、局部热敷等法,均有助于气血运行,瘀血得化。

（5）在辨证使用活血化瘀药物的基础上,可给服丹参片等活血药物,同时观察患者有无出血情况。

【复习思考题】

1. 气血病证有哪些临床表现?
2. 气血病证临床上如何进行辨证施护?

第二节 六淫病机病证及护理概要

风、寒、暑、湿、燥、火六气是自然界正常气候。如六气反常,则称"六淫",在人体正气不强时就可伤人致病,六淫所致的疾病统称为外感病。

六淫致病具有一定的季节性,如夏季多暑病,冬季多寒病,但由于气候变化的复杂性,以及人体的个体差异,虽在同一季节里,也可感受不同的病邪而发生不同的病证。如夏季多暑病,但如素体阳虚,又贪凉饮冷,也可发生寒病。六淫既可单一为病,也可以是合并的,如风、寒、湿三邪可以杂合而为痹,而且六淫之邪侵入人体后,在一定条件下也可以相互转化,如寒可郁而化热,温热可以化燥等,故辨证时必须根据不同的临床表现,"审证求因"。至于内风、内寒、内燥、内火,是指各种疾病发生后,由于生理机能障碍而产生的病理状态,与本章所述的外感六淫有别。

一、风

风是春天的主气,但一年四季风邪都可致病。在外感疾病中,因风邪引起者较多,且往往兼挟其他病邪伤人,所以有风为"六淫之首"、"百病之长"的说法。

【病机特点】

风邪的特性是善行而数变,故其病多快,病情多变,病变部位常游走不定;风性轻扬,故易侵犯人体上部和经络肌表;风性主动,故其致病具有移动的特点。

【病证分类】

1. 风邪袭表
主症:发热,恶风,少汗或无汗,头痛,鼻塞,咳嗽,咽痒,咳痰色白多泡沫,苔薄白,舌边尖红,脉浮。

2. 风入经络
主症:肢体关节游走疼痛或拘急不利,项强,口眼㖞斜,甚则四肢抽搐,角弓反张,牙关紧闭,舌苔薄白,脉浮弦。

【护理概要】

1. 伤风致病的恶风有汗者,应保持病室空气流通,但不要直接吹风,尤其不可吹对流风,以免复感。

2. 风邪犯肺,咳嗽,痰多者,应避免烟尘、异味气体、花粉等刺激,必要时可戴口罩防护。病房严禁吸烟,不能放置花卉。

3. 风邪入络,关节疼痛剧烈,肿胀明显或兼发热者,应卧床休息,将肢体用被子等垫起,采取舒适体位,以减轻疼痛,并须按时变换体位,以避免局部受压。气血阻滞,也可用食盐一斤,大葱数段,炒热后装入布包敷患处,有热象者不宜。

4. 患者热极动风,发生抽搐时,护理人员应守护床边并加用护架,将头侧向一边,敞开衣领,取下假牙,在上下白齿之间,填以纱布包裹的压舌板,防止咬伤舌头。牙关紧闭者用开口器缓慢撑开,保持呼吸通畅,及时吸出痰涎,并予吸氧。

5. 饮食忌海蜇等发物和动风之品,如鹅、猪头肉、公鸡、带鱼等。

二、寒

寒邪为冬令之气,也可见其他季节。如盛夏贪凉,寒邪也可侵袭人体而发病,即前人所谓"阴暑"或"夏日伤寒"之类。

【病机特点】

寒主收引,其性凝滞。故寒邪入侵可致筋脉挛缩,伸屈困难。外寒侵袭肌表所致的疾病称为"伤寒",直接侵入于里所引起的重症称为"中寒"。

【病证分类】

1. 寒邪伤表

主症:恶寒,发热,无汗,头痛项强,身痛肢麻,得热痛减,遇冷痛剧,筋脉拘急不利,舌苔薄白,脉浮紧。

2. 中寒

主症:恶寒战栗,肢体麻木,四肢冰冷挛痛,面青咬牙,神志迟钝,昏迷僵直,呼吸缓慢,口鼻气冷,皮肤隐紫,舌苔白滑,脉沉伏。

【护理概要】

1. 注意防寒保暖,多加衣被,避免受凉,病室宜向阳,冬季应有取暖设施。

2. 饮食要热,食物性质宜温,不要吃生冷瓜果,有表寒证者可饮用生姜红糖茶。

3. 中寒重症,应予吸氧;昏迷者,由专人护理,加用床架,采取增加衣被等保暖措施。针刺人中、百会,艾灸气海、关元、神阙。

三、暑

暑为夏令主气,故暑邪致病有明显的季节性,且表现为热证。

【病机特点】

暑为热邪,最易伤津耗气。由于盛暑时节,大暑下迫,地湿上蒸,所以暑病常多夹湿。

【病证分类】

1. 中暑(轻者为伤暑,重者为中暑)

主症:头晕胀痛,胸闷,恶心呕吐,身热烦渴,短气,四肢无力。或皮肤干燥,色红而热,或少汗,或汗出肢冷,尿短赤等,甚则突然晕倒,谵语,抽搐,舌干少津,脉数。

2. 暑热

主症:入夏时常发热,肌肤灼热,汗少或午后热甚,口渴引饮,食少,倦怠无力,舌苔薄白或薄黄,舌质微红,脉细数。

3. 暑湿

主症:身热不扬,恶风少汗,胸闷腹胀,纳少,口苦黏或淡,大便溏薄,肢体困顿,苔腻,脉濡数。

【护理概要】

1. 对于中暑患者,应立即将其移至通风阴凉处,解开衣襟平卧,使其安静休息,地面可泼洒井水或冷水,或加用电风扇以降温。头晕、胸闷不适者,给服十滴水、仁丹;恶心呕吐者,可用玉枢丹0.6g,或辟瘟散0.6g,内服,也可用刮痧疗法。对重症高热患者,可用冰帽、冰袋敷头部、枕部、腋窝部、腹股沟部,或用温水擦浴。

2. 对暑病身热者,给予清凉饮料,如凉茶水、西瓜水、冰糖水、冷淡盐水、乌梅绿豆汤等,以清热解暑。

3. 对暑病高热者,应加强降温措施,室内放置大量冰块,加用电风扇吹风,或用空调机使室内温度降至30℃左右。用冷水或冰水擦浴,以降低体温。

4. 饮食以素流质食物为宜,热退后给予素半流质食物。

四、湿

湿是长夏主气,多因气候潮湿,或涉水淋雨,或居住潮湿,而致伤人致病。

【病机特点】

湿为阴邪,黏腻重浊,易遏气机,进而伤阳,犯上则阻遏清阳,困中则壅阻脾胃,下趋则病及下肢,且为病缠绵,病程较长,易与他邪相合,表现为不同的病证。

【病证分类】

1. 湿邪困表

主症:身热不甚,迁延缠绵,微恶风寒,汗少而黏,头痛如裹,肢体酸重疼痛,胸膈闷胀,脘痞泛恶,口中黏腻,大便稀溏,脉濡缓。

2. 湿滞经络

主症:关节酸痛重着,固定不移,或腿膝关节漫肿,转侧屈伸不利,下肢肿胀,舌苔白滑或白腻,脉濡缓。

3. 湿毒浸淫

主症:皮肤发生疥、癣、疮疖、疱疹,局部瘙痒,流水,或见白浊,女子带下腥臭,苔白腻,脉滑数。

【护理概要】

1. 保持病室干燥通风。
2. 饮食选素半流或流质食物,忌生冷瓜果及油腻之品,以免助湿恋邪。
3. 关节疼痛患者平时注意局部保暖,切忌吹风受寒或淋雨受湿,少下冷水,夏季避免游泳,赤身露腿卧宿。

五、燥

燥为秋令主气,故燥邪为病,多发生于气候干燥,湿度低的秋季。

【病机特点】

燥邪常犯上焦肺经,易伤津液,表现为一系列津枯液燥症状。故《素问·阴阳应象大论》云:"燥胜则干。"初秋多兼热,深秋可兼寒。

【病证分类】

1. 温燥
主症:头痛发热,微恶风寒,咳嗽少痰,咳痰不畅或痰中带血,口渴喜饮,唇干咽燥,心烦,大便干结,舌红少苔,脉细数。

2. 凉燥
主症:头痛鼻塞,恶风发热无汗,咽干唇燥,干咳痰少,痰质清稀,舌干苔薄,脉浮弦。

【护理概要】

1. 保持病室清凉、湿润,湿度可在 50% ~70% ,保持空气流通。
2. 多食新鲜蔬菜、水果、果汁、鲜梨皮茶,忌辛辣、刺激、动火之品,禁烟酒。
3. 燥邪犯肺引起的干咳,痰少黏稠难出,咽喉痒痛者,可用生梨 1 个,去皮心,加川贝母 10g,冰糖适量蒸服,或梨膏 1 匙,川贝粉 1.5g,开水调服,可润肺化痰止咳。

六、火

火邪为温热的进一步发展,所以有"热为火之渐,火乃热之极"的说法。其他五气所致疾病的过程中,表现热邪亢盛的,则为"五气化火"。

【病机特点】

外感的火邪,性质属实,临床特点是表现一系列火热症状,发病急骤,变化较多,病势较重,最易耗伤阴液,甚则动血出血,或火邪内陷心包。

【病证分类】

火毒壅盛
主症:高热烦躁,面红目赤,口渴饮冷,口臭,便秘,溲赤,或斑疹吐衄,或神昏谵语,舌苔黄腻,或燥黄起刺,脉滑数或滑实。

【护理概要】

1. 保持室内安静,通风凉爽,将室温降至 25℃ 左右。
2. 饮食宜素流质食物,多饮清凉饮料、新鲜水果汁。
3. 火热耗伤津液者,可用鲜芦根 60g,煎汤代茶频饮。
4. 高热者,可用冰帽、冰袋放置在头、枕部、腋部、腹股沟部,也可用温水擦浴或用冰水灌肠。
5. 注意口腔护理,可用淡盐水、银花甘草液清洁口腔,每日 4 次。口糜者,用绿袍散、冰硼散擦之,口唇干裂者涂液状石蜡滋润之。
6. 卧床日久,要注意皮肤及床单清洁干燥,注意常更换体位,预防褥疮。
7. 高热昏迷、惊厥者参阅有关病篇护理。

第三节 湿、痰、饮病机病证及护理概要

湿、痰、饮三邪同出一源,均属阴邪,为津液不归正化而形成的病理产物,一经形成后,就成为致病的"病邪",引起多种病理变化。

【生理病理】

人体的津液,来源于水谷之精气,由脏腑功能活动而产生,又是供养脏腑、筋肉,濡润孔窍和滑利关节的重要物质,通过三焦气化的作用,运行敷布,充养全身,其浊者成为汗、尿排出体外。

肺居上焦,主气而布津,有通调水道的作用;脾主中焦,运化水湿,有吸收和运输水谷精微的功能;肾处下焦,有蒸化水液,分清泌浊的职责。饮食经胃腐熟后,水精通过脾的转输上行,肺的通调下降,肾的蒸化开合,共同完成水液吸收、运行、排泄的整个过程。

在病理情况下,如外感六淫侵袭、饮食不当、情志刺激、劳欲体虚,都可导致阴阳的偏胜偏衰,脏腑功能失调。若肺失通调宣降,水津不能输布,则停聚为痰、为饮;若外湿困脾或脾虚不运,则湿邪阻滞,停聚为痰、为饮;若肾阳不足,蒸化无力,水不化气,关门不利,可导致水湿潴留,或聚而成为痰饮。其病理性质多属本虚标实,即脾肾亏虚为本,水湿痰饮停聚为标,二者又常相互影响。

【病证分类】

湿、痰、饮三者的关系虽然相当密切,在一定的条件下且可互为转化,但分别而言,则各有不同的特点。湿性重浊黏滞,为病每多迁延难愈;痰多稠厚,为病无处不到;饮多清稀,常停聚于胸腹或肢体。故临证尚应分清湿、痰、饮的主次偏重,以便确定治疗方案和指导护理。

(一)湿

湿邪为病,有内外之分。外湿为六淫之一,内湿是指脾的运化和输布津液的功能发生障

碍,因而引起的水湿停滞积蓄。这一类内生之湿,多由于脾虚,故又有"脾虚生湿"之说。

1. 寒湿困脾

主症:胸闷,脘腹痞满作胀,不思饮食,恶心欲吐,口中淡而无味或甜而黏腻,或头昏重如裹,或腹痛肠鸣泄泻,甚则腹内停水,腹部膨胀,四肢浮肿,皮肤晦暗发黄,小便少,舌苔白腻,脉濡。多见于慢性肠炎、慢性肝炎、肝硬化、慢性肾炎、水肿病等。

2. 湿热蕴脾

主症:发热倦怠,脘腹痞闷,呕恶不食,口干苦而不欲饮,小便短赤,大便秘结或不畅,或见目睛、肌肤黄染,黄色鲜明,周身瘙痒,舌苔黄腻,脉濡数。多见于急性黄疸型肝炎、急性胆囊炎、急性尿路感染。

(二)痰

痰之为病相当广泛,在临床表现上,既指一般咳吐的痰,又指引起某些特殊症状的病理因素。由于它们的成因不同,在性质上有湿、燥、热、寒、风、气郁等多种,所在脏腑部位不同,因此,临床表现也各具特点。

1. 痰阻于肺

主症:咳嗽,气粗,痰多易咳,或伴气喘,喉间痰鸣有声,或伴有寒热表证,脉浮。可见于呼吸系统某些急慢性炎症。

2. 痰蒙心窍

主症:神态痴呆,胡言乱语,哭笑无常,或神识不清,或晕倒于地,不省人事,喉中痰鸣,苔腻,脉弦滑数。多见于精神分裂症、神经官能症、癫痫、脑血管意外等。

3. 痰蕴脾胃

主症:脘痞纳少,腹胀肠鸣,呕恶痰涎,大便多溏,身重倦怠,苔白腻,脉濡缓。多见于消化系统某些慢性疾病、胃肠功能紊乱者。

4. 痰郁于肝

主症:咽中不适,如有物阻,吞之不下,吐之不出,或颈部肿块,按之坚硬,经久不消,或伴胸胁胀痛,性情抑郁或善怒,苔薄腻,脉弦或弦滑。多见于梅核气(神经官能症)、气瘿(甲状腺肿大)。

5. 痰动于肾

主症:喘逆气短,咳唾痰沫,腰酸,跗肿,头晕耳鸣,脉沉细。可见于呼吸系统某些慢性疾病。

6. 痰阻胸阳

主症:胸闷如窒,痛引后背,咳嗽气逆,痰多黏腻色白,苔浊腻,脉濡缓滑。多见于冠心病、心绞痛、肺心病等。

7. 痰阻骨节、经络

主症:骨节酸痛,关节肿胀,肢体麻木不仁,甚则瘫痪、口眼㖞斜,苔白腻,脉弦滑。可见于关节炎、某些肿瘤或神经系统病变等。

(三)饮

饮是指脏腑功能失调,水液输布运化失常,停聚于体内某一部位的病理产物,并常转化为致病因素。临床主要根据其停积的部位分为四类:饮停于胃肠者为痰饮;注于胁下者为悬饮;淫溢于肢体者为溢饮;支撑胸胁者为支饮。另有长期留而不去者为留饮,伏而时发者为伏饮,实际仍属于四饮的范围。

1. 痰饮

主症:脘腹胀满,脘中有振水音,呕吐清稀痰涎,口不渴,或渴不欲饮,咳喘短气,心悸头眩,或肠间辘辘有声,苔白滑或白腻,脉沉滑或沉紧。可见于幽门梗阻、胃下垂、慢性胃炎等引起的胃肠功能紊乱而有液体潴留者。

2. 悬饮

主症:咳唾胸胁引痛,呼吸或咳嗽时加剧,甚则不能转侧,气短,息促,喘咳,不能平卧,苔白或白腻,脉沉弦。其与西医学所指的胸腔积液相同。多见于渗出性胸膜炎积液形成阶段。

3. 溢饮

主症:肢体沉重疼痛,甚则水肿,恶寒发热无汗,喘咳,痰多白色泡沫,舌苔白,脉弦紧或浮紧。可见于急性肾炎、肺源性心脏病等所引起的水肿。

4. 支饮

主症:咳喘胸闷,不能平卧,动则喘息更甚,痰多白沫,或久咳而面目水肿,苔白腻,脉弦紧。多见于慢性支气管炎、支气管哮喘、阻塞性肺气肿、肺源性心脏病等。

【护理概要】

1. 湿、痰、饮三者为一源三歧,均属阴邪,为水液代谢失常所成,故病室要求干燥,忌潮湿,保持空气新鲜。

2. 病室温度要适宜,一般宜偏温暖,但湿热及痰热为病,则室温应适当偏低。

3. 饮食以清淡素食为主,忌生冷油腻、甘甜厚味、海腥发物及咸食,以防碍脾助湿生痰停饮。

4. 根据气候变化及时增减衣服,以防感受外邪,引起病情加重。

5. 慢性久病患者,宜适当参加体育锻炼,如练气功、打太极拳等,以增强抗病能力。

6. 病情较重者应卧床休息,因痰饮在肺而致喘咳严重者,宜取半卧位。

7. 对服用攻逐水饮药的患者,除按服逐水药注意事项执行外,应严密观察药后反应,并记录和观察其大便的色、质、量。如发现有剧烈恶心呕吐、腹痛、腹泻及体力不支者,应立即停药,并给予蔗糖、稀米粥、糖开水等,及时报告医生,加强治疗措施。

8. 对老年痰喘患者,应注意观察呼吸、咳痰、面色、水肿等情况,并注意有无喘脱危象。

9. 注意精神护理,特别是对痰气壅盛的喘咳、呼吸困难患者,要做好思想疏导工作,消除其紧张、恐惧情绪,保持心情舒畅,配合药物治疗,以利于病情康复。

第四节　脏腑病机病证及护理概要

脏腑病机,是指在疾病发生、发展过程中脏腑的病理变化。脏腑病证,是指脏腑发生病理变化时反映于临床的症状和体征。由于各个脏腑的生理功能和病理变化不同,所以临床病证也就不同。为此,必须根据各个脏腑不同的生理、病理分析病情,辨明病变部位、性质,指导治疗和护理。因此,脏腑辨证既是辨证施治的核心,也是辨证施护的基础。

脏腑学说又称"藏象学说",是阐述人体内脏机能活动,包括正常的生理机能和病理状态的中医基础理论。脏腑是内脏器官的总称,包括五脏和六腑。五脏即肺、心、脾、肝、肾。由于心包络是心的外卫,它的生理、病理与心大致相同,所以属于心。六腑是指胆、胃、小肠、大肠、膀胱、三焦。三焦一般认为是胸腹腔的三个部位。上焦包括心与肺,中焦包括脾和胃,下焦包括肝、肾、大肠、小肠、膀胱等。所以,三焦是指这三个部位内在器官的功能而言。

五脏的功能是产生和贮藏精气,其特点是"藏而不泻";六腑的功能是腐熟水谷(消化),泌别清浊(吸收),传化糟粕(排泄),其特点是"泻而不藏"。五脏之间有生、克、乘、侮的关系,可以相互促进,相互制约。根据五行生克学说,它们的相生关系是肾→肝→心→脾→肺→肾。它们的相克关系是肝→脾→肾→心→肺→肝。而脏与腑之间又有互为表里(相合)的关系,肝合胆,心合小肠,脾合胃,肺合大肠,肾合膀胱。因此,在进行辨证时,一定要从整体观念出发,不仅要考虑一脏一腑的病理变化,还必须注意脏腑之间的联系和影响。

脏与腑之间的表里关系,是通过各自所属的经络,相互络属而取得联系的,并与五体、七窍相联系,构成一个统一的有机整体。气血津液由脏腑化生、输布,而脏腑又赖之以进行正常的生理活动。因此,气血津液与脏腑病变密切相关。脏腑病机、病证虽然错综复杂,但归纳其病证性质,仍不出八纲的范围。因此,脏腑病的辨证,当以八纲为主,联系气血津液及经络的循行部位,进行综合分析。另外,每一脏腑的病理性质,虽然都有虚实或寒热的共性,但其主次和具体情况各不相同,在共性中还存在个性,因而临证时必须认真分析,找出各自的特殊性,才能全面认识病证的本质,以便采取相应的治疗和护理措施。

一、肺

肺位居胸腔内,上连气道,喉为其门户,开窍于鼻,外合皮毛,它的主要功能是主气,司呼吸,通调水道,其性宜宣、宜降。肺为主管呼吸的器官,对体液和血液循环也有调节作用,因此,这些方面的病证多与肺有关。

【生理病理】

1. 主气,司呼吸

肺主气的作用是,呼出体内浊气,吸入自然界的清气,再与饮食所产生的谷气相结合,分布供养脏腑躯体,并统管全身之气,语言发音,要靠肺气的鼓动。咽喉是呼吸的门户,又为肺的经脉所络,如果肺脏有病,呼吸功能失常,可出现咳嗽、气短、喘促、咽喉不利和失音等症。

肺朝百脉,肺气有辅助心脏,管理调节血液运行的作用,如肺气失调,可以引起心血循行不利。

2. 通调水道

津液依靠肺气的推动作用,才能布散通调而下输膀胱,如肺气不降,"通调水道"的功能失常,可致水液潴留而发生水肿和小便不利。

3. 开窍于鼻,外合皮毛

鼻是肺气出入的通道,肺得病可以出现鼻塞,流涕,嗅觉异常;肺气分布于体表皮毛,有温养肌肤,抵御外邪,调节汗液分泌的作用,如肺气虚,肌表不固,就易感冒,自汗。

【辨证分类】

肺的病证,可分虚实两类。虚证有阴虚、气虚,实证有风、寒、热、痰、饮等各个方面。

1. 虚证

（1）肺气虚

主症：久咳气短而喘,痰液清稀,倦怠懒言,声低,气怯,面色㿠白,畏风自汗,易患感冒,舌苔淡白,脉细弱。多见于慢性支气管炎、肺气肿、肺源性心脏病、肺结核等久病之后。

（2）肺阴虚

主症：干咳,痰少质黏,有时咳痰带血,声音嘶哑,午后潮热,颧红,盗汗,口干咽燥,舌质红,苔少和光剥,脉细数。多见于肺结核或肺炎恢复期。

2. 实证

（1）风寒犯肺

主症：咳嗽,痰稀薄色白,鼻塞,流清涕,甚则气喘音哑,恶寒发热,无汗,头痛,舌苔薄白,脉浮。多见于感冒、急性支气管炎等。

（2）风热犯肺

主症：咳嗽气喘,咳引胸痛,痰稠黄或有腥臭味,或咳血痰,咽喉红肿疼痛,鼻塞,流脓涕,身热畏风,有汗不解,面赤心烦,口渴欲饮,舌苔黄,脉浮数或滑数。多见于感冒、急性支气管炎、支气管扩张继发感染、急性扁桃体炎、副鼻窦炎等。

（3）痰湿蕴肺

主症：咳嗽反复发作,胸闷,气短,痰白黏稠量多,舌苔白腻,脉濡缓或濡滑。多见于慢性支气管炎。

（4）寒饮（痰）阻肺

主症：咳嗽,气喘,喉中有痰鸣声,痰稀薄如泡沫,怕冷,受寒可使咳嗽加重,舌苔白滑,脉弦紧或沉弦。多见于慢性支气管炎、肺气肿、哮喘性支气管炎及支气管哮喘等。

【护理概要】

鉴于肺系疾病有外感及内伤两方面,病证有表里、寒热、虚实之区分,故护理亦应注意分别对待。

1. 肺主气,司呼吸,肺脏有病,则呼吸功能失常,出现咳嗽,咽喉不利,故病室内要注意空气流通,保持空气新鲜,但不可让患者直接吹风。

2. 肺主气,肺虚卫表不固,易汗出感冒,因而病室温度也要适宜,一般保持在18℃～20℃,湿度则以60%为宜,过低过高可使患者感到寒冷、燥热或湿闷不适。

3. 肺开窍于鼻,故寒冷空气及异味亦应避免吸入。

4. 病室还要经常注意清洁消毒,或用紫外线照射。对有传染性的患者,应进行病室隔离,加强排泄物的消毒处理,用具、餐具也要清洗消毒。

5. 根据气候变化,及时增减衣服,以防止重复感染。虚寒病证可予热水袋保暖,在呼吸道疾病流行时应少去公共场所,避免人群之间的交叉感染。

6. 外感发热者,应卧床休息;咳喘甚者取半卧位;慢性久病患者,平时要适当加强体质锻炼,增强卫外功能。

7. 辛入肺,过食辛味更易耗散肺气,故患者饮食宜忌辛辣刺激食品,还应禁酒、戒烟。发热者宜给予素半流饮食;肺热阴虚患者,应食水果;肺虚证患者应食百合、白木耳等清补之品。此外,海腥发物及过咸、过甜食物应避免食用。

8. 对老年咳喘发作的患者,应注意观察呼吸、咳痰、面色、汗出等情况,警惕出现痰壅喘脱危候。

二、心

心的主要功能是藏神,主血液,开窍于舌,与西医学所指的大脑皮层和血液循环系统的功能相近似,心包络是心的外卫,有保护心的作用。在温热病中,因高热出现的精神症状,就是温邪内传,侵犯心包的表现。

【生理病理】

1. 藏神

人的精神意识思维活动,主要是由心所主持,对其他脏腑的功能活动,心也起着主导作用。心的病变可导致精神异常,出现失眠、健忘、昏迷、癫狂等病证,也可引起其他脏腑功能活动的紊乱。

2. 主血脉

血液流动的原动力在心,由心的搏动输送,通过脉道循环周流全身,心病可致血脉运行障碍,气血失调,引起心悸、真心痛等病证。

3. 开窍于舌

心的络脉上系舌根,心病可从舌体上反映出来,表现为口舌糜烂肿痛或舌体强硬。

【辨证分类】

心的病证有虚实两个方面,虚证有阳(气)虚和阴(血)虚两类,也可同时并见,实证有火、痰、瘀的不同,但也可合并为病,虚实之间常可兼夹互见。

1. 虚证

(1)心阳(气)虚

主症:心慌,气短或气喘,心胸闷痛,形寒怕冷,面浮肢肿,面色苍白,或指甲青紫,苔白,脉细或大而无力,或见歇止。多见于心脏病,心力衰竭和某些急性、慢性疾病所引起的循环衰竭。

(2)心阴(血)虚

主症:心悸而烦,惊惕不安,失眠多梦,头昏,健忘,盗汗,口干,颧红,或面色无华,舌质红或淡红,脉细数或细弱。多见于心脏病、贫血、神经衰弱等疾病。

2. 实证

(1)心火炽盛

主症:心悸阵作,烦热,躁动不安,失眠,或夜多噩梦,面红目赤,口苦而干,口舌糜烂肿痛,小便黄赤灼热,舌尖红,起刺,苔黄,脉数。多见于神经官能症、心脏病、舌炎等。

(2)痰蒙神窍

主症:神志痴呆,胡言乱语,哭笑无常,或见一时性昏厥,或昏迷,舌苔黄腻,脉弦滑。多见于精神分裂症、神经官能症、癫痫、脑血管意外等。

(3)心血瘀阻

主症:心悸闷痛,或心胸疼痛阵作,或酸痛掣及肩背,颜面、口唇及指甲暗紫,舌质黯红或见紫色斑点,脉细涩或结、促。多见于冠状动脉粥样硬化性心脏病、风湿性心脏病及心力衰竭等。

(4)热传心包

主症:高热烦躁,神昏谵语,直视狂乱,面赤,身发斑疹,口渴,舌红绛,苔黄,脉数。多见于急性热病、外科急性化脓性疾病、败血症等有严重中毒症状者。

【护理概要】

鉴于心系疾病有虚实两方面,虚者多为气血阴阳不足,实者多是火、热、痰、瘀等病邪的阻滞。病证主要反应在精神、神志异常和血脉运行障碍几方面,故护理时应注意区别对待。

1. 心藏神,心病可致精神、神志异常,出现失眠、健忘、昏迷、癫狂等病证。《素问·举痛论》说"惊则心无所倚,神无所归",说明惊恐等外周环境的刺激,对心神的影响很大,所以病室环境必须保持安静。医护人员走路、说话、动作声音要轻,禁止大声喧哗,特别应当避免突然而来的噪声,以免诱发心悸、心痛,加重病情。

2. 生活应有规律,特别要注意保证足够的睡眠,睡前应避免过度思考、看书,以免引起失眠。

3. 心病常因七情刺激和情绪异常波动而致病情加重或迅速恶化,所以要着重做好情志护理。随时注意患者的情绪变化,使其保持心情愉快,减少发病诱因,同时鼓励患者增强治病的信心,主动配合治疗。轻症患者适当参加集体活动也是有益的。

4. 对精神错乱的患者,必须加强管理,病室应有一定的安全防护措施,以防发生意外,同时必须加强生活护理和心理护理。

5. 心主血脉,心病可致血脉运行障碍,气血失调,引起心悸、真心痛等。劳累可致心气虚损加重,气血运行障碍,病情随之加重,故一般均应注意休息,保证充足的睡眠,避免剧烈运动和重体力劳动,但也要动静结合,除重患者需绝对卧床休息外,其他患者都应根据体力安排适当的运动,如散步,练习气功,打太极拳等,以增强体质。

6. 进食应有规律,定时定量。切勿暴饮暴食,过饱,以防诱发心痛,加重病情,浓茶、咖啡、烈酒等刺激之品,可致心悸、失眠、心痛等症加重,故应忌用,但黄酒有活血之效,心血瘀阻患者可适当服用。

7. 心悸、失眠者,可配合梅花针、耳针疗法宁心安神。

8. 心痛发作时,可采用针刺止痛或耳穴埋针。

9. 大便秘结者,便时用力过度可诱发心痛,甚至引起猝死。因此,经常保持大便通畅,对减少心痛发作非常重要,要帮助患者养成每天定时排便的习惯,如有便秘应及时处理。

10. 心阳虚或心血瘀阻,时发心痛的患者,应随身携带急救药品和保健卡片,以备急用。

11. 心胸剧痛,出现厥脱危象时,必须进行应急处理,让患者立即安静休息,给氧,给服冠心苏合丸或生脉散等,同时迅速通知医生,做好急救准备。

12. 心开窍于舌,心病表现为口舌糜烂者,可用中药煎剂口服,或选锡类散、生肌散等吹撒局部。

三、脾

脾的主要生理功能是主管饮食的消化吸收,运行津液,输送水湿,统摄血液,特性是喜燥恶湿。这与西医学所指的消化系统功能相似,并有调节体液和管理血液的作用,所以,这些方面的病证多与脾有关。

【生理病理】

1. 主运化

饮食入胃后,由脾消化吸收,化精微为气血津液,然后运送供养全身,同时把代谢产生的水湿运行排泄到体外。如运化功能失常,可以出现消化不良,腹胀,腹泻;如水湿潴留,可产生黄疸、水肿、鼓胀和中焦停饮等病证。

2. 统血

脾气能管理血液,使其循经脉而运行,因"气为血帅",血随气行,如脾气虚弱,不能统摄血液,则血不循经,可以导致各个部位的出血,如吐血、便血、尿血、月经过多等。

【辨证分类】

脾系病证与湿的关系非常密切,有虚实两个方面,脾虚可以生湿,湿盛可以导致脾虚,故可错综并见。

1. 虚证

(1)脾阳虚弱

主症:面色苍白,腹胀有冷感,或泛吐清水,胃口不好,食后不易消化,喜热饮,大便溏薄,小便清,舌苔淡白,脉沉细。多见于慢性肠炎、慢性痢疾、慢性胃炎、肠结核、慢性肝炎、肝硬化、慢性肾炎等。

(2)中气不足

主症:面色萎黄,言语气短,疲倦无力,脘腹腰胯坠胀,久泄脱肛,肌衄,吐血,便血,妇女月经过多,白带清稀而多,小便淋漓难净,或混浊如米泔水,肌肉萎瘦,舌质淡,脉濡弱。多见于内脏下垂、慢性肠炎、肠功能紊乱、某些出血性疾病、妇女白带病等。

2. 实证

(1)寒湿困脾

主症:胸闷,胃部饱胀,饮食不香,恶心欲吐,口中淡黏或甜而腻,头昏,身倦,大便不成形或泄泻,甚则腹内停水,腹鼓胀,四肢水肿,皮肤晦暗发黄,小便少,舌苔白腻,脉濡。多见于慢性肠炎、慢性肝炎、肝硬化、慢性肾炎、水肿病等。

(2)湿热蕴脾

主症:肌肤发黄,黄色鲜明,两胁及脘腹作胀,食少,厌油腻食品,恶心呕吐,口干苦,大便秘结或不畅,小便少而黄,或有发热,舌苔黄腻,脉濡数。多见于急性黄疸型肝炎、急性胆囊炎等肝胆系统疾病。

【护理概要】

鉴于脾系疾病主要与湿有关,湿邪如在体内积聚,日久可以出现多种病证,湿邪易有兼挟寒、挟热情况,因而护理也应区别对待。

1. 脾主运化,运化功能失常,可出现消化不良,腹胀,腹泻,故生活要有规律,注意劳逸结合,避免过劳而损伤脾气。中气下陷者,食后应适当卧床休息,指导患者练气功或打太极拳,以促进运化功能恢复。

2. "脾喜燥而恶湿",如水湿潴留,可产生黄疸、水肿、鼓胀和中焦停饮等病证,故病室环境应该空气流通,冷暖适宜,注意防潮。脾阳虚和寒湿困脾者,室内温度宜稍高,外出注意保暖。

3. 脾主统血,统摄失司,可导致各个部位的出血,若大量出血,应绝对卧床休息,并按血证辨证护理原则及方法进行护理。

4. 脾虚患者,腹部受凉后常易诱致脾失健运,消化功能减弱,脾阳虚者尤其明显,故应注意腹部保暖。

5. 脾虚证,往往病情反复迁延,病程较长,患者易产生悲观、急躁情绪,所以,做好精神护理也很重要,要经常安慰和劝导患者,保持乐观,以免影响身体康复,特别是在患者出现大量出血、严重呕吐等危重症状时,应加强精神护理,安定患者情绪,消除其紧张和恐惧心理。

6. 对重病、久病、长期卧床和水肿患者,应加强皮肤护理,严防褥疮发生。

7. 饮食护理

脾司运化,脾病多有运化功能的失常,如饮食不当,会进一步影响其健运,加重病情,因此,饮食护理对脾病患者尤为重要。

(1)脾病患者的饮食宜偏温,即使是湿热证,也不宜过食寒凉,其他各证,更以温热为好。

(2)食物总以细软为原则,以免因食物粗硬、黏滞而加重胃肠负担,甚至造成损伤。

(3)进食要定时定量,腹痛、腹胀等消化道症状明显者,可根据情况采取少食多餐的原则,以保护运化功能,切忌忽饥忽饱、忽冷忽热。

(4)虚寒证患者,都可适量用葱、姜、椒、桂等性温的调味品,以助阳驱寒;湿热证可多进西瓜、绿豆、赤小豆等以清热利湿,禁忌饮酒以免助湿生热。

(5)脾虚病表现肿胀者,应控制饮水量及摄盐量;泄泻者,食物要精细而软,少渣,不可进食香蕉、胡桃、芝麻等滑肠之品。

四、肝

肝的主要生理功能是藏血,主筋,主疏泄,开窍于目。其类似西医学所指的肝脏,具有消化、神经和内分泌系统的部分功能,所以,这些方面的病证,以及眼科某些疾病,常与肝脏有关。

【生理病理】

1. 藏血,主筋

肝有贮藏血液和调节血量的作用,当人在活动时,肝内血液运送分布全身,安静时大量血液回流贮藏于肝,如肝的藏血功能失常,就会出现血虚或出血的病证。

筋要靠肝血的濡养才能活动,如肝血不足,不能养筋,或肝风内动,都可引起筋脉屈伸不利、痉挛和抽搐。

2. 主疏泄

疏泄是指肝对情志和某些内脏功能活动有调节作用,因肝的特性喜条达舒畅,恶抑郁,如遇过度和持久的精神刺激,可致疏泄功能失常,而见肝气郁结的病理变化。

3. 开窍于目

"目得血而能视",肝的阴血不足,不能养目,可致夜盲,视力模糊,两目干涩。肝火上炎,可致目赤肿痛。

【辨证分类】

肝的病证有实有虚,实证有肝气郁结,肝火上炎,肝风内动,虚证主要为肝阴(血)不足,但虚实之间互有联系。

(一)实证

1. 肝气郁结

主症:胁肋胀痛,或掣及腰背肩部,胸闷,咽部有异物梗阻,乳房胀痛硬肿,少腹痛,情志抑郁不畅,嗳气泛恶,食少,舌苔薄白,脉弦。多见于慢性肝胆系统疾病、神经官能症、妇女月经不调及乳房慢性肿块等。

2. 肝火上炎

主症:眩晕头痛,颈部跳痛,耳鸣,面红耳赤,口干苦,胁部疼痛,呕吐黄苦水,甚则吐血,衄血,急躁易怒,大便多秘结,舌苔黄,脉弦数。多见于原发性高血压、更年期症候群、上消化道出血、目疾等。

3. 肝风内动

(1)阳亢化风

主症:头部抽引疼痛,头晕目花,口眼㖞斜,肢麻或震颤,舌强,舌体偏斜抖动,言语不清,甚则猝然晕倒,手足拘急或抽搐,舌苔薄,舌质红,脉弦。多见于原发性高血压、脑血管意外及其他神经系统疾病。

(2)热极生风

主症:高热,肢体抽搐,两目上翻,项强,角弓反张,四肢抖动,神志昏迷,舌苔黄,质红,脉弦数。多见于急性发热病的高热惊厥,婴幼儿尤易发生。

(二)虚证

1. 肝阴(血)不足,肝阳上亢

主症:头痛,头晕,夜盲,目涩,肢麻,肉瞤,虚烦,夜寐不宁,面部烘热,口干,舌质红,脉细弦。多见于原发性高血压、神经衰弱、眩晕、夜盲等。

2. 血燥生风

主症:皮肤干燥,肢体发麻,肌表风疹时发时隐,瘙痒不适,毛发脱落。多见于荨麻疹、脂溢性脱发及其他皮肤病等。

【护理概要】

鉴于肝系疾病实证气、火、风三者常多转化兼挟,虚证肝阴(血)不足,又常与实证之风、火并见,故护理时要注意区别对待。

1. 肝主疏泄,性喜条达,恶抑郁,因而情志方面的病变与肝有重要关系。情志变化对肝病的影响很大,所以,精神护理也是肝病护理的重要内容。肝病患者常多急躁易怒或抑郁不乐,而心情不快又可致病情加重,因此,保持心情舒畅,对肝病患者极其重要。

(1)保持病室舒适,整洁,环境安静,温度适宜,光线柔和。

（2）护理人员对患者要体贴关怀，和蔼热情，针对患者的各种思想情绪和顾虑，做好耐心细致的精神护理工作，采取启发诱导的方法，让患者解除精神负担，树立信心，积极主动地配合治疗。

（3）组织能够活动的患者参加集体活动，丰富文化生活。

（4）劝导患者控制情绪波动，特别是素体肝阳亢盛者，切戒大怒，否则可导致猝倒晕厥，甚至中风。

（5）做好家属工作，使家属多予患者心理安慰，避免提起患者不悦的话题。

2. 肝藏血，主筋，肝的藏血功能失常，就会出现血虚或出血病证，如血虚不能养筋，或肝风内动，可以引起筋脉屈伸不利、痉挛和抽搐等病证，可按有关病证护理常规护理。

3. 肝系疾病若热象较著，有出血或中风者，最好能安置在单人病室，如条件不许可，也要尽力保持安静，室内光线宜偏暗，室温可偏低，减少探视次数和人数。

4. 汤药一般宜凉服。

5. 肝开窍于目，肝火上炎，若目赤肿痛较著者，可用野菊花煎水熏洗或湿热敷。

6. 饮食护理

（1）肝为刚脏，性喜条达，为病每易阳亢火旺，故饮食一般宜清凉而忌辛热腻滞，宜食芹菜、萝卜、海蜇、紫菜等清凉平肝，常饮菊花茶以清肝热，金橘理气解郁。忌大蒜、韭菜、洋葱、酒。

（2）肝气横逆犯脾而致脾胃功能不良者，食物应注意选择细软、易消化之品。肝血虚者应食动物肝脏、菠菜等补血之品。

（3）进餐前后要保持精神愉快，以增进食欲，有利消化。食量、进食时间等均宜注意规律，不宜过饱。

（4）夜盲或目赤肿痛者，宜多食动物肝脏，如猪肝、羊肝、鸡肝等养血明目。

五、肾

肾脏位于两侧腰内，开窍于耳。其主要生理功能是藏精气，司生殖，主骨，生髓，蒸化排泄水液。这与西医学所指的泌尿、生殖、内分泌系统，以及骨骼和脑髓的功能有关。

【生理病理】

1. 藏精气

肾的精（阴）气（阳）是人的"先天之本"，肾阴又称肾水，肾阳又称命门之火，与生长、发育、生殖密切相关。肾的阴阳也是其他脏腑阴阳的根本，是维持脏腑正常功能活动的物质基础和动力，因此，在病理情况下，其多表现为虚证。

2. 主水

肾是水液代谢和调节的主要脏器，有肾阴、肾阳的共同作用以维持"肾关"的正常开合，使水液排泄到膀胱。如阴阳开合失常，水液平衡失调，可引起小便异常和肢体水肿。

3. 主骨、生髓、养脑

肾的精气充足，就能长骨，生髓，上输养脑。肾虚则骨、髓、脑不足，可致智力迟钝，动作缓慢，小儿骨软，成人腰酸，骨痿，眩晕，健忘等。

4. 开窍于耳

肾的精气虚，可以引起耳鸣，耳聋。

【辨证分类】

肾的病证有阳(气)虚、阴虚两个方面,可以互相影响,甚至发展为阴阳两虚,或是在虚的基础上形成标实,表现为肾(阳)之阳虚水泛,或肾(阴)之水亏火旺。此外,其他脏腑的虚性疾病,也常与肾有相互关系。

1. 虚证

(1)肾阳虚

主症:面色白,怕冷,腰脊酸冷或痛,腿软,阳痿早泄,滑精,尿浊,大便泄泻,小便清长,尿频不禁,或尿少,排尿困难,舌苔淡白,脉沉细。可见于肾上腺皮质功能减退、慢性肾炎、神经衰弱、糖尿病晚期等多种慢性疾病。

(2)肾不纳气

主症:短气喘促,动则喘甚,吸气更为困难,声低气怯,咳逆,汗出怕冷,面部虚浮,舌苔淡白,脉细无力。多见于肺气肿、肺源性心脏病、慢性充血性心力衰竭等。

(3)肾阴虚

主症:面色憔悴,消瘦,头昏眼花,耳鸣,健忘,腰酸腿软,骨痿,男子精少,女子经闭或无月经,低热虚烦,颧红,盗汗,尿浊,尿多或如脂膏,舌质红,脉细数。多见于慢性肾炎、慢性肾盂肾炎、结核病(肺、肾、骨)、糖尿病、尿崩症、乳糜尿、不育或不孕等慢性病。

2. 本虚标实证

(1)肾(阳)虚水泛

主症:全身水肿,下肢为甚,按之凹陷,腹部胀满,阴囊肿,尿少色清,咳逆气喘,痰多稀薄有泡沫,心悸,头晕,形寒,手足冷,舌苔淡白,脉沉。多见于慢性肾炎肾病型(肾病综合征)、充血性心力衰竭等。

(2)肾(阴)亏火旺

主症:颧红唇赤,烦热,睡眠不安,口中干苦,腰酸疼,梦遗,尿血,小便黄赤灼热,舌苔黄质红,脉细弦数。可见于神经衰弱、原发性高血压、慢性肾盂肾炎、肾结核等病。

【护理概要】

肾的特点是"宜封藏",故肾病多虚。肾的病证有阳(气)虚、阴虚两个方面,或为阴阳两虚,且可影响他脏,导致其他脏腑亦虚,故护理上应注意掌握。

1. 阳虚者必须加强保暖,病室应阳光充足,室温要偏高,有全身水肿和严重泄泻者更要防止受凉感冒;阴虚者宜通风凉爽,室温宜稍低,并保持湿润,环境宜安静,避免杂声刺激,防止惊恐伤肾;肾虚喘促者,避免异味刺激诱致喘息加重,室内严禁吸烟,以保持空气新鲜。

2. 肾主藏精,因而肾系病证的护理应以保精为主,要注意休息静养,清心寡欲,性功能减退及遗精者,常易产生恐惧心理,影响治疗效果,应向患者宣传性生理知识,使其正确认识和对待疾病。

3. 肾病多虚,且病程往往迁延反复,常易产生焦虑和悲观失望情绪,所以及时了解患者的心理状态,做好精神护理,帮助患者树立战胜疾病的信心,解除顾虑,配合治疗,安心休养,尤为重要。

4. 阳虚患者汤药宜热服,阴虚患者则宜温服。

5. 饮食护理

(1)肾病多属虚证,故饮食总的原则应以补养为主,可据证分别选用补阴或补阳的食品,阳虚者宜温补,如羊肉、狗肉、公鸡肉、胡桃、姜等均可。阴虚者则宜凉润,如银耳、甲鱼、海参、芝麻之属,避免辛燥之物。

(2)咸伤肾,肾病患者的食物不宜过咸。

(3)根据病证制定饮食护理方案,如肾虚泄泻者,食物宜精细,忌渣,少油。水肿者应给予无盐或低盐饮食,忌生冷,并限制饮水。

六、六腑

六腑,为胆、胃、大肠、小肠、膀胱、三焦的总称。六腑除三焦外,均有一脏一腑的表里关系。

七、胆

胆附于肝,其经脉络肝,故每多肝胆同病。胆的主要生理功能是贮藏和传送胆汁,参与消化,因胆中所藏为清净之汁,与其他传化之腑所盛的浊质不同,所以又称奇恒之腑。如肝胆湿热内蕴,疏泄失常,可发生黄疸、胁痛等症。

【辨证分类】

湿热蕴胆

主症:胁痛较重,胸脘烦闷,呕吐酸苦黄水,口干苦,寒热往来,皮肤巩膜发黄,黄色鲜明,尿黄赤,舌尖红,苔黄腻,脉弦数。多见于胆囊炎、急性黄疸型肝炎等肝胆系统急性感染。

【护理概要】

1. 注意精神护理,加强心理疏导,避免不良情绪刺激而使病情加重。

2. 饮食宜清淡,少食油腻、甘甜、生冷食物。忌烟酒、葱、蒜、韭菜、辣椒之类。

3. 炎夏及黄梅季节,暑湿偏盛时,应特别注意饮食卫生及生活起居,不宜劳累太过,淋雨涉水,睡卧湿地。

4. 如见发热,右胁疼痛拒按者,应注意面目有无黄疸,大便颜色,是否秘结或泄泻,嘱咐患者卧床休息,暂时禁食,留大小便标本,以备检查。

八、胃

胃为水谷之海,是受纳、腐熟和消化食物的器官,其特征是喜润恶燥。胃与脾相表里,脾主运宜升,胃主纳宜降,脾胃共司升清降浊,两者有相辅相成的关系,所以常多同病。如胃气和降的功能失常,可见上腹部胀痛,食少,嗳气,呕吐等症。

胃的病变有胃寒、胃热、胃实、胃虚,但四者常可错综互见。胃寒易伤阳气,胃热可以耗损阴液。

【辨证分类】

1. 胃热

主症:胃脘阵痛,痛势急迫,心中烦热,嘈杂易饥,吞酸,呕吐,或食人即吐,甚则呕血,口渴喜冷饮,口臭,牙龈肿痛糜烂,便秘,舌苔黄,脉数。多见于急性胃炎、上消化道出血、牙周炎、口腔溃疡等。

2. 胃寒

主症:胃部胀满冷痛,持续不止,受凉饮冷则加重,怕冷喜热,得温则舒,呃逆,呕吐清水,或食后良久而吐出,舌苔白滑,脉沉弦。多见于慢性胃炎、溃疡病、幽门梗阻、胃神经官能症等。

3. 胃实

主症:脘腹胀满,疼痛拒按,呕吐酸腐,嗳气泛酸,口臭,大便不爽,舌苔厚腻,脉滑。多见于消化不良、急性胃炎等消化道疾病。

4. 胃虚

(1)胃气虚寒

主症:胃脘隐痛,空腹时明显,食后减轻,喜热喜按,多食即不易消化,泛吐清水,大便不成形,舌苔淡白,脉细。可见于胃十二指肠溃疡、慢性胃炎、胃下垂等。

(2)胃阴不足

主症:胃部灼热,心躁易饥,或不思饮食,稍食即胀,干呕恶心,口咽干燥,大便干结,形瘦,舌淡红少苔,脉细数。多见于萎缩性胃炎、发热病后期、糖尿病等。

【护理概要】

1. 保持病室卫生,环境安静。

2. 饮食以软烂食物及少食多餐为原则,忌食生冷油腻、辛辣刺激和坚硬不消化食物,必要时可予流质或半流质食物。

3. 重症患者如疼痛剧烈,严重呕吐,出血明显者应绝对卧床休息;轻症特别是慢性患者应适当锻炼,或者配合气功疗法以增强体质;恢复期患者要注意摄生,慎风寒,节饮食,以免反复。

4. 观察有无呕血、便血。若有出血者按血证篇"呕血"、"便血"护理。

九、小肠　大肠

小肠的主要功能是受盛化物,分别清浊,即接受胃所腐熟的水谷,再进一步消化吸收,由脾吸取养料上输心肺,分布营养全身,将其糟粕下送大肠。小肠的经脉络于心。小肠功能失常的主要病理表现为消化不良和大便异常。

大肠的主要功能是传导,将水谷糟粕变化为粪便,经肛门排出体外。它的经脉络于肺。大肠功能失常的主要病理表现为腹胀和便秘。

由于小肠和大肠的生理功能密切联系,在病理上也每多相关,故予合并叙述。肠的病证可分为虚、实、寒、热四类。

【辨证分类】

1. 实证(肠腑燥热)

主证:高热或午后热重,腹胀满,疼痛拒按,大便秘结,或大便稀溏不爽而肛门灼热,谵语,手足汗出,舌苔厚腻干燥,脉数有力。多见于急性发热病的高热阶段(以病在胃肠为主),

如急性胰腺炎等。

2. 热证

(1)湿热滞留

主症:发热,腹痛,腹泻,大便稀薄,有热臭味,或便下赤白脓血,里急后重,肛门灼热,舌苔黄腻,脉滑数。多见于急性细菌性痢疾、阿米巴痢疾、急性肠炎、伤寒等。

(2)瘀热阻滞

主症:脐腹部疼痛,或在右下腹部痛而不移,拒按,便秘或腹泻,发热,舌苔黄,脉数。多见于肠痈(急性阑尾炎)或腹腔内其他急性炎症。

3. 寒证(寒邪内蕴)

主症:肠鸣,脐腹部冷痛且胀,得温则舒,大便泄泻,小便清,舌苔白滑,脉缓。多见于慢性肠炎、肠功能紊乱等。

4. 虚证(虚寒滑脱)

主症:久泻久痢不止,脱肛,小腹隐痛,肠鸣,喜按喜温,四肢不温,神疲乏力,舌淡苔白,脉细无力。多见于慢性痢疾、慢性肠炎、肠结核、重症肠功能紊乱等。

【护理概要】

1. 注意病室通风,保持空气新鲜,加强个人卫生,饭前便后洗手。

2. 对腹泻患者的排泄物、便器应严格消毒,防止交叉感染。记录其大便次数、色、质、量、气味。急性期患者宜卧床休息,病情缓解后或慢性患者可适当活动。

3. 注意腹泻患者肛门的清洁,便后用温开水清洗,必要时可用松花粉外敷,以免发生湿疹,如见脱肛者,用软草纸或纱布轻轻托上卧床休息。虚寒腹泻者,注意保暖,腹部给予热敷。

4. 对便秘患者,养成按时排便的习惯,用导泻药时要观察药后排便情况及反应,做好肛门给药及灌肠等护理操作,给予腹部按摩或进行气功治疗。

5. 腹泻患者宜食素流质食物或米粥,多饮糖盐水、茶水,切忌生冷辛辣、油腻、不消化硬物。便秘者多食水果、蔬菜、蜂蜜,忌辛辣、油腻食物。

十、膀胱

膀胱的主要功能是储存津液而化气行水,其经脉络肾,所以膀胱的病变,每与肾脏有密切的联系,若膀胱气化功能失常,可导致尿量、尿次数和排尿的改变。膀胱的病证一般有虚实两类,实证多属于湿热,虚证常见寒象。

【辨证分类】

1. 湿热证

主症:尿急,尿频,尿道热痛,小便少而不利,或点滴不畅,甚则不通,小腹胀痛,尿色深黄混浊,或下脓血、砂石,舌苔黄腻,脉数。多见于急性尿路感染、急性前列腺炎、泌尿系统结石、尿潴留等。

2. 虚寒证

主症:小便频数,清长或不禁,尿有余沥,遗尿,尿后下浊,甚则小便点滴不爽,排出无力,舌润苔白,脉沉细。多见于慢性下泌尿道疾病、膀胱无力症、尿失禁或尿潴留、神经性尿频等。

【护理概要】

1. 癃淋重症,患者多处于紧张状态,故做好精神护理,消除其紧张、恐惧的情绪,以利于配合治疗。

2. 尿闭者排尿时试行更换体位,或热敷腰部,并注意患者的情绪变化,若尿闭而有恶心呕吐、腹胀等症,检查膀胱充盈者可采用导尿术作临时缓解。

3. 淋证患者应注意个人卫生,因本病好发生于女性,故应告知妇女患者注意经期卫生,外阴部及尿道可用黄柏水或1:10000 高锰酸钾溶液外洗,每日2次。

4. 淋证患者急性期可多饮浓茶清热利尿,并多吃新鲜水果,夏天可食西瓜。

5. 饮食宜清淡,忌辛辣、肥腻、炙煿之品,禁烟酒。

6. 小便失禁者应勤换内衣、被褥,保持床铺干燥,避免发生褥疮,或采取必要的护理措施。

第五节 卫气营血病机病证及护理概要

卫气营血辨证是主要应用于急性热病的一种辨证方法。卫气营血概括了急性热病发展过程中四个不同阶段的病理表现及其证候类型,反映了热病浅深轻重的程度和邪正斗争的情况,一般多为顺序传变,从卫分开始,到气、入营、入血,但由于正邪盛衰和疾病的特异性,以致有的只见卫分证,有的到气分就不再发展,有的表现在卫分或气分阶段时极为短暂,迅速出现营分或血分证候,亦有开始即见气分或营分证。在疾病发展过程中还易两证并见,如卫气同病、气营或气血两燔、营血同病等。因此,必须针对证候表现作具体分析,结合辨病,预见其发展演变趋向,才能及时阻断病情发展,缩短病程。

此外,六经和三焦辨证,是对外感热病的另两种辨证体系,与卫气营血辨证有内在的联系,临证可以结合应用。鉴于当前主要是应用卫气营血辨证方法,故对六经、三焦辨证从略。

【生理病理】

卫属气,敷布于体表,有温养肌肤,防御外邪侵袭的作用。气是人体生命活动的基础,是脏腑功能活动的表现。营属血,为血液中具有营养成分的物质。血为水谷精气所化,运行脉中,周流全身,营养五脏六腑、肢体百骸。清代医家叶天士据其生理特点,联系病理变化,首创外感卫气营血的辨证方法,指出:"卫之后,方言气,营之后方言血",以示从表入里、从浅入深的病理演变过程。

【病证分类】

1. 卫分证
主症:发热,微恶风寒,头痛,无汗或少汗,咳嗽,口微渴,舌尖边红,苔薄白,脉浮紧。
2. 气分证
主症:壮热,不恶寒,反恶热,汗多热不解,口渴喜饮,小便黄赤而少,面红,舌质红,苔黄,脉洪数。

3. 营分证

主症:身热夜甚,口干不甚渴饮,心烦不寐,或神志不清,谵语,斑疹隐隐,舌质红绛,脉细数。

4. 血分证

主症:高热,躁扰不安,日轻夜重,甚至神志不清,谵语发狂,或抽搐惊厥,斑疹深紫色,并有吐血、衄血、便血、溲血等,舌质深绛,脉细数。

【护理概要】

1. 卫分证

(1)注意室内空气流通,但要避免直接吹对流风。

(2)若发热,汗少或无汗者,稍加衣被,或服热饮,以助汗出。不宜冷敷或用冰块降温,以免遏邪。

(3)药宜温服,以求汗出热降,如汗出不彻,身热不退,可进二服。汗出过多,暂缓后服。

(4)对发热无汗者,针刺大椎、曲池、合谷穴位。

(5)饮食宜清淡,食素半流质食物,软饭。热未退净时,不宜早进荤腥厚腻之品。

2. 气分证

(1)保持室内通风凉爽,夏季高温季节宜用井水、冰块或风扇吹风降低室温,或用空调机将室温保持在25℃左右。

(2)高热者可用冰袋、冰帽冷敷降温,或温水擦浴降温,或酒精擦浴降温。亦可针刺大椎、曲池、合谷等穴位,或肌内注射柴胡注射液。

(3)汗多者应及时擦干汗液,勤换衣服,以保持皮肤清洁。

(4)常用淡盐水或银花甘草液漱口,保持口腔清洁。

(5)饮食以清淡半流质或流质食物为宜,高热患者可服鲜果汁,并用鲜芦根120g,水煎代茶饮。忌油荤、辛辣食物。

(6)药宜偏凉服或微温服。

3. 营分证

(1)病室宜安静、通风、凉爽,减少陪客和探视者。

(2)神志躁动者的床边宜设护栏。

(3)给药要耐心,少量多次频频喂服,必要时可鼻饲或灌肠。

(4)对昏迷者,可给予鼻饲流质食物。

(5)参阅气分证护理。

4. 血分证

(1)单人房间,专人护理。

(2)根据出血部位进行护理,如鼻衄,宜头部放低,额上冷敷;呕血、便血者应静卧,少动;咳血、咯血时须采用侧卧位。

(3)抽搐惊厥者,上下牙齿间需填入纱布包裹的压舌板,或用开口器将上下牙齿撬开,防止咬伤舌体。

(4)参阅气分证、营分证护理。

第三章
中医内科护理基础

第一节　中医护理原则

中医护理原则是建立在整体观念的基础上,根据中医辨证施治的原则制订的。常用护理原则有扶正祛邪,标本缓急,同病异护,异病同护,三因制宜,预防为主等。一般护理技术操作,应根据相应的护理原则,采取恰当的护理方法。

(一)扶正祛邪

人体对外界致病因素的防御能力称为正气,正气不足或下降是发病的根本原因。一切致病因素称为邪气,是人体发病的条件。疾病的发生和变化是在一定条件下,正邪斗争的反映。治病的根本目的,就是要改变邪正胜负,即扶助正气、祛除邪气,因此,一切护理措施都是根据扶正和祛邪两个原则制订的。扶正,就是通过给予补养的药物和治疗方法,补给营养,进行精神调理、适当的锻炼与休息等,以增强患者体质,提高抗病能力,适用于正虚为主的患者。祛邪,就是运用某些药物或治疗方法,以及各种护理措施,祛除病邪,适用于邪盛为主的患者。

在运用扶正祛邪护理原则时,必须注意"扶正不留邪","祛邪不伤正"。例如,护理外感患者时,应忌食补养药物,以免留邪,而在用汗法祛邪时,又要注意不使患者出汗过多,以免祛邪伤正。总之,要根据疾病的发展过程、正邪力量的对比,灵活掌握扶正祛邪的主次、先后,或同时进行。

(二)标本缓急

标和本说明病证的主次关系,是相对的概念。以正邪关系来说,正气是本,邪气是标;从病变性质来说,病因是本,症状是标;从病变部位来说,内脏是本,体表是标;从发病的先后来说,先病是本,后病是标。在疾病的发展过程中,病证常有主次、轻重的不同,护理工作在配合治疗时,也应有先后缓急之分。当标病甚急,危及生命或影响本病治疗时,护理应采取应急措施。如护理吐血、厥脱证等患者,在病变过程中应采用止血、回阳救逆等相应护理。一般病情不急的慢性病应着重于增强体质,或针对病因进行护理。在标本并重的情况下,要根据具体情况有所侧重地给予相应护理。

(三)同病异护、异病同护

根据辨证施护的特点,同一种疾病,由于病因、病理及发展阶段不同,采取不同的护理方法,称为同病异护。如感冒:风寒证者,注意防寒保暖,病室宜偏温,水药宜热服,药后加被安卧,以助汗出达邪,饮食宜热食,忌过食生冷瓜果;属风热证者,室温可稍凉,水药宜温服,衣被适中,不宜过暖,宜食清淡生津的饮料,忌食煎炸、辛辣、油腻等助热之品。异病同护是指不同的疾病,由于病因、病理相同或处于同一性质的病变阶段,出现相同的证候时,可采用相同的护理方法。如胃痛与呕吐,因食滞伤胃者,只要出现脘腹胀满厌食,嗳气,呕吐未消化食物,大便秘结或溏泻,苔厚腻,脉滑,都应控制饮食,予素半流质食物或禁食。

(四)因时、因地、因人制宜

中医学认为人体疾病的发生、发展,是受多方面因素影响的,如时令气候、地理环境等,尤其是患者个体的体质因素,对疾病的影响更大。因此,在护理某疾病时,必须将各个方面的因素都考虑进去,对具体情况作具体分析,区别对待,以制定适宜的护理原则及其措施。

1. 因时制宜

四时气候的变化,对人体的生理功能、病理变化均产生一定的影响,应根据不同季节气候的特点,做好护理工作。例如,同是外感风寒患者,夏天人体腠理疏松开泄,用辛温解表药后,应注意患者发汗情况,防止开泄太过,损伤气阴;秋冬季节,气候由凉变寒,阴盛阳衰,人体腠理细密,服辛温解表药后,应让患者稍加衣被,或吃热粥、热汤等以助药力,使邪从汗解。

2. 因地制宜

由于气候条件与生活习惯的不同,对不同地区的病证也应有不同的护理方法。北方气候干燥、寒凉,冬天易受风寒,要注意调节室内的温度与相对湿度,多给予患者生津透表之品或温性饮料,做好保暖防寒;南方气候温暖潮湿,一般暑热多挟湿,要注意室内的空气流通,多给患者服祛湿和清凉的食物、饮料,忌食甘热助湿之品。

3. 因人制宜

根据患者的年龄、性别、体质、生活习惯及精神状态的不同,采取不同的护理方法。年龄不同,生理机能及病变特点也不同,护理方法也不一样。老人气血亏乏,生理机能衰减,患者多为虚证或正虚邪实,宜多用补法,即使攻邪亦要慎重,以免损伤正气;小儿生机旺盛,但气血未充,脏腑娇嫩,且婴幼儿生活不能自理,病多饥饱不匀,寒温失调,因此要密切观察病情,做好生活护理。在体质方面,由于每个人的先天禀赋和后天调养不同,个体素质也不同,护理也有异。阳虚之体,应注意保暖,给以温补之品;阴虚之体,宜清补,给以滋养之品,忌用燥热伤阴药物及食品。总之,在护理患者时,要注意个体的差异,区别对待。

(五)预防为主

中医学十分强调"治未病"的重要性,也就是要做到"未病先防"和"既病防变"。"未病先防"是指通过调养精神、锻炼身体、调理饮食、创造良好的环境、服用某些预防药物等方法以防止疾病的发生。"既病防变"是指在治疗和护理患者时,应密切观察其疾病传变和发展。《素问·阴阳应象大论》曰:"故邪风之至,疾如风雨,故善治者治皮毛,其次治肌肤,其次治筋脉,其次治六腑,其次治五脏。"这说明外邪侵袭人体,如果不能及时诊治,病邪就有可能由表入里,逐步发展以致侵犯内脏,使病情愈加深重,增加治疗和护理工作的难度。因此,护理人员一定要全面掌握病情,及时采取必要的护理措施,防止传变,促使疾病转向痊愈。

第二节　分级护理

内科分级护理,是医生根据病情轻重缓急下达医嘱。规定的临床护理要求,能使护理工作明确重点,分清主次,合理安排人力,有条不紊地进行工作,确保护理质量。其级别分为特别护理、一级护理、二级护理、三级护理。

(一)特别护理

1. 病情
特别护理适合于病情危重,随时需要抢救的患者,如监护室的患者、厥证患者、脱证患者等。

2. 护理要求
(1)设专人护理,严密观察病情,备齐急救药品、急救器材,随时准备抢救。
(2)制订护理计划,设特别护理记录单,随时观察患者生命体征(体温、呼吸、脉搏、血压)的变化,并做好记录。
(3)准确记录液体的出入量,注意水电解质的平衡。
(4)认真细致地做好各种基础护理,严防并发症发生,保障患者安全。

(二)一级护理

1. 病情
病情危重,需绝对卧床休息者,生活完全不能自理的患者,需要护理人员帮助。如高热、惊厥、厥证、中风、真心痛、瘫痪、失明、脏腑功能衰竭及极度衰弱者,各种原因引起的出血量较多的血证,放疗、化疗等特殊治疗期间,均需一级护理。

2. 护理要求
(1)要求患者绝对卧床休息,全面做好生活护理。
(2)做好患者的情志护理,帮助其树立治病的信心。
(3)严密观察病情变化,每15～60分钟观察1次,定期测量体温、呼吸、脉搏、血压,观察用药后反应及其效果,并做好各项护理记录。
(4)加强基础护理,防止发生并发症和交叉感染,如加强皮肤护理,定期翻身擦背等。
(5)注意调节饮食,增加营养,鼓励患者进食以增强抗病能力。

(三)二级护理

1. 病情
二级护理适合于病重期症状已缓解,病情稳定,但仍需卧床休息者;慢性病不宜过多活动者;年老体弱行动不便者。

2. 护理要求

(1)卧床休息,根据病情可指导患者从床上坐起或适当在室内进行轻微活动。

(2)生活上给予必要的照顾,如洗脸、擦身、洗头、送饭、递便器等。

(3)做好基础护理,协助患者翻身,加强口腔、皮肤的护理,防止发生并发症。

(4)注意视察病情和特殊治疗用药后的反应及其效果,每2~4小时巡视患者1次。

(四)三级护理

1. 病情

三级护理适合于内科疾病恢复期的患者,轻症或慢性病的患者。

2. 护理要求

(1)可以让患者离床活动,生活自理。

(2)掌握患者身体、情志方面的情况,保证其合理休息。注意患者饮食,每日至少巡视3次。

第三节 饮食护理

饮食是营养人体、维持生命、保证生长发育的物质基础,因此,摄取的食物必须符合身体健康的需要。中医治病不但以药物祛病除邪,更重视饮食疗养的作用。加强患者的饮食护理,不仅是营养问题,而且具有食疗治病的作用。

(一)饮食护理的原则

1. 饮食适量

食量要因人、因病制宜,勿太过或不足,因水谷虽是生化气血的源泉,但饮食过量,反而会损伤脾胃,发生疾病。

2. 软硬、冷热相宜

食物的软硬应根据患者的脾胃功能强弱而定。一般内科疾病,患者脾胃功能尚可者,可给普通饮食,如米饭、馒头等,但对急性病期、老年人或脾胃病患者,应给软而易消化的流质或半流质饮食。食物既不能过冷过热,又应根据病证寒热性质的不同而适当调节。热证患者食宜偏凉,而寒证患者应予热食。

3. 注意饮食卫生

饮食卫生对患者尤其重要,不洁食物或误食有毒食物,不仅能引起胃肠疾病或食物中毒,还往往导致原发疾病的恶化。因此,患者所进食物,尤其是家属送给的食物,须经护士允许后方可食用。饮食一般宜清淡而符合营养要求,不要过食肥甘厚味,更要注意禁忌烟酒、煎炸物、发物、辛辣刺激性食物。

4. 不宜偏嗜

偏嗜是指过于贪食某些食物,而不愿进食另一些食物。偏嗜者不仅对疾病治疗不利,而且还可导致疾病。人体的五脏对五味各有所喜,各有归经,五味调和,才能充养脏腑阴阳气血。如过食生冷可损伤脾胃阳气,导致寒从内生,发生腹泻等脾胃虚寒证;偏食辛辣,可使胃肠积热而致腑实燥结。

5. 定时进餐

进食不定时，不但容易造成过饥过饱，而且会使胃肠功能紊乱，影响运化吸收。因此，必须安排好治疗、检查、护理工作的时间，以保证患者进餐时间。如估计某一工作在进餐前来不及完成时，应在病情许可情况下，另行安排时间，以免耽误患者进餐。

一般脾胃虚弱的患者，以少食多餐为宜，进餐的时间，可根据病情而定。

(二) 饮食宜忌

食物有寒、热、温、凉之性，辛、甘、酸、苦、咸之味，而疾病亦有寒、热、虚、实之别，阴、阳、表、里之分。食物的性味必须与疾病的病性相对应，才能有利于康复。为此，指导患者饮食时，一定要根据患者的体质、疾病的性质，选择不同属性的食物，以达到"虚者补之"、"实者泻之"、"寒者热之"、"热者寒之"的原则。例如，寒证应忌生冷瓜果等凉性食物，宜食温性、热性食物；热证应忌辛辣、醇酒、炙煿等热性食物，宜食凉性食物；阳虚者忌寒凉，宜温补；阴虚者忌温热，宜淡薄滋养；实证忌食温热、辛辣、补益类食物。脏腑病变饮食各有宜忌，心病忌辣，肝病忌辛，脾病忌酸，肺病忌苦，肾病忌甘。如水肿病忌食盐，黄疸泄泻忌油腻，疮疖肿毒、皮肤瘙痒忌鱼、虾、蟹。经常头晕、失眠、性情急躁者忌胡椒、韭菜等。此即《金匮要略》所言"所食之味，有与病相宜，有与身为害。若得宜则补体，为害则成疾"。

(三) 常见病饮食宜忌

饮食宜忌的原则应根据疾病证候类型而确定。原则上阳虚、寒证患者，忌食生冷瓜果及其他凉性食物；阴虚、热证患者，禁忌辛辣烟酒及其他热性食物。寒证者饮食宜温，如姜、椒、葱、蒜、酒类；热证者饮食宜凉，如瓜果、马兰头、菊花脑等。虚者当予补养，但需分别阴阳。阴虚者宜食清凉食品，如百合、甲鱼、淡菜、海参、银耳；阳虚者宜食温补之品，如羊肉、狗肉、雀肉类。在此基础上联系脏腑病位，采取以脏补脏的脏器疗法，如肺病以猪肺补之、胃病用猪肚，肾病用猪腰，糖尿病用猪胰，贫血、目疾可用猪肝等，常可取得较好的效果。

1. 肺系病证

饮食宜予清淡素食、水果。咳嗽痰黄，肺热盛者，可选萝卜、橘子、梨、枇杷等清热化痰；痰中夹血者，宜以藕片、藕汁清热止血；痰白清稀者不宜食生冷瓜果。病久可适当进食瘦肉、鸡肉、蛋等营养食品。肺阴虚者，选用百合、银耳、甲鱼等滋阴补肺。忌食辛辣、油腻、甜黏食物，忌烟酒。哮喘患者的发病，常与过敏食物有关，应忌食发物类食物。

2. 心系病证

饮食宜清淡、素净、低盐，可进食富含维生素 B、维生素 C 的食物及豆制品类，油脂以植物油和玉米油、豆油、菜油为宜。山楂、洋葱、大蒜有降脂作用，芹菜有降压作用，可经常食用。应少食细粮、甜食、肉类，饮食勿过饱。忌食高脂肪、高胆固醇、辛辣食物及浓茶、咖啡等。忌烟酒。

3. 脾胃系病证

饮食宜营养丰富，首选软、烂、热，易于消化的食物。脾胃有寒者，宜食姜、椒类；胃热者可酌进水果；胃酸过多者，吃些含碱面食；胃酸缺乏者，饭后或饭时可进适量醋或山楂片；腹泻者以少油半流质食物或软饭为宜，忌苋菜、茼蒿、茄子及生冷瓜果等寒凉滑润食物；胃及食道癌患者，根据吞咽进食情况，给予适量的饮食，保证营养需要。忌食辛辣、香燥、煎炸之品及寒冷硬固食物。

4. 肝胆系病证

饮食宜进清淡蔬菜及营养丰富的瘦肉、鸡、鱼类。肝胆疾病急性期患者以素食为宜,缓解期可进低脂荤食;肝脾大者,宜选食甲鱼、淡菜;齿衄、鼻衄者宜食藕粉、藕汁、橘子;肝硬化腹水者宜低盐或无盐饮食,肝性脑病时应控制动物蛋白类食物。原发性高血压、脑出血患者,参照心系病证饮食原则。脑出血昏迷初期宜予素流质饮食,3～5天后仍昏迷不醒者,可适当增加牛奶、瘦肉汤等,清醒后予以半流质饮食。忌辛辣、刺激之品和烟酒,以及土豆、黄豆、白薯等易胀气的食物。

5. 肾系病证

饮食宜清淡,可摄取营养丰富及多种动物性补养类食物。水肿者,可选用荠菜、冬瓜、葫芦、赤豆、薏苡仁、鲫鱼、黑鱼、蒜头等利尿消肿的食物;肾虚者,可选食猪、牛、羊、鸡、狗肉、蛋类等补养品。若有尿毒症或氮质血症者,应限制蛋白摄入量。若需补肾填精,可选用甲鱼、乌鱼、胎盘、猪、牛、羊脊髓、蹄筋类,用于补肾壮阳的有虾子、海参、羊睾、狗肾等食物。肾炎患者宜予低盐或无盐饮食;糖尿病患者应根据病情、体重、体力活动情况制订出一套合理的食谱,蛋白、脂肪、糖有适当的比例,患者应按规定数量进食。有饥饿感者,用蔬菜、瘦肉等充饥,忌盐、碱过多和酸辣太过的刺激品。乳糜尿应忌脂肪、蛋白类食物。

6. 外感热病

饮食宜予清淡素食及新鲜水果汁,忌辛辣、油腻、硬固类食物。

(1)时病初起,发热不高者,可食素半流质或少油荤半流质饮食。

(2)高热期,宜予素流质及清凉饮料,如米汤、藕粉、绿豆汤、橘子水、西瓜水等。

(3)退热初期(1～2天内),宜素半流质饮食,如食欲渐增,肠胃消化功能正常,可改为荤半流质食物,但以少油,适量为宜。

(4)恢复期(进食荤半流质饮食3～4天后)病情日见好转,可改为软饭或普通食物,但仍宜清淡少油,以免病情反复。

(四)饮食分类及适应范围

1. 一般饮食(基本饮食)

(1)流质饮食:食品呈流体状,无渣,便于吞咽,易于消化和吸收。宜少食多餐,每两小时1次,一日6次。根据疾病要求不同,流质饮食可分为荤、素两大类。素流质饮食适用于高热、昏迷、抽搐、吐泻、胃肠出血、中风等危重病证;荤流质饮食适用于术后、齿病、噎膈、咀嚼吞咽困难者。

(2)半流质饮食:食物呈半流体状,少渣,便于咀嚼,易消化,一日进4～5餐。半流质分为荤、素两类。素半流饮食,适用于时病热退期或时感初期、痢疾、肠胃功能薄弱者;荤半流饮食,适用于非发热及消化系统疾病患者。

(3)软食:食物少渣,烹调时已切碎煮软,以软、烂为原则,便于咀嚼和消化,一日进食3餐。适用于胃病、腹泻及时令病恢复期或老年人咀嚼不利、吞咽干饭有困难者。

(4)普食:与正常人相当的饮食,一日3餐,少食辛辣、硬固类食物。适用于慢性病无发热及无胃肠病的患者。

2. 治疗饮食

(1)高蛋白饮食:在普通饮食的基础上,增加蛋白质的含量。一般以每公斤体重1.5～2g 计算,每日约100～150g。适用于贫血、各种消耗性疾病、血浆蛋白低下(无肝肾衰竭者)及手术恢复期患者。

(2)低蛋白饮食:每天蛋白质总量低于每公斤体重0.5g,一天20～40g。适用于尿毒症、肝性脑病者。

(3)低脂肪饮食:每天烹调油不超过20g,脂肪总量不超过40～60g。适用于肝炎、胆囊炎、高脂血症、冠心病、原发性高血压等疾病。

(4)低盐、无盐饮食:食物中含盐量3g 以下为低盐饮食,不加盐为无盐饮食,适用于各种心脏病、心力衰竭、急慢性肾炎有水肿者及妊娠中毒症、肝硬化腹水、原发性高血压患者。有水肿者宜无盐饮食,无水肿者可予低盐饮食。

(5)糖尿病饮食:根据病情,由医生计算每日所需热量、蛋白质含量,再确定食谱。

第四节　精神护理

人体是一个有机的整体,精神正常,有助于机体保持正常生理状态,能适应周围环境和四时阴阳的变化,免受邪气侵袭。若情志异常,精神内伤,可致气机升降失调,气血运行逆乱,五脏功能失调而产生各种病证。喜、怒、忧、思、悲、惊、恐七情,是人体精神活动的具体表现。如果这些情志变化过于突然、强烈或长期持续,就可成为致病因素,直接影响到脏腑功能及其相互间的协调,从而发生病理变化。《黄帝内经》说:"怒伤肝,喜伤心,忧伤肺,思伤脾,恐伤肾。"又说:"怒则气上,喜则气缓,悲则气消,恐则气下,惊则气乱,劳则气耗,思则气结。"由此可知,精神因素与疾病的关系非常密切。中医历来非常重视精神护理,认为精神上的怡情悦志对配合治疗、提高疗效有很大的帮助。《黄帝内经》中记载的"告之以其败,语之以其善,导之以其便,开之以其所苦",就是要求医护人员要了解患者的精神状态,予以耐心细致的开导,让患者对自己的病情有正确的认识,排除一切对疾病不利的思想情绪,树立战胜疾病的信心。

(一)精神护理的原则

1. 全面考虑

环境、生活的各个方面,都会对精神产生影响,因此,精神护理不仅要注意到工作人员的语言和态度,还要注意病室环境和患者周围的人和事物,全面考虑各种因素的影响。病室内环境宜安静、清洁、舒适,室外要养花,以达到怡情悦志的效果。引导患者与性格开朗,对治疗充满信心的病友交往,相互开导,去忧解烦。在生活上给予多方面体贴照顾,使患者感到温暖而增强治病的信心。

2. 因人而异

患者的性格不同,病情不同,环境不同,经济条件、家庭情况也有差异,因而思想情绪也不一致。护理人员要充分了解其各方面的情况,有的放矢,采用相应的方式、方法进行精神护理。

（二）精神护理的具体方法

1. 了解并做好不同病证患者的情志护理。新入院的患者，对医院的医疗生活不习惯，大多精神紧张，并有各种顾虑，护理人员要了解他们的生活和思想情况，予以安慰和帮助，并及时介绍医院及本病区的各项规章制度和注意事项，使患者能充分了解与自觉遵守。

2. 危重患者，一般痛苦程度深，治疗效果较慢，患者多有悲观和忧伤情绪，对治疗缺乏信心，对此必须给予安慰和开导，使其理解忧思悲观不利于疗养，从而消除急躁、忧虑和悲观等不良情绪，能够安心、乐观地养病。

3. 慢性病或失去生活自理能力的患者，精神上压力很大，忧虑重重，尤其是一些疑难或诊断不明或反复发作的病证，患者更为苦恼，甚至消极悲观，护理人员必须满腔热忱，耐心地做好护理工作，不但在生活上照顾好，还要实事求是地讲解疾病治疗的难易和规律，让患者正确地对待疾病，做到既来之则安之，同时也可借助于调护疗养的患者进行现身说法，以增强乐观主义精神，坚定治疗信心。

4. 对个性急躁，常与人争吵，发怒生气，激动不已的患者，在护理中更应耐心，注意态度和语气，加强劝导，使患者保持情绪稳定，以利于治疗。

5. 对患者介绍病情和做思想工作时，要慎重中肯，态度和蔼诚恳，不能简单化或搪塞了事，以免患者产生怀疑甚至反感情绪。对危重患者或预后不良的病证，一般不应直接告诉患者，以免加重其思想负担。

6. 做好家属和探视者的工作，可根据需要，在探视前扼要介绍患者情况，以求得到配合。

7. 医护人员工作时要沉着、冷静、遇事不慌，尤其是面对危重患者或病情突变时，要表现得镇静，忙而不乱，充满信心，和蔼可亲的工作态度是对患者极大的鼓舞和安慰。

8. 创造一个舒适、安静、令人愉快的环境，包括病室的布置要保持安静整洁，同室病友的适当安排等。

9. 患者出院时，应根据病情，对出院后的生活及治疗问题作必要的指导，使其仍能按治疗要求，妥善安排工作、生活与治疗，以巩固疗效，避免一切不良刺激。

第五节　服药护理

一、概述

为了更好地发挥药物的效力，应根据不同的病情、药物的种类，采取不同的服药法。

（一）服药次数

1. 汤药一般每日1剂，分2次服，上、下午各服1次。

2. 急病、热病、重危患者可酌情每日服2~3剂，4~6小时服1次，昼夜不停，保持药力持续。

3. 小儿和呕吐患者宜少量多次服用。

4. 病在咽喉、口腔，宜缓慢含服，使药液充分与病灶接触。

5. 丸、片、散、膏、酒等成药应定时服，每日2~3次。

（二）服药时间

1. 一般药宜在进食前后两小时服。急性病随煎随服,服药不拘时间。
2. 病在胸膈以上者宜饭后服,病在胸膈以下者宜饭前服。
3. 病在四肢、血脉者宜清晨服。
4. 病在骨髓者宜晚上服。
5. 补养药宜饭前服。
6. 安神药宜睡前服。
7. 消食导滞药、对胃肠道有刺激的药物宜饭后服。
8. 驱虫药、泻下药宜早晚空腹服。
9. 解表发汗药在发热高峰前服。
10. 截疟药宜发作前 2~3 小时服。

（三）服药方法

1. 一般汤药宜温服,以免过冷过热,对胃产生不良刺激。
2. 寒证用热药宜热服;热证用寒药宜凉服;真热假寒证须寒药热服;真寒假热证须热药凉服。
3. 发汗解表药、透疹药宜热服。
4. 呕吐患者在服药前先服少量姜汁,亦可先嚼少许姜片或橘皮,预防呕吐。
5. 小儿、危重患者应缓缓喂服,以免引起呛咳。片、丸剂应研末冲服。
6. 一般丸、片剂宜用白开水送服,祛寒药可用姜汤送服,祛风湿药宜用米酒送服,以助药力。
7. 散剂、丹剂、膏剂、小丸、自然汁及某些贵重细料的药物,不宜煎煮,可用汤药或开水冲服或含服,如牛黄末、紫雪丹、六神丸等。
8. 昏迷、口噤患者,可用鼻饲法。

（四）服药禁忌

1. 服药期间,一般应禁食生冷、油腻、辛辣、腥臭等食物。
2. 服人参和其他滋补药时,忌浓茶、萝卜,以免降低或消除滋补效力。
3. 服解表药忌生冷、油腻、酸醋食品。
4. 服清热凉血及滋阴药忌辛辣、温燥之品。

（五）注意事项

1. 严格执行查对制度,了解服药目的及患者服药情况。
2. 观察服药后的反应,如服泻下药或驱虫药后应注意大便的次数、质量、颜色、气味、有否虫体排出等。
3. 服发汗解表药后,宜多喝热开水或食热稀粥,以助药力,并加盖衣被,取其遍身微汗,避免大汗淋漓。
4. 凡服用药性猛烈或有毒药物(如大戟、芫花、巴豆、乌头等),应严格按照医嘱给药,事先向患者说明服药后可能产生的副作用,嘱其不必紧张,并密切观察脉象、血压及呕吐、腹痛等情况。

二、常用药剂的服法及护理观察

(一)辛温解表剂

麻黄汤、荆防败毒散

1. 适应证

恶寒重、发热轻、头痛、身痛、无汗、苔白,脉浮或紧等,这些症状是感受寒邪所致。

2. 服药法

药宜热服,如服头煎2小时后无汗出者,可再进服二煎。

3. 护理

(1)服药后加盖衣被以保温。

(2)药后再吃些热稀饭(啜热粥)或饮热开水以助汗出。

(3)汗出透后,只宜稍稍将衣被放松或适当减少,不宜去除太多或让病者暴露胸部、手足,以免受凉复感。

(4)饮食不宜生冷或酸味。

4. 观察

(1)观察汗出情况及其部位、量的多少。

(2)遍体微汗者,为邪已外达。

(3)汗出不彻,未能遍及全身,为邪势尚未退尽。

(4)大汗淋漓,为过汗耗伤正气,须密切注意有无亡阳现象,一经发现,应及时报告医生。

(5)出汗之后,寒罢热降,脉静身凉,为邪已尽解的现象。

(6)汗出之后,恶寒解,发热不退,再有口渴欲饮,则是邪有化热的现象。

(二)辛凉解表剂

桑菊饮、银翘散、麻杏石甘汤

1. 适应证

用于恶寒轻,发热重,头痛,少汗或无汗,口干欲饮,或咳嗽,咳痰黏稠,咽红,苔薄白质红,脉浮数。这些症状是感受风热所致。

2. 服药法

药宜温服,不宜过凉、过热,如服头煎2小时后,汗出不畅者,可即进服二煎。

3. 护理

(1)药后宜轻覆被取汗。

(2)汗畅后,仍应松覆单被,不宜暴露胸部及手足。

(3)汗出后窗户不宜打开,避免受风。

(4)汗出口渴者,可给温开水饮之。

(5)汗出已透者,可用毛巾擦净汗液,换去湿衣。

4. 观察

（1）观察汗出情况。汗出涔涔，为邪气外泄之象。汗出过多可暂停二煎，并报告医生处理。

（2）汗出之后，恶风罢解，身热亦退者，为邪势已解之象。

（3）汗出恶风虽罢，身热不退者，为邪热入里之象。

（4）伴有咳嗽者，当视察咳痰的色、质、量。痰黄稠，为肺热加剧，如再有胸痛、咳痰带血，是肺络受伤之象。

（5）若有咽部红肿、疼痛，应视察其轻重程度，如药后咽红渐淡，肿痛减轻，为邪热渐去，如咽红加深，肿痛严重，是邪热增重的现象。

（三）和解少阳剂

小柴胡汤

1. 适应证

寒热往来，或起伏不定，口苦咽干，苔薄白边尖微红，脉弦等。这些症状为邪伏少阳所致。

2. 服药法

药宜温服，服药宜于寒热之前，使药发挥有效作用。疟疾的患者一定要在发作 2 小时之前给药，以免药病交争，如有恶心呕吐反应者，可改为少量多次频服。

3. 护理

（1）药后不宜当风着凉，当出汗时，尤需注意。

（2）疟疾患者服药后应令其静卧，以免出现呕吐反应。

4. 观察

（1）观察寒热发作的时间，二者的偏重，持续的长短和消退的情况。

（2）注意寒与热二者层次是否分清。

（3）注意热型高低起伏的变化，身热还是纯解，还是降而不净。

（4）观察寒热罢解时，是否出汗，汗出多少。

（四）清化痰热剂

加减泻白散

1. 适应证

发热咳嗽，咳吐黄痰，口渴唇干，苔黄，脉数等。这些症状是由痰热蕴肺所致。

2. 服药法

药宜食后半小时，微凉服之或少量分数次服。

3. 护理

（1）药后宜安静平卧，不宜转侧活动。

（2）咳嗽剧烈气急者，取半卧位，必要时可轻轻拍其后背。

（3）保持病室空气的新鲜，但不能直接吹风，以免受凉。不宜吃辛辣等有刺激性的食物，宜吃少量水果。

4. 观察

（1）注意咳嗽的程度、频度和持续时间。

（2）观察痰色变化。如痰转稀白，为肺热渐清，若痰质胶黏、稠黄、难咯，是肺热加重之象,应注意痰中是否有夹血情况。

(3)注意痰的气味。若痰腥臭,其状如脓者,为痰热蕴肺有成痈的趋势。

(4)观察口渴苔黄。药后口渴渐减,苔黄渐退,是肺热已清,如口渴引饮,苔黄,舌红而干,为痰热蕴蒸伤津之象。

(5)注意药后身热的盛衰和体温高低的变化。

(五)宣化湿浊剂

不换金正气散、羌活胜湿汤

1. 适应证

形寒,身热不扬,午后增重,汗少,胸闷不饥,呕吐恶心,腹胀,肠鸣,大便溏泄,肢体困重,小便短少色黄,苔白腻而浊,口黏,脉濡或数。这些症状是感受湿邪所致。

2. 服药法

药宜上午食前空腹温服,如呕恶者,可少量频服。

3. 护理

(1)药后宜覆盖衣被,以求微汗。

(2)服药后宜将枕头稍稍垫高平卧,不要翻身转动。

(3)服药 1 小时内不要吃东西,喝饮料。

(4)忌生冷、甘甜、油腻食物。

4. 观察

(1)观察形寒发热程度和体温升降时间。

(2)注意药后出汗情况。如遍身微微汗出而黏手者,为湿邪外泄;汗少是邪未外达;汗出过多,则黏腻之湿反难透泄。

(3)观察药后胸闷、腹胀、呕恶、便溏等症状的进退,以了解中焦湿邪是否得化。

(4)观察苔腻变化。如药后苔腻松浮,渐渐消退是湿邪渐化;若舌苔反腻不减,为湿遏于中不化;如苔白腻渐渐转黄,有湿邪化热之势。

(六)清热化湿剂

王氏连朴饮

1. 适应证

发热有汗,午后渐重,面垢或红,恶心胸闷,腹胀,口有秽气,胸腹出现白，小溲黄赤,或黄疸,面目俱黄,苔黄腻质红,脉濡数。这些症状是湿热之邪郁遏中焦所致。

2. 服药法

药宜上午温服,若呕吐,可多次频服。

3. 护理

(1)衣被要适当,经常保持微微出汗,不可受凉,防止发生汗闭情况。

(2)经常多次少量的给服温开水。

(3)服药前后的 1 小时,最好都不要进食。

(4)忌甘甜及油腻类的饮食。

4. 观察

(1)观察身热出汗情况,体温高低的变化和时间。

(2)注意胸闷、腹胀痛的轻重、进退。

(3)观察小便量和颜色。如药后小溲黄色转淡,量多,是湿热下泄之象;若色黄量少为湿热不去。

(4)注意大便的秘溏和颜色、次数。

(5)黄疸患者应观察退黄时间和从哪一部位开始消退。

(6)注意观察胸腹等部有无白,以及白分布的部位和稀密情况,其形态是晶莹饱满还是干枯不泽。

(七)清气泄热剂

三黄汤、白虎汤。

1. 适应证

高热汗出,面赤唇红,口渴心烦,苔黄干,脉洪数。这些症状是乃邪热内伏所致。

2. 服药法

药宜微凉(热盛,药入即吐者,可取凉药热服法)。服药时间以上午为好。头煎、二煎的间隔时间为 3 小时。

3. 护理

(1)服药后应劝患者安静闭目,休息入睡。

(2)烦渴者宜频频喂服温开水或银花露。

(3)衣被宜单薄,不能覆盖太多。

(4)汗出量多者,用干毛巾擦净汗液,换去湿衣。

(5)保持病室的凉爽和空气流通,但不能使患者当风受凉。

4. 观察

(1)观察药后身热和体温的变化。

(2)注意神情烦躁的程度。如烦躁不能安静,神志欠清者,则邪有传入心营的趋势。

(3)热势骤然下降者,则须观察其神态、脉象,以区别其吉凶。若二煎药未服时,可暂缓投,待报告医生后再决定。

(八)清营解毒剂

清营汤

1. 适应证

高热神烦,身现斑疹,齿衄,鼻衄,或头面红肿疼痛,苔黄质红,脉数等温毒之症。

2. 服药法

药宜微凉,如病在上部头面者,可少量多次频服,服药时间以早晨或上午最好(如邪热炽盛,药入即吐者,可取凉药热服法)。

3. 护理

(1)服药后宜保持病室的安静,让患者安静入睡。

(2)神烦不安者,应加强巡视,并给予精神安慰。

（3）烦渴者,可频频喂服银花露。

（4）忌海鲜、油腻、辛辣等食物。

4. 观察

（1）观察患者服药后的神情,如烦躁转静为营热渐平,如神烦加重,即有趋向昏迷,邪入心包之危。

（2）注意药后身热和体温的高低变化。

（3）注意斑疹的出现和分布情况,以及颜色鲜明还是紫暗。

（4）如头面红肿者,应注意红肿范围的大小,消长,进退情况和时间。

（九）泻下通腑剂

大承气汤

1. 适应证

高热心烦,腹部胀满,大便秘结或泻下赤白黏脓,里急后重,小溲短赤,苔黄,脉滑数。这些症状是邪热传入阳明之腑所致。

2. 服药法

宜食前空腹微温服。头煎、二煎的时间应隔 4 小时。

3. 护理

（1）服药后半小时可给温开水。

（2）药后 1~2 小时,肠鸣转气有便意者,可轻轻按摩腹部。（应根据病种决定）

（3）服头煎药后 3~4 小时,大便已畅而量多者,可停服二煎。（痢疾患者除外）

（4）被褥不宜太多,室内保持空气新鲜。

（5）忌甘肥油腻黏食。

4. 观察

（1）观察药后有无腹痛、肠鸣、转气反应。

（2）注意药后大便是否泻下和泻下的时间、次数、色、质、量、气味,泻时爽利还是泻而不畅。

（3）痢疾患者应注意大便的赤白黏冻,是否能渐次减少,转为黄色粪便。

（4）如药后有剧烈腹痛、泄泻者,应报告医生。

（十）芳香开窍剂

安宫牛黄丸、至宝丹、紫雪丹、神犀丹等

1. 适应证

神志昏迷或是半昏迷状态,由邪入心包所致。

2. 服药法

（1）药宜频频少量喂服,以防呛入气道。

（2）丸剂则应去壳,用薄荷、石菖蒲加水,调化均匀缓缓喂服。

（3）吞咽消失者,采取鼻饲法。

（4）牙关紧闭时先用乌梅肉擦牙。

3. 护理

按昏迷护理常规处理。

4. 观察

(1)主要是观察患者神志情况。如药后神志逐渐清醒,是病情有转机;若昏迷加深,为邪闭神窍不开。

(2)如神志昏迷无知,气粗痰鸣,身热脉大,为痰火壅盛之象。

(3)昏迷持续 2～3 日不醒,密切注意有无由闭转脱的症状,如有发现,及时报告医生。

(4)观察体温变化。

(5)如出现颈强惊厥,为热盛动风之象,应报告医生。

(十一)泄肝和胃剂

左金丸、金铃子散

1. 适应证

脘胁疼痛,吐酸嗳气,甚至呕吐食物。

2. 服药法

空腹多次温服。

3. 护理

(1)服药前后 1 小时不进饮食,以免胃饱脾不能运,增加胀痛。

(2)服药后须静卧少动,以防呕吐。

(3)饮食忌油腻之品。

4. 观察

(1)脘胁疼痛是否减轻。

(2)嗳气、吐酸是否减轻。

(3)如出现呕吐者,应观察呕吐是否被控制住。

(十二)养胃滋肝剂

一贯煎

1. 适应证

胃痛,恶心,口干,舌红。

2. 服药法

药汁不宜过温。

3. 护理

饮食忌辛辣刺激之品。

4. 观察

(1)胃痛、恶心改变的情况。

(2)有腹胀、纳少、滋腻碍胃反应者,二煎可暂停服。

(十三)行气活血剂

桃红四物汤

1. 适应证

脘腹或四肢疼痛,痛如针刺。

2. 服药法

空腹温服。

3. 护理

(1)服药后,可进行局部按摩。

(2)药渣煎水局部热敷。

4. 观察

(1)疼痛是否减轻。

(2)胃痛患者应观察大便有无黑粪。如出现黑粪,药即停服,当送隐血试验,并报告医生处理。

(十四)温脾健胃剂

附子理中汤

1. 适应证

脘腹疼痛,喜热喜按,口淡,腹胀食少,大便稀溏等。

2. 服药法

空腹温服。

3. 护理

(1)注意保暖。

(2)局部热敷。

(3)饮食忌生冷。

4. 观察

(1)腹胀冷痛的进退情况。

(2)大便稀溏改变情况。

(3)纳谷是否增加。

(十五)消食和中剂

保和丸、藿香正气散

1. 适应证

腹胀腹痛,嗳腐厌食,大便腐臭。

2. 服药法

空腹多次分服,以防呕吐。

3. 护理

(1)饮食宜素流质食物,忌生冷、油腻或甜黏食物。

(2)腹胀不消,可用芒硝50g,布包热熨腹部。

4. 观察

(1)腹胀、腹痛是否减轻。

(2)嗳腐泛恶是否减轻。

(3)观察大便的色、质、量。如大便带有黏液者,是食滞不消化之象;如大便红白相兼,里急后重,便下不爽者,则有转痢之可能。

（4）发热者,宜观察发热消退情况。

（十六）疏肝运脾剂

逍遥散、痛泄要方

1. 适应证

胁痛,腹胀,纳谷不馨,大便稀溏。

2. 服药法

空腹温服。

3. 护理

（1）服药后安心休息。

（2）饮食不宜过饱,并忌油腻、生冷、有刺激性的食物。

4. 观察

（1）观察腹胀、腹痛消退情况。

（2）观察大便次数及质地。

（十七）清热宣痹剂

桂枝白虎汤

1. 适应证

关节红肿热痛,发热汗多,口渴尿赤。

2. 服药法

空腹微温服。

3. 护理

（1）避免汗出当风。

（2）出汗多者,鼓励其多饮开水,并及时更换衣被。

4. 观察

（1）热势起伏情况,发热不降者,病情持续不退,热逐渐下降,表示病有向愈之机。

（2）汗出是否减少。

（3）关节肿痛是否减轻。

（十八）宣痹通络剂

蠲痹汤

1. 适应证

关节疼痛,屈伸不利或游走不定,重着酸楚,遇气候变化症状更加明显。

2. 服药法

空腹温服。

3. 护理

（1）注意保暖。

（2）关节痛处可局部按摩。

（3）有恶风表证者,服药后宜覆被取汗,以发散表邪。

4. 观察

关节疼痛改变情况。

(十九)疏风行水剂

麻黄汤、五苓散

1. 适应证

全身水肿,恶风,无汗,尿少。

2. 服药法

热服。

3. 护理

(1)服药后覆被取汗,以助水湿外达。

(2)服药后避免吹风受凉。

(3)汗多者及时更换衣服,以免水湿入里。

4. 观察

(1)药后是否发汗。

(2)小溲是否增加。

(3)有发热、恶风表证者是否症状消失。

(二十)温阳利水剂

附子五苓散

1. 适应证

下肢水肿,大便或溏,怕冷,面色无华。

2. 服药法

空腹服。

3. 护理

(1)注意保暖。

(2)饮食忌生冷之品。

4. 观察

(1)小溲量的多少。

(2)肿胀的改变情况。

(3)大便是否转实。

(二十一)攻下逐水剂

十枣丸、控涎丹

1. 适应证

胸水,腹水,咳喘,尿少。

2. 服药法

早晨空腹服用,如服丸散者,需枣汤调服。

3. 护理

(1)服药前须告知患者,药后可有恶心、腹泻等反应,以免患者精神紧张。

(2)服药后宜静卧少动,以免呕吐加剧,甚至产生虚脱。

(3)腹泻过多者,可给米汤温服。

(4)腹泻者若有汗多、肢冷、虚脱现象,立即报告医生。

4. 观察

(1)注意恶心反应的轻重。

(2)注意大便泄泻次数及色、质、量。

(3)腹胀、喘咳是否减轻。

(二十二)平肝息风剂

天麻钩藤饮、羚羊钩藤汤

1. 适应证

头痛头胀,眩晕肢麻或四肢抽搐。

2. 服药法

微凉食后服。

3. 护理

(1)服药后卧床休息。

(2)保持病室安静。

(3)避免阳光暴晒。

(4)稳定患者情绪。

(5)防止患者摔跤跌倒。

4. 观察

头晕、头痛、肢麻、抽搐等症状的改变。

(二十三)温肺化痰剂

小青龙汤

1. 适应证

咳嗽气喘,痰多稀白,口淡无味。

2. 服药法

食后半小时温服。

3. 护理

(1)注意保暖,避免受凉。

(2)服药后取半卧位,安静休息。

(3)喘咳气急,痰多不能排出者,给饮少量开水或轻拍背部,以助痰涎排出。

4. 观察

(1)咳喘是否减轻。

(2)注意痰量的多少。

(3)注意唇甲有无青紫。

(二十四)补肺纳肾剂

黑锡丹、参蛤散、七味都气丸

1. 适应证

咳嗽气短,动则喘促,甚则汗出,唇紫。

2. 服药法

空腹温服,丸散者开水送服。

3. 护理

同温肺化痰剂。

4. 观察

(1)观察气喘改变情况。

(2)注意唇甲有无青紫。

(3)注意有无出冷汗、肢凉、脉微等虚脱现象。

(4)发现虚脱现象者,立即报告医生,并艾灸关元穴。

(二十五)回阳固脱剂

参附龙牡汤、四逆汤

1. 适应证

神志不清,面色苍白,额头黏汗或大汗淋漓,四肢厥冷,脉沉伏。

2. 服药法

立即浓煎,频频喂服。

3. 护理

(1)专人护理,详细记录。

(2)加强保暖。

(3)艾灸关元穴。

4. 观察

(1)面色苍白,神志不清的症状是否改变。

(2)面额黏汗是否减少。

(3)肢冷、脉伏有无改善。

第四章

常用内科护理操作技能

第一节　放　　血

放血疗法亦名刺血疗法,是用粗毫针、三棱针、注射针头或小尖刀刺破身体某一部位的浅表脉络,放出少量血液,使内蕴的热毒随血外泄的治疗方法,具有开窍泄热,活血消肿,通经活络,镇吐止泻等作用。

1. 适应证

适用于实证和热证,如红肿痛之痈疽、红丝疔、流火丹毒等证。此外,如目暴赤肿、喉闭肿痛、中风闭证等均可通过放血疗法泻去蕴结之毒血,从而达到治疗疾病或减轻症状的目的。

2. 放血部位

(1)穴位放血:少商穴位放血治疗急性咽喉肿痛、小儿高热抽搐、中风闭证。中暑刺十宣穴位,高热刺大椎、十宣穴位,头痛刺太阳穴位,急性胃肠炎刺曲泽、委中穴位,急性结膜炎、睑腺炎刺太阳穴位或耳背静脉放血,小儿疳积刺四缝穴位。

(2)患处放血:外伤性瘀血、痈肿、丹毒,在病灶相应部位散刺放血。

(3)耳背放血:治疗风疹(荨麻疹)、湿疹、原发性高血压、牛皮癣、神经性皮炎等。

3. 操作方法

(1)选好穴位或发病部位,常规消毒皮肤。

(2)术者右手持粗毫针或三棱针、小尖刀,对准穴位或发病部位放血。

(3)术后用消毒棉球按压针孔部位,或覆盖敷料于局部。

4. 手法

(1)点刺:又称速刺,多用于穴位放血。术者右手持针,针尖对准穴位迅速刺入约0.3cm,立即出针,轻轻挤压针孔,挤出少量血液。

(2)挑刺:多用于胸背、腰骶部或耳后等部位的放血。术者用三棱针或小尖刀挑破细小静脉,挤出少量血液。

(3)缓刺:用于肘腘窝部浅静脉放血。术者用手压迫或用止血带扎紧刺血部位上部,使其充血,再用粗毫针或三棱针慢刺入选好部位的浅静脉约0.3cm,随即缓慢退针,然后松开压迫刺血部位上部的手或解开止血带,使其出血。

(4)散刺:义称围刺,多用于病灶周围点刺放血。术者用三棱针在病灶周围或沿病灶边缘按顺序点刺出血。

5. 注意事项

(1)注意无菌操作,以免感染。

(2)针刺不宜过猛、过深,手法要轻、稳、准,出血不宜过多。

(3)凡体质虚弱者、孕妇、平素易出血者均不宜使用。

(4)出现晕针,按针刺疗法晕针处理。

第二节　发　　泡

用药物敷于患处或一定的穴位,使局部皮肤发红、灼热、发泡者,称为发泡疗法。它具有疏通经络,祛邪解毒,消肿止痛之功。

1. 适应证

痹证,黄疸,水肿初起,疟疾,哮喘等。

2. 物品准备

治疗盘、药物(新鲜铜脚威灵仙或毛茛、地下明珠等)、刀、切板、乳钵、塑料纸、胶布、绷带、2%碘酊、75%酒精、无菌纱布、棉签、注射器(5~10ml)、针头。

3. 操作方法

(1)根据发泡部位的位置,嘱患者取坐或卧位,暴露发泡部位。

(2)将准备好的中草药洗净,切碎,捣烂,捏成饼状(直径不超过1cm)。

(3)将药饼敷于一定部位。一般痹证敷于关节肿胀处,坐骨神经痛敷于承山、环跳等穴位,疟疾敷于陶道穴位,黄疸敷于内关穴位,哮喘敷于天突或膻中穴位。先敷一侧,下次再敷另一侧。

(4)敷饼部位盖以塑料纸、纱布,以胶布固定。

(5)待自觉局部有蚁走感,皮肤红、灼热、疼痛,即将药饼取下。

(6)6~8小时后皮肤逐渐起泡,待水泡胀满后,经常规消毒,用消毒针头刺入水泡下方,抽出泡内液体。

(7)以酒精棉签消毒针眼后,盖上无菌纱布,用胶布或绷带固定。

4. 注意事项

(1)施治前向患者说明发泡疗法的操作过程、局部可能出现的反应及情况。

(2)敷药前患者应洗澡或进行局部清洁。

(3)药饼不宜过湿,敷的范围不宜过大。

(4)泡液应抽尽吸干,若再有液体渗出,可继续抽吸,一般隔日换药1次。

(5)发泡后嘱患者注意休息,减少活动,切勿碰破水泡。抽液及换药时需按无菌操作,防止感染,若已感染,按感染伤口处理。

(6)体质虚弱者慎用本法,皮肤病变部位禁发泡。

第三节　刮　　痧

刮痧疗法,是用边缘钝滑的器具如铜钱、瓷匙等物,在体表一定部位反复刮动,使皮下出现红紫斑的一种治病方法,其有逐邪外出,促使周身气血畅通的作用。由于刮痧法具有方便易行、疗效显著等优点,故至今仍广为流传。

1. 适应证

感冒,恶心呕吐,腹痛,腹泻,中暑,胸闷,头痛,头昏等。

2. 部位

(1)头部:眉心、太阳等穴位。

(2)颈部:喉头两侧、颈侧面和颈后两侧。

(3)背部:两肩部、脊中线、脊椎两旁及肩胛内缘向下、向外。

(4)胸部:胸中线及胸骨两旁。

(5)四肢:肘的屈侧面及腘窝部。

3. 操作方法

(1)根据刮痧的部位,安排合适的体位,并暴露局部。

(2)术者用铜钱或瓷匙蘸油或清水在选定部位从上至下、由内向外反复刮,刮痕的长度为 6～15cm 或更长,刮至油干涩时,再蘸再刮,直至皮下出现红色或紫色为止。一般每一部位刮 20 次左右。

(3)刮背部时,应沿肋间由内向外刮,刮痕呈弧形,两侧对称,每次可刮 8～10 条。

(4)刮完后让患者休息 20～30 分钟。

4. 注意事项

(1)刮痧用的器具边缘要光滑,以免划破皮肤。

(2)操作时宜取单一方向,用力均匀,轻重以患者能忍受为度。

(3)刮痧过程中要随时注意观察病情变化,如见患者出现胸闷不适,面色苍白,出冷汗,脉沉伏,或神志不清等情况,应立即停刮并报告医生。

(4)刮痧后注意避风,勿使患者感受风寒。

(5)体弱病重者、出血性疾病患者及皮肤病变处禁用此法。

附:拧　痧　法

适应证同刮痧。

操作方法:操作者用食、中指屈曲并拢,蘸水反复捏扯选定部位(一般为眉心、太阳等穴位及颈部)皮肤,至局部出现红紫色为止。

第四节　穴位注射

将药物注射在选定的穴位上,通过针刺、药物对穴位的刺激和药效作用,达到治疗目的。

1. 适应证

各种原因引起的腰腿痛,肩背痛,关节疼痛及软组织扭伤,原发性高血压,胃病,胆绞痛,肝炎,支气管哮喘,神经衰弱。

2. 物品准备

治疗盘、弯盘、75% 酒精棉球、注射用药液(如当归液、红花液、丹参液、维生素 B_{12}、维生素 B$_1$ 等)、无菌注射器(5~20ml)、针头(6~7号)、镊子、棉球。

3. 操作方法

(1)操作者洗手,戴口罩。

(2)选择大小合适的注射器和针头,抽吸药液。

(3)选好穴位(2~4个),常规消毒皮肤。

(4)持注射器,针头对准穴位快速刺入皮下,然后用直刺或斜刺方法推进至一定深度并上下提,得气后,若抽无回血,即将药物注入。

(5)如用药量较多,可在推入部分药液后将针头稍提起再注药。

(6)药液注完后快速拔针,用干棉球轻按针孔,以防出血。

4. 注意事项

(1)注意药物配伍禁忌、副作用和过敏反应。副作用较大的药物应慎用。凡可引起过敏的药物(如青霉素)须先作皮试。

(2)推药速度根据刺激量而定,要求强刺激者宜快速推药,要求轻刺激者宜慢速推药。

(3)每穴注入药量一般为1~2ml,头面等表浅处为0.3~0.5ml,四肢及肌肉丰厚处可达5~10ml。

(4)进针后如患者有触电感,应稍退针后再推进,以免损伤神经。

(5)注意不要将药液注入关节腔、脊髓腔、血管内。

第五节 吹 药

将药粉均匀地吹到患处的方法称为吹药法。此法具有清热解毒,消肿止痛,祛腐收敛的作用。

1. 适应证

口腔、咽喉、耳、鼻等疾病,如乳蛾等。

2. 物品准备

治疗盘、药粉、吹药器、压舌板、电筒。

3. 操作方法

(1)口腔、咽喉吹法:首先,令患者洗漱口腔或用棉花将痰涎揩拭干净,让患者端坐在靠椅上,头向后仰,嘱患者张口,查清病变部位。然后左手拿压舌板压住舌根,右手持吹药器挑取适量药物,均匀吹入患处。最后,清洁和整理用物。

(2)耳、鼻吹法:清洗、拭净耳道或鼻腔,观察病变部位,然后用吹药器将药粉吹入耳内或鼻腔内。

4. 注意事项

(1)吹药宜轻捷,药粉需均匀撒布于整个病变部位。

(2)吹咽喉时嘱患者暂时屏气,以免吸入气管引起呛咳。

(3)口腔、咽喉吹药半小时内不要进食、饮水和吞咽,以延长药物作用于局部的时间。

第六节 熏 洗

熏洗疗法是将药物煎汤,趁热在患处进行熏蒸、坐浴、冲洗的方法。此法具有宣通表里,活血化瘀,消肿止痛,清热解毒,祛风杀虫止痒,清洁疮面,生肌收口等作用。

1. 适应证

疮疡,筋骨疼痛,目赤肿痛,皮肤病,阴痒带下,肛门疾病等。

2. 物品准备

治疗盘、治疗碗、中药液、毛巾、橡皮单、镊子、绷带或胶布、纱布、面盆或坐浴盆、坐浴架、大浴巾等(根据熏洗部位选用以上物品)。

3. 操作方法

(1)四肢熏洗法:先将煎好的药液倒入盆内,加热水至所需容量,然后将橡皮单垫于盆下,将患者的患肢架于盆上,用浴巾围盖患肢及盆,用药液的蒸气熏蒸患部,再待药液不烫时揭去浴巾,将患部浸入药液中泡洗。

(2)眼部熏洗法:将煎好的药液趁热倒入治疗碗中,碗口围一纱布,中间露一小孔。将患眼对准小孔,接受熏蒸,待药液不烫时,用镊子夹纱布蘸药液轻轻擦洗患眼。

(3)坐浴法:先将煎好的药液倒入坐浴盆内,加热水至所需容量,置盆于坐浴架上,盖上有孔木盖,必要时用屏风遮挡患者。让患者暴露臀部坐在木盖上,使患部对准盖孔,进行熏蒸,待药液不烫时,拿掉木盖,臀部坐于盆内泡洗。

4. 注意事项

(1)注意保温。室内应温暖避风,暴露部分尽可能采取保暖措施。

(2)熏洗时药液不可过热,防止烫伤皮肤。

(3)包扎部位熏洗时,应揭去敷料,熏洗完毕,应更换消毒敷料,重新包扎好。

(4)孕妇及月经期禁用坐浴法。

第七节　煎　药　法

将药物加水煎煮的方法称为煎药法,一般为火煎煮法。中医治疗疾病,目前仍以汤剂为主。根据药物的性能、作用与疾病的关系,煎药的方法各有不同,按药物的性质和疾病的种类有先煎、另煎、后下之分,有武火快煎、文火慢煎之别。正确的煎煮方法,有利于保证药物效用。煎药方法不当,火候失宜,则药效减低,甚至产生不良后果。因此,必须掌握正确的煎药法。

1. 煎药的容器

以砂锅、瓦罐等陶器为最佳,亦可用搪瓷缸,忌用铁器、铜器。

2. 煎药的放水量

应根据药物的性质、吸水量、煎煮时间、火候及患者所需的量来决定。一般头煎放水以高出药物3～5cm为宜,二煎放水以浸泡药物为度。吸水性强及煎煮时间久的药物宜多放水;芳香易挥发、煎煮时间短的药物,小孩及水肿患者的药物宜少放水。

3. 煎药时间和火候

火分文火和武火。文火,即小火缓煎;武火,即大火急煎。一般煮药需了解药性,掌握火候。如解表、气味芳香的药物宜用武火,不宜久煎,头煎10～15分钟,二煎10分钟左右;补益药及质地坚实的药物则先用武火,药煮开后用文火缓煎,使药味充分煎出,头煎40～60分钟,二煎30～40分钟。一般药物头煎20～30分钟,二煎15分钟左右。

4. 特殊处理

根据治疗要求和药物性质的不同,还需采取不同的方法处理。

(1)先煎:牡蛎、龟甲、龙骨、石决明等贝壳和矿物类药,质地坚硬,药味难出,应打碎先煎30 分钟左右,再与其他药物同煎。另外,生南星、川草乌、生附子等有毒性的药物,必须先煎1 小时左右,以降低或消除其毒性。

(2)后下:薄荷、沉香、豆蔻等气味芳香类药物,久煎则气味俱失,故宜候其他药物快要好时放入,再煎 3~5 分钟即可。

(3)包煎:旋覆花、车前子、滑石粉等绒毛类小粒状或粉末状药物,宜用纱布将药物包好后加入其他药物中同煎,防止煎药后混浊及刺激咽喉。

(4)单蒸另煎:人参、羚羊角片等贵重而又难以煎出气味的药物,为了保存其有效成分,尽量减少损耗,需另外分开蒸炖或煎煮,然后单独服或兑入汤药中服。

(5)烊化(融化):阿胶、饴糖等胶质类或黏度大而易溶的药物,同煎易粘锅烧焦,且黏糊他药,影响其有效成分的溶解,宜将他药先煎好去渣取汤,再趁热加入需烊化的药搅拌,使之完全融化后,再服下。

5. 注意事项

(1)药物在煎煮之前,用洁净冷水浸渍 1 小时左右,以利于有效成分浸出。

(2)不要用沸水煎药,否则药材表面蛋白质立即凝固,影响有效成分的析出。

(3)煎药时,容器要加盖或用纸封口,用专人看守,随时搅拌,沸出或水干药焦,不可加水重煎,应另煎 1 剂。

(4)煎好的药汤用小孔筛过滤去渣,一般每剂以 150~300ml 为宜(小儿、水肿患者酌减)。

(5)煎药前要洗手,并保持容器和药物清洁干净。

第八节 药 熨 法

药熨法是将中药加热后用布包好,放在患者身体的一定部位或特定穴位上来回烫熨,利用其热和药物的作用以达到行气活血,散寒定痛,祛瘀消肿等治疗目的的一种治疗方法。

1. 适应证

(1)风湿引起的关节冷痛、酸重、沉重、麻木。

(2)扭挫伤引起的局部青紫、肿痛、腰背不适。

(3)脾胃虚弱所致的消化不良、便溏、腹部闷胀、寒性呕吐、腹泻等。

2. 操作方法

(1)盐熨法:取粗盐 250~500g,放入铁锅内,用急火炒热至 60℃~70℃后,用布包好,在患处不停地烫熨。

(2)吴茱萸熨法:用吴茱萸 500g,或加生盐 90g,炒热,方法同前。

(3)姜熨法:取连皮生姜渣炒热,用布包好,烫熨患处,姜冷后加入姜汁炒热再烫。

(4)醋熨法:取粗盐 250g,放入铁锅爆炒,继取陈醋 250ml 慢慢洒入盐中,边炒边洒,洒完后再炒一会,然后用布包好敷患处。用于妇女月经病、小腿转筋。

(5)坎离砂熨法:将坎离砂放入治疗碗内,加 2% 醋酸或食醋适量,以竹片或木棒迅速拌至均匀潮湿,装入布袋,待温度升至45℃～50℃后敷患处。

3. 注意事项

(1)凡热证、实证、局部破损或局部无知觉,以及麻醉后知觉尚未恢复者禁用。

(2)严格掌握热熨温度,温度太低效果差,太高患者不能忍受,易烫伤皮肤,应以患者感到舒适为度。热熨前局部可先涂以薄油脂保护皮肤,刚开始烫熨时药包较热,熨速要快些,温度低时要慢些,注意患者对热感的反应,避免烫伤。

(3)准备两个热熨包交替使用,效果更好。

(4)随时观察皮肤有无潮红、水泡,如有烫伤,立即停止药熨,将受伤局部涂烫伤药物。

第九节　雾化吸入

雾化吸入是利用高速气流自雾化器中将药液喷成雾状微粒后,使微粒进入患者气管、支气管与肺泡,以达到治疗目的的治疗方法。

随着医学科技的发展,目前超声雾化吸入取代了蒸气吸入。超声雾化吸入的特点是雾量大小可按病情需要随时调节,雾滴小而均匀,温度接近体温,药液可随呼吸进入支气管及肺泡,特别是在用于危重患者抢救时,可配合人工呼吸器持续雾化或间歇雾化吸入,以达到气道畅通,改善通气功能的目的。对急慢性呼吸道炎症、哮喘及气管内膜结核、肺脓肿等疾病,都可选用适当药物进行超声雾化吸入,将药液直接喷入病变部位,起到消炎镇咳,湿润呼吸道,减少刺激,稀化痰液等作用。

超声雾化吸入法是利用超声波发生器输出的高频电能,使水槽底部晶体换能器发生超声波声能,作用于雾化罐内的液体,破坏药液表面的张力和惯性,使其成为细微的雾滴,并通过导管输送给患者的一种治疗方法。因雾化器电子部分产热,故对雾化液有轻度加温作用,使患者能感到温暖舒适。

1. 超声波雾化器的结构

(1)灯丝开关:开灯即接通电源(此时红色指示灯亮),此时超声波发生器输出高频电能,并预热3～5分钟(冬天8～10分钟)。

(2)雾化开关:按动雾化开关可使白色指示灯亮,此时药液成雾状喷出。

(3)雾化调节旋钮:可调节雾化的大小。雾化大小可分大、中、小三挡。

(4)雾化罐:是盛雾化药液之用,其底部是半透明膜,为透析药液所用。

(5)水槽:盛清水用,水槽下方有一晶体换能器,接受高频电能发生的超声波声能。

(6)超声波发生器:通电后输出高频电能,其板面上有灯丝开关、雾化开关、雾量调节旋钮等。

(7)面罩和螺纹管:面罩罩住患者口鼻部,药液即通过管道自面罩处喷出。

2. 超声雾化吸入时应注意的操作规程和机体保养(操作中的注意事项)

(1)操作前应检查机器各部有无松动、脱落等异常现象。机器和雾化槽编号要一致,不要配错。水槽底部的电晶片和雾化罐底部的透明膜,质脆薄易碎,宜保护好,勿使其破碎。

(2)水槽内加冷水250ml,液面高度约3cm,将雾化罐底部的透明膜浸泡于水中,水槽和雾化罐内均忌用热水。

（3）雾化罐内盛已稀释好的药液 30~50ml,将罐盖旋紧,把雾化罐放入水槽内,将水槽盖盖紧。

（4）接通电源(红色指示灯亮),预热 3~5 分钟(冬天 8~10 分钟),再开雾化开关(白色指示灯亮),将雾化面罩罩住患者口鼻,药液成雾状喷入呼吸道,然后将调节钮旋转至所需处,每次吸 20~30 分钟即可。治疗完毕后,先关雾化开关,再关电源开关,否则易损伤电子管。

（5）若水槽内水温超过 60℃时,应关机换冷水。雾化的药液不够时,不必关机,可从盖上的小孔处注入药液。

（6）每次使用时应间隔半小时,不可连续使用。

（7）使用完毕后,将雾化面罩泡于苯扎溴铵内 1 小时后,才能给其他患者使用。

第十节 洗 胃 术

1. 适应范围

清除胃内毒物或其他有害物质。

2. 术前准备

（1）患者取侧卧位或仰卧位,轻症患者取坐位,胸前铺方块布或塑料布。

（2）灌胃液:一般用 0.01%~0.02% 的高锰酸钾溶液、温水或其他抗毒药物。

3. 操作方法

（1）口服催吐法:此法简便易行,一般用于神志清楚能合作的中毒患者,即尽快给患者大量灌洗液口服以引起呕吐,或用压舌板压舌根,使其吐出胃内液体,如此再饮再吐,反复进行,直至吐出液与灌洗液颜色、澄清度相同,或无毒物特殊气味为止。需灌洗液约 5000ml。孕妇不宜采用此法。

（2）胃管洗液法:洗胃的胃管较胃液分析的胃管粗,一端接一漏斗,嘱患者张口,或用纱布包着压舌板,或用开口器将口张开,操作者将涂有液状石蜡的胃管徐徐插入食道内,当管的前端已插入食道时,立刻抬高橡皮管后端,再向前插入(如患者有剧烈咳嗽,呼吸困难或紫绀时,可能误入气管,应立即退出重新插入)。当胃管插至 50cm 左右处时,停止插入,如果能抽出少量胃液(酸性),即已进入胃腔,若抽不到胃液时,将胃管的另一端置入装有水的消毒碗内,观察有无气泡,如无气泡,抬高末端的漏斗(至少高出患者头部 50cm)。将灌洗液慢慢倒入漏斗中,每次约 300ml,当漏斗中剩余少量灌洗液时,即将漏斗放低并倒置,利用虹吸原理,将胃中液体引出体外,如皮管中间带有皮球时,可挤压此球,以增加流出速度。当漏斗中不再有胃内液体流出(流出量基本上等于灌入量)时,再抬高漏斗,重新倒入灌洗液,如此反复进行,直至洗净为止。中毒患者第一次洗出的胃内容物,应留作检验用。

（3）针筒抽洗法:将消毒的胃管涂以液状石蜡,由鼻孔缓慢插入,当患者自觉胃管已达咽峡处时,可嘱其主动吞咽,操作者乘势将胃管慢慢插入(如有恶心可做深呼吸)。如因鼻腔疾病等原因不能经鼻腔插入时,可经口腔插入,先将胃管放在咽峡口,再缓慢推下,同时嘱患者将其咽下(咽下困难时可给少量冷开水同咽。恶心剧烈时,可在咽峡口喷以 1% 普鲁卡因)。当胃管插入 50cm 左右时,如能抽出少量胃液(酸性),即达胃腔。用 50ml 针筒将 200~500ml 灌洗液注入,然后再用针筒抽出,直至抽出液量基本等于摄入量。这样反复进行,直至抽出液澄清,无特殊气味为止。

4. 注意事项

(1)对食道静脉曲张、食道狭窄、胸主动脉瘤、冠状动脉瘤、心脏病、心力衰竭、重度衰竭、呼吸困难、上消化道出血等患者,一般不宜洗胃,必要时应用细胃管抽洗。

(2)洗胃过程须正确记录入量与出量,当流出液内有较多鲜血时,应追查原因,并停止灌洗。

第十一节　胃肠减压术

1. 适应范围

急性胃扩张,幽门梗阻,急性胰腺炎,机械性或麻痹性肠梗阻,急性腹膜炎及一般消化道手术后等。

2. 操作方法

(1)将胃管自鼻腔缓慢插入胃内,用注射器抽尽胃内容物后固定,接上胃肠减压器。一个装二根玻璃管密闭瓶(一根直玻璃管,一根弯玻璃管)。一根直玻璃管接胃管,另一根弯玻璃管接上橡皮管后,再接另一个装三根玻璃管密闭瓶的弯曲玻璃管,这弯曲玻璃管接吸引器橡皮管,胃管及接吸引器的橡皮管上各有一个夹子。

(2)肠梗阻患者如作双腔管减压术时,可待双腔管吞至 75cm 处后,从管内抽出少量液体。若 pH >7,表示该管已通过幽门,即可向气囊内注气 20～30ml。夹住管口,依靠肠蠕动,将管头送至梗阻部位(可借助 X 线定位),接上胃肠减压器。

3. 注意事项

(1)最近有上消化道出血史、食管静脉曲张、食管梗阻者应慎用。

(2)应经常检查胃肠减压装置是否密闭,皮管有无破损或松脱,防止皮管漏气。

(3)保持胃管通畅,防止内容物阻塞,隔 4～8 小时左右,冲洗胃管 1 次。

(4)灌药或少量饮水后,需夹管 0.5～2 小时。

(5)病情好转,肠蠕动恢复或肛门有排气后再停止。

(6)使用胃肠减压者应输液,维持水与电解质平衡。记录 24 小时出入量。

第十二节　灌　肠　术

1. 适应范围

(1)便秘,肠套叠,肠道给药。

(2)为肠道特殊检查作准备。

2. 方法

(1)患者取左侧卧位,两膝屈曲,臀部垫以油布。高压灌肠时采取胸膝位。

(2)用凡士林或液状石蜡油润滑肛管头端,放开连接灌肠筒的橡皮管夹子,使液体从灌肠筒流过肛管以排出空气,然后再夹紧橡皮管。

(3)嘱患者放松腹壁肌,将肛管轻轻插入肛门约 7～10cm,然后放开橡皮管的夹子,一手扶住肛管,一手举起灌肠筒,将其挂在铁架上,距床边 30～50cm(低压灌肠时应低于 30cm,

高压灌肠时应高于70cm),使液体流入肠内,至灌肠液流尽后关紧橡皮管的夹子,将肛管缓缓拔出。

(4)常用的溶液有普通温水、生理盐水、1%～2%肥皂水。高压灌肠时用量为1500～3000ml,低压灌肠时为200～500ml;少量灌肠可用甘油30ml加温水100ml,或50%硫酸镁30ml,甘油60ml及水90ml。保留灌肠用于肠道感染,即药液自肛门灌入肠内,并保留以达到治疗目的,滴入速度以每分钟50～100滴为妥。

3. 注意事项

(1)嘱患者尽量保留灌肠液在肠内5～15分钟,保留灌肠延长保留时间,可以更好地发挥药物的作用。

(2)灌少量灌肠液可用注射器及导尿管代替灌肠筒及肛管。

(3)灌肠液滴入速度一般不宜过快,但高压灌肠时速度宜快,低压灌肠时速度必须缓慢。

(4)灌肠液温度一般在36℃～40℃之间,如为降温用时,则应用冰水灌肠。

(5)要注意观察洗出大便的颜色、坚硬度及有无脓血等。

第十三节 导 尿 术

1. 适应范围

(1)对昏迷、烧伤等危重患者,需要及时准确记录其尿量及作尿常规、尿细菌培养等检查。

(2)膀胱疾病局部用药。

(3)注入造影剂行膀胱造影术。

(4)妇产科等手术前准备等。

(5)尿潴留。

2. 术前准备

无菌导尿包、弯盘、无菌液状石蜡、肥皂水、2%红汞、0.1%苯扎溴铵、无菌手套、治疗盘、胶布、无菌试管等。

3. 方法

(1)患者平卧于床上,两腿屈曲外展,臀下垫以油布及中单、便盆。

(2)先用肥皂水清洗外阴部及尿道口,男患者需翻开包皮冲洗,再以0.1%苯扎溴铵冲洗,亦可清洗后直接以2%红汞进行消毒。

(3)术者戴无菌手套,以无菌洞巾覆盖外阴部,男患者则用洞巾裹住阴茎,露出尿道口。操作者站在患者右侧,左手握胶质导尿管,使管绕手一周,拇指和食指持其前端,或将导尿管末端绕过小指外侧,并夹于小指与无名指之间,将无菌液状石蜡涂于导尿管前端,左手持阴茎前端(男性),或用左拇指和食指分开大阴唇(女性),露出尿道口。然后用组织镊将前端已涂液状石蜡的导尿管缓慢插入尿道。男性进入15～20cm,女性进入6～10cm,即有尿排出,导尿管末端开口置于消毒弯盘中。

(4)导尿完毕后先夹闭管腔,以免导尿管内尿液流在患者身上,污染衣服,然后拔出导尿管。

(5)测量导出尿液的总量,必要时送检尿常规或细菌培养。

第十四节 氧 气 疗 法

1. 适应范围

因缺氧而发生呼吸困难、紫绀者。

(1)通气及(或)换气功能障碍,如肺气肿、肺不张、支气管痉挛、喉头水肿、气胸、大量胸腔积液等。

(2)血循环障碍,如心力衰竭、肺血管痉挛、休克等。

(3)血质异常,如严重贫血、一氧化碳中毒等。

(4)各种原因引起的昏迷。

2. 输氧前准备

氧气筒、氧气表装置、治疗盘(内有治疗碗、多孔鼻导管、棉签、胶布、弯盘、活动扳手等)。

3. 方法

(1)鼻导管法:打开总开关,开流量表开关,连接鼻导管,将管头端置于水中,检查管道是否通畅,证实通畅后,关闭流量表,然后用湿棉签清洁鼻孔,将鼻导管用水润滑后,自一侧鼻孔轻轻插入鼻咽部,长度约从鼻翼至耳垂,根据患者情况调节氧流量,观察患者有无呛咳等现象,如果患者无不适感,即用胶布将导管外端固定于面颊部。停用氧气时,先关闭流量表,取下导管,再关闭总开关,然后重开流量表,再关好。

(2)鼻塞法:用有机玻璃或塑料制成椭圆形物,也可用听诊器耳件上的胶球代替。将此物塞于鼻孔以代替鼻导管,鼻塞大小以恰能塞严鼻孔为度。鼻塞与长胶管连接,再接上氧气,然后擦净鼻腔,调好流量,将鼻塞置于鼻孔内,将长胶管固定于妥当位置。此法适用于需要较长时间给氧者,如心肌梗死、休克等,其优点为无导管刺激呼吸道黏膜,患者感到舒适,使用简便。

(3)口罩法:以漏斗代替鼻导管,连接好胶管,按上述方法调节好流量,将漏斗靠近患者口鼻约1~2cm处,用绷带固定。此法也比较简单,无导管刺激呼吸道黏膜,但耗氧量多,较适用于婴幼儿。

(4)面罩法:将面罩边缘充气,接上呼吸囊,进气孔上接上氧气,打开流量表,使其流量达到每分钟3~4L,然后将面罩紧贴于患者口鼻上,并以橡胶带固定。此法适用于需高浓度给氧者,如充血性心力衰竭(特别是左心衰竭)、急性呼吸窘迫综合征等。缺点为患者易感到闷热、不适,故有条件时可用多用通气面罩;优点为使用时不需紧贴面部,咳嗽时无需停用。

4. 注意事项

(1)必须注意安全,保管、安装和使用氧气筒时要做到防震、防火、防油,将其放置于阴凉处,不要靠近火源或电源。

(2)在给氧过程中,要密切观察患者的病情变化,随时检查氧气装置有无漏气、导管有无阻塞等。持续给氧时,每8~12小时更换鼻导管或鼻塞1次,最好从另一鼻孔插入,以减轻鼻黏膜刺激。

第十五节 输 血 疗 法

1. 适应范围

(1)严重的创伤、失血等引起的血容量不足者。

（2）严重感染者,可少量多次输血,增加抵抗力。

（3）手术前准备、手术时及手术后治疗。

（4）血液系统疾病及其他疾病造成的各种严重贫血者。

2. 输血前准备

（1）填写输血申请单:①患者的姓名、性别、年龄、病室、床号、病案号（住院号）;②临床诊断;③输血史;④注明血的急需程度,如急需、备用等;⑤患者的血型;⑥需要量;⑦血液的性质,如新鲜血、红细胞悬液、白细胞悬液、血小板悬液;⑧血清是否保留。

（2）取患者静脉血 2ml,置于清洁干燥的试管中,填写化验单,将注明姓名、性别、年龄、病室、床号、病案号（住院号）的标签撕下,贴在血液标本的试管上。

（3）取血时,取血者与发血者一起进行查对,配血后是否交叉不凝集,要求做到血瓶无破损,瓶口包封严密,患者的血型与献血者的血型相同,配血单上献血者的血型、编号与血瓶上的标签相符,血液无溶血、凝块和污染等。

（4）输血前,输血者再核对 1 次。

（5）送血途中忌剧烈摇动血瓶。

（6）静脉间接输血需备输血器、静脉穿刺盘、生理盐水;直接输血需备 50ml 或 20ml 无菌空针,3.8% 枸橼酸钠溶液、无菌巾 2 块,无菌洞巾 2 块。

（7）输血前 15 分钟皮内注射异丙嗪 25mg,或将地塞米松 3 ～5mg 加入 50% 葡萄糖液 20ml 内,缓慢静脉注射,或地塞米松 3 ～5mg 加入输血中,静脉滴注。

3. 方法

（1）直接静脉输血法:这是最简单的输血方法。献血者在受血者近旁,术者用 50ml 针筒抽抗凝剂 3.8% 枸橼酸钠溶液 5ml,再抽献血者血液 50ml,然后取下针筒混匀,按需要量抽出,给受血者输入。

（2）密闭式间接静脉输血法:先用生理盐水瓶代替原装血瓶,输液管为带有滤过网的输血管,将其连接输血针头。将储血瓶或塑料储血袋挂在支架上,排净输血导管内的空气,再用与生理盐水瓶连接的输血管的针头穿刺静脉成功,输液顺利后,将插入生理盐水瓶的输血管针头拔出,插入混匀血液中。输血速度,开始为每分钟 20 滴,如无不良反应,再调节输血的滴速至每分钟 30 ～60 滴。给心、肺、肾功能不全者输血,速度宜慢;给急性失血患者输血,速度宜快。

4. 注意事项

（1）选用的穿刺针头宜粗,所穿刺的静脉宜大,这样便于调节输血速度。

（2）输血必须在领出血液半小时内进行,并要求 200 ～300ml 血液在 3 ～4 小时内输完。凡是估计静脉穿刺有困难者,宜先输入生理盐水,然后再到血库取血。

（3）输血整个操作过程,必须严格无菌。

（4）输入的血液需与体温相似,不高于 40℃。

（5）在输血过程中,严密观察患者病情,及时发现输血反应,及时处理,并保留少量血液以备核查。

5. 输血反应及处理

（1）发热反应:患者表现为畏寒、寒战、发热,多在输血开始后 15 ～60 分钟发生,或输血结束后 1 ～2 小时左右发生。

处理:①减慢输血速度或中止输血;②如出现高热,可应用解热止痛药,如安乃近、安热净等;③烦躁不安,应用异丙嗪25mg,口服或肌内注射;④严重者应用地塞米松10mg或氢化可的松100mg加入输液中,静脉滴注,必要时用地塞米松5mg或氢化可的松50mg加入50%葡萄糖液20~40ml,缓慢静脉注射;⑤口唇、肢端紫绀者,应立即给予吸氧。

(2)过敏反应:轻者出现荨麻疹,轻度血管神经性水肿;较重者出现呼吸困难,肺部哮鸣音,大小便失禁;严重者会出现过敏性休克,可立即死亡。

处理:①应用抗过敏药物,如异丙嗪25mg,口服或肌内注射;0.1%肾上腺素0.5~1ml,皮下注射;地塞米松10mg或氢化可的松100~200mg加入输液中,静脉滴注,必要时用地塞米松5mg或氢化可的松50mg加入50%葡萄糖液20~40ml,缓慢静脉注射;氨茶碱0.2g,每日3次,口服,或0.25g加入50%葡萄糖液中缓慢静脉注射,或0.25~0.5g加入输液中,静脉滴注。②如喉头水肿,可行气管插管或气管切开术。③过敏性休克按常规过敏性休克处理。

(3)溶血反应:输入少量血液后,即出现寒战、发热、心悸、胸闷、恶心呕吐、呼吸困难、腰背疼痛,严重者出现休克、血红蛋白尿、急性肾衰竭、弥散性血管内凝血等。

处理:①立即停止输血。②立即用0.1%肾上腺素皮内注射,或肾上腺素0.5ml加入50%葡萄糖液40ml中,缓慢静脉注射;地塞米松10~20mg或氢化可的松200mg,静脉滴注,必要时反复给药。③补充血容量,疏通微循环,如血型不符引起溶血,可输入血型相同,交叉试验不凝集的新鲜血液或血浆。如溶血原因不明,可用代血浆、低分子右旋糖酐、复方丹参注射液等。④碱化尿液、碳酸氢钠1g,每小时1次,口服;病情严重者,用5%碳酸氢钠250ml,静脉滴注。⑤保护肾功能,血压稳定后可用呋塞米20mg加入50%葡萄糖液20ml,静脉注射。⑥维持水、电解质及出入量平衡。⑦急性肾衰竭时,按急性肾衰竭处理。

(4)心脏负荷过重:出现胸闷,呼吸急促,颈静脉怒张,心率增快,血压下降,紫绀及肺水肿等症。

处理:①立即停止输血、输液。②应用强心药,如毛花苷C 0.2~0.4mg加入到25%~50%葡萄糖液20~40ml中,缓慢静脉注射,或毒毛旋花子苷K 0.125~0.25mg加入到50%葡萄糖液20~40ml中,缓慢静脉注射。③呋塞米(速尿)20mg或依他尼酸钠25mg,静脉注射。④吸氧。⑤发生肺水肿者,按肺水肿处理。

第十六节　输　液　法

一、密闭式静脉输液法

(一)目的

1. 维持患者的水与电解质平衡。

2. 补充热量。

3. 滴入药物进行治疗。

4. 稀释和促进排泄内毒素及毒物。

（二）输液前准备

无菌静脉输液管（长胶管一根，近端接以粗针头，中段接以滴壶，远端接以玻璃接头及针头，短胶管一根，其一端接以粗针头）、网袋、输液架、夹子、止血带、消毒盘、胶布、治疗巾、胶皮带等。

（三）方法

1. 患者的体位采取侧卧、仰卧或半卧位。

2. 穿刺部位多选用粗、直、浅且不易滑动的浅静脉，常采用肘窝部的贵要静脉、正中静脉、头静脉、腕部及手（足）背部等处的浅静脉，婴幼儿常选头皮静脉。

3. 操作步骤

（1）穿刺部位下面垫一胶皮布及治疗巾。

（2）打开所需输入液体瓶的金属盖，套上网袋，倒挂于输液架上，常规消毒金属盖下的胶皮塞，或直接常规消毒装有液体塑料袋的封口。

（3）取一对无菌静脉输液管，将长胶管和短胶管接粗针头的一段，分别通过胶皮塞插入液体塑料袋或液体瓶中。

（4）排尽长胶管或塑料管内的空气，用夹子夹住胶管或塑料管的下端，针头用一头封闭的塑料管套上或无菌纱布包上，以免污染。

（5）常规消毒皮肤后，在穿刺上方扎以止血带，并嘱患者握拳，使静脉充分暴露。

（6）穿刺时，以左手拇、食指分别向外、向下绷紧皮肤固定静脉，避免其滑动，右手持胶管或塑料管下端，针尖斜面向上，先由血管旁刺入皮下，再刺入静脉或直接刺入静脉内，待见回血后立即松开止血带和夹子，用胶布固定好针头。

（7）调整滴壶内的液面，以输液夹调节其滴入速度。若需连续输入 2～3 瓶相同液体，必要时可将液体串联起来。

（8）输液完毕，拿掉胶布条，用一块无菌棉球压住针眼，并迅速拔针。

（四）注意事项

1. 对需要长期输液者，为了保护静脉，宜选择小血管，并从肢体远端静脉（如手背、足背处等）开始输液。尽量保留正中、贵要等肘部静脉及内踝上方的大隐静脉等。

2. 对输液时间较长或不能合作者，应避免选择关节处的血管，以避免由于活动使针尖刺破或者滑出血管。

3. 输液前，必须认真核对药物或输入液体的名称、剂量、有效日期、有无沉淀及变质等现象，检查输液管消毒时间。

4. 输入液体的温度除特殊情况外，宜保持在 34℃ 左右。

5. 穿刺前必须将胶管中的空气排尽，否则有发生空气栓塞的危险。

6. 输液的速度应依患者的年龄、病情及药物的性质而定，成人一般每分钟 40～60 滴。对有心血管、肺、肾疾病者，输液速度宜慢，以免发生急性肺水肿。

（五）输液中途液体停滴的处理

1. 若患者有胀痛感，局部出现鼓胀，表示针尖脱出血管，应拔出针头，重新穿刺。

2. 若患者无痛感,局部无变化,可能是针尖的斜面贴于血管壁所致,可适当变换肢体位置或转动针尖的方向。

3. 如果上述两种情况均无,但液体停滴则可能是针头或玻璃接头阻塞,应将玻璃接头拔下来,留针于血管中。若见血液从针头流出,液体不能从玻璃接头滴出,表明玻璃接头阻塞,可用力挤压下端胶管,冲出阻塞物;若未见血液从针头流出,嘱患者握拳,并在注射处向心端加以阻断,使血管充盈,或用一注射器抽吸,如仍无血液流出,表示针头已阻塞,应重新换一针头注射。

4. 若上述诸因素均已排除,液体仍有停滴现象,多由于血管痉挛导致影响血流。可先行局部热敷,无效时可注入 0.5% 普鲁卡因溶液 10～20ml,以扩张血管,但对此药过敏者不可使用。

二、开放式静脉输液法

(一)目的

同密闭式静脉输液法。

(二)输液前准备

无菌开放式输液装置(500～1000ml 滴瓶,下端接一短胶管,短胶管的下端接滴壶,滴壶下端接一长胶管,其下端接一玻璃接头和注射针头),余同密闭式静脉输液法。

(三)方法

1. 患者体位同密闭式静脉输液法。

2. 穿刺部位同密闭式静脉输液法。

3. 操作步骤

(1)打开静脉输液包,取出开放式输液装置。

(2)一手持滴瓶,在瓶底将胶管折回,滴瓶口朝上,倒入 50ml 左右生理盐水于滴瓶中,轻轻摆动滴瓶后经胶管排尽。

(3)将所需的液体倒入瓶中,盖好瓶盖,滴瓶高挂于输液架上,排尽胶管内的空气,用夹子夹住下端胶管。

(4)同密闭式静脉输液法操作步骤之(5)～(8),行静脉穿刺,固定针头等。

(四)注意事项

1. 同密闭式静脉输液法。

2. 向滴瓶内倾倒溶液时,应先将原装瓶内的液体倒出少许,且不要把溶液瓶紧贴滴瓶口,以减少污染机会。同理,凡需向滴瓶中另加药物时,应先将药物抽到注射器中,然后取下针头,在距离瓶口 1cm 高处推动筒栓,将药物注入瓶内,不应将药物直接从被打开的安瓿中倾倒入滴瓶内,也不应该将针头刺破胶管注入药物。

3. 多种药物混合在一起滴注时,应注意药物间的配伍禁忌。

（五）常见的输液反应

1. 发热反应

（1）临床表现：开始时表现为恶寒、战栗，继而出现高热。

（2）处理：①停止输液；②异丙嗪肌内注射，必要时应用地塞米松；③注意保暖；④查明发生反应的液体类别、批号，并通知有关部门处理。

2. 输液过多

（1）临床表现：患者出现胸闷、呼吸困难、咳泡沫痰或粉红色泡沫痰，听诊双肺有啰音。

（2）处理：①立即停止输液；②若无特别禁忌时，让患者取坐位或者半坐位，并将两下肢垂于床边；③立即吸入水封瓶装有酒精的氧气，或有机硅消泡剂，以减少泡沫阻塞气道；④吗啡 10mg，肌内注射（或静脉注射 5mg），必要时静脉缓注毛花苷 C 0.4mg 或毒毛旋花子苷 K 0.25mg；⑤呋塞米（速尿）20～40mg（成人）加入 50% 葡萄糖液 20ml，静脉注射。

3. 过敏反应

（1）临床表现：皮肤潮红，出现荨麻疹或其他类型皮疹，重者可发生过敏性休克，出现四肢发凉、出冷汗、血压下降等。

（2）处理：①立即停止输液；②轻者给予苯海拉明 50mg，肌内注射，或异丙嗪 25～50mg，肌内注射，重者立即给予 0.1% 肾上腺素 0.3～0.5ml，肌内注射或静脉推注；③血压下降者，应给予间羟胺（阿拉明）或去甲肾上腺素静脉滴注；④应用肾上腺皮质激素。

第十七节　心肺脑复苏术

一旦发现心搏骤停者，应立即就地进行抢救，争取时间。复苏术一般分三期：现场抢救，建立有效的人工循环；进一步维持生命活动；自动心搏恢复后的处理。

一、第一期复苏

进行基础生命活动的支持，旨在迅速建立有效的人工循环，其主要措施包括畅通气道、人工呼吸和人工胸外按压，简称 A、B、C 三个步骤。

（一）畅通气道

将患者置于仰卧位，撤去枕头，并使下肢抬高 20°左右，将一手置于患者额部加压使头后仰，另一手托起下颌或抬举后颈部，使下颌前移而使舌根离开咽后壁，畅通气道。

（二）人工呼吸

开放气道后仍无有效自主呼吸，应立即进行口对口人工呼吸。用一块清洁纱布或手帕盖在患者的口鼻上，操作者一手托于颈后部，保持患者头部尽量后仰，另一手的拇指和食指捏住患者的鼻孔，深吸一口气后，将口紧贴于患者口上，用力吹气，直至见到患者胸廓抬起，然后放开鼻孔，则见胸壁下沉的被动呼气，如此反复进行，每分钟吹气 14～16 次。若患者牙关紧闭，口对口吹气有困难或效果欠佳时，即改为口对鼻吹气。向鼻吹气时将患者口闭合，方法同上。

(三)人工胸外按压

将患者置于水平位,仰卧于硬板床上或地上。操作者宜站在床旁或跪在患者身旁,用左手掌根置于患者胸骨下半部,与胸骨长轴平行,右手掌跟压在左手背上,双肘关节伸直,向下压迫胸骨,使胸骨下端下陷 3～5cm 为宜。按压后应放松,使胸廓回复原来形状,而胸腔内压下降血液回流,但手不离开原位,每次按压与放松的时间大致相等,成人按压次数一般每分钟 60～80 次。心脏按压有效者可扪及颈动脉搏动或股动脉搏动,收缩期血压可达 80～100mmHg(10.6～13.3kPa)。注意按压不可用力过大,以免引起肋骨、胸骨的骨折及内脏损伤。

若胸外心脏按压与口对口人工呼吸同时进行,则需胸外挤压每 15 次,连续做人工呼吸 2 次。若操作者两人同时进行,则需胸外挤压每 5 次,人工呼吸 1 次。如有胸廓或脊柱畸形、严重肺气肿、气胸、胸外伤、心肌撕裂、室壁瘤等,应考虑作开胸心脏按压。

二、第二期复苏

进一步维持生命活动,恢复心肺自主活动。

(一)进一步维持有效地换气

用气管插管或面罩吸入纯氧,加强通气。尽早气管插管或气管切开,可予人工球囊挤压或人工呼吸机进行辅助呼吸,与此同时,仍需坚持人工胸外按压。

(二)建立静脉通道和应用碱性药物

迅速建立静脉通道尤为重要,根据病情补给碱性药物、晶体溶液及胶体溶液。碱性药物首选 5% 碳酸氢钠,首剂可按 0.5～1mmol/kg 计算,以后根据血气分析及二氧化碳结合力的结果决定用量。如上述化验检查无法获得结果,则每 10 分钟可重复首次剂量的 1/2,连用 2～3 次,总量不超过 300ml。对高血钾或奎尼丁过量所致的心脏骤停,则宜选用 11.2% 乳酸钠 1～1.5ml/kg,可根据需要再继续补充。

(三)心电图监测和抗心律失常药物治疗

建立了人工呼吸和循环的前提下,宜尽早记录心电图,并连续监测,明确心脏骤停的性质、心率的变化及其对治疗的反应,从而指导治疗。

1. 药物治疗

(1)肾上腺素:0.5～1mg 稀释到 10ml,静脉注射,必要时可每隔 5 分钟重复给药 1 次。未建立静脉通道之前,可经气管插管或心内注射给药。对心室颤动患者,用药后可使细颤变为粗颤,有助于再次电除颤的成功。本品是目前公认的治疗心脏骤停的首选药物。

(2)利多卡因:首剂量为 50mg,缓慢静脉注射,其后静脉滴注,维持在每分钟 1～4mg。若首剂注射后室性心律失常未能控制,则可每隔 5～10 分钟重复注射 50mg,累积量可达 250～300mg。本品为室性心律失常的首选药物。

(3)溴苯胺:可予 5～10mg/kg,缓慢静脉注射,必要时每隔 10 分钟再静脉注射 1 次,维持量为每分钟 1～2mg,静脉滴注,一般总量不超过 30mg/kg。本品主要用于对利多卡因或电复律无效的室性心动过速和心室颤动。

（4）普鲁卡因胺：按每分钟20mg的速度缓慢静脉注射，一般5～15分钟内给药量达100～300mg后，改为每分钟1～4mg，静脉滴注，总量不超过1g。如QRS综合波增宽大于或等于50%时，则停用。本品用于对上述药物无效的室颤或顽固性室速。

（5）苯妥英钠：一般将100mg苯妥英钠溶于20ml注射用水中，缓慢静脉注射，必要时每隔5～10分钟重复应用，总量不超过300mg。本品用于洋地黄中毒所致的严重室性心律失常。

（6）氯化钾：常用量为1.5～3g，加入到5%葡萄糖液500～1000ml中，静脉滴注。若严重缺钾引起的可用较高浓度的氯化钾。本品用于严重缺钾、锑剂中毒、洋地黄过量和奎尼丁晕厥所致的室性快速性心律失常。

（7）普萘洛尔：一般用量为1mg，静脉注射，每隔5～10分钟可重复1次，总量不超过5mg，或3mg加入5%葡萄糖液100ml中，静脉滴注，15分钟滴完，并需密切观察。本品用于由内源性儿茶酚胺（如嗜铬细胞瘤）或外源性β受体刺激过度所致的室性快速性心律失常。

（8）阿托品：用量为1mg，静脉注射，必要时每隔10分钟重复1次，总量不超过2mg。本品用于窦性心动过缓、房室传导阻滞及心脏停搏。

（9）异丙肾上腺素：将0.5～1mg异丙肾上腺素加入到5%葡萄糖液250ml中，缓慢静脉滴注，以心率达60次/分或以上为度。本品用于阿托品无效不能立即起搏治疗时。对电-机械分离和缓慢性心律失常所致的心脏骤停，使用本药有害无益。

2. 电击除颤及电起搏

（1）电击除颤：室颤应用直流电非同步除颤复律，室速应予直流电同步复律。鉴于心脏骤停大多数表现为室颤，故一般主张心脏骤停可不必等待心电图结果而首先施行盲目除颤，有利于抢救患者生命。若已开胸心脏按压，则可采用胸内电击除颤。

（2）电起搏：用于高度或完全性房室传导阻滞、严重心动过缓。可应用人工心脏起搏器，一般采用经静脉起搏，但心脏骤停，在迅速经静脉起搏有困难时，为争取时间，可采用皮肤电极及皮下-心肌针起搏，或用具有较大电极板的心外起搏。

（四）增加心排血量和维持血压

1. 去甲肾上腺素

常用剂量为每分钟2～4μg，静脉滴注，使收缩压维持在90～100mmHg（12～13.3kPa）。本品适用于周围阻力低的低血压或休克。

2. 多巴胺

一次20mg，稀释后缓慢静脉滴注。

3. 多巴酚丁胺

常用剂量为每分钟2.5～10μg/kg，静脉滴注，剂量超过每分钟20μg/kg，可致心动过速和心律失常。

4. 间羟胺

一次10～40mg，稀释后缓慢静脉滴注。

5. 钙剂

常用10%氯化钙5ml或者10%葡萄糖酸钙10～20ml，静脉注射。洋地黄中毒者禁忌使用。

三、第三期复苏

心搏恢复后的处理。

(一)治疗原发病

针对不同疾病,采取相应治疗措施。

(二)维持有效循环

1. 选用正性收缩能药物,如多巴胺、多巴酚丁胺等。如经常规治疗血流动力学仍不稳定,则作血流动力学监测,若心排血量和肺楔嵌压均低,则应补充血容量;若肺楔嵌压增高[大于18mmHg(2.4kPa)]而心排血量尚能维持,则应予利尿和(或)血管扩张剂(如硝酸甘油静脉滴注);若心排血量降低伴周围阻力增高,则应选用扩血管药(如硝普钠、酚妥拉明);若心排血量降低伴肺楔嵌压增高,则用增强心肌收缩力的药物(如洋地黄、多巴酚丁胺)及血管扩张剂。若经上述治疗无效,可采用主动脉内囊反搏术。

2. 复苏后若有心功能不全,可适当应用正性肌力药物,如毛花苷C、毒毛旋花子苷K等,按心力衰竭处理。

3. 促进心、脑细胞代谢的药物,如肌苷、三磷腺苷、辅酶A、细胞色素C等,可连续应用数周。

(三)维持呼吸功能

1. 吸氧

患者一旦恢复自主呼吸,则改为鼻导管供氧,不宜长期高浓度正压供氧。如使用呼吸机,频率为成人每分钟18～20次,呼、吸比为2：1,并根据血气分析结果随时调整。

2. 吸痰

经常排除喉头及气管内分泌物,保持呼吸道通畅。气管插管留置48小时以上者,宜及早施行气管切开术。

3. 呼吸兴奋剂

视病情可适当使用呼吸中枢兴奋剂,如尼可刹米、洛贝林、回苏林、哌甲酯等,静脉注射、静脉滴注或肌内注射。

(四)防治脑缺氧和脑水肿

1. 控制过度换气

将动脉二氧化碳分压控制在25～35mmHg(3.3～4.7kPa),动脉氧分压控制在100mmHg(13.3kPa)以上,动脉血pH在7.3～7.6水平。

2. 降温

头部用冰帽,在体表大血管处如颈、腋下、腹股沟处置以冰袋,一般将体温控制在33℃,不低于31℃。一般过程为2～5天。

3. 利尿脱水

患者心跳恢复、血压平稳后,即应用20%甘露醇溶液,按每次1～2g/kg,静脉注射或加压静脉滴注(30～40分钟滴完),可每4～8小时重复1次。50%葡萄糖溶液60～100ml,于5～10分钟内静脉注射完,每4～6小时1次。50%葡萄糖溶液不宜单独应用,因其作用短暂,有反跳现象,故常与甘露醇等脱水剂交替使用。利尿脱水法对肾功能良好和收缩压高于95mmHg,伴有心功能不全的患者较适用。

4. 激素

常规用地塞米松5～10mg,静脉注射,每日2～3次,连用2～3天。此方法有预防和治疗脑水肿的作用。

5. 解痉

宜适量应用,安定10～20mg,苯巴比妥钠0.1～0.2g,苯妥英钠0.25mg,视病情分别或联合应用,肌内注射或静脉注射,用10%水合氯醛15～20ml,保留灌肠。

6. 维持水、电解质、酸碱平衡

一般在复苏后早期应用碱性药物,纠正高血钾或低血钾。高血钾,应用25%～50%葡萄糖液200～400ml,胰岛素10～20单位,静脉滴注;10%葡萄糖酸钙10～20ml加入50%葡萄糖液20ml中,缓慢静脉注射,每日1～2次;5%碳酸氢钠125～250ml,静脉滴注;少数低血钾者,酌情补给氯化钾。必要时透析治疗,透析疗法有三种:结肠透析、腹膜透析、血液透析。疗效以血液透析为最佳,但价格昂贵,设备要求高,基层单位少有。

7. 急性肾衰竭防治

积极治疗原发病,防止其发展为急性肾衰竭,对早期少尿倾向的患者要及早发现,并采取有效措施进行治疗,同时积极防治继发感染。

8. 继发感染防治

在复苏的抢救过程中注意无菌操作,适当选用抗生素,避免用对肾脏有毒性或经肾脏排泄的药物。

四、调护

(一)病危抢救护理

1. 发现心脏骤停者,立即将其放在地上或硬板床上,若为软床,应在患者背部垫上木板,使患者仰卧,头低足部略高,拳击心前区3～4次,迅速采用人工呼吸、胸外心脏按压。

2. 开窍急救,先予针刺人中、十宣、少泽穴位,或用通关散搐鼻取嚏。口噤不开者,使用开口器。舌体后坠者,托起下颌,用拉舌钳将舌向前拉出。

3. 喉中有痰者,应将其头部偏向一侧,并及时吸痰。

4. 设专人护理,迅速建立静脉通道,心电监护,供给纯氧,注意体温、脉搏、呼吸、血压、神志、瞳孔等变化,详细记录观察结果和治疗经过。

5. 患者头部置冰帽,体表大血管处置冰袋。

6. 做好口腔、鼻腔、眼的护理,尽量使眼睑闭合,闭合不全时,可用凡士林纱布敷盖双眼,以免角膜干燥。

（二）心跳恢复后护理

1. 患者应绝对卧床休息，头部宜抬高 30°，护理人员可帮助患者变换体位，尽量避免过多地搬动，加强受压部位护理，防止坠积性肺炎及褥疮的发生。

2. 供给足够的营养及水分，宜流质和半流质食物、软食，少食多餐。

3. 密切观察患者大小便的变化，严格记录水分出入量。如发生尿潴留，可采用针灸、按摩帮助患者排尿，必要时在无菌操作下导尿，对留置导尿管者要注意引流通畅，防止泌尿道感染。如大便秘结，可轻揉腹部，或蜂蜜冲服，或番泻叶 3g 泡水代饮，或开塞露塞肛，必要时低压灌肠。

4. 注意室内空气流通，环境安静，注意保暖，床单、被服清洁。

第五章

各系病证护理概要

第一节　热病护理概要

凡因外感六淫、温邪疫毒,表现以发热为主症的一类病证,统称热病。热病初期一般均属外感实证,具有发病急、热势高、病程短、变化快,容易伤阴耗液,并发昏迷、痉、厥、脱等特点。临床可按卫气营血、三焦、六经或八纲加以辨证。

1. 观察

(1)首先应区别是表证发热,半里半表发热,还是里证发热。

(2)注意发热的性质,是恶寒发热,发热不寒,寒热往来,高热,潮热,身热不扬,还是入夜热盛。

(3)有无汗出,汗多还是汗少,汗的分布部位、性质,出汗后能否退热,还是退而复升。

(4)神志清醒还是谵妄、昏迷,有无痉、厥。

(5)了解伴随的其他脏腑证候和不同系统症状,为查找病因提供依据。

2. 护理

(1)绝对卧床休息。

(2)定时测量记录体温、脉象(搏)、呼吸,注意舌质、舌苔变化。

(3)表寒发热无汗者,应给服热饮料,加盖衣被保暖,使其出汗。

(4)表证发热者,服解表药出汗后,用干毛巾擦净汗液,汗多的更换衣被,以免湿冷受凉。

(5)发热无汗者,可用薄荷、荆芥各 15~30g,煎汤,趁热用布蘸擦胸背、四肢,每日 1~2 次。

(6)针刺大椎、曲池、合谷、少商、商阳(点刺出血)等穴位。

(7)里证高热者,室内应凉爽通风,但不宜直接吹风,炎热季节可放置冰块或用风扇、空调机等降温。

(8)高热烦渴者,应多给温开水,或淡盐水,饮用各种鲜果汁,如西瓜汁或银花露、青蒿露等。

(9)高热烦躁谵妄者,可在头额、后脑、腋下等部位进行冷敷,或冰敷。

(10)注意皮肤清洁,口腔卫生,必要时定期翻身。

(11)饮食宜进素流质或素半流质食物。

第二节 肺系病证护理概要

凡因外感、内伤影响于肺,导致肺的卫外功能低下,肺主气,司呼吸、声音等功能发生异常而出现的病变均属肺系病证。一般外感多属实证,内伤多属虚或标实本虚证。临床主症多表现有寒热,咳嗽,气喘,咳痰,咯血及失音等。

1. 观察

(1)注意寒热特点。区别是恶寒发热、无汗,发热恶风、有汗,发热汗出热不解,还是低热、午后潮热。

(2)注意咳嗽的新久,发作时间,咳声的高低、频率,以利于区别其外感、内伤,虚实之属性。

(3)注意痰的色、质、量、气味,区别其病理性质。

(4)注意区别气喘是喘而气粗、息涌声高,还是喘而气短、息微声低,有无痰鸣,是呼气困难还是吸气困难。

(5)辨别咯血的色、质、量与咳嗽,咳痰,胸痛等伴有症状的关系。注意辨清失音的新久,起病缓急,呈发作性还是持续性。

2. 护理

(1)注意休息,不宜疲劳,慎防感冒。

(2)恶寒者注意保暖,避免吹风受凉。重者加盖衣被,置热水袋保暖。

(3)恶寒发热无汗者,忌食凉食、冷饮。服药后可进热粥,以助药力,使其发汗,汗出后用干毛巾擦身。

(4)一般外感表热,多能随汗而解,汗出后应多饮用温开水;内伤痰热引起发热者,可适当进食水果或果汁,如梨、桔、荸荠等清热生津;阴虚内热者,还要食用有滋阴补肺作用的饮食,如甲鱼汤。

(5)咳嗽、气喘患者,要避免油烟气体的刺激,吸烟者应戒烟并忌油腻、生冷、酒、辛辣食品。注意避风,防寒保暖,以免感受外邪引起发病。

(6)干咳,气急,痰少者,可食用梨炖白蜜润肺;痰中带血者,可食木耳、藕粉羹清补肺阴。

(7)气喘痰多或痰腥臭如脓者,应根据病灶部位,采取合适体位以利痰液排出,必要时针刺丰隆、天突穴位促进排痰。

(8)如咳喘痰多,壅阻气道,难以排出,应让患者取半坐位,用手拍其背部,以利于痰液排除,必要时用吸痰器吸痰,缺氧时给予吸氧。

(9)咯血量多时,应防血块阻塞气道,引起窒息。可取头低足高位,或拍击其背部,使血块能顺利排出。

(10)失音者,饮食要清淡,忌辛辣刺激食品,避免情绪激动,以免加重病情。

第三节 心系病证护理概要

凡因情志内伤、体虚久病、外邪入侵,影响心脏主血脉、主神明等功能而出现的血脉运行障碍和情志思维异常的病变,均属心系病证。心的病证有虚有实,虚证为气血阴阳之不足,实证多是火热痰瘀等邪气的侵犯,虚实之间可以兼夹互见。临床常见的心系病证有心悸、胸痹、失眠、健忘、癫狂、昏迷等。

1. 观察

(1)重视精神神志和脉象变化。七情致病,每易触动心神,引起或加重心的病变。心主血脉,故脉象多能反映心的功能状态,如脉象是否有力,有无过数、过缓或结代。脉象和缓、不疾不徐、节律整齐是病情轻,如出现各种异常,则说明病情较重。

(2)注意心悸发作的诱因与情绪激动、体力活动、进食等因素的关系,发作呈持续性还是阵发性,是否伴有水肿、紫绀的情况。心悸严重者还应注意血压、呼吸、神色、体温等的变化。

(3)查询胸痹心痛的具体部位、性质、持续时间、诱发因素,伴有症状,体温,脉搏,呼吸,血压等变化。

(4)失眠者注意引起失眠的诱因,如情志、家庭、社会等多种因素的不良刺激。

(5)注意患者的精神状况,如精神抑郁,沉默痴呆,喃喃自语者为癫痫;喧扰打骂,狂躁不宁者为狂;发作性昏仆失知者为痫厥。

(6)在温邪病中,因高热出现烦躁、谵语、神昏等精神症状者为温邪内陷,侵犯心包。

(7)注意患者体质情况,一般肥胖者多痰,偏瘦者多火。呼吸短促、紫绀者多为心悸、胸痹重症。

2. 护理概要

(1)注意休息,心系重病及心悸、胸痹患者发作时均应绝对卧床休息。轻症患者可在医生的指导下进行适当的锻炼活动。

(2)保持病室环境安静,室内空气新鲜,特别要避免突然而起的高音、噪音或吵闹刺激,以免使患者心神不宁而发病。注意起居调摄,尤其要预防感冒,以防诱发或加重病情。

(3)观察病情,定时测定体温、脉搏、血压、呼吸等,观察患者精神、情志状态,及时掌握病情。

(4)情志调摄,安定患者情绪,解除其各种思想顾虑,保持心情舒畅,避免各种精神刺激,引起病情加重。

(5)饮食宜清淡,可选易于消化而又富有营养的食物,如新鲜蔬菜、瘦肉、鱼、蛋等,并宜少食多餐,不应过饱,少摄取动物脂肪含量多的食物,忌过滋腻、麻辣、炙煿之味,忌烟酒、浓茶、咖啡等刺激性物品。胸痹痰浊偏盛者,尤须忌食甘甜肥腻之品。

(6)心悸发作时如发现结代脉、胸闷、呼吸不畅、面色苍白、四肢清冷、脉微欲绝等症,为心阳欲脱危象,立即针刺内关、神门,并给予吸氧,同时报告医生进行抢救。

(7)胸痹病情轻者可以轻微活动,重者应绝对卧床休息,短期喘息不能平卧者取半卧位,一切日常生活均需医护人员协助。因本病通常在夜间发作,故应增加夜间巡视的次数,同时可将枕头适当垫高以减少发作。若发现心痛发作先兆症状时,可给服速效救心丸、麝香保心丸等中成药,并及时报告医师。

(8)对于失眠患者,应劝导并协助其养成良好的生活规律、习惯,起居定时,尽量减少睡眠前的兴奋因素,卧室温、湿度要适宜,光线宜偏暗,晚餐不宜过饱,睡前禁止喝咖啡、浓茶之类刺激性饮料,消除可以引起失眠的病痛,也可用耳针治疗,如脾区、肾区、心区埋针 5～7 天,同时组织患者进行体育锻炼,如打太极拳、练气功等。

(9)对精神意识障碍者的心理护理尤为重要。要了解引起患者发病的各种精神因素,因人而异地做好思想工作,解开患者的思想疙瘩。保持身心舒畅,避免各种精神刺激加重病情,病室内防止一切可能损害人体健康的东西,特别要做好对精神失常患者的管理保护,防止意外发生。

(10)温病热入心包,神昏者,参考卫气营血的护理。

第四节 脾胃病证护理概要

凡因外感湿邪,饮食失调及思虑劳倦过度等,影响脾的运化、统血等功能而出现的病变均属脾系病证。它一般有虚实两个方面,与湿的关系非常密切,脾虚和湿滞往往互为因果,本虚标实并见。临床常见的病证有腹痛、泄泻、呕吐、痰饮、肿胀、吐血、便血等。

1. 观察

(1)注意消化道症状,了解脾胃的运化功能,包括食欲、胃及腹部症状、大便情况等。如胃痛、腹痛是拒按还是喜按,有无得温则舒,与饮食饥饱关系如何,以及情绪的影响等,泄泻患者要注意大便的色、质、量、气味。

(2)观察全身情况,如慢性久泄,四肢无力、肌肉消瘦、倦怠气短者,即属于脾虚。

(3)注意有无水湿留聚的症状,轻者小便短少、大便溏泻、头身困重,重则四肢周身水肿、腹部鼓胀。如湿郁化热,熏蒸肝胆又可出现黄疸。

(4)观察吐血、情绪、气候、劳累等对疾病的诱发关系,可有助于指导患者调护,避免病情加重或复发。

2. 护理

(1)病室环境应向阳,空气要流通,冷暖适宜,不宜潮湿。

(2)生活要有规律,不宜劳倦。重病患者应卧床休息;中气下陷者,食后可适当平卧休息;脾虚者注意腹部保暖。

(3)对大量出血、严重呕吐者,应加强精神护理,安定患者情绪,消除其紧张和恐惧心理。

(4)对重病、久病、长期卧床和水肿患者,应加强皮肤护理,严防褥疮发生。

(5)腹痛、泄泻者,可配合针灸、拔火罐疗法。寒证,可给予艾灸、隔姜灸或局部热敷,以温中散寒止痛。重症泄泻,有津亏表现者,应及时给予静脉输液。

(6)对呕吐频繁严重者,应协助患者坐起,轻拍背部,使其安静卧床休息。吐后需给温水漱口,并可用针刺降逆止呕。中药汤剂宜少量多次分服,或药内加生姜汁数滴以缓解呕吐。

(7)肿胀者,应控制饮水量及食盐量。

(8)饮食以偏温、细软为原则。进食要定时定量。腹痛明显者,可以采取少食多餐的方法。泄泻者,食物要少渣、少油,不能进食香蕉、胡桃、芝麻等滑肠食物。泄泻过甚时,可禁食1~2天,但须补充足够的水分或糖盐水,以防津伤液脱。

(9)寒湿患者,可适量用葱、姜、椒、桂等性温的调味品以助阳驱寒;湿热患者,可食西瓜、冬瓜、赤小豆等清热利湿,忌饮酒,以免助湿生热。

第五节 肝胆病证护理概要

凡因情志所伤,或素质不强,饮食劳倦及感受外邪等,导致肝的疏泄、藏血功能失常而出现的病变均属肝系病证。一般而言,肝系病证有虚实各类证候,但可见本虚标实。临床常见病证有头痛、眩晕、痉厥、胁痛、黄疸、癥积等。

1. 观察

(1)注意头痛的部位、性质特点,疼痛是阵发性还是持续性,病程长短,病势缓急,以辨别外感六淫还是内伤因肝经病变所致。

(2)注意眩晕发作或加重的诱因及症状特点,有无自身旋转感,以辨别其病理性质。

(3)注意痉的症状特点,是颈项强直,肢体抽动,甚则角弓反张,还是手足蠕动,或肢体微微抽搐,四肢麻木,并结合伴随症状,区别病因及其性质。

(4)注意胁痛的特点,疼痛在一侧还是两侧,是胀痛、刺痛,还是灼痛、隐痛,痛位固定还是走窜。

(5)注意观察黄疸的色泽,黄色鲜明如橘,或疸色如金,或晦暗如烟熏,以区别阳黄、急黄和阴黄。

(6)注意腹中积块的部位、大小、硬度、痛感及与胁痛、黄疸、出血、脘腹胀满等伴有症状的关系,积块表面有无结节,以判断其性质。

(7)注意神志意识是否清楚,肢体麻木的部位、范围,以及患肢能否活动,有无口眼㖞斜、半身不遂征象。

2. 护理概要

(1)注意精神护理。肝气抑郁者,宜心情舒畅,避免情志刺激;素体阳亢者,切忌大怒、暴怒和工作繁忙紧张。

(2)因肝火肝风而致剧烈头痛者,可用冷毛巾外敷额头,安静卧床休息,避免噪音和强光刺激。头痛发作时,可针刺太阳、合谷、太冲等穴位。

(3)眩晕发作严重者,应注意安全,防止跌仆受伤。伴剧烈呕吐者,可针刺内关,或口含生姜片,汤药宜少量多次频服。

(4)痉证发作时,应将患者置于仰卧位,头偏向一侧,取出假牙,松开衣扣,将消毒纱布包裹的压舌板置于上下臼齿之间以防咬伤舌头。持续发作者应予吸氧,并在医生指导下给服止痉散、羚羊角粉等息风止痉的成药。

(5)黄疸皮肤瘙痒者,注意保持皮肤清洁卫生,可用温水擦浴,涂以止痒剂,严防抓破皮肤引起感染。阳黄患者病室宜凉爽通风,阴黄患者注意保暖,防止感寒。对热毒炽盛、内陷营血者,宜派专人特别护理,并做好护理记录。黄疸伴有胁痛、厌食油腻者,给予素食为宜。

(6)癥积而有出血倾向者,饮食宜软烂易消化,丸药或片剂需研粉吞服,以防硬糙物刺激食管静脉而致破裂呕血。伴有腹胀者,宜低盐或无盐饮食,严格控制水的摄入。

(7)肢体麻木、半身不遂者,应适当参加体育锻炼,如打太极拳、练气功,配合推拿、按摩、针灸等,以助气血的通畅。

(8)肝火偏旺、阳亢患者,饮食宜清淡而富于营养,如食用瘦肉、鸡、鱼类,忌食辛辣烟酒及动风助火之品,多吃新鲜水果。肝脾大者,可食甲鱼、淡菜等。

第六节　肾系病证护理概要

凡禀赋薄弱、劳欲过度、胎产过多、久病失养,导致肾的封藏、主水等功能发生异常而出现的病变属于肾系病证。其一般均属虚证,或可因本虚导致标实之证。肾虚,封藏失职可见遗精、阳痿、尿血、腰痛、耳鸣耳聋、痿证;主水功能失常则见水肿、癃闭、淋浊、遗风、小便失禁。

1. 观察

(1)注意腰痛的性质是隐痛酸冷,喜温喜按,还是腰脊酸痛且有热感,还是腰痛如折,不能转侧。

(2)注意辨清耳鸣、耳聋的病势缓急,病程长短,是发作性还是持续性,以及伴发症状,从而区别属虚属实。

(3)遗精应注意有梦无梦,初病还是久病,从而辨别是湿热相火,还是肾虚不固。

(4)注意水肿的病程长短,病势缓急,是头面部为剧,还是下肢为重,按之凹陷易复还是难复。

(5)小便混浊如泔浆,当注意有无小便涩滞灼痛,以区别膏淋与尿浊。

(6)注意尿血的性质、量、伴随症状,以及与腰痛、肾绞痛的关系。

(7)小便异常,注意是尿量减少还是增多,是小便不畅欲解不得,还是小便频急、不禁,有无尿痛。

(8)水肿久延不退,小便量少者,当提高警惕,防止发生尿闭、呕吐、喘急、昏痉之变。

2. 护理概要

(1)注意休息,不宜疲劳,并应节制房事。

(2)注意个人卫生,经常清洗阴部,保持会阴部干燥、清洁。

(3)外感腰痛可用热砂袋熨敷;内伤腰痛可进行热敷、推拿;血瘀腰痛可用针刺法,取穴人中、阳陵泉、委中、复溜等。

(4)耳鸣、耳聋者饮食宜清淡,防止情绪激动及过劳伤肾。

(5)遗精者内裤应宽大,忌穿紧身裤,晚上盖被不宜过暖。

(6)水肿者的中药汤剂宜浓煎,并注意少量多次分服。

(7)小便不利及尿血、尿液混浊者,宜多饮开水,或用竹叶、芦根、车前草、白茅根煎水代茶饮,饮食宜清淡,禁食辛辣之品。

(8)小便失禁者,应勤换被褥,保持床铺干燥、平整,防止褥疮发生。

(9)准确记录小便量。及时留取标本,送检尿常规、中段尿培养、各种肾功能检查。

(10)饮食不宜过咸,水肿患者要禁盐,宜常食猪、羊腰子,脊髓,蟹鱼之类以补益肾精。

第六章

热 病 病 证

第一节 时 行 感 冒

感冒是感触风邪,邪犯卫表所致的常见外感疾病。临床表现以鼻塞,流涕,喷嚏,咳嗽,头痛,恶寒,发热,全身不适为特点。

本病一年四季均可发生,但以冬春两季为多。病情轻者大多感受当令之气,一般通称为伤风或冒风、冒寒;病情重者大多感受非时之邪,称为重伤风。如感受时行病毒,有较强的传染性,并可引起广泛流行者,称为时行感冒。

【病因病机】

1. 病因

(1)风为主因,兼挟他邪

风为六淫之首,百病之长,流动于四时之中,故外感为病,风为先导。冬季多见风寒,春季多见风热,夏季多挟暑湿,秋季多兼燥气,梅雨之季多挟湿邪,其中以风寒、风热最为多见。此外,暑湿燥邪亦能杂感为病。

(2)非时之气与时行病毒

若四时六气失常,非时之气伤人,一般较感当令之气为重;若时行病毒伤人则病情重而多变,往往传染性强,流行广泛,且不限季节。

2. 病机

感冒多由气候突变,冷热失常或起居不当,寒温失调及过度疲劳,体质不强等,以致卫外功能减弱,感受风寒或风热外邪、时邪病毒所引起。其病变部位在肺卫。因风性轻扬,易犯上焦,且肺居胸中,位于上焦,主气、司呼吸,开窍于鼻,喉为肺系,外合皮毛,职司卫外,故外邪从口鼻皮毛入侵,肺卫首当其冲,以致邪犯肺卫,卫表不和。由于四时六气的不同和体质的差异,临床表现的证候主要有风寒、风热和暑湿三证。

感冒以实证居多,如虚体感冒则为本虚标实之证。它的一般病程短而易愈,很少发生传变。但时感重证及老幼体弱者,有时可发生变证。

【护理评估】

1. 症状

初起以卫表及鼻咽症状为主,可见恶风或恶寒、鼻塞、流涕、多嚏、咽痒、咽痛、周身酸楚不适等,或有发热。由于风邪兼挟病邪的不同,还可见胸闷、恶心、脘痞、纳呆、便溏、咽干、少痰等症。

时行感冒多呈流行性,在同一时期患者数剧增,且病症相似,多突然起病,恶寒,发热(多为高热),周身酸痛,疲乏无力,病情一般较普通感冒为重。

2. 实验室检查

(1)血常规:多见血白细胞总数及中性粒细胞增高或白细胞总数减少,淋巴细胞相对增加。

(2)胸部 X 线摄片:有咳嗽、痰多等呼吸道症状者,胸部 X 线摄片可见肺纹理增粗。

(3)特异荧光抗体检查:流感病毒抗原阳性。

3. 鉴别诊断

(1)急性扁桃体炎:本病常由感染溶血性链球菌和葡萄球菌等引起。发病急,症状表现为畏寒,发热,咽痛明显,高热者有头痛,呕吐,全身不适等。咽部明显充血,扁桃体肿大且有渗出,亦可有脓性分泌物附着扁桃体表面。血常规提示白细胞总数及中性粒细胞显著增高。

(2)疱疹性咽峡炎:本病常发生于夏季,儿童多见。多为柯萨奇 A 病毒引起。有明显的咽痛,高热,体温高达 $39℃ \sim 40℃$,可见咽充血,咽部及扁桃体表面有灰白色丘疱疹及浅表性溃疡,周围有红晕。

(3)流行性出血热:本病早期上呼吸道症状类似感冒,但鼻咽部炎症不甚明显,且有头痛,目痛,腰痛,面部、颈胸部潮红,眼结膜充血,水肿,出血,低血压休克,肾脏损害等特征。免疫荧光法等血清学检查,可发现特异性抗体或抗原阳性。

(4)流行性脑脊髓膜炎:本病多发于冬春二季,起病急骤,寒战,高热,头痛剧烈,颈项强直、疼痛,呕吐频繁,呈喷射性,皮肤黏膜出现瘀点、瘀斑,迅速扩大,脑膜刺激征阳性,血液及脑脊液培养或瘀点、瘀斑涂片可发现脑膜炎双球菌,脑脊液呈化脓性炎症改变。

4. 病证鉴别

(1)普通感冒与时行感冒:普通感冒病情较轻,全身症状不重,上呼吸道症状明显,少有传变,无明显流行特点。时行感冒病情较重,发病急,上呼吸道症状轻,全身症状显著,可发生传变,具有广泛的传染性、流行性。

(2)感冒与温病早期:温病早期,尤其是肺系温病,每表现类似感冒的症状,如风温初期,与感冒风热证颇相似。但是,一般而言,感冒发热不高或不发热,温病必有发热甚至高热。感冒服解表药后,汗出身凉肤静而愈;温病汗出后,热虽暂降但脉数不静,发热旋即复起。感冒病势轻,病程短,少有传变;温病病势重,病程长,常有传变。

【护理问题】

1. 体温过高

与病毒和(或)细菌感染有关。

2. 清理呼吸道无效

与感染、发热、支气管分泌物增多及咳嗽无力等有关。

3. 潜在并发症

可并发鼻窦炎、气管－支气管炎、肾小球肾炎、风湿热、心肌炎等。

【辨治要领】

1. 辨证要点

(1)辨清风寒与风热:一般来说,风寒感冒以恶寒重,发热轻,无汗,鼻塞,流清涕,苔薄白,脉浮紧为特征;风热感冒以恶寒轻,发热重,有汗,鼻塞,流黄稠涕,口渴,咽痛或红肿,苔薄黄,脉浮数为特征。

(2)结合发病季节,辨别兼挟之邪:挟湿者,多见于梅雨季节,以身热不扬,头身困重,胸脘痞闷,苔腻为特征;挟暑者,多见于炎夏,以身热有汗,心烦,口渴,小便短赤,舌苔黄腻为特征;挟燥者,多见于秋季,以鼻燥咽干,咳嗽少痰,或干咳,口渴,舌红为特征。

2. 治疗原则

本病邪在肺卫,多属表实证。故治疗时应以解表达邪为原则。风寒证治以辛温发汗,风热证治以辛凉解表;暑湿挟感者,应清暑祛湿解表。

【护理措施】

(一)一般护理

1. 保持室内空气新鲜,温度适宜。温度以 18℃～20℃为宜,湿度以 60%～65% 为宜。
2. 时行感冒患者应按呼吸道传染病隔离。
3. 适当休息。轻者多休息;重症高热患者要卧床休息,并按高热患者护理。
4. 饮食宜清淡,吃易消化食物,多饮开水。应选择容易消化的食物及富含维生素 C、维生素 E 的食物,注意少食多餐。轻度发热时食素半流质食物,热退后食荤半流质食物或普通食物。
5. 注意口腔卫生,睡前或饭后应用淡盐水或银花煎水漱口。
6. 对发热者,定时测体温。40℃以上者,每 30 分钟测 1 次;39℃以上者,每 60 分钟测 1 次;38℃以上者,每 2 小时测 1 次。
7. 做好情志调护,减轻患者的焦虑和恐惧心理。

(二)观察要点

1. 恶寒、发热的轻重程度。若体温过高者,应防止发生并发症。
2. 有汗还是无汗,汗出是否畅爽。
3. 有无鼻塞,鼻涕的性质、颜色和量。
4. 有无咳嗽及咳痰的色、质和量。
5. 口渴程度,咽喉是否疼痛,舌苔,脉象。
6. 药后反应,若汗出热解,脉静,胃纳佳为顺;若汗出不久,热降复升,脉不静,且伴心烦,胸闷,纳呆,需防出现继发症。

(三)辨证施护

1. 风寒束表

(1)主要症状:恶寒重,发热轻,无汗,头痛,肢节酸痛,鼻塞声重,时流清涕,喉痒咳嗽,痰稀薄色白,口不渴或渴喜热饮,舌苔薄白而润,脉浮或浮紧。

(2)施护措施

①病室环境:室温宜偏温,可开窗换气,切忌冷空气侵袭,以免加重病情。

②饮食调护:饮食宜清淡,宜热,忌生冷瓜果类、油腻之品。菜汤中可加胡椒粉以助祛寒。

③药物内治:治以辛温解表,方选荆防达表汤或荆防败毒散加减。常用药有荆芥、防风、紫苏叶、豆豉、白芷、葱白、生姜、杏仁、桔梗、甘草、橘红等。病轻者可用生姜10g,葱白2根,红糖适量,煎汤热服,以发汗散邪。

④其他疗法:针刺风池、风门、列缺、合谷等穴位,用泻法。高热者,取合谷、风池、大椎、曲池等穴位,用泻法,以发汗除热,并可取大椎、身柱、风门、肺俞穴位拔火罐;头痛者,可按摩印堂、太阳、头维、鱼腰、百会等穴位及前额部;肢体疼痛者,可按摩局部。

⑤药后观察:观察体温、汗出、头痛、咳嗽、痰色、舌苔和脉象等变化。

⑥康复指导:汤药宜急火煎煮,趁热服下,服后稍加衣被,以微出汗为宜。注意避风保暖,出汗后不可吹风,也不宜马上洗浴或再加发汗药。轻者多休息,重者则卧床休息。时行感冒应注意呼吸道隔离。高热无汗者,不可用冷敷,以防毛窍闭塞,汗不能出。

2. 风热犯表

(1)主要症状:身热较著,微恶风,汗泄不畅,头目胀痛,面色多赤,咳嗽,咳痰质黏或黄,或咳声嘶哑,咽燥,或咽喉乳蛾红肿疼痛,鼻塞,流黄稠涕,舌苔薄白微黄,舌边尖红,脉浮数。

(2)施护措施

①病室环境:室温宜偏低,室内保持凉爽通风,但忌直接吹风。

②饮食调护:饮食宜食凉润之品,如西瓜、黄瓜等,忌辛辣、油腻食物。热甚口渴,多汗者,可给温开水、淡盐水、冬瓜汤、芦根茶等。

③药物内治:治以辛凉解表,方选银翘散、葱豉桔梗汤加减。常用药有金银花、连翘、桑叶、菊花、豆豉、薄荷、牛蒡子、桔梗、竹叶、芦根等。咽喉疼痛者,可用金银花10g,桑叶10g,麦冬12g,桔梗3g,甘草6g,煎汤代茶饮。高热者,可肌内注射柴胡注射液2ml以退热。

④其他疗法:针刺风池、大椎、合谷、外关、曲池、少商(刺出血)等穴位,用泻法。按摩印堂、太阳、迎香、风池、曲池、合谷等穴位。高热者,可取合谷、曲池、大椎等穴位,用泻法,或刺十宣放血以退热。

⑤药后观察:观察体温、汗出、头痛、咳嗽、痰色、舌苔和脉象等变化。

⑥康复指导:汤药宜温服,注意药后病情变化,衣被适中,不宜过暖。汗多者,应用柔软的干毛巾轻轻擦干汗液;湿衣者,待汗止后,应及时更换,以免受凉复感。高热、面红、有汗者,可在室内放置冰块,或用温水加酒精擦浴,以使毛窍开泄,邪气外达。

3. 暑湿伤表

(1)主要症状:身热,微恶风,汗少,肢体酸重或疼痛,头昏重胀痛,咳嗽痰黏,鼻流浊涕,心烦口渴,或口中黏腻,渴不多饮,胸闷泛恶,小便短赤,舌苔薄黄而腻,脉濡数。

(2)施护措施

①病室环境:病室内宜凉爽通风,避免湿热的环境。

②饮食调护:饮食宜食凉润之品,如西瓜、黄瓜等,忌辛辣油腻食物。

③药物内治:治以清暑祛湿解表,方选新加香薷饮加减。常用药有金银花、连翘、鲜荷

叶、鲜芦根、香薷、厚朴、扁豆、藿香、佩兰等。头昏胸闷者,用十滴水、人丹。恶心泛恶者,可用玉枢丹0.6g,温开水送服,亦可用金银花30g,绿豆100g,水煎服,或用鲜荷花或鲜荷叶适量,水煎服。

④其他疗法:针刺大椎、曲池、内关、合谷、足三里等穴位,用泻法,也可在脊背两侧、颈部、胸肋间隙、肩、臂、肘窝、腋窝处用刮痧和拧痧疗法。高热有汗者,可用冷水擦浴,以降低体温,也可针刺合谷、曲池、大椎等穴位,用泻法,或刺十宣放血以退热。

⑤药后观察:观察体温、汗出、头痛、咳嗽、舌苔和脉象等变化。

⑥康复指导:鼓励患者多饮解暑祛湿的清凉饮料,如用藿香、佩兰煎水代茶饮,或饮西瓜水、乌梅绿豆汤、银花茶、凉茶水等。

【健康教育】

1. 平时坚持锻炼身体,增强体质,提高抗病能力。

2. 生活上慎起居,适寒温,盛夏不可贪凉露宿,严冬尤当防寒保暖。

3. 常易感冒者,可坚持每天按摩迎春穴或坚持冷水洗脸,并服用防治感冒的方药;冬春风寒当令之季可服贯众汤(贯众、紫苏各10g,甘草5g,水煎服),连服3天;夏令暑湿当令之时,可服藿佩汤(藿香、佩兰各5g,薄荷1.5g,泡茶服),每日1剂,代茶饮用;如时行毒盛,流行广泛,可用贯众、板蓝根、生甘草,水煎服,每日1剂,连服3日。

4. 感冒流行期间要戴口罩,尽量减少在公共场所活动的时间。室内可用食醋熏蒸法,每立方米空间可用食醋5~10ml,加水1~2倍,加热熏蒸2小时,每日或隔日1次,以防交叉感染。

【复习思考题】

1. 试述感冒的病因病机。

2. 风寒证与风热证感冒的临床表现有何异同?各自施护措施如何?

第二节 风 温

风温是感受风热病邪所致,为临床最常见的温热病。其含义比较广泛,包括多种呼吸系统急性感染性疾病,如肺炎、急性支气管炎、流感重症等。临床以发病急,发热,咳嗽,咳痰,或咳血痰,烦渴或气急,胸痛等为主症,多发于春冬季节,但其他季节亦可发生。

【病因病机】

1. 病因

风温多由人体正气不强或劳倦、受凉之后,肺卫防御功能减弱,在气候剧变、冷热失常的情况下,外感风热时邪,邪从口鼻而入,侵犯肺脏,或感受风寒,郁而化热,邪热蕴肺,而致发病,故有"温邪上受,首先犯肺"的论述。

2. 病机

风与热俱为阳邪,故发病急、传变快,易伤阴津。风温病理性质属热,病位主要在肺。重症可涉及胃、肠(阳明经、腑)、心营。

初起邪犯肺卫,卫气被郁,肺失清宣,则见恶寒,发热,咳嗽;外邪传里,气分热盛,热壅肺气,蒸液成痰,痰热郁阻,则见高热,咳嗽,咳吐黄痰或血痰;如邪热从上传中,肺胃热盛,则壮热不解,腑实便秘,或肠热下利。一般邪热在气分即解,病情转向恢复阶段,但可见邪退正虚,气阴耗伤的症状。

重者邪热从肺卫逆转传心包,或由气分顺传心营,或热甚动风,表现为神昏、谵语、抽搐等症;严重者因邪热内陷,正虚不能敌邪,可导致正虚欲脱的变化,出现邪热伤阴,阴液耗竭及阳气虚脱等危象。

【护理评估】

1. 症状

发病初期有恶寒,发热,咳嗽,脉浮数等肺卫表证,继则肺热壅盛,出现壮热,口渴,咳嗽,咳痰或血痰,气急,胸痛等气分证,后期多有肺卫阴伤。多发生于春冬两季。

2. 体征

多数患者肺部有啰音,或有实变体征。

3. 实验室检查

(1)血常规:多见血白细胞总数及中性粒细胞增高。

(2)X线检查:多数患者有典型的X线征象,如肺纹理增多,大片阴影,或胸腔积液等。

(3)痰涂片镜检:可见各种致病菌。

(4)痰培养:半定量可分离出各种致病菌。

(5)下呼吸道分泌物培养:可分离出各种致病菌或病毒。

(6)下呼吸道分泌物镜检:发现细胞内包含体可诊断病毒性肺炎。

(7)血清学检查:病毒特异性抗体IgM阳性可作为早期诊断依据;特异性抗体IgG阳性可作为回顾性诊断依据。

4. 鉴别诊断

(1)流行性感冒:本病有传染性、流行性,以表证为主,一般汗出热退而解,基本不传变。肺炎初起即有明显的肺经症状,多表现为肺卫同病,常汗出热退复起,易传变入里。

(2)肺脓疡:肺脓疡与肺炎初期均有风热表证,但肺脓疡尚有明显胸痛,咳则痛剧,中府穴有压痛,咳黏痰有热腥气,或夹血,热病的特点不如肺炎突出,或有原发病的基础,虽经治疗表解热降,但肺经症状如咳嗽,咳吐脓痰腥臭,胸痛等症状加重,肺炎则以里热渐盛为其特点。

(3)急腹症:部分肺炎患者可出现消化道症状,病变在下叶者,可产生腹痛及相应体征,应与胃肠炎、胆囊炎、阑尾炎等腹部疾病鉴别。

(4)结核性(干酪性)肺炎:无明显毒血症,常有结核病史,起病缓慢,多先有长期发热、消瘦、乏力等症。病变部位多为肺上叶,X线呈大片密度增高阴影,有多个不规则的无壁空洞,对侧常有播散病灶。痰中可发现结核杆菌。

(5)支气管肺癌:患者年龄较大,常有刺激性咳嗽和少量咯血,病情逐渐加重,无明显毒血症。X线可发现癌瘤阴影,痰液检查可发现脱落细胞,纤维支气管镜检查可发现癌肿。

(6)结核性胸膜炎:本病患者多有结核病史,起病时虽有恶寒发热,但咳嗽较轻,且多为干咳,胸痛更为突出,肺部有湿啰音或胸膜摩擦音,或(和)呼吸音减低、消失。X线及超声波胸部检查,可发现胸水,胸膜活检可发现结核杆菌。

5. 病证鉴别

(1)春温:好发于冬春季节,起病急骤,表证较轻,短暂。初起即见高热,烦渴,有汗不解,小便黄赤等里热证候,继则迅速出现斑疹,痉厥,颈强,神昏,后期易致真阴耗损,虚风内动。

(2)疫斑热(流行性出血热):起病急,传变迅速,病情险恶,卫分证短暂,疫毒迅速入里,而致气营热盛。有典型的"三痛症",即头痛、眼眶痛、腰(身)痛;"三红征",即面红目赤,颈胸部潮红。并有热退病重,五期经过等。

【护理问题】

1. 发热

与致病微生物引起的炎性病变有关。

2. 咳嗽

与肺部炎症、呼吸道清理能力下降有关。

3. 有口腔黏膜改变的危险

与口腔不洁,患病时机体免疫力降低有关。

4. 潜在并发症

可感染中毒性休克、呼吸衰竭。

【辨治要领】

1. 辨证要点

(1)辨病理传变,区别阶段:初期邪犯肺卫;中期温邪入里,热郁肺气,重症可见内陷心营;恢复期,邪去正虚,则见阴津或气阴耗伤。

(2)辨顺逆,估计预后:温邪由卫分传入气分,属顺传,一般在气分而解者,病情轻,预后佳;若逆传心包,热入营血分,表现为烦躁,谵语或神昏,斑疹,衄血。动风痉厥者,病情重,预后差;邪陷正虚欲脱者危,如突然身热骤降,或仅有微热,汗出肤冷,烦躁不安,脉转微细者,为正不胜邪,阳气虚脱的预兆。

2. 治疗原则

根据邪热在肺的病理特点,治以清热宣肺化痰为主,初期卫分证辛凉解表,中期气分证清气泄热,恢复期邪退阴伤,甘寒养阴,兼清余热。重症热入心营当清营开窍。若正虚欲脱,则需救阴回阳。

【护理措施】

(一)一般护理

1. 保持病室空气流通,湿度适宜。

2. 发热期患者宜卧床休息。

3. 饮食宜素半流质食物。高热者,宜素流质饮食,如绿豆汤、焦米汤等。热退后可改荤半流质饮食,病后恢复期为普通饮食。忌葱、韭菜、大蒜等辛辣之品和油腻、油炸食物。

4. 多饮水及果汁,如梨汁、荸荠汁、橘子汁。

5. 出汗多时,用干毛巾将汗液擦干。适当松开衣被,及时换去湿衣。

6. 注意口腔清洁,饭前后可用银花甘草液漱口。

(二)观察要点

1. 密切观察发热、恶寒、出汗、呼吸、咳嗽、痰液、胸痛、舌苔、脉象等变化,做好记录,以便提供辨证依据。

2. 如见高热喘促,烦躁,神志不清等症,为热入心营的重症。

3. 若身热骤降,面色苍白,汗出肢冷,脉微,血压下降,为正虚邪陷欲脱的危象。

(三)辨证施护

1. 邪犯肺卫

(1)主要症状:见于风温初起1～2天,恶寒或寒战,发热,头痛,四肢酸痛,无汗或少汗,口微渴,咳嗽气急,痰黏色白,量少,胸闷或隐痛,舌苔薄白,或薄黄,舌边尖红,脉浮数。

(2)施护措施

①饮食调护:饮食宜清淡,忌食生冷、肥腻、坚硬的食物。

②药物内治:治以辛凉解表、清宣肺气,方选银翘散加减。常用药有金银花、连翘、牛蒡子、桔梗、前胡、光杏仁、大贝母、薄荷、豆豉等。

③其他疗法:药后无汗或汗出不畅,可辅以热粥取汗。

④药后观察:密切观察发热、恶寒、出汗、呼吸、咳嗽、痰液、胸痛、舌苔、脉象等变化,做好记录。若热退,则表示邪从上解。

⑤康复指导:恶寒或寒战者给予保暖措施,酌加衣被,避免直接吹风。汤药宜温服,盖被安卧,药后汗出热退脉静,为邪去。如汗出热不退,或退而复升,烦躁,脉数,为邪热未解,有内传之兆。

2. 热壅肺气

(1)主要症状:高热不退,有汗或少汗,烦渴多饮,面赤,唇部或见疱疹,或口唇微紫,咳嗽频作,呼吸粗促,或鼻煽,咳痰稠黄,或带血丝,或铁锈色痰,胸闷,胸痛,舌质红,苔黄,脉滑数。

(2)施护措施

①饮食调护:宜多饮水或清凉饮料,如西瓜汁、梨汁、绿豆汤等。

②药物内治:治以清热宣肺化痰,方选麻杏甘膏汤加减。常用药有炙麻黄、光杏仁、生石膏、甘草、黄芩、金银花、连翘、鱼腥草、鸭跖草、鲜芦根等。

③其他疗法:高热者可用柴胡注射液,每次2～4ml,肌内注射;或针刺大椎、曲池、合谷等穴位,或十宣点刺出血。胸痛剧烈,咳吐痰血者,用紫金膏外敷胸痛部位。热结肠腑,便秘者,可予大黄粉1～1.5g,口服,通腑泄热。

④药后观察:密切观察发热、恶寒、出汗、呼吸、咳嗽、痰液、胸痛、舌苔、脉象等变化,做好记录,以便提供辨证依据。对便秘患者应注意药后大便的时间、次数、性状。

⑤康复指导:呼吸困难,气急鼻煽,口唇发绀者,应及时给予吸氧。咳痰不爽者,可取半卧位,以手掌轻拍背部,帮助痰液排出。

3. 热入心营

(1)主要症状:持续高热,呼吸气急,喉中痰鸣,痰内带血,口唇干焦,口渴,饮水不多,神情烦躁不安,时有谵语,甚至昏迷,或见颈项强直,手足抽动,舌质红绛,或起芒刺,苔焦黄,脉细数。

（2）施护措施

①饮食调护:宜饮用淡盐水,或用鲜芦根煎水代茶饮。

②药物内治:治以清营解毒开窍,方选清营汤加减。常用药有黄连、连翘、金银花、牡丹皮、广郁金、石菖蒲、川贝母、天竺黄、生地黄、麦冬、玄参、水牛角片等,或加用止痉散、安宫牛黄丸或紫雪丹,调匀,频喂,或鼻饲。

③其他疗法:痰多色黄质黏,不易咳出,气急者,用竹沥水 20ml,口服。

④药后观察:密切观察发热、出汗、呼吸、咳嗽、痰液、神志、舌苔、脉象等变化。若出现烦躁不安,时有谵语,甚至昏迷,则表示病情危重,应加强巡视,及时报告医师,及时处理以防突变。

⑤康复指导:意识不清,烦躁,谵语者,需专人守护,加用床栏,防其躁动跌伤。昏迷、惊厥患者,将头偏向侧卧,上下齿间用开口器或填塞纱布包裹压舌板,避免咬伤舌头,定期翻身。

4. 正虚欲脱

（1）主要症状:呼吸浅促,极度困难,鼻翼煽动,面色苍白,头面大汗淋漓,四肢厥冷,口唇、指甲发紫,口干,烦躁,身热突然下降,或起病即体温不升,神志逐渐模糊,舌质淡红有紫气,脉细数无力,或细微欲绝,血压下降。

（2）施护措施

①饮食调护:气阴耗伤者,可予以养阴润肺之品,如百合、银耳等。病愈后,胃气渐复,可给予牛奶、瘦肉等。

②药物内治:治以益气救阴、回阳固脱,方选生脉散合参附汤加减。常用药有红参（或党参）、制附子、麦冬、五味子、煅龙骨、煅牡蛎、炙甘草等。附:津液耗伤证。低热不清,咳呛,口干,舌红少津,当予甘寒清养,仿沙参麦冬汤之意。用沙参、麦冬、玉竹、花粉、桑叶、桑白皮、甘草、地骨皮、枇杷叶等,兼气虚者加太子参、白术等。

③其他疗法:血压下降,针刺内关穴位,持续捻转;艾灸气海、关元等穴位。

④药后观察:观察发热、出汗、呼吸、面色、血压、舌苔、脉象等变化。若身热突降,神志改善,血压下降是病情危重,应立即报告医师,进行抢救。

⑤康复指导:卧床休息,若大汗淋漓,可用毛巾擦汗;身热骤降或体温不升者,注意加盖衣被保暖;呼吸急促,紫绀者立即给予吸氧。

【健康教育】

1. 平时注意气候变化,适当增减衣服,调节寒温。

2. 注意劳逸结合,适当锻炼,增强体质。

3. 如见高热喘息,烦躁,神志不清,为热入心营的重症。

4. 若身热骤降,面色苍白,汗出肢冷,脉微,血压下降,此为正虚邪陷欲脱的危象。

【复习思考题】

1. 风温的一般护理是什么?

2. 热壅肺气证如何辨证施护？

第三节 暑 温

暑温是感受暑热病邪引起的外感热病，常见于夏季，临床表现为壮热，烦渴，多汗，脉洪等气分热盛证候。其病变特点是发病急，传变迅速，最易伤津耗气，且多出现闭窍动风之变。

根据临床表现和发生季节，本病与西医学的流行性乙型脑炎颇为相似，但夏季发生的钩端螺旋体病、流行性感冒、某些沙门菌属感染性疾病等，凡是具有暑温证候者，均可参照本篇内容辨证施治。

【病因病机】

1. 病因

本病为感受暑热病邪所致，因夏月暑气当令，气候炎热，若汗出过多，津液亏耗，正气不足以抗邪，则暑邪乘虚侵袭而发病。如暑邪兼湿，或乘凉饮冷太过，暑热之邪为寒湿所遏，又可表现暑湿或兼有表寒的证候。

2. 病机

暑为阳邪，不但伤人迅速，且易耗气伤津、化火、生风，或炼津为痰，故感受暑邪疫毒，虽一般按卫、气、营、血的传变规律，但传变每多迅速，一经发病，往往即见壮热，汗多，烦渴，脉洪等气分热盛证候。暑热逗留气分不解，极易内传营血，热入心包，出现神昏谵语、衄血、咯血、吐血、便血、尿血或斑疹等候，甚则暑邪直入心包，引动肝风，起病迅即出现高热，神昏，痉厥，内闭外脱，导致死亡。如能及时抢救治疗，邪热渐退，病情多可逐渐趋向痊愈，但亦有邪恋正虚，余热久羁，气阴耗伤，而致大热退后，低热不净，或因热伤心神，虚风内动，表现为神情呆滞，或手足颤动、拘急，流涎，甚或耳聋，不语等症。若热伤络脉，筋脉失濡，则可出现肢体活动不灵或痿躄等后遗症现象。

总之，本病的病理因素为热、痰、风，病理性质属实，主要病位在心、肝、胃。

【护理评估】

1. 流行病学

流行季节为 7 月、8 月、9 月，以 10 岁以下儿童为多见。

2. 症状

起病急，症见高热，头痛，呕吐，意识障碍，抽搐等。

3. 体征

脑膜刺激征及病理反射阳性等。

4. 实验室检查

血常规白细胞总数常在 $(10 \sim 20) \times 10^9/L$，病初中性粒细胞在 80% 以上，随后以淋巴细胞占优势。脑脊液压力增高，外观清或微混，白细胞计数多在 $(50 \sim 500) \times 10^6/L$。蛋白轻度增高，氯化物正常，糖正常或偏高。血凝抑制试验或特异性 IgM 抗体检查阳性，有利于早期诊断，血清补体结合试验阳性可作回顾性诊断。

5. 鉴别诊断

(1)结核性脑膜炎:本病的流行无季节性,患者多有结核病史或结核病接触病史,起病较缓,病程较长,有明显的脑膜刺激征,意识障碍轻,出现较迟。脑脊液外观呈毛玻璃样,白细胞分类以淋巴细胞为主,糖及氯化物均降低,蛋白增高较明显,脑脊液放置 12～24 小时后,可有网状薄膜形成,涂片与培养常见结核杆菌。X 线胸片检查有时可见结核病灶。

(2)化脓性脑膜炎:流行性脑脊髓膜炎的流行季节为冬春季,皮肤有瘀点、瘀斑,这些皆与流行性乙性脑炎不同。其他化脓性脑膜炎多可找到原发病灶。流行性脑脊髓膜炎及其他化脓性脑膜炎患者脑脊液检查,外观混浊,压力明显升高。白细胞数明显升高,为 $1000 \times 10^6/L$ 以上,中性粒细胞占 90% 以上,蛋白含量明显增高,糖降低或消失,氯化物明显降低。瘀点、瘀斑及脑脊液沉渣涂片检查可见致病菌。血和脑脊液培养亦可发现致病菌。

(3)脑型疟疾:本病流行季节为夏季,表现为不规则高热、贫血和脾大等。血或骨髓涂片检查可见疟原虫,脑脊液基本正常。

(4)中毒性菌痢:起病比流行性乙型脑炎更急,多在发病一日内出现高热,抽搐,昏迷,休克等。做肛门拭子或 1%～2% 盐水灌肠检查,粪便可见脓细胞或白细胞及红细胞,一般无脑膜刺激征,脑脊液多无变化。

6. 病证鉴别

中暑与暑温:两者同为感受暑邪所引起的夏令热病,起病均暴急,但夏月中暑,常因在高温环境中劳动所致,病前多有倦怠乏力,头昏,胸闷,大量出汗,心慌,欲吐等中暑先兆症状,起病时则猝然昏倒,不省人事,经移至阴凉处休息、治疗后,症状即渐改善,一般无颈项强直、角弓反张,病理反射阴性,脑脊液检查正常。

【护理问题】

1. 惊厥或抽痉

由高热、脑实质炎症及脑水肿所致。

2. 出现呼吸节律不齐或(和)呼吸困难

由于中枢性呼吸衰竭,或(和)周围性呼吸衰竭所致。

3. 瞳孔大小不一,或忽大忽小,或明显缩小,边缘不正,对光反应消失

由脑水肿所致的脑疝引起。

4. 意识障碍

流行性乙性脑炎是脑实质的病变,范围较广,以大脑皮质、间脑和中脑病变最为严重,极易出现意识障碍。

5. 潜在并发症

化脓性心内膜炎、心包炎、肺炎及化脓性关节炎。

【辨治要领】

1. 辨证要点

主要辨卫气营血的病理传变,区别病情轻重。急性期病见卫气分证候者轻;邪热不解,内传气营或深入营血,内陷心包者重;津气耗竭,热入少阴,内闭外脱者极重。恢复期热伤气阴,可见邪恋正虚之候。重症患者出现后遗症状者称为后遗症期。

2. 治疗原则

暑为火热之邪,故清暑泄热为本病的基本治则。暑邪挟湿者,需清暑化湿;阳明胃热盛者,宜大剂辛寒清透;阴津耗伤者,宜甘寒清热生津;暑入心肝营血者,急宜清营凉血,息风开窍。出现后遗症者,可辨证应用豁痰开窍、活血通络、益气养血等法。

【护理措施】

(一)一般护理

1. 患者应隔离于已灭蚊并有防蚊设备的病室。

2. 病室应开窗通风,使空气流通,室内保持安静,避免强光、噪音刺激。室温过高时,可使用空调机,将室温降至30℃以下,无条件者,使用冰、井水或电扇。

3. 对发热期患者,可给予清凉饮料和流质饮食,如西瓜汁、绿豆汤、牛奶、米汤等,热退后可给予半流质食物或软饭,同时补充含维生素多的食物,如柠檬、猕猴桃、橘子、西瓜、黄瓜、青菜等。长期发热者还应补充富含蛋白质的食物,如鸡蛋、鱼、瘦肉等。

4. 发热期应注意补液,量出为入,重危患者每日总入量应比生理需要量稍低一些,即维持负平衡,防止因补液加重脑水肿。

5. 定时测量肛温,急性期每2小时测量1次,个别体温波动急速患者每小时测量1次,恢复期每4小时测量1次。

6. 昏迷患者保持呼吸道通畅,头偏向一侧,拍击胸部,诱发其咳嗽以助排痰,及时用吸痰器将痰抽吸。在使用冬眠药物及护理深昏迷患者时,更需加强痰液抽吸,抽吸时,必须每一患者用一个橡皮导管,以防交叉感染,并给竹沥水,每次20ml,每日3次,口服。

7. 牙关紧闭者,可用压舌板包纱布,垫在上下齿之间,或以开口器开口,以防咬破舌头。

(二)观察要点

1. 密切观察体温,呼吸,面色,神志,喉中痰鸣,膀胱充盈等的变化。

2. 若高热,面色苍白,肢端冷或厥冷者为逆。

3. 出现呼吸节律不齐,或(和)呼吸困难,表明是中枢性呼吸衰竭,或(和)周围性呼吸衰竭,应立即报告医生,采取紧急措施。

4. 当患者出现瞳孔大小不一,或忽大忽小,或明显缩小,边缘不正,对光反应消失时,应做好脱水准备。肌张力增强者,应警惕抽搐出现。

(三)辨证施护

1. 暑湿伤表

(1)主要症状:发热面赤,汗出不畅,头痛身重,或伴恶寒,胸闷,脘痞呕恶,或嗜睡,惊惕,渴不多饮,舌苔薄白,脉濡数。

(2)施护措施

①病室环境:室内宜凉爽通风,保持适宜温度及湿度。

②饮食调护:素流质饮食。

③情志调护:保持心情舒畅,以免加重病情。

④药物内治:治以清暑化湿、宣表达邪,方选新加香薷饮合藿香正气散加减。常用药有香薷、藿香、厚朴、白扁豆花、金银花、连翘、青蒿、蔻仁、茯苓、陈皮等。

⑤其他疗法:因湿邪郁遏,渴不喜饮者,须劝其饮适量温开水,或饮用适量银花露。

⑥药后观察:观察患者发热、恶寒、出汗、脘闷呕恶等变化。

⑦康复指导:注意不要当风着凉,以免邪遏热势不退。挟有表寒,身热无汗者,服药后,应稍加衣被,使肌肤润泽微汗,但应避免汗多伤气耗阴。

2. 暑热伤气

(1)主要症状:壮热,头痛,面赤,气粗,烦躁或昏睡,肢痠项强,口渴,汗多,或背微恶寒,舌质红,苔黄,脉洪数。

(2)施护措施

①病室环境:环境宜干燥,如患者汗多,避免吹风,用干毛巾擦干汗液,换掉潮湿衣被。

②饮食调护:注意高热持续、阴液耗伤者,及时饮西瓜水、绿豆汤等。

③情志调护:做好情志护理,避免紧张恼怒情绪。

④药物内治:治以清热保津,方选白虎汤加味。常用药有石膏、知母、甘草、粳米、连翘、黄芩、石斛、竹叶等。

⑤其他疗法:高热持续不退者,以小剂量安乃近穴位注射;柴胡注射液每次2～4ml,肌内注射,儿童酌情减量;针刺大椎、风池、曲池、合谷、内关等穴位,或少商、十宣等穴位点刺出血。

⑥药后观察:呕吐频繁、颈强者,提示有脑水肿,须即刻报告医生。

⑦康复指导:在患者头部及体表大血管丰富的部位放置冰袋或井水毛巾,或(和)用温水、50%酒精擦浴,有利于降温。

3. 邪入心营

(1)主要症状:壮热,神烦,时有谵语,意识不清,甚则深度昏迷,惊厥,抽搐,严重角弓反张,口噤咬牙,喉有痰声,舌质红绛,苔焦,脉数大或细数无力。

(2)施护措施

①病室环境:保持病室安静,患者需专人护理。

②饮食调护:应随时给患者补充水分,注意营养。神志不清者,可用鼻饲法供给营养。

③情志调护:狂躁不安者,要防其跌伤、碰伤,并在医生同意下应用镇静剂。

④药物内治:治以凉营透热、清心开窍,方选清营汤加减。常用药有犀角(水牛角代替)、黄连、生地黄、玄参、麦冬、石斛、金银花、带心连翘、竹叶心等。

附:暑热入血证,见衄血、吐血、咯血、尿血、便血、肌肤斑疹色紫,舌绛而干等证候,应加用牡丹皮、赤芍、大青叶、紫草等,另用神犀丹化服。

⑤其他疗法:过高热,反复惊厥的患者,应及时设法让其降温止痉。惊厥患者可针刺人中、曲池、内关、合谷、大椎、涌泉等穴位,如抽搐不止,可用10%水合氯醛灌肠,或注射镇静剂,或口服止痉散,防止舌咬伤。尿潴留者,给予膀胱区按摩,同时针刺水道、三阴交等穴位,或导尿。

⑥药后观察:昏迷、惊厥患者床边加床栏,以防坠地。若出现眼球斜视,凝视,这是发生痉象之先兆,应立即报告医师。某些患者在垂死前亦会出现这种现象,因此,医护人员不能久离患者。病情严重的患者需注意发生内闭外脱。

⑦康复指导:昏迷患者每两小时翻身,拍背1次,有助于痰液排出,预防肺部感染。做好

口腔清洁,避免交叉感染。双目不能闭者,涂以眼膏,或用消毒纱布盖上,以保护角膜。大小便失禁者,及时更换衣服及床单,以免污染环境。记录出入量。骨性突出处垫上气圈或塑料,用50%红花酒精按摩。注意保持皮肤清洁、干燥。防止褥疮发生。

4. 痰瘀滞络

(1)主要症状:低热不退,心悸烦躁,手足颤动,神情呆钝,默默不语,甚则痴呆,失明,失语,耳聋,或见手足拘挛,肢体强直,舌质黯红,苔黄腻,脉细滑。

(2)施护措施

①饮食调护:饮食宜清淡,少食多餐,勿饱食,戒烟酒、浓茶、咖啡等。

②情志调护:做好情志护理,减轻患者的焦虑和恐惧心理。

③药物内治:治以化痰祛瘀搜络,方选三甲散加减。常用药有地鳖虫、鳖甲、龟甲、穿山甲、僵蚕、地龙、石菖蒲、郁金、陈胆星、竹沥半夏、生地黄、麦冬、白薇、青蒿等。

④其他疗法:若患者失语,针刺哑门、廉泉、通里等穴位;手足拘挛、肢体强直者,针刺曲泽、大陵、曲泉、太溪等穴位。亦可服用止痉散。

⑤药后观察:体温升高者应警惕继发感染。定时测量肛温,注意体温变化。并注意神志、肢体的变化。

⑥康复指导:肢体强直或角弓反张者,在腰部垫以软物,如小棉絮或枕头,以免骨折,同时加强肢体主动或(和)被动运动。

【健康教育】

1. 控制和管理传染源。一经明确诊断,迅速疫情报告,发现患者和疑似患者均应隔离治疗。加强防蚊、灭蚊措施。

2. 搞好环境卫生,消灭蚊虫孳生场所。

3. 劳累后汗出过多者,可饮淡盐开水,多备清暑饮料,如青蒿茶、银花茶、绿豆汤、西瓜水等。

4. 应用乙脑灭活疫苗提高人体免疫力,疫苗接种对象主要为流行地区的6个月以上、10岁以下的儿童,采用皮下接种,一般接种两次,间隔7~10日,第二年加强注射1次,应在开始流行前1个月接种。

5. 预防性服药,大青叶30g,水煎服,每日1剂,连服3~5天,或贯众、金银花各15g,水煎服,每日1剂,连服3~5天。

【复习思考题】

1. 暑温的观察要点是什么?

2. 暑温的一般护理有哪些要求?

3. 暑热伤气证如何辨证施护?

第四节 疫 斑 热

疫斑热是由出血热病毒引起的自然疫源性急性传染病,临床上以发热、出血、低血压休克和肾脏损害为主要特征。根据本病流行季节、发病特点、临床证候、流行性及传染性,其属于中医学温疫范畴,又因其有出血点及瘀斑,故亦属"疫疹"、"疫斑"。本病具有传染性,是以出血、发斑为特点的传染性热病,与西医肾综合征出血热(原称流行性出血热)类同。

根据本病的临床表现,典型病例病程中有发热期、低血压期、少尿期、多尿期和恢复期等五期经过。传染源主要是鼠,传播媒介为革螨、恙螨。发病高峰季节,野鼠型为每年11月至翌年1月,家鼠型为每年3月至6月。凡明确诊断者,均可参照本篇辨证护理。

【病因病机】

1. 病因

主要是外感温疫热毒。极度劳倦,受凉,卫外功能一时低下,疫毒乘虚入侵也可致病。

2. 病机

发热期,为瘟邪初感,邪犯卫表,但此期短暂,迅即传入气分,而致里热偏盛,温热化燥,燥热内结,则见肺卫实证,或温邪挟湿,内蕴脾胃,而见湿热证候;若疫毒内传营血,可致气营,气血两燔,或因热毒炽盛,热入营分而致热扰心神;或热入心包,内陷厥阴;如热盛动血,损伤血络,则迫血妄行,形成血分证。

低血压期,多为正不胜邪,热深厥深,形成厥证或闭证。若进一步发展,正虚邪陷,阴伤气耗,可见内闭外脱,甚则由闭转脱,阴伤及阳,发展为阴竭阳脱。

少尿期,为热与血搏,血瘀水停,瘀热水毒蕴结下焦,灼伤肾阴;或湿热壅结,而致肾的气化不利,可见尿少,尿闭;热伤阴络,则尿血或夹血性尿膜,甚则水毒犯肺,凌心伤肝,风火相煽,险症丛生。

多尿期,由于瘀热水毒伤肾,肾气不能司化,而致固摄无权,或因阴虚热郁,关门开多合少,症见尿多。

恢复期,为邪去正虚,由于病情轻重不同,体质强弱有别,临床表现有气阴两伤、脾虚湿蕴、肾阴亏虚等不同证候。

总之。本病病理中心在气营,重点为营血,肺、胃(大肠)、心、肾等脏为病变关键。本病病理变化极其复杂,极易出现虚实兼杂的局面。

【护理评估】

1. 流行病学资料

在发病季节,患者多于发病前两个月内曾到过疫区,或有与鼠类直接和间接接触,食用鼠类污染的食物或有接触带病毒的实验动物史。

2. 症状

起病急,表现为发热,头痛,眼眶痛,腰痛,恶心,呕吐,腹痛等症状。

3. 体征

面、颈、上胸部潮红,眼结膜充血,重者似酒醉貌,软腭、腋下、前胸等部位可见出血点,并可伴有眼结膜水肿,眼睑、面部浮肿,肾区有叩击痛。

4. 病程经过

典型病例在病程中有发热期、低血压期、少尿期、多尿期及恢复期等五期经过。

5. 实验室检查

(1)尿常规检查:早期尿中出现蛋白,且迅速增多,有红细胞、管型或膜状物。

（2）血常规检查：早期白细胞总数正常或偏低，随着病程进展逐渐增高，出现异型淋巴细胞，或嗜中性杆状核粒细胞，血小板数下降。发热后期、低血压期血液浓缩，血红蛋白升高。

（3）血生化检查：少尿期血尿素氮、肌酐均升高。

（4）确诊依据：血或尿特异性抗原检测阳性，血清特异性 IgM 抗体阳性或双血清特异性 IgG 抗体 4 倍增高（间隔 1 周）。

6. 鉴别诊断

（1）流行性感冒：多发于流行性季节，早期上呼吸道症状与流行性出血热相似，但流行性感冒无出血、低血压休克、肾脏损害及五期经过等临床表现。血凝及血凝抑制试验阳性。

（2）败血症：多有原发病特有的症状体征。血、骨髓或尿细菌培养阳性，可见各种致病菌。若球菌感染，血常规检查白细胞总数及中性粒细胞均升高；若杆菌感染，白细胞总数正常或降低，中性粒细胞升高。

（3）流行性脑脊髓膜炎：症状为剧烈头痛，呕吐，皮肤黏膜瘀点、瘀斑（尤其在病程中迅速扩大），脑膜刺激征阳性，瘀点、瘀斑涂片可发现脑膜炎双球菌，血、脑脊液培养可发现脑膜炎双球菌。脑脊液呈化脓性改变。

（4）钩端螺旋体病：本病患者有明显软弱无力的感觉，全身酸痛，尤其是腓肠肌疼痛，还有腹股沟淋巴结肿大和压痛等症状，眼结膜无水肿。血凝溶试验阳性，酶联免疫吸附试验阳性。

7. 病证鉴别

（1）疫喉痧：疫斑热和疫喉痧多见于冬春季节，均见发热，身发疫疹，但疫喉痧多见于儿童，临床表现为咽喉红肿、腐烂、疼痛，大片充血性皮疹，环唇苍白，杨梅舌。咽喉部分泌物培养可见链球菌。

（2）春温：发于春季，初期即见高热，口渴，心烦等里热偏盛之候，在病程中可出现热陷心包，热盛动风的症状，如神昏，惊厥，项强，角弓反张，肌肤可见暗红紫斑疹，脑脊液呈化脓性改变。

（3）风温：多见于春冬两季，症见发热，烦渴，咳嗽，咳痰，或见血痰，胸闷，胸痛，呼吸困难。胸部摄片肺部可见片状阴影。

（4）时行感冒：多呈流行性，突然恶寒，甚则寒战，高热，头痛，周身酸痛，无力，咳嗽，咽部不适或咽痛，或鼻塞，流涕，喷嚏，咽部充血等。

【护理问题】

1. 发热，出血，低血压休克，肾脏损害

与出血热病毒侵入人体血循环后，形成病毒血症，病毒直接作用及免疫病理反应参与，对机体造成严重损伤有关。

2. 出汗过多

因为持续发热而导致。

3. 出血点，皮肤黏膜充血，球结膜水肿等

与全身毛细血管中毒有关。

4. 悲观

因病程日久，求愈心切，或病情危重，求愈无望而产生的情绪。

5. 兼症与变证多

出血热病理过程极其复杂，往往几期重叠，损伤的脏器各有不同，相互之间影响转化复

杂。

6. 潜在并发症

心衰肺水肿、高血容量综合征等。

【辨治要领】

1. 辨证要点

（1）辨发热：发热伴形寒，无汗，邪在卫分；但热不寒，有汗，口渴，病在气分；身热夜甚，烦躁，或谵妄，为热入营血。

（2）辨斑疹：察色泽有助诊断疾病的预后凶吉。色红而活，荣而润者为佳；色黑而晦者为逆；色红不深，为热毒轻浅；艳如胭脂或紫赤者，为热毒炽盛；色黑者为热极，属险候。

（3）辨出血：九窍齐出，量多势涌，颜色深红是血热妄行；血色深紫伴烦躁，谵妄，身发大片紫斑，为热与血搏；瘀热动血，如出血，血色鲜红，多为阴虚，热伤血络。

（4）辨神志：烦躁，谵语，神昏为热入心营，邪陷心包；若见如狂、发狂，入夜加重为瘀热阻窍；烦躁，谵语，惊厥，腹满，腹痛，便秘为腑热上冲；如烦躁不安，神色昏昧，为阴伤气耗，正虚欲脱。

2. 治疗原则

本病治疗当以清瘟解毒、凉营化瘀、养阴生津为原则。发热期治以清气泄热、化瘀通腑；低血压期治以宣郁开闭、救阴回阳固脱；少尿期治以泻下通瘀、滋阴利水；多尿期治以补肾固摄，或养阴清热；恢复期治以调补气阴、健脾化湿，兼清余邪。

【护理措施】

（一）一般护理

1. 保持病室安静、整洁，做好消毒隔离工作，防止交叉感染。
2. 注意保暖，卧床休息。
3. 给予高热量、高维生素、清淡可口、易消化的半流质饮食，病重者给予流质饮食。发热期患者注意补液，适当增加饮水量；少尿期患者应限制饮水量及钠盐、蛋白质的摄入，若患者口渴可采用漱口的方法；多尿期适量增加饮水量，以及补充钾盐，可食用含钾高的水果，如橘子、香蕉等，同时忌食油腻厚味食物。在恢复期注意加强营养，但饮食仍宜稀软清淡，不要过量，逐渐恢复正常。
4. 入院后即记录24小时出入量，包括大小便的色、质、量，呕吐量，补液量及口服量。

（二）观察要点

1. 发热期

（1）观察体温、脉搏、呼吸、血压。

（2）观察畏寒，头痛，眼眶痛，腰痛，汗量，面红目赤，颈部潮红，精神状态，以及舌苔，脉象的变化。

（3）注意出血、昏迷、惊厥等危重证候。

2. 低血压期

(1)观察体温、脉搏、呼吸、血压。

(2)观察神志、面色、皮肤温度、湿度、心率、尿量及末梢微循环。

3. 少尿期

(1)观察尿量、颜色、膜状物。

(2)注意恶心呕吐,顽固性呃逆,心律、心率,精神神经系统症状等。

(3)密切观察出血量及其颜色、部位,并注意心衰肺水肿、高血容量综合征、高血钾、继发感染、酸中毒等并发症。

4. 多尿期

(1)观察尿量、食欲、心慌乏力等主症的变化。

(2)观察脉搏、心率、心律、肌力。

(三)辨证施护

出血热病理过程极其复杂,往往几期重叠,所以临床上护理应注意卫气营血的传变和各期重叠时的主次关系,以便辨证施护。

1. 发热期

(1)主要症状:起病急,畏寒,发热,有全身中毒症状和毛细血管中毒征,一般持续3～7天。属卫气同病证可见微恶寒,发热,少汗,头痛,眼眶痛,腰痛,口渴,面红,颈胸部潮红,恶心,小溲短赤,舌边尖红,苔薄黄腻或薄黄,脉浮滑数;气分证可见壮热有汗,不恶寒,口渴欲饮,气粗,面赤,颈胸部潮红,皮肤黏膜有少量出血点,恶心呕吐,腹痛,大便秘结或便溏不爽,腰痛,小便短赤,舌质红,苔黄厚或黄燥,脉小数,滑数或洪大;气营两燔证可见高热或潮热,口渴,面红目赤,肌肤黏膜出血点增多,肌肤隐有瘀斑,烦躁不安,神志恍惚,腹痛,便秘,舌质红或红绛,苔黄或黄燥,焦黑,脉数或小数;营分证可见身热夜甚,口渴不甚,心烦不寐,神志恍惚,或神昏谵语,面红目赤,肌肤有多量出血点及瘀斑,舌质红绛,无津甚至干裂,苔焦黄,脉细数;营血热盛证可见身热或不发热,烦扰不安,神志恍惚,甚则昏狂,或手足心热,面红目赤,肌肤大片瘀斑显露,或鼻衄,咯血,吐血,尿血,便血,舌质红绛或深绛,无津,甚至蜷缩,苔少,脉细数或细。

(2)施护措施

①病室环境:室内宜安静,温、湿度适宜,保持空气清新。

②饮食调护:根据病情给予流质或半流质饮食,少食多餐,尽量照顾到患者的口味和生活习惯。发热期间宜食素半流质饮食,热退后改为软饭普食。饮食应清淡易消化,富于营养。主食以软饭、面食(除水饺外)为主,给予一定数量富含蛋白质的食品,如牛奶、豆浆、蛋类、瘦猪肉、鸡、鱼和豆制品和含纤维少的蔬菜,可吃一定数量的水果,如有恶心、呕吐等症状,则不宜吃酸味的水果,避免用辛辣的调料,不吃油煎、油炸食品,忌浓茶、浓咖啡、酒类等。食养可选清凉甘润之品。

③情志调护:做好情志护理,减轻患者的焦虑和恐惧心理。

④药物内治:卫气同病证,治以辛凉透表、清热解毒,方选银翘散加减,常用药有金银花、连翘、桑叶、野菊花、青蒿、鸭跖草、薄荷、炒牛蒡子、升麻、鲜芦根等。气分证,治以清气泄热、凉营化瘀,方选白虎承气汤加减,常用药有生石膏、知母、大黄、枳实、金银花、连翘、大青叶、

黄芩、淡竹叶等。气营两燔证,治以清气凉营、化瘀解毒,方选清瘟败毒饮加减,常用药有生石膏、知母、大青叶、黄连、大黄、赤芍、牡丹皮、龙胆草、蚤休、半边莲、连翘、栀子等。营分证,治以清营解毒、泄热开窍,方选清营汤加减,常用药有水牛角、丹参、大生地黄、大青叶、金银花、黄连、玄参、麦冬、鲜芦根等。营血热盛证,治以清营解毒、凉血散瘀,方选犀角地黄汤加味,常用药有犀角(水牛角代)、鲜生地黄、牡丹皮、赤芍、紫草、玄参、金银花、大青叶、黄连、白茅根等。

⑤其他疗法:针灸或点压按揉大椎、曲池、少商、商阳、十宣(刺出血)等穴位。耳针取耳尖、屏尖(放血3～4滴)、皮质下、神门等穴位,或埋王不留行籽按压。

⑥药后观察:患者体温、脉搏、呼吸、血压等变化。每日测量体温、脉搏、呼吸4～6次,高热者改为每2小时测量1次,过高热者每半小时测量1次,主症每日记录1次,有变化者随时记录。发热至第3～4日后,要勤测血压、脉搏,注意精神神经系统症状,面色、恶心,呕吐,尿量的变化,如发现低血压应早期治疗。注意用药前后大便的情况,每日次数、量、性质,与体温及主症的关系。严密观察病情变化,并详细记录。发现出血、昏迷、惊厥等危重证候的先兆,给予及时治疗,阻断病情发展。

⑦康复指导:汤药宜温服,药后无汗或汗出不畅者辅以热饮食,取微汗,忌大汗。恶寒者应保暖,酌加衣被。壮热,但少汗或无汗者不宜吹风、冷敷。汗多者以干毛巾擦净汗液,避免吹风。

2. 低血压期

(1)主要症状:一般发生在病程第4～6天。多数患者在发热中后期或热退后血压下降,脉压减小。热毒内陷证可见发热或高热,烦躁不安,神志淡漠,或神识昏愦,口渴欲饮,四肢凉或厥冷,胸腹灼热,或见便秘尿赤,肌肤斑疹隐隐,舌红或红绛,脉细数,或模糊不清;气阴耗竭证可见身热骤降,烦躁不安,颧红,气短,口干不欲饮,出黏汗,舌质红,少津,脉细数无力或模糊不清;正虚阳亡证可见面色苍白,唇绀,不发热,四肢厥冷,冷汗淋漓,神志淡漠或昏昧,舌质淡白,脉微细或沉伏。

(2)施护措施

①饮食调护:休克期患者不思饮食,营养主要是通过静脉输液来补充。可根据病情,给予少量流质饮食,如米汤、牛奶、豆浆等。

②情志调护:做好情志护理,消除患者焦虑情绪。

③药物内治:热毒内陷证,治以清热宣郁、理气开闭,方选四逆散或承气白虎汤加减,常用药有柴胡、枳实、生石膏、知母、大黄、甘草、广郁金、鲜石斛、石菖蒲等。气阴耗竭证,治以益气养阴、行气开闭,方选生脉散加减,常用药有人参(西洋参或白晒参)、麦冬、五味子、玉竹、黄精、山茱萸、煅龙骨、煅牡蛎、丹参、石菖蒲等。正虚阳亡证,治以回阳救逆,方选四逆加人参汤、参附龙牡汤加减,常用药有红参、附子、干姜、炙甘草、生龙骨、生牡蛎、山茱萸等。阴阳俱脱者两证结合治疗。上列三证,若见面唇、指端紫绀,舌质紫黯,酌加丹参、赤芍、红花、川芎以加强活血之效。

④其他疗法:针灸或点压按揉人中、内关、涌泉、足三里、合谷等穴位,给予强刺激。

⑤药后观察:观察患者体温、脉搏、呼吸、血压等变化。低血压者,每1～2小时测量1次体温、脉搏、呼吸、血压;休克者,每15分钟至1小时测量1次。严密观察神志、面色、皮肤温度、湿度、心率、尿量及末梢微循环的变化,并详细记录结果。

⑥康复指导:注意保暖,切忌搬动,酌加衣被,四肢末端加用热水袋,冬季早期患者大量快速补液时要加温(可将皮条盘在热水袋上)。高热、口渴者不宜用强烈的发汗药物,避免出汗过度,加重病情。应做好口腔护理,保持口腔清洁、湿润,防止细菌感染。

3. 少尿期

(1)主要症状:多始于病程第5~8日。本期症状主要由尿毒症、酸中毒、水电解质紊乱、高血容量综合征引起。根据尿量多少,可分为少尿倾向、少尿或尿闭。瘀热水结证可见少腹胀满,或拒按,腹痛,大便秘结,小便赤涩量少,欲解不得,甚至尿闭不通,或有血尿,尿中夹有血性膜状物,或有身热,舌质红绛或绛紫,苔黄燥、或焦黄,脉滑数或细数。热郁津伤证可见身热不尽,口渴心烦,小便短赤,量少灼热,腰痛不利,舌质红,少津,苔黄燥,脉细数。湿热壅滞证可见少腹硬满,大便不行,小便涩少,神识昏蒙、不清,头胀,身痛,呕逆,渴不多饮,舌苔黄浊腻,脉濡数。

(2)施护措施

①饮食调护:严格控制进液量,按照量出为入的原则,给予足够的热量(每天糖至少200g),以口服为主,不足者静脉补给。由于肾功能不全造成钠在体内滞留而导致水肿者,可根据有无水肿、高血压、心力衰竭,分别给予低盐、无盐饮食,每日食盐不超过2g;忌食咸菜、酱菜、泡菜。尿量在1000ml以上者,不控制食物内钾的含量;当血钾升高和尿量在1000ml以下者,要控制食物内钾的含量。患者不要吃含钾丰富的香蕉,尽量少吃豆子、葵花籽、谷类、蔬菜、海带等含钾高的食物,若津液耗伤明显者,可服用梨汁、荸荠汁、藕汁,凉服或温服,或用鲜芦根、鲜茅根各60~120g煎水频服。

②药物内治:瘀热水结证,治以泻下通瘀、清热利水,方选桃仁承气汤、增液承气汤加减,常用药有生大黄、芒硝、枳实、桃仁、牡丹皮、生地黄、麦冬、赤芍、木通、甘草梢、白茅根、车前草等。热郁津伤证,治以滋阴利水,方选猪苓汤加减,常用药有猪苓、阿胶、滑石、生地黄、麦冬、白茅根、车前草。湿热蕴结证,治以宣清导浊、淡渗利水,方选宣清导浊汤、茯苓皮汤加减,常用药有猪苓、茯苓、大腹皮、蚕砂、通草、皂角子、车前草、白茅根等。

③其他疗法:若患者出现顽固性呃逆,可用刀豆子10g,柿蒂3只,煎服。针灸或点压按揉天突、郄门、足三里、膈俞等穴位。若患者出现频繁呕吐,可用芦根60~120g,灶心土60g(代水),煎汤频饮。针灸或点压按揉内关、中脘、足三里、合谷、内庭等穴位。膀胱已有小便,而不能自己排出者,可在膀胱区热、冷交替湿敷,并加按摩,肾区热敷或超短波治疗。

④药后观察:观察患者尿量、颜色、膜状物等变化,以及是否存在恶心呕吐、顽固性呃逆、心律失常、精神神经系症状等,并详细记录之。每4~6小时测量体温、脉搏、呼吸、血压1次,并及时记录结果。密切观察出血量、颜色、部位,心衰、肺水肿、高血容量综合征、高血钾、继发感染、酸中毒等并发症。灌肠或口服导泻的患者,密切观察和记录大小便开始排出的时间、量、颜色。如尿量增多,高热持续不退,应警惕出现继发感染引起的第二次肾衰竭。

⑤康复指导:保持皮肤及床单清洁、干燥。加强口腔、眼和皮肤护理,定时用生理盐水洗口腔及眼部。不能闭眼者,用盐水纱布遮盖,并用3%硼酸水清洗后,用0.25%氯霉素眼药水滴眼,防止引起暴露性角膜炎。血液透析、腹膜透析按无菌操作执行,并有专人护理。此外,如见出血、惊厥、暴喘者,参照有关病篇护理。身体受压部位及骨突处,用30%~59%红花酒精按摩,加用气圈或泡沫塑料垫,预防褥疮的发生。神志不清患者,用开口器使牙齿张开,防止咬伤舌,并加床栏防止跌伤。肺部已有继发感染者,应定时翻身拍背,以助痰液排出。

4. 多尿期

(1)主要症状:多见于病程中第9~14日,持续10天左右。24小时尿量大于3000ml,大量的尿液排出可引起水和电解素乱。肾气不固证可见小便频数,尿多清长,腰酸,头晕,神疲,乏力,嗜睡,易汗,舌质淡,苔黄或白,脉细无力;阴虚热郁证可见小溲频多,色黄而灼热,口干,多饮,头晕,腰酸,手足心热,夜寐不佳,舌质红少津,脉细数或细。

(2)施护措施

①饮食调护:多尿期患者尿量每日多在3000~5000ml,一般补液量按前日排出量的75%计算为宜,以口服各种饮料、果汁、菜汁为主。进入多尿期,由于蛋白质大量丢失,患者食欲不振,总热量常处于不足状态,因此,应鼓励患者多进食,选择其平素喜爱的食物,少食多餐,保证每日总热量达到140~170kJ/kg。指导患者吃一些高热量、高营养、易消化的食物。随着病情的好转,食欲转好,可给予患者高热量、高蛋白质、高碳水化合物、高维生素、适当脂肪的饮食。患者因尿量过多,可出现水电解质平衡失调,最常见的是低血钾症,此期可让患者多吃香蕉及其他含钾高的食物,如钾仍不足可以静脉补充。

②情志调护:同情理解患者的疾苦,鼓励其树立战胜疾病的信心。

③药物内治:肾气不固证,治以补肾固摄,方选固肾汤加减,常用药有熟地黄、山药、山茱萸、枸杞子、杜仲、菟丝子、覆盆子、益智、黄芪、仙茅、党参等。阴虚热郁证,治以滋阴清热,方选知柏地黄汤加减,常用药有知母、黄柏、栀子、生地黄、麦冬、牡丹皮、山茱萸、黄精、五味子、生甘草等。

④其他疗法:针灸或点压按揉关元、中极、肾俞、命门、内关、中冲等穴位,耳针取脾、肾、神门、内分泌等穴位,或埋籽按压。

⑤药后观察:观察患者尿量、食欲、心慌、乏力等主症变化。严密观察脉搏、心率、心律、肌力、出入量,并详细记录结果。实验检查:注意电解质及肾功能的变化,若尿量多,肾功能各项检查无改善,或加重,提示病情危重,需加强基础护理,防止继发感染。

⑥康复指导:以卧床休息为主,尿量减少后可以下床活动,但活动量不宜大,如发现四肢无力,提示有缺钾的可能,应立刻报告医生,检查血电解质,给予及时处理。

5. 恢复期

(1)主要症状:一般在病程中第4~6周进入恢复期。此期症状体征基本消失,尿量恢复正常,各项实验检查恢复正常,持续1~3个月。本期为病后体虚,阴阳气血亏损,由于患者体质强弱不一,邪深浅有别,病情轻重不等,故临床表现不同。气阴两伤证可见神倦乏力,气短,心慌,易汗,内热心烦,口干,头晕,腰酸,小便频,舌质淡红,苔薄,脉细数;脾虚湿蕴证可见气短自汗,倦怠懒言,食少便溏,腹胀,口黏口苦,舌质淡,舌苔腻色白或黄,脉濡软;肾阴亏虚证可见腰膝酸软无力,头晕耳鸣,形体消瘦,口干,或盗汗,舌红,少苔,脉细。

(2)施护措施

①饮食调护:此期患者症状消失,食欲较好,但体力不足,急需增加营养,增强体质。可根据患者的生活规律,合理安排三餐的饮食。全天摄食的热量在三餐中合理的分配比例是早餐占一日总热能摄取量的25%~30%,午餐为35%~40%,晚餐30%~35%。患者早餐不宜过于简单,蛋白质、脂肪、碳水化合物均应多些,但切勿暴饮暴食。注意调护脾胃,补养气阴,恢复元气,酌选甲鱼、鸽子等做成相应药膳作为辅食。

②情志调护:做好情志护理,消除患者思虑、忧愁情绪,使其保持情绪平稳。

③药物内治:气阴两伤证,治以益气养阴,方选参苓白术散、沙参麦冬汤加减,常用药有人参(太子参)、白术、茯苓、甘草、麦冬、北沙参、炒玉竹、石斛、扁豆等。脾虚湿蕴证,治以健脾化湿,方选香砂六君汤加减,常用药有党参、白术、茯苓、甘草、砂仁、薏苡仁、佩兰、厚朴、法半夏等。肾阴亏虚证,治以补肾养阴,方选六味地黄汤加减,常用药有生地黄、熟地黄、山茱萸、茯苓、牡丹皮、何首乌、枸杞子、女贞子、龟甲、怀牛膝、泽泻等。

④其他疗法:中成药六味地黄丸 1 次 8 粒,1 日 3 次,口服,亦可以辨证选用当归甲鱼汤、鸽肉粥、虫草羹、胡桃粥等作为食疗。

⑤药后观察:观察心率、心律、饮食、大便、小便、出汗、神疲乏力、口干、头晕、耳鸣等变化情况,并详细记录结果。

⑥康复指导:指导患者耐心休养,不宜多言,以免耗气及疲劳。应给患者高营养饮食,指导患者逐渐增加活动量,加强锻炼,促使机体恢复,防止并发症。

【健康教育】

1. 每年在鼠类活动和繁殖季节,进行 1～2 次大规模的灭鼠。
2. 从事本病防治的人员不宜用手接触鼠类。对捕杀的鼠类应焚烧和深埋。
3. 不要在草堆和草垛上坐卧,在疫区不要睡稻草垫的床铺。
4. 在野外作业时要做好个人防护,尽量不住工棚,妥善保管粮食等食品。
5. 应用敌敌畏、乐果、美曲膦酯等杀灭革螨和恙螨。
6. 被患者血、尿污染的皮肤黏膜及用品应及时消毒;患者需隔离至急性期症状消失。
7. 从事研究的实验室、动物房要建立严格的规章制度、操作规程,严防实验室被污染。
8. 在流行区与鼠类或急性期患者密切接触者应服中药预防,可用大青叶 15g,金银花 10g,淡竹叶 10g,土茯苓 15g,煎水服用,每日 1 剂,服 3～5 日。

【复习思考题】

1. 疫斑热一般护理是什么?
2. 疫斑热的观察要点是什么?
3. 疫斑热怎样辨证施护?

第五节　湿　　温

湿温是感受湿热病邪引起的急性热病,多发于夏秋季节,临床表现以身热不扬,有汗热不解,头重身困,胸闷腹胀,舌苔腻,脉濡缓等为主要症状。

本病是湿热之邪蕴蒸,不易速化,故发热比较缠绵,证候变化亦较复杂。病程中每多好发红疹、白痦,据此,湿温与西医学的伤寒、副伤寒相似,其他如沙门菌属感染、钩端螺旋体病、急性血吸虫病等,若具有湿温特征者,均可参照本篇辨证护理。

【病因病机】

1. 病因

本病的主要原因是感受湿热之邪,有外感暑湿和内伤饮食两个方面。夏秋之交,天气炎热,雨水又多,湿热之邪正盛,若正气不足,素体湿盛,往往易于感邪为病,而致暑湿外遏肌表,熏蒸于内,加之饮食不节(洁),滞留中焦,蓄积肠胃,酿生湿热,发为本病。

2. 病机

夏秋湿邪当令,湿热偏盛,人体脾胃功能低下,湿热极易郁遏脾胃,引起病变。若素体脾湿偏盛,则多见湿重于热;若平素胃热内盛,则表现热重于湿。从病程经过而言,一般初起湿重于热者为多,继则湿从热化,湿热并重,进而为热重于湿。

湿为阴邪,重浊腻滞,不易骤化,若湿与热合,热为湿遏,湿被热蒸,则胶结难解,以致病程缠绵,形成"湿遏热伏"的病理特点。如湿热熏蒸日久,化燥伤津,可致腑实燥结;若湿热交阻,化生痰浊,蒙闭心包,则出现神识不清,时而谵语等症。

本病的发展,一般按卫、气、营、血四个阶段传变。初起以邪遏卫气为主要病理变化,湿热郁于肌表则见头痛,恶寒,身重疼痛,身热不扬等卫分证;湿热内蕴,阻遏气机,则见胸闷,腹胀,舌苔厚腻等气分证。一般卫分证短暂,每见卫分之邪未罢,即进入气分。就初起以卫气同病证为多见,病邪继传气分后,迁延时间较长,但大多在气分阶段即解。若病情发展,邪热炽盛,势从火化,则可传入营分,甚则发生热盛伤络,动血、下血的变局。若出血过多,阴血骤耗,则可导致正虚邪陷,气随血脱的危急证候。

概言之,本病多因外受暑湿,内伤饮食,湿热交阻脾胃、肠腑,熏蒸酝酿而致病。

【护理评估】

1. 流行病学资料

流行地区,流行季节,与伤寒患者有无密切接触史,以及过去有无伤寒病史,有无伤寒菌苗接种史。

2. 临床表现

持续发热,有特殊中毒状态,如神情淡漠,反应迟钝,耳鸣,听力下降等,食欲明显减退,腹胀,便秘或腹泻,相对缓脉,肝脾大,蔷薇疹等。

3. 实验室检查

(1)血常规:白细胞总数减少,中性粒细胞数量降低,嗜酸性粒细胞减少或消失。

(2)伤寒沙门菌培养:血、骨髓、粪便、尿培养阳性即可确诊。

(3)肥达(Widal)反应(伤寒血清凝反应):本检查阳性对诊断伤寒有帮助,但不能作为确诊的唯一依据。

4. 鉴别诊断

(1)血行播散性肺结核:患者多有结核病史或有与结核病患者密切接触史,发热不规则,伴有盗汗,脉搏较快,呼吸急促,咳嗽,X线摄片肺部可见粟粒状结核病灶。

(2)革兰阴性杆菌败血症:本病与湿温均有发热、全身中毒表现、白细胞总数不增高,故易于混淆,但败血症常有胆道、肺部、肠道等处感染的原发病灶,热型不规则,末梢血常规白细胞数虽减少,但中性粒细胞增多,血培养可分离出致病菌。

(3)恶性组织细胞病(简称恶网):伤寒与恶网临床症状有许多相似之处,如持续发热,肝脾大,白细胞总数减少,但恶网病情进展快而凶险,预后不良,骨髓象中异常网状细胞体积大,胞浆丰富,核染色质细而呈网状,多有核仁,并有淋巴样,有单核及多核巨细胞等异常的恶性细胞。

(4)钩端螺旋体病流感伤寒型:全身软弱无力,腓肠肌疼痛,腹股沟淋巴结肿大,有压痛,眼结膜充血,血凝溶试验阳性。

(5)急性血吸虫病:有疫水接触史,发热,肝大明显,腹泻,血常规白细胞总数、中性粒细胞数均增高,嗜酸性粒细胞数明显增高,大便孵化试验阳性。

5. 病证鉴别

(1)暑温:起病急骤,初起以高热,口渴,大汗,心烦,脉洪数等为主要症状,虽可兼挟湿邪,但仍以暑热证候为突出。

(2)暑湿感冒:夏季暑邪挟湿伤表,肺卫失畅,可见表证湿热内蕴的现象,如身热不扬,汗少,身酸楚,头晕胀,胸闷,泛恶,或大便溏泄,苔腻,脉濡等,但无温病传变及皮疹等特异性征象和典型的中毒症状。

【护理问题】

1. 持续高热

与伤寒患者血循环中的伤寒杆菌内毒素,以及局部伤寒病灶中的单核吞噬细胞释放的内源性致热源有关。

2. 肠出血、肠穿孔

由于病变第三周局部病灶坏死,组织脱落,形成溃疡,临床上可发生肠穿孔、肠出血等并发症。

3. 神经系统中毒症状

伤寒杆菌内毒素作用中枢神经系统所致。

4. 情绪不稳定

因病程较长,求愈心切,或病情危重,求愈无望而引起。

5. 潜在并发症

出血性休克、感染性休克。

【辨治要领】

1. 辨证要点

(1)辨湿热偏盛:病在太阴者,则湿重热轻,症见恶寒少汗,身热不扬,午后热象较显,头重如裹,身重肢倦,胸闷脘痞,苔白腻,脉濡缓;病在阳明者,则湿轻热重,症见高热汗出,面赤气粗,口渴欲饮,身重脘痞,苔黄微腻,脉象滑数。

(2)辨卫气营血传变:病变初起,湿遏卫表,但每见卫分之邪未罢,而湿热已传至气分,滞留中焦,表现为卫气同病,且在气分迁延时间往往较长,一般在气分阶段得解;若病情发展,邪热炽盛,则可传入营血,甚则发生热盛伤络,动血、下血的变局。

2. 治疗原则

湿重于热,初起卫气同病时,应以清宣化湿为主;湿困中焦,采用芳香化湿之法;湿蕴下焦,当用淡渗利湿之则;湿阻膜原,治以苦温燥湿为主;湿从热化而气分热盛,热重于湿者,治疗应以苦寒清热,通腑导滞为主,兼以化湿祛邪;邪入营血,病势深重时,则予凉血清热;络伤血溢,气随血脱,则需益气固脱。

【护理措施】

(一)一般护理

1. 病室环境要求温、湿度适宜,空气清新。病室应定期消毒。患者床边用隔离措施。
2. 同情理解患者的疾苦,鼓励其树立战胜疾病的信心。
3. 工作人员及亲属进入病房要穿隔离衣、戴口罩。
4. 患者的一切用物(食具、小便器、衣被等)须消毒处理。
5. 患者排泄物(大小便、呕吐物)经消毒后,才能倾倒或掩埋。
6. 患者要绝对卧床休息,热退后两周可在床边活动,之后可以下床活动。
7. 注意口腔卫生和皮肤清洁,严防口腔感染和褥疮的发生。可用淡盐开水漱口,温水毛巾擦澡等。
8. 患者体温、脉搏、呼吸应每4小时测量1次,如有体温骤降,脉搏加快的症状,即报告医生,以便及时抢救。
9. 饮食以流质、清淡之品为主,如蛋汤、清肉汤、新鲜果汁等,且以少量多次为宜,适当增加饮水量;退热期间可给高热量、无渣或少渣、少纤维素、不宜产生肠胀气的半流质饮食,如软面条、米粥等;进入恢复期患者食欲好转,可进食米饭,但忌坚硬难消化及煎炸之品,谨防助火灼津,加重病情。

(二)观察要点

1. 密切观察体温变化,根据病程的热型变化了解和掌握病情的发展。如高热持续不解,应注意温邪化燥,内陷心营,发生神识不清的变化。
2. 注意脉象变化,本病脉象特点,热势虽盛但脉象相对缓而不数,初期湿重者,脉濡缓,热盛者脉洪滑,如脉细数为逆象。
3. 观察疱疹。若气液不虚者,则白疹均匀分布在胸、腹、颈部,光泽晶亮,擦破之处见有澄清水液;如湿热逗留不清,则可见白疹反复发作,若疹色枯白空壳无浆,是属津气枯竭,正不胜邪,邪毒内陷的证候;若病至两周,邪已从气传营时,则可见"红疹"布散于胸腹部,如针尖大小,呈粉红色,压之退色。
4. 密切观察大便颜色,并作大便隐血试验,及时了解有无热伤阴络,大便下血的情况。如大便黯红紫黑,应警惕发生气随血脱的变化。
5. 如下腹骤发剧痛,拒按,腹肌紧张,X线见腹腔内有游离气体,为并发肠穿孔的危象。如大便出现洞泄,慎防病邪内陷致脱。

(三)辨证施护

1. 湿遏卫气
(1)主要症状:头痛而重,肢体困重,身热不扬,午后热势较甚,汗少,初起或伴恶寒,胸闷,腹胀,口不渴,面色淡黄,舌苔白腻,脉濡缓。
(2)施护措施
①饮食调护:饮食以流质、清淡之品为主,以少量多次为宜,多食素净食物及新鲜水果

汁,忌坚硬难消化及煎炸之品,谨防助火灼津,加重病情。

②药物内治:治以轻宣化湿,方选藿朴夏苓汤、三仁汤加减。常用药有藿香、厚朴、半夏、杏仁、蔻仁、薏苡仁、茯苓、通草、竹叶等。

③其他疗法:可予藿佩茶(藿香、佩兰)、杏仁饮(杏仁、炒大麦)、薏苡仁粥、竹叶粥等饮服。

④药后观察:观察体温、脉搏、呼吸,每4小时测量1次,持续高热者改为1~2小时测量1次。观察体温变化,退热有无汗出,恶寒有无消失。

⑤康复指导:避免吹风,注意保暖。汤药应温热服,取微汗。湿温初期不可妄予冷饮或生冷瓜果,以免凉遏冰伏或助湿恋邪。保持床铺平整、清洁、干燥,同时也适当增加营养。

2. 气分湿热

(1)主要症状:发热持续不退,汗出不解,面色晦垢,神情淡漠,呆滞思睡,睡或呓语,胸闷腹胀,纳少泛恶,口黏口渴,胸脘痞满,或见红疹,舌苔黄腻,脉濡数。

(2)施护措施

①饮食调护:饮食有节,尤须注意选择洁净、清淡、易消化食物,勿恣食生冷甘肥之品,忌辛辣、油腻、硬固类食物。发热期间以流质及水果汁为主,如米汤、大麦粥、藕粉、西瓜汁、甘蔗汁、梨汁、荸荠汁,以助清热利湿;汗出较多时饮用淡盐水、绿豆汤以补充津液;热退初期(1~2日内)给半流质饮食;待患者食欲渐振,胃肠消化功能正常,就改为荤半流质饮食,但以少油少量为宜。

②情志调护:每天主动与患者交谈,为患者分析病情并及时把好的化验结果反馈给患者,以增强其信心。查房多问候,耐心倾听患者的讲述。多做些健康教育,患者很容易接受。通过说理开导,动之以情,晓之以理,达到改变患者精神及身体状况的目的。

③药物内治:治以清热化湿,方选甘露消毒丹、王氏连朴饮加减。常用药有黄连、黄芩、栀子、青蒿、金银花、藿香、石菖蒲、蔻仁、厚朴、半夏、通草、芦根等。

④其他疗法:若脘痞,恶心呕吐,溲短便溏,或见黄疸,舌红苔黄腻,脉滑数,治以化湿清热,可用藿佩茶、杏仁饮、竹叶茶、薏苡仁粥等交替服用。脘痞身重,苔黄微腻,脉象洪大者,治以清热为主,兼化湿邪。发热期可饮用豆豉汤、新鲜车前子汁,或嘱患者频服稀米粥以护胃生津;热郁化火者可予金银花露清泻火;津损严重者可用鲜芦根煎汤,代茶饮服以清热生津。可酌情予藿佩茶、杏仁饮兼以化湿。

⑤药后观察:体温、脉搏、呼吸每2~4小时测量1次。注意观察脘腹痞胀、大便次数及颜色的变化。

⑥康复指导:饮适量温开水以助邪从汗达。口渴者给服水果汁,或用鲜芦根煎水代茶饮。经常保持身体微微有汗,不可受凉,亦不应多盖被服,使之大汗。腹部胀气时,可给肛门导气,或少量盐水低压灌肠,在饮食上须减少一些产气食物,如牛奶等。便秘时可给患者低压盐水灌肠,或甘油灌肠,协助患者排便。壮热汗多者,用干毛巾擦干汗液,换掉湿衣服。

3. 邪入营血

(1)主要症状:身热缠绵不退,尤以夜间为甚,烦躁不安,或神昏谵语,循衣摸床,撮空理线,鼻齿衄血,甚则大便下血,舌干红绛,少苔,脉细数。若下血过多,气虚欲脱,可见身热骤降,面色苍白,汗出肢冷等症。

(2)施护措施

①饮食调护:饮食以糜粥、面条为主,忌用粗硬食物。若吐血,鼻衄,便血,可食用藕节

粥。病情日见好转者,改为软食,但仍宜清淡少油食物为宜,以免再伤脾胃而使病情反复。

②情志调护:关心患者,鼓励患者树立战胜疾病的信心,安心养病。

③药物内治:治以清热解毒、凉营护阴,方选清营汤、犀角地黄汤加减。常用药有犀角或水牛角、生地黄、牡丹皮、赤芍、白薇、黄连、连翘、玄参、麦冬、竹叶等。若气随血脱,当益气固脱,急予独参汤,继用黄土汤温中扶阳,养血止血。

④其他疗法:此阶段邪热深入,病情深重,可服用金银花露、荷叶饮、芦根饮等。吐血、咯血、鼻衄、便血者可饮用鲜藕汁、茜草汤、白茅根汤等,以增强药物的功效。

⑤药后观察:体温、脉搏、呼吸每2～4小时测量1次,血压每日测2次。注意患者神志变化,大便色泽、硬度、尤其对严重患者须随时观察,如有紫色、黑色发亮的大便,或有鲜血,应立即报告医生,及时抢救。身热骤降,面色苍白,汗出肢冷者,提示气虚欲脱,应立即测血压、脉搏、呼吸,即刻吸氧,同时作好抢救准备。

⑥康复指导:昏迷患者,应给床栏,防止跌伤。加强口腔护理,每日定期用盐水或3%硼酸液擦洗口腔,用甘油涂抹嘴唇,避免干裂。氯霉素眼药水、金霉素眼药膏定时滴入眼内。不能闭眼者用湿纱布盖上。患者年老体弱,全身疲乏无力,加之长时间卧床,血脉运行不畅,不能荣养百骸、腠理、皮毛,皮肤抵抗力下降,易发生褥疮,因此,要注意皮肤护理,让患者睡气垫床,每日用热水擦澡1次,协助患者定时翻身。用30%～50%红花酒精按摩,避免褥疮发生。

【健康教育】

1. 夏秋季节忌因热贪凉,以免减弱机体抗病能力。
2. 注意饮食卫生,不饮用生水,不吃腐烂变质的食物,饮食要清淡,忌油腻太过。
3. 管理好传染源,及早发现和隔离患者。

【复习思考题】

1. 湿温的一般护理有哪些措施?
2. 湿温的病程中各证型的饮食调护是什么?

第六节 疟 疾

疟疾是感受疟邪引起的一种传染性疾病,以寒战、壮热、头痛、大汗、休作有时为临床特点。本病传播媒介为蚊虫,多发于夏秋季节,在热带和亚热带地区都可以发病。我国长江流域以南地区,气温高,湿度大,故多见本病。

本篇讨论内容主要是西医学中的疟疾,至于非因感受"疟邪"而症见寒热往来、似疟非疟的一类疟疾患者,如回归热、黑热病、部分感染性疾病及一些血液系统疾病等,虽也可参见本篇辨治,但在辨病要求上应予鉴别。

【病因病机】

本病主要因感受疟邪致病,疟邪伏于半表半里,邪正交争则发,正胜邪却则休止,久病可致正虚。

1. 病因

本病的发生,主要是感受疟邪,由于蚊虫叮咬,"疟邪"(相当于西医学所指的"疟原虫")入侵而发病,诱发因素主要在于外感风寒、暑湿等邪,其中以暑湿诱发最为多见,因夏秋暑湿当令之时,正是蚊毒、"疟邪"传播时期。若感受疫毒较重,可见广泛流行。

一般而言,体质强壮者,感受疟邪后不一定发病,若饮食不当,脾胃受损,痰湿内生,或起居失宜,劳倦太过,元气耗伤,营气空虚,疟邪方可乘袭发病,或因原有疟邪伏藏,乘虚而作。

2. 病机

疟邪伏于半表半里,出于营卫之间,邪正交争之时,则疟邪发作;疟邪伏藏,则寒热休止。发作时,邪入与营阴相争,卫阳一时不能外达,则毛孔收缩,肌肤栗起而恶寒。其后,邪出与卫阳相搏,邪盛于肌表,故转为高热;迨正胜邪却之时,则疟邪伏藏,不与营卫相搏。汗出热退,症状解除。休作时间的长短与迟早,则与疟邪伏藏的深浅有一定的关系。如一日发、间日发,邪留尚浅;三日发者,则邪留较深。再从疟发时间的迟早来说,若发作渐早者,为疟邪渐达于表,恢复较快;若发作渐迟者,为疟邪渐陷于里,恢复较慢。

由于感受时邪不一,或体质有所差异,可表现不同的病理变化,一般以寒热休作的正疟最为多见,如感受暑热或素有伏热,又感疟邪而发病者,多表现为热多寒少之"温疟",或为但热不寒之"瘅疟"。感受寒湿或平素阳虚而发者,可表现为寒多热少,亦偶有但寒不热之"牝疟"。若疫毒深重,热邪内陷心肝者,可见神昏谵语,惊厥等危重症状,甚至发生内闭外脱的严重后果。若疟邪久留,气血耗伤,不时寒热可成为遇劳即发的"劳疟"。也有久疟气血瘀阻于胁下,形成"疟母"者。

本病如能及时治疗一般均可截止,但体虚或年老者、小儿易患瘅疟,若热高神昏者预后不良。孕妇患疟有损胎的可能,故更应早治。

【护理评估】

1. 流行病学资料

曾有流行地区居住或停留史,近年来有疟疾发作史,或近期接受过输血。

2. 症状

周期性寒热,时有明显寒战、高热和大汗,继之缓解间歇。脑型疟疾,发病甚急,表现为高热,寒战,昏迷与抽搐等。

3. 体征

贫血,脾大。

4. 实验室检查

血涂片发现疟原虫是确诊本病的依据。临床上高度疑似疟疾而多次血片检查阴性时,可做骨髓涂片检查疟原虫。

5. 治疗性诊断

临床高度疑似疟疾而血片查不到疟原虫者,则可用氯喹(3日)做治疗性诊断。一般在服药后发热被控制而未复发者,则可能为疟疾,如发热不能控制,基本上可排除疟疾。

6. 鉴别诊断

(1)伤寒:本病起病缓慢,持续高热,呈特殊中毒状态,相对缓脉,玫瑰疹。末梢血象检查:白细胞总数减少,嗜酸性粒细胞减少或消失,血肥达反应阳性,血、尿、骨髓培养可有伤寒杆菌生长。

(2)血型播散性肺结核(粟粒性肺结核):本病患者曾有结核病史或有与结核患者密切接触史,表现出持续高热,消瘦,盗汗,乏力,食欲不振,咳嗽,气急等呼吸道症状。胸片检查肺部有粟粒状阴影,痰中可找到结核杆菌。

(3)急性血吸虫病:本病患者多有疫水接触史,肝大,伴有压痛,腹痛,腹泻,荨麻疹。末梢血常规检查:嗜酸性粒细胞显著增多,大便查见血吸虫虫卵,大便孵化试验阳性,环卵试验阳性,血吸虫皮试阳性。

(4)流行性乙型脑炎:发病亦在夏秋季节,急性发病,持续高热,意识障碍,昏迷等,但一般无寒战,大汗,肝脾不大,无贫血,脑脊液细胞数一般在 50～500 个/mm^3,血补体结合试验阳性,血片检查找不到疟原虫。

7. 病证鉴别

(1)风温:风温初起,邪在卫分时,可见寒战发热,无汗或微寒,转入气分时则壮热有汗不解,并见咳嗽,气急,胸痛,口渴,烦躁等肺系症状。疟疾则以寒热往来,汗出热退,休作有时为特征,无肺经症状。风温多见于冬春季节,疟疾常发于夏秋季节。

(2)淋证:淋证初起,湿热蕴蒸,邪正相搏,亦常见寒战高热,但多表现有小便频急,滴沥刺痛,腰部酸胀,疼痛等症,可与疟疾鉴别。

(3)阴虚劳热:以午后或夜间潮热,或热前寒战为特征,但一时不易退热,兼有五心烦热,盗汗等症,与疟疾寒热往来,休作有时,治疗及时,一般可以较快痊愈不同。

【护理问题】

1. 寒战、高热

与机体在疟原虫的刺激下释放某些免疫介质,如产生肿瘤坏死因子(TNF)和白细胞介素 −1(IL −1)等有关。

2. 贫血

由于 TNF 可杀伤疟原虫,又可造成氧自由基释放,抑制骨髓细胞生成,增强吞噬细胞破坏感染的红细胞的能力,吞噬正常红细胞,加之疟原虫本身对红细胞破坏有关。

3. 肝脾大,以脾大为显著

与单核−巨噬细胞系统增生有关。

4. 潜在并发症

急性肾衰竭、神经源性休克,与受疟原虫感染的红细胞堵塞微血管及低血糖、细胞因子有关。

【辨治要领】

1. 辨证要点

(1)辨病情轻重:一般寒战壮热,汗出热退,休作有时者,病情较轻。若疫毒深重,热邪内陷心肝,可转为神昏,谵语,惊厥,甚至内闭外脱等危重症状。

(2)辨寒热偏盛:疟疾寒重热轻,或但寒不热者,为偏于寒盛;热重寒轻,或但热不寒者,为偏于热盛。

(3)辨虚实:新病疟疾,邪气亢盛,症状典型,属实。反复久发,寒热不清,形体消瘦,面黄,疲劳易发者为正虚之候。久疟气血瘀结,左肋下触及较大痞块者为疟母,属虚实夹杂。

2. 治疗原则

疟疾的治疗以祛邪截疟为基本原则,区别寒与热的偏盛进行处理。温疟宜清,寒疟宜温,疫疟(瘴疟)宜解毒除瘴,劳疟则以扶正为主,佐以截疟,疟母又当祛瘀化痰软坚。

【护理措施】

(一)一般护理

1. 病室环境:保持空气流通,温度适宜。做好防蚊、灭蚊措施,如采用纱窗纱门、挂蚊帐或点蚊香等,切断传播途径。

2. 饮食调护:发作期者禁食,休作期者进易消化的半流质或清淡、易消化饮食。

3. 本病发作期间必须卧床休息。

4. 发作时,密切观察体温、神志变化。体温、脉搏、呼吸、血压每4小时测量1次,高热时每1~2小时测量1次,过高热时每半小时测量1次。

(二)观察要点

1. 观察发作时间,掌握发病规律。

2. 注意发作时症状特点,如高热、寒战、出汗、头痛、恶心呕吐等,了解寒热偏重,汗出多少,热势高低,持续时间。、

3. 注意病情变化,有无头痛,烦躁,谵妄,警惕出现昏迷、惊厥等危象。

(三)辨证施护

1. 正疟

(1)主要症状:发作症状比较典型,先有寒战,继之出现高热。可有恶寒轻,或寒重热轻的差异,汗出热退,每日、隔日或3日发作1次,发作时伴有头痛,全身酸痛,时有恶心,呕吐,舌苔薄白或黄腻,脉弦或弦数。

(2)施护措施

①饮食调护:不宜进食过多。

②情志调护:寒战、高热、剧烈头痛时,及时安慰和疏导患者,使其不要恐惧,要安静。

③药物内治:治宜和解截疟,方选柴胡截疟饮或截疟七宝饮加减。常用药有柴胡、黄芩、常山、草果、槟榔、法半夏、生姜等。热重加石膏、知母;寒重加桂枝、干姜等。

④其他疗法:高热持续不退者,可用柴胡注射液2~4ml,肌内注射。亦可针刺曲池、合谷、风池、大椎等穴位。头痛剧烈者,可针刺合谷、内关、百会、太阳、攒竹等穴位。恶心呕吐剧烈者,针刺内关、合谷等穴位,均给予强刺激。发泡疗法,用鲜毛茛或野薄荷,或独头大蒜,捣烂于发作前3~4小时外敷双侧内关或间使穴位,发泡。外贴疗法,用胡椒粉0.3g,撒在半寸布上贴在大椎穴位,连用2~3天。

⑤药后观察:发作期观察体温、脉搏、呼吸、血压等变化,每1~2小时测量1次。

⑥康复指导:寒战明显时加盖衣被,注意保暖,给服热水。热盛汗多时,减少衣被,多饮温水,用干毛巾擦去汗液。寒热未解时,不宜急于更衣,亦不宜给予过多的饮食,寒热发作休

止后仍须卧床休息。

2. 疫疟(瘴疟)

(1)主要症状:发病急,热重寒轻,汗出不畅,或壮热持续不退,或寒热往来,一日数起,头痛剧烈,面赤口渴,烦躁不安,时有谵语,甚则嗜睡或昏迷,惊厥,小便黄赤,舌质红绛,苔黄腻或灰黑,脉来洪数或弦数。

(2)施护措施

①饮食调护:高热、剧烈头痛、呕吐者禁食。待症状控制后再进流质、半流质或清淡饮食。昏迷者可鼻饲。

②药物内治:治以清热解毒除瘴,方选清瘴汤、达原饮加减。常用药有柴胡、黄芩、青蒿、常山、益元散、黄连、金银花、钩藤、知母、法半夏、石菖蒲等。烦躁不安,谵语者,应用安宫牛黄丸 1 次 1 粒,1 日 1 次,化服;惊厥者用止痉散,每次 0.5g,口服。或紫雪丹,每次 1.5g,口服,均 1 日 1 次。

③其他疗法:高热持续不退者可用柴胡注射液 2～4ml,肌内注射,亦可针刺曲池、合谷、风池、大椎等穴位。幼儿患者可用安乃近稀释后滴鼻。头痛剧烈者可针刺合谷、内关、百会、太阳、攒竹等穴位。恶心呕吐剧烈者,可针刺内关、合谷等穴位。

④药后观察:发作期观察体温、脉搏、呼吸、血压等变化,每 1～2 小时测量 1 次。注意神志变化,及时记录结果。

⑤康复指导:汗出不畅或持续高热者,多饮温开水或热粥,使之微微出汗,有助于降温,使邪从汗解。持续高热者,不应多盖衣被。大汗时,应及时擦干汗液,需卧床休息。休止期可恢复正常活动。昏迷患者应有专人护理,床边加用床拦,定时用 10% 硼酸水或淡盐水清洗口腔。牙关紧闭者用制南星擦牙或用开口器使上下牙分开,避免咬伤舌头。按时翻身以防肺部感染。

3. 久疟

(1)主要症状:疟疾迁延日久,每遇劳累辄易发作,发作寒热不著,面色萎黄,倦怠无力,纳少,自汗,舌质淡,脉细弱。

(2)施护措施

①饮食调护:忌食肥厚、生冷之品及发物,如扁豆、南瓜等。

②情志调护:久病体虚者,易对疾病治疗丧失信心,应鼓励患者增强战胜疾病的信心。

③药物内治:治以益气养血、调和营卫,方选何人饮加减。常用药有何首乌、人参、白术、白芍、陈皮、红枣、煨姜等。

④其他疗法:青蒿每日 30g,水煎服。

⑤药后观察:观察久疟是否发作,发作的次数,发作的间歇时间。

⑥康复指导:注意休息,切忌劳累、受凉。

【健康教育】

1. 平时注意保暖,避免风寒,夏秋之时,切忌露天贪凉饮冷,过食油脂甘肥之物。

2. 流行季节,在疫区者,可常用常山 10g,水煎,隔日或三日,口服。

3. 注意室内外卫生,经常打扫,消灭蚊虫孳生地。

4. 做好防蚊、灭蚊工作,切断传播途径。

【复习思考题】

1. 疟疾的观察要点是什么？
2. 正疟如何辨证？有哪些护理要求？

第七节 霍 乱

霍乱是以起病急骤，卒然发作，上吐下泻，腹痛或不痛为特征的疾病，因其病变起于顷刻之间，挥霍缭乱，故名霍乱，为脾胃的升清降浊机能失常所致。

中医学将本病分为"真霍乱"和"类霍乱"两类。真霍乱即西医学所指夏秋感染霍乱弧菌、副霍乱弧菌而致的烈性传染病；类霍乱相当于西医学的急性胃肠炎、食物中毒，多由饮食不洁引起，夏秋较多，冬春亦可发生，来势亦暴，有时集体发生。为了和霍乱作区别，故其一般不称为霍乱，而名为"急性吐泻"，临床根据不同特征及病理属性，有多种命名。如吐泻交作者称"湿霍乱"；欲吐不吐，欲泻不泻，腹痛剧烈者称"干霍乱"；病因寒湿者称"寒霍乱"；病因湿热者称"热霍乱"；因吐泻而手指螺纹凹陷者称"瘪螺痧"；不吐不泻，腹痛剧烈如绞者称"绞肠痧"；因亡津而转筋者称"吊脚痧"等。

【病因病机】

1. 病因

本病多发生于夏秋季节，多由胃受暑邪，贪凉，饮冷食，饮食馊腐不洁之物引起，因邪食阻中，损伤脾胃运化功能，升降失调，清浊相干，乱于肠胃而发病。

(1)饮食不慎：主要为饮食不洁，或误饮污水，进食馊腐不洁饮食，或暴饮暴食，贪食肥厚之物，恣贪生冷之品，损伤脾胃。

(2)外感时邪：暑湿秽浊入侵，或贪凉露卧，寒湿内蕴，邪郁中焦。

2. 病机

外邪与饮食相互为因，合而致病，邪食中阻，损伤脾胃运化功能，升降失调，清浊相干，乱于肠胃，以致突然腹痛，吐泻交作。浊邪伤胃，则上逆而呕吐，浊邪下趋肠道则腹泻。邪郁中焦，气机阻滞，清浊之气逆乱，故腹痛。若中阳素虚，重感寒湿，畏热贪凉，或过食生冷瓜果，寒湿冷食伤中，阳失展运者则见寒证；若素体阳盛，外感湿热，冒受暑湿，或过食肥腻，湿热食滞，熏蒸于中者，则见热证。若饮食先伤肠胃，复感秽浊之气，邪阻中焦，升降之气壅塞，上下不通则为干霍乱。如吐泻频剧，耗伤气阴，可见津气耗竭的亡阴脱液证，或为阳气衰微的亡阳虚脱证。干霍乱虽不吐泻，但腹中绞痛剧烈，极易出现内闭外脱的危重证候。

【护理评估】

1. 流行病学资料

急性期的霍乱患者为主要传染源。传播途径为粪口传播，可通过水等食物、生活接触、苍蝇媒介等传播，但主要借水传播。食用被患者的吐泻物和带菌者粪便污染的食物后，会引起爆发流行。常表现为流行性或集体发病。全年均可发病，但夏秋季节多见。

2. 症状

突然出现下泻上吐,次数较多。一般先泻后吐,腹泻物和呕吐物呈米泔样或清水样。频繁腹泻、呕吐,迅速出现典型脱水症状,烦躁不安,口渴,声嘶等。腹痛或不痛,腓肠肌痉挛性疼痛等。

3. 体征

中型以上患者血压下降,呈脱水貌。唇及指端发绀,眼球下陷,两颊深凹,口唇干燥,皮肤弹性消失,手指皱瘪,神志淡漠或呆滞等。重型患者血压甚至不能测出,脉细数常不能触及。

4. 实验室检查

血液检查,可见红细胞、血色素及白细胞计数、中性粒细胞数、单核细胞数增多。尿液检查可见蛋白、红细胞、白细胞。吐泻物检查,可发现霍乱弧菌或副霍乱弧菌。血清学试验,抗菌抗体、抗毒抗体均可升高。

5. 鉴别诊断

(1)细菌性食物中毒:本病患者有进食不洁饮食史,常是同餐而集体发病,潜伏期短,先有呕吐,后有腹泻,腹泻常伴有明显腹痛,粪便呈黄水样,有粪臭,呕吐物检查可发现致病菌。

(2)急性细菌性痢疾:临床表现以腹泻为主,伴有腹痛,脓血便,里急后重等症,大便镜检可见大量脓细胞、红细胞、巨噬细胞,大便培养可见痢疾杆菌。

6. 病证鉴别

(1)呕吐、泄泻:呕吐是以呕恶泛吐为主的病证;泄泻是以粪质稀溏,便次增多为主的病证;霍乱则为呕吐与泄泻同时交作,先泻后吐。

(2)真霍乱与类霍乱:真霍乱发生于夏秋季节,先泻后吐,无腹痛或腹痛不著,吐泻物如米泔水,或洗肉水样,量极多,迅即出现目眶凹陷,螺瘪,转筋等伤津脱液之征,大便培养可见霍乱弧菌或副霍乱弧菌,如抢救不及时,可导致死亡。类霍乱虽多见于夏秋,但其他季节亦可发生,其多先吐后泻,吐出物为食物残渣,粪便清稀,或水样,培养可发现致病菌,若吐泻过度者,亦可发生亡阴脱液,但病情较轻,病死率低。

【护理问题】

1. 泻吐

主要是霍乱弧菌或副霍乱弧菌侵入肠道产生大量肠毒素所致。

2. 血压下降甚至测不到,皮肤弹性消失,螺瘪,眼眶凹陷,口渴烦躁,尿量减少或无尿

与频繁泻吐造成严重的脱水有关。

3. 不吐不泻

少见,由于起病急骤,不待典型泻吐症状出现,常因循环衰竭而死亡。

4. 潜在并发症

急性肾衰竭、电解质紊乱、急性肺水肿等。

【辨治要领】

1. 辨证要点

(1)区别寒湿与湿热:寒湿霍乱,吐出清水或如米泔水,泻下清稀便或便如米泔水,腹痛

为冷痛或不痛,小便稍黄或清,口不渴,或肢倦畏寒,苔白腻,脉细缓。湿热霍乱,呕吐酸腐热臭,泻下黄水,或有泡沫便,腹痛如绞势剧,小便黄赤,口渴,发热烦躁,苔黄腻,脉数。

(2)辨闭脱:凡见满腹绞痛,欲吐泻而不得者为邪实的闭象,但可迅速出现肢冷脉伏,而致内闭外脱。若吐利过甚,津气耗伤,而致亡阴、亡阳者,可见正虚的脱象。

2. 治疗原则

根据湿浊内蕴肠胃,清浊相干的病理特点,治以芳香泄浊、化湿和中为基本原则。属热者用清热化湿法,属寒者用温中化湿法。

3. 基础治疗

采用液体疗法,及时快速足量补液是治疗本病的关键。

(1)静脉输液:输液量和速度应视病情轻重、脱水程度,血压、脉搏、尿量等而定。成人开始以生理盐水快速静脉注射或静脉滴注,待血压回升后改用541溶液(配方:每1000ml液体含氯化钠5g、碳酸氢钠4g、氯化钾1g,另加50%葡萄糖20ml)。以头24小时计算,轻型者为3000~4000ml,中型者为4000~8000ml,重型者为8000~12000ml。补液同时注意纠正酸中毒及补充钾盐。

(2)口服补液:适应对象是轻中度患者及补液纠正休克而病情改善的重症患者。常用ORS溶液(配方:氯化钠3.5g,枸橼酸钠2g,氯化钾1.5g,葡萄糖20g,加水至1000ml)。

【护理措施】

(一)一般护理

1. 病室应保持安静、清洁,经常消毒,亦可燃点线香,以解臭秽。
2. 保持床单清洁、干燥,经常换洗。
3. 严格执行肠道隔离,直至症状消失,连续大便培养(隔日1次)3次阴性。吐泻物应用漂白粉消毒后再倒入粪池,避免交叉感染。
4. 饮食调护:吐泻剧烈者应禁食,吐泻不剧烈者可以给淡盐水、易消化的清淡流质饮食。恢复期者给予易消化半流质饮食。宜少食多餐,并缓慢增加食量。忌食生冷、荤腥油腻食品,以防"食复"。
5. 转筋者用吴茱萸、食盐适量,炒热,局部热敷。
6. 可用刮痧疗法。
7. 做好输液准备。
8. 及时填写疫情报告。

(二)观察要点

1. 观察吐泻次数、腹痛轻重的变化,注意吐泻物的量、质、颜色。
2. 定时测量体温,每6小时1次,高热者每2小时1次,过高热患者每半小时至1小时1次。
3. 吐泻剧烈患者,4~6小时测量血压1次,低血压休克者0.5~2小时测量1次,并注意四肢末端温度、出汗的性质及脉象的变化,如发现厥脱先兆,及早报告医师。
4. 观察皮肤弹性,螺瘪,眼眶凹陷情况,口渴程度,尿量,推测失水轻重。

5. 观察神志、呼吸、心率、面色等变化,如见神昏,呼吸微弱,面色青紫发绀,应立即报告医生。

(三) 辨证施护

1. 湿热证

(1) 主要症状:吐泻交作,腹痛剧烈,吐出物酸腐热臭,混有食物和黏液,泻出黄色水液或带有黏液和泡沫的大便,有热臭气,心烦口渴,小便黄赤灼热,或发热,头痛身痛,舌苔黄腻,脉数。

(2) 施护措施

①情志调护:调和喜怒,避免七情过极。

②药物内治:治以芳香泄浊、清热化湿,方选葛根黄芩黄连汤加减。常用药有葛根、黄连、黄芩、藿香、佩兰、厚朴、木香、六一散、滑石、荷叶等。

③其他疗法:针刺十宣、委中、曲泽等穴位放血,继针刺足三里、内关、中脘、气海、天枢等穴位,给予强刺激。急服红灵丹 0.6g,或行军散 1g。

④药后观察:定时测量体温,每 6 小时 1 次。及时记录 24 小时呕吐物、腹泻物的量,观察呕吐物及排泄物的颜色、内容物,并观察腹痛及尿量的变化。

⑤康复指导:勿恣食瓜果,少吃油腻饮食,进食不宜过饱。卧床休息。

2. 寒湿证

(1) 主要症状:吐泻交作,呕吐清水食物,或米泔水样,泻出淡黄色稀便,甚则如米泔水,不甚臭秽,腹痛或不痛,胸脘痞闷,口不渴或喜热饮,或恶寒发热,头痛身痛,甚或伴见恶寒,肢冷,舌苔白而浊腻,脉濡。

(2) 施护措施

①情志调护:给予情志疏导,使患者自觉避免不良情志的刺激。

②药物内治:治以芳香化浊、温中散寒,方选藿香正气散加减。常用药有藿香、佩兰、紫苏、苍术、厚朴、木香、法半夏、茯苓、干姜、蔻仁等。

③其他疗法:辟瘟丹 1g,或纯阳正气丸 3g,口服。艾灸中脘、气海、天枢、内关、足三里等穴位。

④药后观察:观察吐泻次数及呕吐物、排泄物的量,腹痛轻重的变化。

⑤康复指导:腹部可用药物热敷,汤药宜温服。可进食热米汤、热粥等。

3. 亡阴证

(1) 主要症状:吐泻频繁,神疲无力,目眶凹陷,螺瘪,声嘶,面色㿠白,心烦,口渴引饮,呼吸短促,尿少或闭,舌质干红,脉细数。

(2) 施护措施

①病室环境:将患者安排在抢救室,须有专人护理。

②情志调护:配合医生,消除患者思想顾虑,稳定其情绪。

③药物内治:治以养阴益气生津,方选生脉散加减。常用药有党参(或太子参)、麦冬、五味子、白芍、石斛、牡蛎、乌梅、甘草等。

④其他疗法:食盐填灸神阙穴位。生脉注射液,静脉注射或静脉滴注。

⑤药后观察:观察皮肤弹性、螺瘪,眼眶凹陷情况,口渴程度,尿量,推测失水轻重。每 2～4 小时测量脉搏、呼吸、血压 1 次。

⑥康复指导:卧床休息,多饮淡盐开水。

4. 亡阳证

(1)主要症状:吐泻剧烈,四肢厥冷,汗出身凉,呼吸微弱,语声低怯,血压下降,舌质淡白,脉沉细,或细微欲绝,至数不清等。

(2)施护措施

①病室环境:将患者安排在监护病房。

②情志调护:配合医生,设法解除患者的精神痛苦。

③药物内治:治以回阳救逆,方选通脉四逆汤加味。常用药有干姜、附子、红参、白术、炙甘草等。

④其他疗法:艾灸穴位参见寒湿证。参附注射液(含人参、附子)每次20ml加入25%～50%葡萄糖溶液20ml中,静脉推注,15～30分钟1次,连续3～5次。或参附注射液60～100ml加入5%葡萄糖盐水500ml中,静脉滴注。

⑤药后观察:吐泻剧烈患者,每2～4小时测量脉搏、呼吸、血压1次。注意四肢厥冷,脉象的变化。

⑥康复指导:厥脱、血压下降者做好防寒保暖工作。肢冷者四肢用热水袋保温。多进淡盐开水,特别注意控制饮食,少食多餐,食量逐渐恢复正常,防止"食复"。

5. 干霍乱(闭证)

(1)主要症状:突然腹中绞痛,欲吐不吐,欲泻不泻,烦躁,闷乱,甚则面色青惨,四肢厥冷,头汗淋漓,脉象沉伏。

(2)施护措施

①病室环境:将患者安排在监护病房,须有专人护理。

②情志调护:患者可极度恐惧,应安慰患者并作出对病情的解释。

③药物内治:治以宣壅避秽、利气化浊,方选厚朴汤加减。常用药有厚朴、大黄、枳实、槟榔、高良姜等。必要时可先用探吐法。

④其他疗法:探吐,明矾0.2g,水调服,再用鹅翎或压舌板刺激咽喉诱吐。取嚏,用通关散搐鼻取嚏。针灸,参照湿热证。玉枢丹1.5～3g,口服。

⑤药后观察:观察腹痛,神志,面色,四肢厥冷的程度,出汗量及其性质。记录脉搏、呼吸、血压等变化。

⑥康复指导:绝对卧床休息,注意保暖,四肢厥冷者用热水袋保暖。大汗淋漓者及时用毛巾擦干汗液。尽量少搬动患者,在帮助其翻身时动作要轻,以免发生或加重厥脱。

【健康教育】

1. 夏秋季节,勿恣食瓜果,少吃油腻饮食,进食不宜过饱,尤忌贪凉和饮冷食过量,以及夜卧露天。

2. 控制传染源,检出霍乱或副霍乱患者及时治疗,对接触者应严密检疫5天。若发现带菌者,必要时对新疫区或疫点进行封锁。

3. 切断传播途径,改善环境卫生,加强饮水消毒和食物管理,消灭苍蝇,注意个人卫生。

4. 预防接种,增强人群免疫力。发生霍乱流行后,对疫区人群应普遍进行预防接种,进入疫区者也应予预防接种。菌苗一般作皮下注射,每次1ml,共2次,间隔为1～4周,加强接种每 6 个月 1 次,或在流行季节使用。

【复习思考题】

1. 如何鉴别真霍乱和类霍乱?
2. 霍乱的一般护理是什么?
3. 霍乱亡阳证如何辨证施护?

第八节 中 暑

中暑多由于天气炎热,人体在高温环境或烈日下劳动,或远行,曝晒时间过久,暑邪袭人,猝然发病。开始表现为头昏,头痛,疲倦,少汗,继则高热,烦躁,神昏,亦可出现四肢逆冷,搐搦动风等危重的征象。中医学根据中暑的临床表现和证候特点,将其分别称为"中暍"(即今之中暑)、"暑厥"、"暑风"等。民间俗称的"发痧",亦包括中暑在内。

【病因病机】

1. 病因

(1)多因正气不强,或原有慢性疾病,正虚不耐暑热外侵而发病。

(2)外感暑热。炎暑之时,在烈日下劳动,行走,或在高温环境工作,感受暑热,或暑湿秽浊之邪,暑热郁遏肌表,热闭于内,不能外达而致病。

2. 病机

根据暑邪入侵的深浅不同,病情轻重亦有不同。轻者暑邪郁于肌表,以致汗出不畅,热不外泄,身热体若燔炭,头昏,汗少,胸闷懊恼。重者暑热炽盛,由表入里,邪犯心营,即可出现高热、神昏,亦有暑邪猝然而内闭心包,得病即见高热、昏迷者。若热极生风,可见抽搐瘈疭。热盛而气阴两竭,可见汗出如珠,呼吸短促,四肢厥冷,脉微欲绝等虚脱症状。

【护理评估】

1. 症状

多见于夏暑季节,较长时间在高温环境中,或曝晒于烈日下,突然出现头晕,头痛,口渴,胸闷,恶心,甚则高热,尿少等症。

2. 体征

面部潮红或苍白,皮肤干灼,多汗或无汗,甚至神昏,抽搐等。

3. 实验室检查

高温时血钠及血氯下降,血清谷丙转氨酶、谷草转氨酶、乳酸脱氢酶、肌酸磷酸激酶增高,甲状腺素分泌减少。肌酐、尿素氮可升高。

4. 鉴别诊断

(1)流行性乙型脑炎:本病属于中医暑温范围,有严格的季节性,多发于 7 月~9 月,以10 岁以下的儿童为多见。临床表现为起病骤急,高热,头痛,呕吐,意识障碍,抽搐等,伴有脑膜刺激征及病理反射阳性等特征。脑脊液压力增高,外观无色透明,或微混,白细胞总数多轻度增加,蛋白轻度增高,糖正常或偏高,氯化物正常,血补体结合试验阳性可确诊。

(2)中毒性菌痢:中医称为"疫痢",多见于儿童。发病更为急骤,多在发病1日内出现高热、休克、昏迷、抽搐。应早期作肛试取粪便或用1%~2%盐水灌肠取粪便检查,如发现脓细胞、红细胞、巨噬细胞,有助于诊断该病。细菌培养可发现痢疾杆菌,脑脊液检查多无变化。

(3)脑型疟疾:中医称为"疫疟"。其发病呈流行性,临床表现为不规则高热,剧烈头痛,抽搐,多有脾大,贫血。从血片或骨髓片可找到疟原虫,脑脊液基本正常。

5. 病证鉴别

中暑除与暑温、疫痢、疫疟等鉴别外(参考鉴别诊断),还需与痉证、厥证、中风相区别。

(1)痉证:中暑与痉证均可见四肢抽搐,因中暑所致者称为暑风、暑痉,有其特定的发病条件和临床特征,其发病突然,治疗后很快康复,故有别于其他外感、内伤疾病的痉证。

(2)厥证:中暑与厥证均可见四肢厥冷,甚至昏迷,不省人事。中暑而致厥者称为暑厥,虽属广义厥证范围,但有其特定的病因,而区别于一般厥证。

(3)中风(脑血管意外):中暑与中风起病急,均可见昏迷,但中风发热一般不高,多发于中年以上人群,常有原发性高血压、动脉硬化病史,伴有半身不遂,口眼㖞斜等特殊表现,脑脊液可呈血性,一般不难与中暑相鉴别。

【护理问题】

1. 体温升高

与高温环境有关,与感染无关。

2. 神昏、抽搐

由于高热所致。

3. 休克

与微循环障碍、血容量减少有关。

4. 潜在并发症

水、电解质紊乱,酸中毒等。

【辨治要领】

1. 辨证要点

(1)辨暑湿和暑热:暑湿,身热无汗,神疲乏力,头晕,头痛,胸闷不畅,舌苔白腻,脉濡数;暑热,高热少汗,面红目赤,口渴多饮,烦躁或昏迷,舌红苔黄少津,脉洪数。

(2)辨虚实:急性起病,发热或高热,面红目赤,口渴多饮,脉濡数或洪数者,多属实证;若见汗多肢冷,面色苍白,呼吸浅促,脉微细者,为虚证。

2. 治疗原则

本病病理特点是暑热伤人,治疗以清热解暑为主,并区别病情的轻重、症状的不同,配以芳香化湿、清心开窍、平肝息风等法。

【护理措施】

(一)一般护理

1. 一旦发现中暑患者,立即将其抬至阴凉通风处。

2. 室内可置冰或井水降温,或用电风扇、空调等。

3. 服清凉饮料,如西瓜汁、绿豆汤、淡盐饮料、银花露等。饮食宜清淡素净流质。

4. 大蒜二三枚研烂,和开水调匀灌服。

5. 针灸:高热者针刺大椎、风池、曲池、合谷等穴位,昏迷者针刺人中、合谷、中冲等穴位,均强刺激,并用三棱针刺尺泽、委中、十二井穴位出血。抽搐者参照痉证篇。

6. 刮(拧)痧疗法:操作方法参考总论。

(二)观察要点

1. 注意体温、脉搏、血压、呼吸、发热高低及变化,有汗无汗,汗出多少,慎防过高热引起衰竭。

2. 注意神志是否清楚。如见昏迷,应判断昏迷轻重程度,是否伴有抽搐,手足痉挛。

3. 警惕出现面色苍白,大汗淋漓,手足厥冷等虚脱危象。

(三)辨证施护

1. 暑湿遏表

(1)主要症状:身热无汗,头晕,头痛,精神疲倦,全身乏力,或微见背部畏寒,胸闷不畅,舌苔白腻,脉濡数。

(2)施护措施

①病室环境:保持温度适宜,患者无汗怕风,避免其直接被风吹。

②饮食调护:不宜饮用过多凉水,忌瓜果、冷饮。

③情志调护:减轻患者的恐惧心理。

④药物内治:治以清暑解表化湿,方选藿香正气散加减。常用药物有藿香、佩兰、青蒿、连翘、制厚朴、扁豆、滑石、通草、西瓜翠衣、茯苓等。无汗、怕风、恶心者,用鲜藿香 10g,鲜佩兰 10g,煎服。

⑤其他疗法:藿香正气水 1~2 支(或丸),口服。或人丹 10~20 粒,口服。

⑥药后观察:观察患者体温、神志、畏寒、出汗、头痛、背部畏寒等变化,若寒散热退,精神好转,为邪去。

⑦康复指导:若头晕,精神疲倦,苔白腻,宜选清淡、易消化饮食,并注意休息。

2. 暑热蒙心

(1)主要症状:高热少汗,体若燔炭,面红目赤,口干唇燥,渴而饮,烦躁不安,神志昏迷,或手足抽搐,痉挛,舌质红,苔黄少津,脉洪数。

(2)施护措施

①病室环境:保持阴凉适宜。

②饮食调护:宜清淡素流质饮食,多食西瓜汁、绿豆汤等。高热汗多者,可加服淡盐水。

③情志调护:多安慰患者,减少其焦虑和恐惧心理。

④药物内治:治以清暑凉营开窍,方选白虎汤、清营汤加减。常用药物有生石膏、知母、竹叶芯、青蒿、黄连、生地黄、麦冬、玄参、生石决明、钩藤、西瓜翠衣等。另用水化服万氏牛黄清心丸或紫雪丹。

⑤其他疗法:高热持续不退者,可予物理降温,将冰袋置其头部,及人体大血管处。无汗

者不宜用冰水擦浴,应用温水或酒精擦浴。口噤不开者,用器械撬开其口,灌服牛黄丸,不能吞咽者,可鼻饲给药。昏迷者可用通关散或卧龙丹搐鼻取嚏。

⑥药后观察:注意体温、脉搏、血压、呼吸、神志、出汗等变化。

⑦康复指导:出汗过多者,以干毛巾擦净汗液,及时更换衣服。宜卧床休息。高热持久不退者,可用温水擦浴。昏迷者应安排在监护病房,由专人护理。

3. 气阴两虚

(1)主要症状:面色苍白,汗出较多,呼吸浅促,烦躁不安,甚则昏昧不清,舌质红或淡红,脉细数无力,或至数不清,血压下降。

(2)施护措施

①病室环境:保持温、湿度适宜。

②饮食调护:宜选清淡、易消化饮食,注意补充水分及矿物质。

③情志调护:减少患者的焦虑和恐惧心理。

④药物内治:治以益气养阴、救逆固脱,方选生脉散加味。常用药物有西洋参、麦冬、五味子、鲜石斛、煅龙骨、煅牡蛎、山茱萸、芦根等。

⑤其他疗法:休克、昏迷患者给予吸氧,输液,维持水、电解质平衡。针刺人中、涌泉等穴位,配少冲、素髎、内关等穴位,给予强刺激,间断捻转15分钟。

⑥药后观察:注意体温、脉搏、血压、呼吸等变化,并观察有汗无汗、汗出多少,慎防过高热引起的衰竭脱变。观察神志是否清楚,如见昏迷,应判断昏迷轻重程度,是否伴有抽搐,手足痉挛。警惕出现面色苍白,大汗淋漓,手足厥冷等虚脱危象。血压每2～4小时测量1次,若出现厥脱则改为每0.5～1小时测量1次。

⑦康复指导:绝对卧床休息,尽量不要搬动患者。若见汗冷,肢厥,息低,脉微者,要适当保暖,避免直吹风。

【健康教育】

1. 炎暑季节,避免过度劳累,不宜在烈日(中午)下奔走,或高温环境中长期工作,在饥饿时尤应注意。

2. 饮食宜清淡素净,少食油腻,多饮开水或淡盐水。

3. 多饮青蒿茶、佩兰茶。

4. 加强室内通风、降温措施。

5. 如必须在烈日下工作及行走,头上须戴草帽(或打伞),并随身带饮料,随时择阴凉树荫下休息。

【复习思考题】

1. 中暑的一般护理有哪些措施?

2. 暑热蒙心证怎样辨证施护?

第九节　痢　　疾

痢疾是以腹痛,里急后重,痢下赤白脓血为主症的疾病,为夏秋季常见的肠道传染病。

在西医学中,以细菌性痢疾、阿米巴痢疾为主,而临床上溃疡性结肠炎、放射性结肠炎、细菌性食物中毒、过敏性结肠炎等疾病出现类似临床特征,也可参照本篇内容辨证施护。

【病因病机】

1. 病因

(1)饮食伤中:过食肥甘油腻或误食馊腐不洁之物,酿生湿热,积于肠胃,或因恣食生冷瓜果,聚为寒湿,留滞肠道,导致气血壅滞,而为本病。

(2)外感时邪:夏秋季节,暑湿当令。若暑湿疫毒内犯肠胃,气血阻滞,热毒壅盛,化为脓血,则发为痢疾。

2. 病机

痢疾的病位主要在大肠。其发病机理为湿热与食滞交阻大肠,传导失司,气血壅滞,脉络受损,而致痢下赤白,腑气通降不利则腹痛阵作,里急后重。

一般来说,暴痢多属邪实。因湿热所致者发为湿热痢;因寒湿伤中或湿热下痢,热去湿留,伤及脾阳者则为寒湿痢;若感受湿热疫毒深重,邪传营血,内陷心肝者则为疫毒痢;若湿热疫毒上逆犯胃,可成为噤口痢。久痢多为正虚邪恋。如痢久迁延,湿热耗伤阴血,可成为阴虚痢;寒湿壅结不化,伤及脾阳,可成为虚寒痢;若兜涩太早,饮食不节,积滞未尽而正气已虚,则可成为时发时止的休息痢。

【护理评估】

1. 流行病学

有与痢疾患者和带菌者密切接触史。有食入被(痢疾杆菌或阿米巴包囊)污染的水和食物史。暴痢多见于夏秋季,久痢则四季皆可发病。

2. 症状

以发热、腹痛、里急后重、痢下赤白脓血为主要特征。典型的细菌性痢疾粪便中无粪质,量少,呈鲜红黏冻状,无臭味。少数患者病初出现高热、神昏、呕吐、惊厥,而后痢下赤白脓血。

3. 实验室检查

(1)血常规:急性患者白细胞总数及中性粒细胞数有中等度升高;慢性患者可有轻度贫血。

(2)大便检查:细菌性痢疾,大便镜检可见大量脓细胞及红细胞,并可找到吞噬细胞。大便培养有痢疾杆菌。阿米巴痢疾的粪便呈红色果酱样,有特殊的臭味,粪质较多,含血及黏液,镜检可见大量粘集成团的红细胞和较少的白细胞,可找到阿米巴滋养体和包囊及夏科－雷登结晶。

4. 鉴别诊断

(1)血吸虫病:本病患者多有血吸虫病疫水接触史。大便次数不太多,粪质较多,肝脾大,粪便镜检涂片可找到血吸虫卵,粪便孵化实验阳性,或肠黏膜活检发现血吸虫卵,血嗜酸性粒细胞增高。

(2)急性胃肠炎:患者有明显饮食不洁史。发热和中毒症状较轻,大便呈水样,少有黏液,无脓血便及里急后重。大便显微镜检查常无红、白细胞。病程短,常在2~3日恢复正常。

(3)肠结核:大多有原发病灶,且有低热、盗汗、消瘦、贫血等消耗性症状体征,腹泻与便秘交替性出现,粪便多呈黄色稀粥状,多脓液而少脓血。粪便抗酸杆菌检查阳性。胃肠钡透显示回盲部激惹征象、充盈缺损或狭窄征象。

(4)肠癌:起病缓慢,多发于中年以上人群,常有大便习惯改变或大便变细等病史。有进行性贫血,消瘦,不规则发热等恶病质,腹部可触及包块或肛门指诊可触及肿物。钡餐灌肠和乙状结肠镜检查可发现癌肿。

(5)过敏性结肠炎:粪便中可有大量黏液,但一般无脓血。钡餐灌肠与直肠、乙状结肠镜检查无器质性病变。除肠道症状外,患者常常同时伴有神经官能症症状。

(6)非特异性溃疡性结肠炎:本病多发于青壮年,表现为慢性腹泻,反复发作,黏液、脓血便,常伴有阵发性结肠痉挛性疼痛,并有里急后重,排便后可缓解,但大便反复检查无特异性病原体,纤维乙状结肠镜检查有出血性溃疡或肠膜狭窄并伴息肉。X线钡剂灌肠可见病变部分充盈缺损。

5. 病证鉴别

泄泻:痢疾与泄泻均好发于夏秋季,病位均在肠道,表现为大便稀而便次频,但两者主症各异。痢疾以便下赤白黏冻脓血,里急后重,下利不爽为特点;泄泻以大便溏薄,泻下爽利或如稀水,完谷不化,甚则滑脱不禁,并无脓血,里急后重为特征。

【护理问题】

1. 体温过高
与痢疾杆菌感染有关。

2. 腹泻
与肠道炎症有关。

3. 组织灌注无效(外周组织)
与中毒性菌痢导致微循环有关。

4. 体液不足/有体液不足的危险
与高热、腹泻及摄入不足有关。

5. 潜在并发症
中枢性呼吸衰竭、惊厥、脑疝。

【辨治要领】

1. 辨证要点

(1)辨暴痢和久痢:暴痢属实,大多起病急,病程短,腹痛胀满,里急后重,痢下次多,有典型的脓血便;久痢属虚中夹实,大多起病缓,病程长,腹痛隐隐,肛门坠重,痢下黏液及脓血。

(2)辨寒证与热证:湿热证常见痢下脓血,赤多白少,黏稠腥臭,腹痛,里急后重明显,多见发热;寒湿证常见痢下白多赤少,或纯为白冻,清稀无臭味,腹痛喜温,里急后重不甚,或有形寒而身热不著。

(3)辨伤气与伤血:下痢白多赤少,邪伤气分;赤多白少,或以血为主者,邪伤血分。

2. 治疗原则

痢疾的治疗,应根据其病证的寒热虚实,确定治疗原则。痢疾初起时,以实证、热证多见,治当清肠化湿,调气和血。兼有表证者,宜合解表剂,外疏内通;有滞者,兼以通导积滞;

疫毒炽盛者,加用大剂清热解毒药。久痢为虚证、寒证,应以补虚温中,调理脾胃,收涩固脱为法。

【护理措施】

(一)一般护理

1. 病室经常通风换气,保持空气新鲜,每次排便后开窗透气。

2. 做好胃肠道隔离工作,排泄物要及时清理。一切用物须严格消毒,防止交叉感染。大便细菌培养连续3次转阴后才可解除隔离。

3. 急性暴痢者应卧床休息,症状缓解后可适当活动。

4. 排便后用软纸擦肛门,并用温水坐浴或肛门热敷。肛门红者可涂麻油;肛门有湿疹者可外扑松花粉。

5. 饮食应营养丰富,易消化而清淡。暴痢以素流质或素半流质饮食为主。忌食辛辣、肥甘荤腥、生冷瓜果及硬固难化之物。

(二)观察要点

1. 观察服药前后大便的颜色、量、性质、气味及腹痛、里急后重的程度。

2. 观察体温、呼吸、神志、血压、舌苔、脉象的变化。如见大汗淋漓,四肢厥冷,体温、血压下降,面色苍白,脉数细欲绝者为厥脱之征;若见高热、惊厥,乃为邪陷心营之危候。

3. 注意有无呕吐及呕吐与饮食的关系。

4. 吐泻剧烈者,观察有无电解质紊乱,酸碱平衡失调的情况。

(三)辨证施护

1. 湿热痢

(1)主要症状:腹痛或胀,里急后重,泻下脓血,稠黏气臭,日行十数次至数十次,肛门灼热,小便短赤,口干而黏,或恶寒发热,舌质红,苔黄腻,脉滑数。

(2)施护措施

①病室环境:保持空气清新,凉爽干燥,伴有发热者应卧床休息。

②饮食调护:饮食宜清淡细软,忌食辛辣、肥甘之品。可用马齿苋15～30g煮粥食用。

③情志调护:稳定患者情绪,以便配合治疗。

④药物内治:治以清肠化湿、调气和血为法,方选芍药汤加减。常用药有黄连、黄芩、大黄、马齿苋、芍药、当归、木香、槟榔、枳壳、甘草等。鲜马齿苋60g,或鲜辣蓼草60g,水煎服。(干者用量减半)

⑤其他疗法:用2%温盐水清洁灌肠,再用白头翁15g,黄柏、黄连各10g,浓煎200ml,保留灌肠。肛门灼热者,可用黄连10g,黄柏10g,煎水,熏洗肛门。腹痛下痢剧烈者,临时给服黄连粉1.5g,木香粉1.5g,温开水调服,或针刺合谷、足三里、内庭、上巨虚等穴位,给予强刺激。

⑥药后观察:观察腹痛、大便次数、泻下脓血多少、里急后重程度及发热恶寒等情况变化。

⑦康复指导:中药应空腹温服,每日服2剂,分4次服。初起发热,服解表药后,需加盖衣被,使微汗出。督促患者多饮水或浓茶、糖盐水,及时补充液体,防止伤津,并严格记录出入量。

2. 疫毒痢

(1)主要症状:发病急骤,痢下脓血,鲜紫相杂,腐臭难闻,腹痛剧烈,里急后重,肛门灼痛下坠,壮热口渴,头痛烦躁,甚则神昏、惊厥,舌质红,苔黄腻或黄燥,脉滑数。

(2)施护措施

①病室环境:保持室内空气清新,温度宜偏低。

②饮食调护:饮食宜清淡,忌食油腻、辛辣之品,可饮清凉饮料、食甘润多汁的瓜果或用鲜芦根煎水代茶饮。

③情志调护:安慰患者和家属,减轻其紧张情绪。

④药物内治:治以清热解毒、凉血清肠为法,方选白头翁汤加减,常用药有白头翁、秦皮、黄连、黄柏、地榆、赤芍、金银花、苦参、枳壳等。

⑤其他疗法:高热持续不退者,可用酒精或中药石膏水、薄荷水等擦浴,或用柴胡注射液2~4ml,肌内注射,或用刮痧疗法,也可在曲池穴位注射小剂量安乃近。针刺合谷、曲池、大椎等穴位,给予强刺激,或十宣穴位放血。昏迷、惊厥者,应由专人守护床边,使者平卧,头侧向一边,敞开衣领,取下假牙,针刺人中、十宣等穴位。若无大便排出,可用冷盐水灌肠,排除毒素,并留取标本送检。

⑥药后观察:观察大便的颜色、量、性质、气味及腹痛、里急后重的程度,并注意体温、呼吸、神志、血压、舌苔、脉象的变化。每日测体温、呼吸、脉搏3~6次,高热者改为每2小时测1次,过高热者每半小时测1次,并记录结果。每日测血压4次,如发现低血压休克者,每1~2小时测1次,重度休克者,每15分钟至1小时测1次,并记录结果。高热者极易发生惊厥,须给予降温。若见大汗淋漓、四肢厥冷,体温、血压下降,面色苍白,脉细数欲绝,则为厥脱之征。

⑦康复指导:中药可凉服。烦躁不安者,应加床栏,防止跌伤。保持皮肤清洁干燥,每日用温水擦浴,防止褥疮和继发感染。加强口腔护理,可用银黄液漱口,预防口腔炎和中耳炎。

3. 噤口痢

(1)主要症状:急性暴痢者,症见下痢频繁,赤多白少,气味臭秽,里急后重,腹胀痛难忍而拒按,不思饮食,或食入即吐,恶心呕吐,甚则水饮不入,胸脘痞闷,舌质红,苔黄腻,脉濡数;慢性久痢者,可见痢下无度,呃逆频频,呕吐不止或水饮难入,精神疲乏,舌红,脉细弱无力。

(2)施护措施

①病室环境:保持病室清洁,呕吐物应随时擦拭清除,以免秽气刺激患者,促使其继续呕吐。

②饮食调护:宜给予流质或半流质饮食,鼓励患者多饮淡盐水或糖盐水以补津液。可服生姜红糖饮。

③情志调护:解除患者的心理负担,使其避免紧张、忧虑情绪。

④药物内治:实证以清热解毒、和胃降逆为法,方选开噤散加减。常用药有黄连、石菖蒲、陈皮、茯苓、陈仓米、荷叶蒂、法半夏、竹茹等。虚证以和中补虚、健脾和胃为法,方选六君子汤加减。常用药如党参、白术、茯苓、陈皮、法半夏、石菖蒲、姜汁、竹茹等。

⑤其他疗法:呕吐而汤水难入者,亦可用中药煎剂保留灌肠。呕不能食者,应按医嘱给予补液。针刺中脘、膻中、膈俞、内关、足三里等穴位,按摩膻中、中脘、膈俞、胃俞等穴位。

⑥药后观察:观察患者下痢、里急后重、腹痛、呕吐、精神状态等情况。吐泻剧烈者,注意有无电解质紊乱、酸碱平衡失调的情况。

⑦康复指导:药汁应少量多次分服,亦可在汤药中加姜汁3~5滴,或口嚼生姜片少许。呕吐时,应轻拍患者背部,吐后用温开水漱口,取平卧位,用手按摩胃部。针刺中脘、内关、足三里、天突等穴位,给予中等刺激。

4. 寒湿痢

(1)主要症状:痢下白多赤少,或纯为白冻,腹痛拘急,里急后重,胸脘痞满,口淡无味,头身困重,口黏不渴,舌质淡,苔白腻,脉濡缓。

(2)施护措施

①病室环境:居室宜温暖向阳,室内要清洁,污染的衣裤要及时更换,保持室内空气清新。

②饮食调护:宜给予素半流质饮食,可适当吃酱生姜、生大蒜头等。

③药物内治:治以温中燥湿、散寒导滞为法,方选胃苓汤或不换金正气散加减。常用药有苍术、厚朴、六曲、藿梗、赤苓、枳实、陈皮、木香、炮姜、肉桂等。也可选用藿香正气水或以藿香10g,生姜10g,水煎服,或以木香1.5g,肉桂1g,研末吞服。

④其他疗法:针刺中脘、气海、天枢等穴位,亦可针刺加灸,或用隔盐灸、隔蒜灸神阙穴位。按摩中脘、天枢、气海、关元、大肠俞等穴位。

⑤药后观察:观察痢下,里急后重,腹痛,胸脘痞满,舌苔及脉象等变化。

⑥康复指导:注意腹部保暖,脐腹部可用毛巾被裹紧,加用热敷,或用阳和膏加入肉桂、丁香粉少许,贴于脐部。腹泻次数多者应卧床休息。

5. 阴虚痢

(1)主要症状:痢下赤白,日久不愈,脓血黏稠,量少难出,脐腹灼痛,虚坐努责,心烦口干,午后低热,体倦乏力,舌质红绛少苔,脉细数。

(2)施护措施

①病室环境:室内宜凉爽清洁,保持空气清新。

②饮食调护:饮食宜营养丰富,给予新鲜果汁,如甘蔗汁、藕汁,或加用芦根煎水代茶饮,或乌梅15g,白糖适量,煎汤代茶饮。忌食辛辣、刺激及油腻食物。

③情志调护:避免不良精神刺激,多给予心理疏导,增强患者信心。

④药物内治:治以养阴和营、清肠化湿为法,方选驻车丸加减。常用药有黄连、地榆、阿胶、当归、白芍、甘草、乌梅、炮姜炭等。

⑤其他疗法:以银耳10g,百合20g,粳米适量,煮粥服食。脱肛者,可用消毒纱布涂以润滑油,用手轻揉局部以助回纳。

⑥药后观察:观察大便的颜色、量、性质、气味及腹痛、身热、舌苔及脉象等变化。

⑦康复指导:注意休息,避免过劳。

6. 虚寒痢

(1)主要症状:久痢不愈,泻下稀薄,夹有白冻,或紫黯血色,甚则滑脱不禁,脱肛,脐腹隐痛,得温则舒,每遇受凉或饮食不当而发作加重,食少神疲,形寒畏冷,四肢不温,面色少华,舌质淡,苔薄白,脉细弱无力。

（2）施护措施

①病室环境：室内应保持温暖，阳光应充足，以利于阳虚患者的恢复。

②饮食调护：饮食宜细软、易消化，忌食生冷、油腻之品。

③药物内治：治以温补脾胃、收涩固脱为法，方选桃花汤合真人养脏汤加减。常用药有党参、白术、肉桂、炮姜、诃子、当归、白芍、木香、肉豆蔻、赤石脂、炙甘草等。滑脱不禁者，可用石榴皮 30g，煎汤代茶饮。

④其他疗法：针刺天枢、合谷、百会、脾俞、足三里等穴位，亦可针刺加灸，用补法，也可按摩天枢、气海、关元、脾俞、胃俞、大肠俞、长强、肾俞、命门、足三里等穴位。可用山药 15g，芡实 10g，粳米 100g，煮粥分次服食。或用党参 6g，茯苓 12g，山药 15g，生姜 6g，水煎去渣取汁，加入粳米 100g，煮粥分次服食。

⑤药后观察：观察大便的颜色、量、性质及腹痛、里急后重、形寒、精神状态、舌苔及脉象等变化。

⑥康复指导：腹部应注意保暖，也可热敷或用艾条灸脐周，每日 2 次，每次 15 分钟。

7. 休息痢

（1）主要症状：痢久迁延，时作时止，发作时腹痛，里急后重，大便夹有黏液或呈果酱色，表现为寒湿痢或湿热痢的证候，但便下次数不若暴痢之频，且极少见到恶寒发热等表证。不发之时，倦怠乏力，食少，腹胀，腹部隐痛，舌淡，苔薄白，脉细涩。

（2）施护措施

①病室环境：室内宜温暖适宜。

②饮食调护：平时注意饮食调节，多食薏苡仁、芡实、扁豆等，也可煮粥。

③药物内治：发作期治以化湿导滞为主，休息期治以调理脾胃为主，方选连理汤、香砂六君子汤加减。常用药有党参、白术、干姜、甘草、薏苡仁、黄连、木香、槟榔等。若下痢时发，色如果酱汁，可用鸦胆子仁，成人每服 1.5 粒，胶囊分装，饭后服用，连服 7 天。

④其他疗法：针刺脾俞、胃俞、关元、肾俞、足三里、合谷等穴位，针用补法，可加灸法。

⑤药后观察：观察大便的颜色、数量、性质及腹痛、面色、精神状态、舌苔及脉象等变化。

⑥康复指导：适当锻炼身体，经常按摩足三里等穴位。

【健康教育】

1. 控制传染病，切断传播途径。早期发现患者及带菌者，应及时隔离并彻底治疗。搞好卫生，保护水源。消灭苍蝇孳生场所。

2. 注意饮食卫生，避免暴饮暴食、过食生冷瓜果及进食馊腐不洁之物。

3. 在痢疾流行季节，可适当食用生蒜瓣，每次 1~3 瓣，每日 2~3 次，或将大蒜瓣放入菜食之中食用，亦可用马齿苋、绿豆适量，煎汤饮用。

【复习思考题】

1. 为什么痢疾的发病在夏秋季节最多见？其发病机理是什么？

2. 试述湿热痢、寒湿痢的临床表现及辨证施护。

3. 何为"疫毒痢"？临床应如何护理？

第七章

肺 系 病 证

第一节　咳　　嗽

咳嗽是指肺气上逆作声,咳吐痰液而言,为肺系疾病的主要症状之一。

临床表现以咳嗽为主症的一类疾病,如急慢性支气管炎、支气管扩张等,当审证求因,结合辨病治疗;其他疾病兼见咳嗽,如肺脓肿、肺炎、肺结核等,则当辨病结合辨证施治与本篇互参。

【病因病机】

1. 病因

(1)外感:多因肺的卫外功能不强,以致在天气冷热失常、气候突变的情况下,感受六淫外邪而致病,或从口鼻而入,或从皮毛而受。由于四时气候变化的不同,人体感受的致病外邪亦有区别。风为六淫之首,其他外邪多随风邪侵袭人体,所以外感咳嗽常以风为先导,或挟寒、热、燥邪,其中以风邪挟寒者居多。

(2)内伤:有因情志刺激,肝气失于调达,肝气郁结,日久化火,气火循经上逆犯肺者;有因饮食不当,平素嗜烟好酒,过食肥厚、辛辣,熏灼肺胃,或脾运不健,以致痰浊内生,上渍于肺者;有慢性久病伤肺,肺脏虚损,阴伤气耗,而致肺气上逆者。

2. 病机

肺主气,司呼吸,上连气道、喉咙,开窍于鼻,外合皮毛,内为五脏华盖,其气贯百脉而通他脏,不耐寒热,易受内外之邪侵袭而致病,故称为"娇脏"。肺病则宣肃失常,肺气上逆发为咳嗽。

外感咳嗽属于邪实,因外邪犯肺,肺气壅遏不畅,而致气逆作咳;内伤咳嗽,多属邪实与正虚并见,病理因素主要为痰与火。他脏及肺者,多因邪实导致正虚。肝火犯肺者,每见肝经气火耗伤肺津,炼液成痰;痰浊犯肺者,因脾弱生痰,不能化饮食为精微上输以养肺,反聚为痰,上贮于肺,壅塞肺气,上逆为咳。若痰湿转从热化,则可表现为痰热咳嗽。部分慢性年老患者,病久可致脾肺两伤,甚则病延及肾,阳气渐衰,津液失于输布,痰湿转从寒化,表现为本虚标实"寒饮伏肺"的痰饮、咳喘重证。至于肺脏虚损的咳嗽,则多为因虚致实,如肺阴不足,则每致阴虚火炎,灼津为痰,肺失濡润,或肺气虚寒,失于温养,气不化津,津停成痰,均可导致肺气上逆为咳。

外感咳嗽如迁延失治,邪伤肺气,更易反复感邪,而致咳嗽屡作,肺脏益伤,逐渐转为内伤咳嗽;内伤咳嗽,肺脏有病,卫外不强,易感受外邪引发或加重咳嗽。由此可知,咳嗽虽有外感、内伤之分,但有时两者又可互为因果。

【护理评估】

1. 症状

外感咳嗽,起病较急,常先有急性上呼吸道感染症状,而后出现咳嗽、咳痰,常为刺激性干咳,有少量黏液性痰,伴胸骨后不适感或钝痛,继则咳嗽加剧,咳痰增多呈黏液性或脓性,偶尔痰中带血,延续2~3周渐减。内伤咳嗽多病势缓慢,病程较长,常因反复发作而加重,主要症状为慢性咳嗽、咳痰或(和)喘息,到夏季气候转暖时可自然缓解。

2. 体征

早期可无异常体征。急性发作期常伴体温升高,背部及肺底有散在的干、湿啰音,啰音的多少及部位不定,咳嗽后可减少或消失。

3. 实验室检查

(1)X线检查:早期可无异常,反复发作时可见两肺纹理增粗、紊乱。

(2)肺功能检查:早期可无异常,如有气道狭窄或阻塞时,表现为时间肺活量降低。

(3)血液检查:急性感染时可见白细胞总数及中性粒细胞增高。

(4)痰培养:常见肺炎球菌、流感嗜血杆菌、甲型链球菌等。

4. 鉴别诊断

(1)外感暴咳须与下列疾病相鉴别

①急性上呼吸道感染:鼻咽部症状较明显,咳嗽较轻,痰少或无痰,肺部无异常体征。

②流行性感冒:起病急骤,全身中毒症状显著,如高热、全身酸痛等,上呼吸道症状较轻。常有流行情况。

③大叶性肺炎:畏寒,发热,咳嗽,咳白色黏痰、黄色脓痰或铁锈色痰。重症患者气促,肺部闻及湿性啰音,血白细胞计数升高,X线检查肺部有大片阴影,可助诊断,痰培养可见致病菌。

(2)内伤久咳须与下列疾病相鉴别

①浸润性肺结核:患者伴有消耗性症状,如发热、乏力、盗汗、消瘦及食欲减退等,痰检查可发现结核杆菌,胸部X线检查肺部有浸润灶,可以明确诊断。

②喘息性支气管炎:本病多见于中老年人,一般以咳嗽、咳痰为主要症状,伴发喘息及哮鸣音,感染控制后可缓解。

③支气管扩张:本病也有咳嗽、咳痰反复发作的特点,但反复咳痰量多,合并感染时有大量脓痰。肺部湿啰音多为单侧,常见于下部且较固定,可有杵状指(趾),X线检查常见下肺野纹理粗乱或呈卷发样,支气管造影可以确诊。

④肺癌:本病多见于40岁以上人群,特别是多年吸烟者,呈刺激性咳嗽,咳少量脓痰,常有痰中带血;X线检查可见肺上有结节状或块状阴影。阻塞性肺炎经治不能完全消散者,应警惕肺癌的可能,可作脱落细胞及纤维支气管镜检查,以明确诊断。

⑤矽肺及尘肺:患者有粉尘接触史,X线检查肺部可见矽结节,肺门阴影扩大及网状纹理增多。

5. 病证鉴别

咳嗽与肺痈、肺痿:三者均有咳嗽。肺痈是肺叶生疮形成脓疡的一种病症,其临床特征是发热,胸痛,咳吐大量腥臭脓血浊痰;肺痿是肺叶痿弱不用,为肺脏的慢性虚损疾患,其临床特征是以慢性咳嗽,咳吐浊唾涎沫为主;咳嗽是由外感或内伤引起肺失宣肃,肺气上逆所致的病证。

【护理问题】

1. 体温增高

由于呼吸道感染引起。

2. 咳痰

痰是从声门排除的、喉以下呼吸道和肺泡的分泌物。

3. 咳嗽

咳嗽突然发作,多与异物吸入及过敏有关,慢性支气管炎、支气管扩张患者往往在清晨起床或夜间刚躺下时,咳嗽加剧并咳出大量脓痰。

4. 潜在并发症

左心衰竭、慢性阻塞性肺气肿、哮喘等。

【辨治要领】

1. 辨证要点

(1)辨外感内伤:外感咳嗽多为新病,起病急,病程短,常伴肺卫表证;内伤咳嗽多为久病,常反复发作,起病缓,病程长,无表证。

(2)辨虚实:外感咳嗽多属邪实;内伤咳嗽多属邪实正虚。

2. 治疗原则

外感咳嗽,治以祛邪利肺为主;内伤咳嗽,治当祛邪止咳,兼以扶正。

【护理措施】

(一)一般护理

1. 病室内寒温要适宜,保持一定的湿度,通风良好,空气新鲜,督促患者随天气冷热增减衣服,避免受凉感冒。

2. 避免烟尘刺激。吸烟者,劝其戒烟,病室内绝对禁止吸烟。

3. 注意口腔清洁,早晚用温盐水或漱洗剂漱口。

4. 饮食应富含维生素及蛋白质,有营养、易消化,如选择新鲜白菜、菠菜、油麦菜、萝卜、胡萝卜、西红柿、黄瓜、冬瓜、豆浆、瘦肉、河鱼、河虾、鸡蛋等,也可食用具有健脾益肺、止咳化痰作用的食物,如猪、牛、羊的肺脏及枇杷、橘子、梨、百合、大枣、莲子、杏仁、核桃等。忌食生冷食物及辛辣、海腥、甘肥、过咸之品,禁酒。

5. 发现呛咳或咯血等症状,及时报告医生。

6. 咳嗽剧烈者,宜卧床休息,必要时取半卧位。痰难排出者,可轻拍其背,并饮少量温开水或糖水润喉。

7. 百日咳、肺痨、时行感冒的咳嗽患者应隔离,痰液须消毒处理。室内每日空气消毒1次。

8. 咳嗽剧烈者，针刺太渊、肺俞、天突穴；痰多加丰隆穴；阴虚咳嗽加太溪穴。

9. 避免情志刺激。

（二）观察要点

1. 观察咳嗽的声音、节律、时间、性质。
2. 注意咳嗽时伴发的症状，恶寒、发热、汗出及有痰无痰。
3. 观察痰的色、质、量、味及咳出情况。
4. 观察药后寒热、汗出、咳嗽及咳痰情况。

（三）辨证施护

1. 风寒

（1）主要症状：咳嗽声重有力，气急欠平，咳痰稀薄色白，常伴鼻塞，流清涕，头痛，肢体酸楚，或见恶寒发热，无汗等表证，舌苔薄白，脉浮或浮紧。

（2）施护措施

①饮食调护：可饮用茶叶、枇杷叶水、姜汁冲白蜜，散寒止咳。

②药物内治：治宜疏风散寒宣肺，方选止嗽散、三拗汤加减。常用药有麻黄、杏仁、甘草、荆芥、桔梗、紫菀、陈皮、金沸草等。

③其他疗法：取坐位，双脚平放与肩同宽，右手掌心与左手背重叠，轻轻放在小腹部，呼吸调匀，全身放松，静坐1~2分钟后，将左（右）手拇指指腹放在对侧中府穴上，适当用力按揉0.5~1分钟，以酸胀为佳，再将右手手掌放在膻中穴位，适当用力按揉0.5~1分钟，最后揉按尺泽、列缺穴位，每日1次。亦可用手自上而下摩擦头面部，每次5分钟，再以食指轻轻按摩位于鼻唇沟的迎香穴位，每次1~3分钟，每日2次。

④药后观察：观察患者畏寒，汗出，咳嗽及咳痰情况。

⑤康复指导：药后宜加盖衣被，进食热饮、热粥，以助祛邪扶正；服药后有出汗现象者，须避风；要注意背部的保暖，以免风寒之邪从肺俞侵袭，加重病情。

2. 风热

（1）主要症状：咳嗽频剧，气粗或咳声嘶哑，喉燥咽痛，咳痰不爽，痰黏稠或黄，咳时烘热汗出，常伴鼻流黄涕，口渴，头痛，肢楚，恶风，身热等表证，舌苔薄黄，脉浮数。

（2）施护措施

①饮食调护：宜食用雪梨百合羹，可润肺化痰，或取丝瓜炖汤作羹，疏风化痰止咳。

②药物内治：治宜疏风清热肃肺，方选桑菊饮加减。常用药有桑叶、菊花、薄荷、连翘、前胡、牛蒡子、杏仁、桔梗、大贝母、枇杷叶等。

③其他疗法：发热者避免物理降温，如发热不退，可针刺或点刺大椎、曲池等穴位；可用枇杷叶膏调川贝粉饮服。

④药后观察：观察患者身热，咽痛，咳声嘶哑，咳嗽及咳痰情况。

⑤康复指导：注意汗出避风，以免加重病情。

3. 风燥

（1）主要症状：干咳，连声作呛，咽喉干痛，喉痒，痰少而黏，不易咳出，或痰中带有血丝，唇鼻干燥，初起或伴鼻塞，头痛，微寒，身热等，多发于秋季，舌质红干而少津，苔薄白或薄黄，脉浮数或小数。

（2）施护措施

①饮食调护：用梨炖川贝、白蜜润肺止咳。

②药物内治：治以疏风清肺、润燥止咳，方选桑杏汤加减。常用药有桑叶、桑白皮、前胡、牛蒡子、光杏仁、川贝母、天花粉、南北沙参、梨皮等。

③其他疗法：用罗汉果茶：罗汉果 15g，沸水冲泡，加盖焖 15 分钟，代茶频饮，可清热止咳。也可以双手食指按压两侧的风池穴位，每次 30～60 下，每日 2～3 次。

④药后观察：观察患者咳嗽，咽喉干痛，喉痒及咳痰等情况。

⑤康复指导：汤药少量多次饮用，或用桑杏汤雾化吸入。

4. 肝火

（1）主要症状：上气咳逆阵作，咳时面赤，咽干，常感痰滞咽喉而咯之难出，量少质黏，或痰涎凝结如絮条，胸胁胀痛，咳时引痛，口干苦，舌苔薄黄少津，脉弦数。

（2）施护措施

①饮食调护：饮食宜清淡、易消化，忌食烧烤、辛辣之物。

②情志调护：保持精神愉快，避免情志刺激、抑郁恼怒，以免加重病情。

③药物内治：治宜清肺平肝降火，方选泻白散。常用药有桑白皮、地骨皮、甘草、牡丹皮、栀子、黄芩、竹茹、陈皮、紫苏子、枇杷叶等。

④其他疗法：咳嗽气逆，面赤咽干，可用桑皮、天冬炖梨，饮汁，可泻肺火、滋肺阴。

⑤药后观察：观察患者咳逆，咽干及咳痰情况。

⑥康复指导：剧烈咳嗽时采取坐位及半坐位，减少肺气上逆所导致的咳嗽。

5. 痰湿

（1）主要症状：咳嗽反复发作，咳声重浊，痰多易咯，因痰而嗽，痰出咳平，痰黏腻或稠厚成块，色白或带灰色，每于早晨或食后则咳甚痰多，进甘甜、油腻食物后加重，胸闷，脘痞，呕恶，食少，体倦，大便时溏，舌苔白腻，脉象濡滑。

（2）施护措施

①病室环境：保持适宜的温、湿度，避免烟尘及异味刺激。

②饮食调护：可多食生姜、胡椒、陈皮等温燥行气之品，忌食糯米、甜食及肥肉类。

③情志调护：保持精神愉快，避免精神刺激，指导患者学会自我调节情绪。

④药物内治：治宜健脾燥湿化痰，方选二陈平胃汤、三子养亲汤加减。常用药有法半夏、陈皮、苍术、厚朴、杏仁、茯苓、佛耳草、炙款冬等。

⑤其他疗法：咳嗽痰多，黏白者可针刺中脘、丰隆、肺俞穴位，还可用割治、拔火罐等方法进行调护。平时可食用党参粥。

⑥药后观察：观察咳嗽及咳痰情况。

⑦康复指导：本型多呈慢性过程，要注意休息、保暖，避免劳累、受凉，以防感冒加重病情。咳痰量多者，要经常更换体位，以利痰液排出，如咳痰无力，可用吸痰器吸出痰液。

6. 痰热

（1）主要症状：咳嗽气息粗促，或喉中有痰声，痰多，质黏厚或稠黄，咯吐不爽，或有热腥味，或吐血痰，胸胁胀满，咳时引痛，面赤，或有身热，口干而黏，欲饮水，舌质红，苔薄黄腻，脉滑数。

（2）施护措施

①病室环境：保持通风良好，空气新鲜，避免烟尘及异味刺激。

②饮食调护：热痰者宜多食水果或多饮水，食物宜清淡，必要时可进半流质饮食；口干欲饮者，应多饮水，亦可服梨汁、荸荠汁。

③情志调护：保持精神愉快，避免精神刺激，指导患者学会自我调节情绪。

④药物内治：治宜清热化痰肃肺，方选清金化痰汤加减。常用药有桑白皮、黄芩、栀子、知母、大贝母、光杏仁、瓜蒌、海蛤壳、竹沥半夏、射干等。

⑤其他疗法：可予竹沥水每次 20ml，每日 1～3 次。如痰中带血，可给予三七粉或白及粉分服，或用白茅根、藕节水、鲜芦根煎汤送服。针刺肺俞、尺泽等穴位，痰多者加丰隆、足三里等穴位。

⑥药后观察：注意痰量、痰色及痰液的黏稠度变化等情况的改变。

⑦康复指导：痰液黏稠难咳者，常用药物雾化吸入法。

7. 肺阴亏虚

（1）主要症状：干咳，咳声短促，午后黄昏加剧，痰少而黏，色白，或痰中带血丝，或声音逐渐嘶哑，口干咽燥，或午后潮热，颧红，手足心热，夜卧盗汗，起病缓慢，日渐消瘦，神疲，舌质红，少苔，脉细数。

（2）施护措施

①病室环境：病室内温度适宜，保持一定湿度，通风良好，空气新鲜，避免烟雾刺激。

②饮食调护：可选用银耳、百合、甲鱼等滋阴之品。可多食水果，或用麦冬、沙参之类养阴之品泡水代茶饮。

③情志调护：适当休息，避免过度疲劳，保持心情愉悦。

④药物内治：治宜养阴润肺，方选沙参麦冬汤、百合固金汤加减。常用药有沙参、麦冬、玉竹、川百合、天花粉、川贝母、甜杏仁、地骨皮等。

⑤其他疗法：肺肾阴虚可用针灸治疗，潮热针刺大椎、阴郄、三阴交等穴位，盗汗针刺后溪穴位，咳痰针刺鱼际、太冲等穴位。

⑥药后观察：注意潮热，盗汗，口干咽燥，手足心热等症状的缓解情况。

⑦康复指导：盗汗者，衣被不要盖得太暖，室内避免闷热，以免引起出汗。亦可用牡蛎、煅龙骨研粉，纱布包扎，用以扑身。

【健康教育】

1. 加强锻炼，积极预防感冒。

2. 慢性咳嗽者，应常服扶正固本药物。

【复习思考题】

1. 咳嗽的辨证原则是什么？

2. 咳嗽的观察要点有哪些？

3. 肝火证咳嗽如何辨证施护？

第二节 哮 证

哮病是一种发作性的痰鸣气喘疾患,发时喉中有哮鸣声,呼吸气促困难,甚则喘息不能平卧。本病属于痰饮病中的"伏饮"证,相当于西医学的支气管哮喘、哮喘性支气管炎、嗜酸性细胞增多症(或其他急性肺部过敏性疾患)引起的哮喘。

【病因病机】

1. 病因

(1)外邪侵袭:外感风寒或风热之邪,未能及时表散,邪蕴于肺,壅阻肺气,气不布津,聚液生痰,或因吸入烟尘、花粉等,影响肺气的宣降,津液凝聚,变生痰饮。这些都可成为哮证的宿因。

(2)饮食不当:贪食生冷,寒饮内停,或嗜食酸咸甘肥,积痰蒸热,或进食海腥发物,以致脾失健运,饮食不归正化,痰浊内生,上干于肺,壅塞气道,致成哮证之因。

(3)体质、病后:此为素质不强或病后体弱,如幼年患麻疹、百日咳,或反复感冒、咳嗽日久等致阳虚阴盛,气不化津,痰饮内生,或阴虚阳盛,热蒸液聚,痰热胶固。素质不强者多以肾为主,而病后所致者多以肺为主,总之肺、脾、肾三脏,常相互错综为患。

2. 病机

哮证的病理因素以痰为主。痰的来源,是在脏腑阴阳失调的基础上,复加外感、饮食、病后失调等因素,影响津液的运行,停积而成。因肺不能布散水津,脾不能运化水谷,肾不能蒸化水液,以致津液凝聚成痰,伏藏于肺,成为致病的特殊内在因素,哮证发作的"凤根"。

由于痰伏于肺,形成发病的潜在病理因素,此后如遇饮食不当或气候突变、情志失调、劳累等多种因素,均可引起发作。这些诱因,每多互相联系,其中尤以气候为主。发作时则痰随气升,气因痰阻,壅塞气道,肺管狭窄,通畅不利,升降失常,而致痰鸣如吼,呼吸困难。因壅塞肺气,以邪实为主,故以呼吸困难,而自觉呼出为快。若痰因于寒,痰从寒化,则属寒痰为患,发为冷哮;痰因于热,痰从热化,则痰热为患,表现为热哮。痰热内郁,风寒外来,可见外寒内热之证。

如长期反复发作,则从实转虚,寒痰伤及三阴之阳气,痰热耗灼肺肾之阴,可在平时表现肺、脾、肾等脏气虚弱的症状。由于三脏之间的交互影响,可致合并同病,表现肺、脾、肾的气虚及阳虚,或肺、肾的阴虚。大发作时则见正虚邪实的错杂现象。

【护理评估】

1. 症状

哮病是一种反复发作性的,以哮鸣、喘促与咳痰为特点的肺部过敏性疾病,大多数好发于秋冬季,一般农村较城市为多见,北方比南方多见,且患者一般有过敏家族史或本人有过敏史。

2. 体征

哮病发作时,患者胸廓胀满,呈吸气位;叩诊呈过清音,心浊音界缩小;发作时两肺满布哮鸣音。合并感染时,哮鸣音与湿啰音同时存在。如哮病发作严重,但哮鸣音明显减弱或消失,血压低,患者意识模糊,提示病情危重。

　　3. 实验室检查

　　(1)实验室检查:支气管哮喘血清中免疫球蛋白(IgE)明显增高。嗜酸性粒细胞增多性哮喘,其周围血常规中嗜酸性粒细胞明显增高。

　　(2)X线检查:哮喘性支气管炎,可发现肺纹理增加,呈条索状或网状,下肺野多于上肺野。嗜酸性粒细胞增多性哮喘,肺部有斑片状、云雾状的散在或游走性浸润灶。

　　(3)血液检查:发作时血中嗜酸性粒细胞增多,并发呼吸道感染时白细胞计数和中性粒细胞数增多。

　　(4)血气分析:若缺氧,可有 PaO_2 下降,而 $PaCO_2$ 在轻度或中度哮喘时,由于过度通气可下降;哮喘持续状态,由于严重气道阻塞,可使 CO_2 潴留,$PaCO_2$ 上升。

　　4. 鉴别诊断

　　(1)心源性哮喘:急性左心功能不全者常于夜间发生阵发性呼吸困难,亦可伴有哮鸣音,颇似哮喘,但其多有原发性高血压、冠心病、二尖瓣狭窄等病史和体征,可咳血性泡沫痰,双侧闻及湿性啰音,胸部 X 线检查有心脏增大,肺充血征。

　　(2)支气管肺癌:癌肿导致支气管狭窄或癌细胞释放 5 羟色胺,引起支气管收缩,或伴有感染时,可有气急、哮鸣、咳嗽等症状,X 线平片可正常,多进行性加重而很少完全恢复正常,应用支气管扩张剂疗效不显,并有刺激性咳嗽,痰中带血等症状,痰检查可发现癌细胞。

　　5. 病证鉴别

　　哮病与咳喘、支饮:部分慢性咳嗽,反复经久,可以发展成咳喘、支饮,虽然均有痰鸣气喘的症状,但多为逐渐发展加重,病势时轻时剧,与哮喘之反复间歇发作,突然发病,迅速缓解,哮吼声重而咳轻,有显著不同,临床不难识别。

【护理问题】

　　1. 乏力

　　与哮喘发作期机体缺氧有关。

　　2. 低效性呼吸状态

　　与哮喘张口呼吸有关。

　　3. 气体交换障碍

　　与阻塞性通气功能障碍或伴发肺部感染有关。

　　4. 焦虑

　　与呼吸困难、缺氧,尤其是症状一时不能缓解有关。

　　5. 语言交流障碍

　　严重呼吸困难而不能讲话或只能发单音节词。

　　6. 潜在并发症

　　喘脱。

【辨治要领】

　　1. 辨证要点

　　(1)辨虚实:哮证总属邪实正虚之病,发作时以邪实为主,平时以正虚为主。一般新病喘哮气粗声高,呼吸深长,呼出为快,脉实有力,体质不虚者属实;久病喘哮气怯声低,呼吸短促难续,呼出吸入均困难,脉沉细或细数,体质虚弱者属虚。

(2)辨寒热:在分清虚实的基础上,实证需分别寒痰、热痰,以及是否兼有表证之不同。

(3)辨阴阳:在分清虚实的基础上,虚证需审其阴阳之偏虚,脏腑之所属,一般以肺、脾、肾阳(气)虚者为多,也有肺、肾阴虚者。

2. 治疗原则

治疗当根据"发时治标,平时治本"的原则,发时攻邪治标,祛痰利气,分清寒热,寒痰宜温化宣肺,热痰当清化肃肺,反复久发正虚邪实者又当兼顾;不发时应扶正治本,审其阴阳,阳气虚者,应予温补,阴虚者,则予滋养,区别脏器的不同,采取补肺、健脾、益肾等法,寒热虚实错杂者,当温清并施。

【护理措施】

(一)一般护理

1. 病室要空气新鲜,通风良好,不宜使用毛毯,避免烟尘和有害气体的刺激。

2. 了解患者的生活习惯、环境、职业,发病前接触史,寻找发病诱因。

3. 解除患者的紧张情绪和思想负担,鼓励患者树立战胜疾病的信心。

4. 哮喘发作期,宜采取坐位或半卧位,以减轻呼吸困难的症状,如呼吸困难明显者,应立即吸氧。痰不易咳出者可轻拍其背部。

5. 忌食生冷、油腻、辛辣、醇酒,避免饮食过酸、过咸、过甜,对诱发哮病的食物,如蛋、奶、鱼、虾等都要避免进食。晚餐不宜过食。

6. 患者发病时,急用洋金花(曼陀罗花)放在纸卷中点火燃烧,作吸入剂用,或针刺舒喘穴(第二、三掌骨之间的骨间隙中),或用艾条灸天突、膻中、气海等穴位。

7. 发作时的给药方法,需将头、二煎药汁分别煎出,然后混合,分成4次。白天服2次,晚间和夜间各服1次,服药时将药汁放文火上炖热。亦可遵医嘱用中药作雾化吸入。

(二)观察要点

1. 观察发作时间、持续时间和诱发因素。

2. 注意发作时喘哮特点及伴发症状,如恶寒、发热、汗出、痰液等情况。

3. 注意缓解期的症状,如呼吸、咳嗽、咳痰等情况。

(三)辨证施护

1. 寒哮

(1)主要症状:喘憋气逆,呼吸气促,喉中哮鸣有声,胸膈满闷如塞,咳不甚,咳痰色白,稀薄而有泡沫,或呈泡沫状,量少,咳痰不爽,面色晦滞带青,口不渴,或渴喜热饮,天冷或受寒易发,形寒怕冷,或兼恶寒发热,头疼身痛,舌苔白滑,脉弦滑或浮紧。

(2)施护措施

①病室环境:病室温度要略高,阳光应充足。

②饮食调护:忌食海腥、油腻的食物,如黄鱼、带鱼、海虾、蟹、肥肉等。

③情志调护:避免不良情志刺激,以免加重病情。

④药物内治:治宜温肺散寒、化痰平喘,方选射干麻黄汤、小青龙汤加减。常用药有麻黄、桂枝、细辛、干姜、半夏、白前、杏仁、橘红、紫菀、炙款冬、紫苏子、甘草等。

⑤其他疗法:发作期可针刺膻中、天突、气海等穴位,有温化寒痰的作用;缓解期可采用指压疗法,以双手食指按压风池穴位,每次30~60下,每日2~3次。

⑥药后观察:注意哮喘发作频次、程度的改善情况。

⑦康复指导:汤药宜热服,禁生冷;遇寒发作或加重者,应注意保暖、防寒,特别是背部保暖,以免风寒之邪从肺俞穴而入,加重病情。

2. 热哮

(1)主要症状:喘而气粗息涌,胸高胁胀,喉中痰鸣如吼,胸膈烦闷不安,呛咳阵作,咳痰黏稠,或黄浊如脓,排吐不利,面赤自汗,口渴欲饮,或有身热,头痛,舌苔黄腻质红,脉滑数或弦滑。

(2)施护措施

①病室环境:病室要保持通风换气,温度宜偏低,防止闷热。

②饮食调护:可饮用清凉饮料,如梨汁、荸荠汁等。忌食辛辣刺激的食物,如酒类、辣椒、芥末、咖喱、胡椒、蒜、葱、韭菜等。

③情志调护:及时给予患者心理疏导,使其克服恐惧心理。

④药物内治:治宜清肺泄热、化痰平喘,方选定喘汤。常用药有麻黄、黄芩、知母、炙桑皮、海蛤壳、竹沥半夏、射干、杏仁、甘草等。对呼吸急促,喘不得平卧者,可冲服地龙粉平喘清热。

⑤其他疗法:发作时针刺膻中、列缺、肺俞、尺泽等穴位以清热宣肺平喘。

⑥药后观察:注意哮喘发作程度和痰色的改善情况。

⑦康复指导:汤药宜温服,发热者,按时测量体温,观察变化;汗多者用毛巾擦拭汗液,及时更换湿衣物,勿使患者受凉。

3. 虚哮

(1)主要症状:多属久病年老体弱,反复频繁发作,甚则常有持续性哮喘,发时喉中痰鸣如鼾,声低,气促不足以息,动则气急尤甚,咳痰无力,咳痰不爽,精神疲惫,汗出,心慌,口唇爪甲发绀,舌质黯紫,脉虚无力。

(2)施护措施

①饮食调护:缓解期可食用补益肺、脾、肾的食物,如选服人参、蛤蚧、紫河车粉、沙参百合粥、黄芪党参粥等。

②情志调护:要教导患者保养精神,力戒疲劳,节制性欲,避免各种情绪刺激。

③药物内治:治宜补肺益肾、降气化痰,方选平喘固本汤加减。常用药有党参、五味子、胡桃肉、山茱萸、坎脐、紫石英、沉香、紫苏子、紫菀、款冬花、诃子、法半夏等。

④其他疗法:在缓解期可用割治术、埋线疗法进行调护。亦可将补骨脂研为细末,每次取10g,以生姜汁调为膏状,敷于双侧足心,用纱布与胶布固定,每日换药1次。气短喘促紫绀者,可予低流量间歇吸氧,咳痰不利者可吸痰。

⑤药后观察:哮喘持续时间,气促,咳痰等变化。

⑥康复指导:加强锻炼,多做呼吸保健操,并积极预防感冒,避免各种诱发因素。

【健康教育】

1. 注意气候变化,做好防寒保暖工作,防止外邪诱发哮证。

2. 忌吸烟和避免接触刺激性气体、灰尘;饮食忌生冷、肥腻、辛辣、海鲜等物;避免过度劳累和情绪影响,以冀减少各种诱发的机会。

【复习思考题】

1. 哮喘病的预防要注意哪些问题?

2. 寒哮和热哮如何辨证施护?

3. 虚哮要注意哪些情况的出现,怎样护理?

第三节 喘 证

喘证是以呼吸急促困难,甚至张口抬肩,鼻翼煽动,不能平卧为特征的疾病。本证涉及多种急慢性疾病,不但是肺系疾病的主要证候之一,也可因为其他脏腑病变影响于肺所致。临床上,喘息型支气管炎、肺炎、肺结核、矽肺、肺气肿、心源性哮喘及癔症等,在发生呼吸困难时,均可参照本篇内容辨治。

【病因病机】

1. 病因

(1)外邪侵袭:外感风寒,多因重感风寒,邪袭于肺,外闭皮毛,内遏肺气,肺卫为邪所伤,肺气不得宣畅,气机壅阻,上逆作喘。若表邪未解,内已化热,或肺热素盛,寒邪外束,热不得泄,则热为寒郁,肺失宣降,亦气逆作喘;风热犯肺,风热外袭,内犯于肺,肺气壅实,清肃失司,或热蒸液聚成痰,痰热壅阻肺气,升降失常,亦发为喘逆。

(2)饮食不当:恣食生冷肥甘或嗜酒伤中,脾运失健,水谷不归正化,反而聚湿生痰,痰浊上干,壅阻肺气,升降不利,则发为喘促。如复加外感,可见痰浊与风寒、邪热等内外合邪的错杂证候。若湿痰久郁化热,或肺火素盛,痰受热蒸,则痰火交阻于肺,痰壅火迫,肺气不降,上逆为喘。如痰湿转从寒化,可见寒饮伏肺,常因外邪袭表犯肺,引动伏饮壅阻气道而发为喘促。

(3)情志不调:情志不舒,忧思气结,肺气痹阻,气机升降失常,或郁怒伤肝,肝气上逆于肺,肺气不得肃降,升多降少,皆致气逆而喘。

(4)劳欲久病:劳欲伤肾,精气内夺,肾气真元伤损,根本不固,不能助肺纳气,气失摄纳,上出于肺,出多入少,气逆上奔而为喘;久病、慢性咳嗽、肺痨等迁延不愈,病久肺虚,短气喘促。

此外,如中气虚弱,肺气失于充养,亦可因气虚而喘。

2. 病机

喘证的病位主要在肺和肾。肺主气,司呼吸,为气机出入升降的枢纽,肾主摄纳,有助肺纳气,保持肺气肃降的作用,为此,古人有"肺为气之主,肾为气之根"之说。

若肺不主气,肾不纳气,升降出入失常,则气逆为喘。分而言之,肺主气,外合皮毛,内为五脏华盖,若外邪袭表犯肺,或他脏病及于肺,皆可使肺失宣降,肺气壅实,呼吸不利而喘,如肺虚失其所主,亦可少气不足以息而为喘。若肾元亏虚,根本不固,摄纳失常,则气不归元,亦可气逆于肺而喘。

另外,脾经痰浊上干,中气虚弱,土不生金,肺气不足,或肝气上逆乘肺,升多降少,皆可为喘。喘证的病理性质有虚实两类。实喘在肺,外邪、痰浊、肝郁气逆,邪壅肺气,宣降失利;虚喘当责之肺、肾两脏,且尤以肾虚为主。因阳气不足,阴精亏耗,可导致肺、肾两脏摄纳失常。病情错杂者每可下虚上盛并见,因实喘病久伤正,由肺及肾,或虚喘复感外邪,或挟痰浊,则邪气壅阻于上,肾气亏虚于下,表现虚实夹杂的证候。

病情严重阶段,肺肾俱虚,孤阳欲脱之时,多影响到心,因心脉上通于肺,肺可治理调节心血的运行,宗气贯心脉而行呼吸,肾脉上络于心,心阳根于命门之火,故心气、心阳可同时衰竭。阳气亏虚不能鼓动血脉之运行,血行瘀滞可见面色、唇舌指甲青紫,甚至出现喘脱、亡阳、亡阴的危险证候。

【护理评估】

1. 症状

在慢性咳嗽、咳痰等症状的基础上出现了逐渐加重的呼吸困难,最初仅在劳动、上楼或登山时有气促,随着病情的发展,在平地活动时,甚至在静息时也感气短,严重时则可出现呼吸衰竭的症状,如紫绀,头痛,嗜睡,神志恍惚等。

2. 体征

患者多有原发病的症状,如慢性咳喘病的咳嗽、咳痰、喘息,活动后可感气促明显,劳动时耐力下降。急性发作期常伴体温升高,背部及肺底有散在的干、湿啰音。

3. 实验室检查

(1)X线检查:反复发作时,可见两肺纹理增粗、紊乱。

(2)肺功能检查:气道狭窄或阻塞时,表现为肺活量降低。

(3)血液检查:急性感染时可见白细胞总数及中性粒细胞数增高。

4. 鉴别诊断

(1)支气管哮喘:本病常于幼年或青年时发病,一般无慢性咳嗽、咳痰史,以发作性哮喘为特征。发作时,两肺满布哮鸣音,缓解后可毫无症状。常有个人史或家族过敏性疾病史。

(2)支气管扩张:典型症状为慢性咳嗽、咳大量脓痰和反复咯血,合并感染时有多量脓痰;肺部湿啰音多为单侧性,常见于下部且固定;可有杵状指(趾)。

5. 病证鉴别

(1)喘证与气短:喘证与气短同为呼吸异常,但喘证表现为呼吸困难,张口抬肩,摇身撷肚,实证气粗声高,虚证气怯声低。气短即少气,主要表现呼吸浅促,或短气不足以息,似喘而无声,亦不抬肩撷肚,如气短进一步加重,亦可呈虚喘表现。

(2)喘证与咳嗽:喘证与咳嗽可以互相并见,二者有轻重之别,症状表现亦不相同。咳嗽以气逆有声,咳吐痰涎为基本特征,较轻;喘证以呼吸困难、气促为主要表现,较重。一般不难区别。咳嗽剧烈时可见短时间气促,喘急不平,喘证亦常伴有咳嗽,久咳不愈,病情由轻到重可逐渐形成喘证。

【护理问题】

1. 体温增高

与呼吸道感染有关。

2. 气体交换障碍

与肺气肿有关。

3. 睡眠形态紊乱

与呼吸困难、焦虑有关。

4. 潜在并发症

肺气肿、肺心病。

【辨治要领】

1. 辨证要点

（1）辨虚实：实喘呼吸深长有余，呼出为快，气粗声高，伴有痰鸣，咳嗽，脉数有力；虚喘呼吸短促难续，深吸为快，气怯声低，有痰鸣，咳嗽，脉象微弱或浮大中空，起病徐缓，时轻时重，遇劳为甚。

（2）辨外感内伤：外感起病急，病程短，多有表证；内伤病程长，反复发作，无表证；辨病变脏器，肺虚者劳作后气短不足以息，喘息较轻，常伴面色白，自汗，易感冒等症；肾虚者休息时亦感气短，动则更甚，喘息较重，常伴面色苍白或颧红，怕冷或烦热，腰膝酸软；心气（阳）虚者，喘息持续不已，难以平卧，病多严重，易致喘脱，常伴心悸，浮肿，面唇爪甲紫绀，颈静脉怒张，脉结代微细等症。

2. 治疗原则

实喘治肺，治以祛邪利气，应区别寒、热、痰、气的不同，分别采用温宣、清肃、化痰、降气等法。虚喘治在肺、肾，以肾为主，治以培补摄纳，针对脏腑病机，采用补肺、纳肾、益气、养阴等法。虚实夹杂，下虚上实者，当分清主次，权衡标本，适当处理。

【护理措施】

（一）一般护理

1. 病室要阳光充足，环境要安静、整洁，保持空气新鲜，温、湿度适宜。室内禁止吸烟，床头备用小痰盂1只。

2. 常与患者沟通，及时帮助患者了解自身病情，解除其紧张情绪和思想负担，鼓励其树立战胜疾病的信心。

3. 安静卧床休息，注意安置舒适位，不宜疲劳及过量活动，气喘发作时宜采取坐位或半卧位，背后垫好棉被，以减轻呼吸困难。哮喘发作甚剧时，应注意患者的脸色及表情，若脸色及唇部发绀，表情苦闷，应立即报告医师，并做好给氧准备。

4. 饮食宜清淡，忌食生冷、坚硬及肥腻、煎炸之品，亦不可食用海腥、辛辣之物，同时忌饮用酒类。

5. 发病时，急用洋金花叶（曼陀罗花）放在纸卷中点燃，作吸入剂用，或用艾条灸天突、膻中、气海等穴位。

(二)观察要点

1. 观察喘证发作、持续时间,诱发因素。

2. 观察发作时的呼吸情况,如呼气困难,吸气困难,呼吸俱困难,呼吸的频率、节律、深度等,有关伴发症状,如体温、脉搏、出汗等。

3. 喘证伴有剧烈咳嗽者,应注意痰量、痰色、气味、排吐难易等。

4. 哮喘持续不已,喘息鼻煽,胸高气促,张口抬肩,汗出肢冷,面色青紫,脉洪大无根为喘脱危象,应及时报告医生。

(三)辨证施护

1. 实喘证——风寒袭肺证

(1)主要症状:喘息,咳嗽,呼吸气促,胸部胀闷,痰稀薄而带泡沫,色白质黏,兼有头痛,恶寒,或伴发热,口不渴,舌苔薄白或滑润,脉浮紧。

(2)施护措施

①饮食调护:核桃仁 20g,杏仁 20g,白果 6 粒,粳米 50g,少量蜂蜜。将杏仁磨碎和核桃仁、白果、粳米共煮粥,粥成后加蜂蜜服用,每日 1 次。

②药物内治:治宜宣肺散寒,方选麻黄汤、华盖散加减。常用药有麻黄、桂枝、细辛、生姜、紫苏叶、半夏、橘红、紫苏子、紫菀、白前等。

③其他疗法:用酒精棉球清洗耳廓,耳针取肺、气管、平喘、肾上腺、神门、耳尖等穴位,用麝香保心丸 1 粒,将麝香追风膏剪成 0.5cm ×0.5cm 大小,敷贴于相关穴位上,固定后加压刺激,使局部轻度疼痛、热胀即可。每日加压刺激穴位 3 次,个别患者局部皮肤会出现痒痛或小水泡,停敷后能恢复正常。

④药后观察:注意气促,胸闷,咳痰等症状是否改善。

⑤康复指导:汤剂宜温服,注意保暖、防寒,特别是背部的保暖,以免寒邪从肺俞入侵,加重病情。

2. 实喘证——表寒里热证

(1)主要症状:喘逆上气,胸胀或痛,息粗,鼻煽,咳而不爽,吐痰黏稠,伴形寒,身热,烦闷,身痛,有汗或无汗,口渴,舌苔薄白或黄,舌边红,脉浮数或滑。

(2)施护措施

①饮食调护:多食用富含维生素 A、维生素 C 及钙质的食物,如青菜、大枣、番茄、胡萝卜、青椒、南瓜、萝卜、柚子、苹果、杏仁、花生、芝麻酱等。

②药物内治:治宜宣肺泄热,方选麻杏石甘汤加味。常用药有麻黄、杏仁、石膏、甘草、黄芩、桑白皮、半夏、葶苈、射干等。

③其他疗法:黄芩 6g,苏子 9g,杏仁 10 粒,冰糖适量,以上原料放入锅中,加清水 600ml,用中火煮 10 分钟,倒入碗中即成。每日 1 剂,餐后代茶饮用。亦可针刺定喘、天突等穴位。

④药后观察:注意患者的缺氧情况,呼吸的深度和频率。

⑤康复指导:充分休息,合理安排饮食,放松情绪,预防感冒。

3. 实喘证——痰热郁肺证

（1）主要症状：喘咳气涌，胸部胀痛，痰多黏稠色黄，或夹血色，伴胸中烦热，身热，有汗，渴喜冷饮，面赤咽干，小便赤涩，大便秘结，舌苔黄或腻，脉滑数。

（2）施护措施

①饮食调护：饮食忌油腻厚味，可饮水果汁，如梨汁、荸荠汁，或多饮水。

②药物内治：治宜清泄痰热，方选桑白皮汤加减。常用药有黄芩、桑白皮、地骨皮、知母、黄连、贝母、瓜蒌皮、射干、桔梗、杏仁等。呼吸急促，喘咳气涌，不能平卧者，可给服地龙粉2g，平喘清热。

③其他疗法：将丝瓜花15g洗净，放入茶壶内，加开水冲泡10分钟，放温后兑入蜂蜜20g调匀。服用时拣去丝瓜花，每日3次。亦可针刺丰隆、膻中等穴位。

④药后观察：监测患者呼吸、脉搏、心率、血压等变化，观察主症有无改善。

⑤康复指导：制定患者的活动计划，适度活动，改善患者体质，合理安排脑力与体力活动。

4. 实喘证——痰浊阻肺证

（1）主要症状：喘而胸满闷塞，咳嗽痰多，黏腻色白，咳喘不利，兼有呕恶，食少，口黏不渴，舌苔厚腻，色白，脉滑。

（2）施护措施

①饮食调护：忌过甜、过凉的食物，如糖果、过甜饮料、冷饮等。

②药物内治：治宜化痰降气，方选二陈汤、三子养亲汤加减。常用药有陈皮、半夏、紫苏子、白芥子、莱菔子、茯苓、苍术、厚朴、紫菀、杏仁、旋覆花等。

③其他疗法：针刺天突、肺俞等穴位。亦可将干姜5g，茯苓20g，甘草10g，煎汁去渣，与粳米120g同煮成粥，每日2次。

④药后观察：观察胸闷，咳痰，痰量，痰的颜色等情况。

⑤康复指导：喘咳痰多者，要鼓励患者将痰咳出，经常更换体位，以利痰液排出，如咳痰无力可用吸痰器吸出。

5. 实喘证——肺气郁痹证

（1）主要症状：每遇情志刺激而诱发，发时突然呼吸短促，息粗，胸闷胸痛，咽中如窒，但喉中痰鸣不著，或无痰声，平素常多忧思，失眠，心悸，苔薄，脉弦。

（2）施护措施

①饮食调护：忌食豆类、番薯等滞气的食物或有补气作用的药膳食品，以免加重病情。

②情志调护：要注意情绪平静，避免情志刺激，保持精神愉快，心情开朗。

③药物内治：治宜开郁降气平喘，方选五磨饮子加减。常用药有沉香、木香、川朴花、枳壳、紫苏子、金沸草、赭石、杏仁、合欢花、炙远志等。

④其他疗法：发作时针刺舒喘穴位。亦可多食用素萝卜汤。

⑤药后观察：观察气促、胸闷、胸痛、咽窒等情况的变化。

⑥康复指导：本型多呈慢性过程，要注意休息，避免劳累和精神刺激，以免加重病情。

6. 虚喘证——肺虚证

（1）主要症状：喘促短气，气怯声低，喉中有鼾声，咳声低弱，咯吐稀痰，自汗，畏风，或见咳呛，痰少质黏，烦热而渴，咽喉不利，面红，舌质淡红或有苔剥，脉软弱或细数。

（2）施护措施

①饮食调护：缓解期可食用补益肺脾的食物，如人参、沙参、黄芪、百合粥、党参粥等。

②药物内治：治宜补肺益气养阴，方选生脉散、补肺汤加减。常用药有党参、黄芪、冬虫夏草、五味子、炙甘草、炙款冬、紫苏子、钟乳石等。

③其他疗法：花生 50g，山药 30g，百合 15g，粳米 100g，冰糖 5g。将花生洗净捣烂，加山药、百合、粳米同煮为粥，加入冰糖，服用。亦可灸肺俞穴位。

④药后观察：观察喘息发作的频率，气怯，咳声低弱，稀痰，自汗，畏风等症的改善情况。

⑤康复指导：根据体质适当进行户外活动或锻炼，如练太极拳、做呼吸操等，增强体质，改善肺功能。

7. 虚喘证——肾虚证

（1）主要症状：喘促日久，动则喘甚，呼多吸少，呼则难升，吸则难降，气不得续，形瘦神惫，跗肿，汗出肢冷，面唇青紫，舌淡苔白或黑而润滑，脉微细或沉弱，或见喘咳，面红烦躁，口咽干燥，足冷，汗出如油，舌红少津，脉细数。

（2）施护措施

①饮食调护：饮食宜低盐，忌蟹、虾等发物。

②药物内治：治宜补肾纳气，方选金匮肾气丸、参蛤散加减。常用药有附子、肉桂、山茱萸、冬虫夏草、胡桃肉、紫河车、补骨脂、熟地黄、当归、麦冬、西洋参、龟甲胶、紫石英、沉香等。缓解期可单独服用人参、蛤蚧、紫河车粉。

③其他疗法：温灸肾俞穴。亦可用熟栗子 100g，豆腐 100g，葱姜适量。烧锅下油，下葱姜爆香，投入栗子略炒，加入豆腐、调料、开水煮至入味，用湿淀粉勾芡，搅匀后食用。

④药后观察：观察呼吸、脉搏、血压等情况。注意缺氧、发绀、出汗等情况变化。

⑤康复指导：根据病情决定活动量，亦可在户外散步、晒太阳，以使气血流畅，有利于康复。

【健康教育】

1. 注意生活起居，要保证充足的睡眠，避免疲劳。

2. 注意保暖，不能受风寒、冒雨雪，在冬季随气候变化，及时增减衣服，外出要戴口罩和围巾。睡眠时衣被要轻松，不宜太热。

3. 居室环境要简洁，避免因杂乱及有油烟味等而给患者视觉、嗅觉上带来刺激。

【复习思考题】

1. 喘证的一般护理有哪些？

2. 喘证之风寒袭肺证与肺虚证如何辨证施护？

第四节 肺 痈

肺痈是肺叶生疮，形成脓疡的一种病证，属内痈之一。其临床特征为发热，咳嗽，胸痛，咳吐腥臭脓血浊痰。本篇主要讨论因热毒之邪蕴肺而致血败肉腐，形成痈疡的肺部化脓性疾病。根据其病理演变和临床表现，西医学可见于肺脓肿。其他如化脓性肺炎、肺坏疽，以及支气管扩张、支气管囊肿、肺结核空洞等伴化脓性感染,表现肺痈证候者,亦可参考本篇进行辨证施治。

【病因病机】

1. 病因

(1)感受风热:多由风热病邪自口鼻或皮毛侵犯于肺所致,或因风寒袭肺,蕴结不解,郁而化热,肺受邪热熏灼而成。

(2)痰热素盛:因饮食不节、嗜酒、过食辛辣煎炸或原有其他宿疾而致痰热、浊瘀蕴结,熏灼于肺,形成痈疡。如宿有痰热蕴肺,复加外邪侵袭,内外合邪,则更易引发本病。若劳累过度,正气虚弱,卫外不固,则又为外邪乘虚侵袭致病的重要内因。

2. 病机

本病病变部位在肺,病理变化主要为邪热郁肺,蒸液成痰,邪阻肺络,血滞为瘀,而致痰热与瘀血郁结,蕴酿成痈,血败肉腐化脓,脓疡溃破外泄。其病理主要表现为邪盛的实热证候,脓疡溃后,可见阴伤气耗之象。

成痈化脓的病理基础主要在于血瘀。血瘀则热聚,血败肉腐则成脓。

其病理演变过程,可以随着病情的发展、邪正的消长,表现为初(表证)期、成痈期、溃脓期、恢复期等不同阶段。初期由于风热之邪侵袭卫表,内郁于肺,蓄热内蒸,热伤肺气,肺失清肃,继则邪热壅肺,蒸液成痰,气分之热毒及血,热伤血脉,热壅血瘀,蕴酿成痈。痰热、瘀血壅阻肺络,肉腐血败化脓,最后肺损络伤,脓疡溃破,排出大量腥臭脓痰或脓血痰,邪毒渐尽,正气渐复。如迁延日久,溃后余毒不净,邪恋正虚,耗伤气阴,则可转为慢性。

【护理评估】

1. 症状

本病发病多急,常突然出现恶寒或寒战、高热,午后热甚,咳嗽,胸痛,咯吐黏浊痰,经过旬日左右,咳痰增多如脓,有腥臭味,或脓血相兼,甚则咯血量多,随着脓痰的大量排出,身热下降,症状减轻,病情有所好转,持续数周逐渐恢复。如脓毒不净,持续咳嗽,咳吐脓血腥臭痰,低热,出汗,形体消瘦者,可转入慢性。

2. 体征

脓肿小或脓肿位于肺组织深部者多无异常体征;脓肿较大,接近胸壁者,病变部位叩诊可呈浊音。听诊呼吸音减弱,或闻及湿啰音。慢性肺脓肿患者多有慢性病容,贫血,消瘦和杵状指(趾)。

3. 实验室检查

(1)验痰法:根据临床观察,本病在脓肿形成后,可咳出大量脓性恶臭痰液,放置后可分三层,上层为泡沫,中层为清痰液体,下层为坏死的肺组织。

(2)血液检查:血液白细胞总数及中性粒细胞百分率均增高。

(3)胸部放射线检查:早期见大片浓密模糊阴影;成痈溃脓后,可见透光区和液平面;恢复期残留索条状纤维阴影。慢性病变则可见脓腔壁增厚。

(4)病原学检查:肺脓疡部位直接取样或支气管引流取样进行细菌培养,常可发现致病菌。

4. 鉴别诊断

(1)支气管肺癌:癌肿阻塞支气管引起远端肺化脓或形成脓肿,往往发病缓慢,毒性症状不明显,脓痰亦不多。抗生素治疗在支气管引流不畅的情况下,往往不能控制炎症和发热。如逐渐出现肺淋巴结肿大,则诊断可明确。

(2)其他炎症病变伴空洞形成:以肺结核为最常见。空洞性肺结核不应与急性肺脓肿相混淆。前者表现为慢性病症,而无高度急性毒性症状和大量脓痰,以及脓肿的 X 线表现等。

(3)肺棘球绦虫囊肿(包虫囊肿):本病患者多有畜牧区留居或犬类接触史。肺部见单个圆形囊肿,少数为多发性,并无炎症反应。空气存在于外囊与内囊间,形成一弧形透明层,如内囊破裂,萎陷,并漂浮在液面上,则成"水上浮莲"征。

5. 病证鉴别

(1)风温:由于肺痈初期与风温较为类似,故应注意两者之间的区别。风温起病多急,以发热,咳嗽,烦渴或伴气急胸痛为特征,与肺痈初期颇难鉴别。但肺痈时时畏寒,咳吐浊痰明显,喉中有腥味。风温经正确及时治疗后,多在气分而解,如经一周治疗身热不退,或退而复升,应进一步考虑肺痈之可能。

(2)肺痿:肺痈和肺痿同属肺部疾患,症状也有其相似之处。具体言之,肺痈、肺痿虽然同为肺中有热,但肺痈为风热犯肺,热壅血瘀,肺叶生疮,病程短而发病急,形体多实,消瘦不甚,咳吐脓血腥臭痰,脉数实;肺痿为气阴亏损,虚热内灼或肺气虚冷,以致肺叶萎弱不用,病程长而发病缓,形体多虚,肌肉消瘦,咳唾涎沫,脉数虚或者一虚一实,显然有别。另一方面,若肺痈久延不愈,误治、失治,虚热壅结上焦,熏灼肺阴,也可转成肺痿。

【护理问题】

1. 体温增高

与肺部感染有关。

2. 咳出大量脓痰

与炎症有关。

3. 胸痛

与炎症延及胸膜有关。

4. 营养失调,低于机体需要量

多由慢性肺部感染导致机体消耗所致。

5. 缺乏知识

缺乏早期治疗、遵从治疗计划重要性的知识。

6. 潜在的并发症

口腔真菌感染。

【辨治要领】

1. 辨证要点

辨证总属实热证候,为热毒瘀结在肺,成痈酿脓,故发病急,病程短,邪盛证实。临床一般多按病程,分为初期(表证期)、成痈期、溃脓期、恢复期,以作为分证的依据。

2. 治疗原则

治疗当以祛邪为原则,采用清热解毒、化瘀排脓法。脓未成应着重清肺消痈,脓已成需排脓解毒。具体处理可根据先后病机演变过程的各个病期,分别施治。初期宜清肺散邪;成痈期,清热解毒、化瘀消痈;溃脓期,应排脓解毒;恢复期,阴伤气耗者,宜养阴益气;如久病邪恋正虚,当扶正祛邪。

【护理措施】

(一)一般护理

1. 病室内要安静、清洁、通风良好,注意开窗换气,保持空气新鲜,避免烟尘及有害气体的刺激。吸烟者应戒烟。

2. 饮食忌辛辣、醇酒、油腻、肥甘及鱼腥发物,以免助热生痰,加重病情。亦不宜过咸,宜食清淡、营养丰富、易于消化的食物,多食水果、新鲜蔬菜。每日可用苡米煨粥食用,亦可用鲜苇茎、鲜茅根煎汤代茶饮,或用新鲜鱼腥草做菜。

3. 每日按时记录体温、脉象和吐痰的性质、颜色、量的多少和特殊气味等。

4. 急性期发热者,应绝对安静卧床休息。热退后可适当下床活动。

5. 肺痈病程偏长,故要做好精神护理,帮助患者消除各种紧张、恐惧情绪,避免情志刺激。

6. 针刺风门、肺俞、尺泽、合谷、足三里、丰隆等穴位,用泻法,间日1次。

7. 固定痰杯1只,定时消毒,杯内加少量5%来苏水或苯酚溶液,痰液经消毒处理后倒入污物池。

(二)观察要点

1. 注意观察痰液的色、质、量、气味变化,以了解病程的阶段。痰少而黏,其色白或黄为初期;痰液量多加脓,其味腥臭,说明痈脓已成;咳吐脓血,腥臭异常,为肺痈溃脓期,脓肿已溃而脓随咳排出。

2. 溃脓期要防止大咯血,注意有无咯血先兆,如见突然烦躁,心慌,呼吸急促,胸部满闷,咽中不适,面色苍白,脉洪而芤等先兆症状,应及时报告医生,进行应急救治准备。

3. 注意是否伴有恶寒、发热、胸痛等症状,观察体温的波动情况,以了解邪热的盛衰。

(三)辨证施护

1. 初期

(1)主要症状:恶寒发热,咳嗽,胸痛,呼吸不利,咯白色黏沫痰,痰量由少渐多,舌苔薄黄,脉浮数而滑。

(2)施护措施

①饮食调护:饮食宜清淡,必要时可进素半流质食物。

②药物内治:治宜清肺散邪,方选银翘散加减。常用药有金银花、连翘、桔梗、甘草、贝母、牛蒡子、前胡等。

③其他疗法:发热者可用芦根、竹叶煎汤代茶饮。

④药后观察:注意是否伴有恶寒、发热、胸痛等症状,观察体温的波动情况,以了解邪热的盛衰。

⑤康复指导:注意寒温调节,防止感冒加重病情。汗多者可用毛巾擦干汗液,以免外邪内侵。

2. 成痈期

(1)主要症状:身热转甚,时时振寒,继则壮热不寒,汗出,烦躁,咳嗽气急,胸满作痛,转侧不利,咳吐黄浊脓痰,有腥味,口燥咽干,舌苔黄腻,脉滑数或洪数。

(2)施护措施

①饮食调护:忌食荤腥、辛辣食物及补气血、热性的药膳食物,以免影响治疗,加重病情。

②药物内治:治宜清热解毒、化痰消痈,方选加味桔梗汤、如金解毒散加减。常用药有金银花、连翘、桔梗、甘草、大贝母、薏苡仁、黄芩、鱼腥草、红藤、蒲公英、紫花地丁等。

③其他疗法:痰咳吐不利或阻塞气道者要吸痰;针刺天突、丰隆、膻中、内关等穴位。

④药后观察:注意发热,出汗,咳嗽,咳痰,胸痛等症状的变化。

⑤康复指导:咳吐脓痰时要采取合适体位,以利排痰。保持口腔卫生,晨晚、饭前、饭后,用2%黄芩水或一支10%黄花水或淡盐水漱口。保持呼吸道通畅,凡呼吸困难、紫绀者,可予吸氧。

3. 溃脓期

(1)主要症状:咳吐多量脓血,或痰如米粥,腥臭异常,有时咯血,胸中烦满而痛,甚则气喘不能卧,面赤、身热,烦渴喜饮,舌苔黄腻,质红,脉滑数。

(2)施护措施

①饮食调护:加强饮食护理,忌食热性食物,少油脂,以素流质饮食为主。

②药物内治:治宜清热解毒排脓,方选苇茎汤合加味桔梗汤加减。常用药有薏苡仁、冬瓜仁、桃仁、芦根、桔梗、鱼腥草、败酱草、金荞麦根、黄芩、金银花、甘草等。

③其他疗法:咳唾脓血者,要采取合适体位,以利引痰排出。可针刺丰隆、天突等穴位,促使排痰。亦可食用黄芪苡米粥,以扶正托脓。

④药后观察:要防止大咯血,注意有无咯血先兆,如见突然烦躁,心慌,呼吸急促,胸部满闷,咽中不适,面色苍白,脉洪而芤等先兆症状,应及时报告医生,进行应急救治准备。

⑤康复指导:如脓血阻塞气道,应及时用吸痰器吸出,或定期将患者患侧在上,给予拍背,有利于痰液排出。高热者可用物理、药物降温,使体温维持在37℃左右,汗多者用干毛巾擦干汗液,并及时更换湿衣服,以免受凉。

4. 恢复期

(1)主要症状:身热渐退,咳嗽减轻,咯吐脓血渐少,痰液转为清稀,臭味亦减,精神纳食均见好转,或见胸胁隐痛,气短,自汗,盗汗,低热,午后潮热,心烦,口燥咽干,面色不华,形体消瘦,精神萎靡,舌质红或淡红,苔薄,脉细或细数无力。如咳嗽,咳吐脓血痰,迁延日久不净,或痰液一度清稀而复转臭浊,病情时轻时重,正虚之象难以恢复者,则已转入慢性。

(2)施护措施

①饮食调护:饮食可适当增加一些荤类营养品,保持一定蛋白质的摄入量。

②药物内治:治宜益气养阴清肺,方选沙参清肺汤加减。常用药有沙参、麦冬、百合、玉竹、太子参、黄芪、当归、大贝母、冬瓜子等。

③其他疗法：可食用百合粥、黄芪党参粥，以益气养阴补肺。

④药后观察：注意观察痰液的色、质、量、气味变化，以便了解病情变化情况，并观察胸胁隐痛，气短，盗汗，低热，口咽干燥等症状的变化情况。

⑤康复指导：适当进行室外活动，如散步、打太极拳、做呼吸操等。

【健康教育】

1. 有慢性呼吸道疾病者，应注意寒温适度，以防受邪致病。
2. 平素咳嗽痰多者，禁烟酒及辛辣炙煿食物，以免痰热伤肺成痈。
3. 一旦发病当及早治疗，力求在未成脓前得到消散，或减轻病情。

【复习思考题】

1. 肺痈的临床特征是什么？成痈期和溃脓期的病机和症状有何不同？
2. 肺痈的观察要点有哪些方面？
3. 成痈期如何护理？

第五节 肺 痨

肺痨是具有传染性的慢性虚弱性疾患，以咳嗽、咯血、潮热、盗汗及身体逐渐消瘦为主要临床特征。病轻者，不一定诸症悉具，重者则每多兼见。由于本病劳损在肺，故称肺痨。

本病临床表现及其传染特点，与西医学的肺结核基本相同。若因肺系其他疾病引起的肺脏劳损，也可参照本篇辨证论治。

【病因病机】

1. 病因

（1）感染"痨虫"：与肺痨患者直接接触，致"痨虫"侵入人体为害。凡酒食、问病、看护等与患者密切相处，都给感染"痨虫"创造了条件。

（2）正气虚弱：先天禀赋不足，或小儿发育未充；后天失调，生活不当，沉湎酒色，耗伤精血；境遇贫困，饮食营养不足；忧思劳倦过度；病后失养，如麻疹、哮喘等大病之后，或外感咳嗽久延不愈，产后失于调养，以及年老体衰等，都可导致气血不足，正气虚弱，均可成为痨虫入侵和引起发病的内在因素。

肺痨内外两因往往互为因果，外因感染痨虫虽是重要的致病条件，但内因正虚是发病的关键。正气不足则使感染后易于致病，也决定着肺痨的发展。反之，正气充足，虽然感染"痨虫"，也不一定发病。

2. 病机

肺痨病变部位主要在肺。"痨虫"从口鼻而入，直接侵蚀肺脏，可出现干咳、咯血等肺系症状。由于脏腑之间有互相资生、制约的关系，因此，在病理情况下，肺脏局部病变，也必然会影响到其他脏器和整体，故有"其邪辗转，乘于五脏"之说，其中与脾、肾两脏的关系最为密切，涉及心、肝。

脾为肺之母，肺痨日久，肺虚子盗母气，则脾气亦虚，伴见疲乏、食少、便溏等症状；肺、肾相生,肾为肺之子,肺痨日久,金不生水,可致肾水不足,虚火灼津,而转为"肺肾两虚",伴见骨蒸、潮热、腰酸、男子遗精、女子月经不调等肾虚症状。甚者,可发生肺、脾、肾三脏同病。若肺虚不能制肝,肾虚不能养肝,肝火偏旺,上逆侮肺,可见性急善怒,胸胁掣痛等症;如肺虚心火乘客,肾虚水不济火,可伴见虚烦不寐、盗汗等症。

肺痨病理性质主要为阴虚,并可导致气阴两虚,甚则阴损及阳。一般而言,初起痨虫犯肺,侵蚀肺叶,肺体受损,阴分先伤,故本病常首见阴虚肺燥之候,继则致阴虚火旺,如阴伤气耗,阴虚不能化气,导致气阴两虚,甚则阴损及阳,而见阴阳两虚之候。

【护理评估】

1. 症状

(1)全身症状:全身毒血症状表现为午后低热,乏力,食欲减退,体重减轻,盗汗等;当肺部病灶急剧进展播散时可有高热;妇女可有月经失调或闭经;如病重而未能及时治疗,可发展至大骨枯槁,大肉尽脱,发焦毛耸,肌肤甲错,面唇发紫,大便溏泄,肢体浮肿,甚至出现衰脱危候。

(2)呼吸系统症状

①咳嗽:一般为干咳或只有少量黏液痰。伴有继发感染时,痰呈黏液脓性或脓性。

②咯血:约有1/3患者有不同程度的咯血,咯血后可有低热。大咯血时可发生失血性休克;有时血块阻塞大气管,会引起窒息,此时患者表现为神色紧张,烦躁,挣扎坐起,胸闷,气急,发绀。

③胸痛:一般不剧烈,但随呼吸和咳嗽而加重。

④呼吸困难:慢性重症肺结核患者,可出现渐进性呼吸困难,甚至紫绀,若并发气胸或大量胸腔积液时,则可突发呼吸困难。

2. 体征

(1)全身体征:中毒症状严重时,出现面颊潮红;大咯血后患者面色苍白;久病者可有贫血、消瘦、营养不良。

(2)胸部体征:早期病变小或位于肺组织深部,可无异常体征。若病变范围较大,肺结核好发于肺上叶尖后段及下叶背段,若锁骨上下、肩胛间区叩诊略浊,咳嗽后闻及湿啰音,对诊断有参考意义。若病变范围进一步扩大,可见患侧呼吸运动减弱,叩诊呈浊音,听诊呼吸音减弱,或有支气管肺泡呼吸音及湿啰音。若病变范围较大、肺纤维化或胸膜增厚粘连时,患侧胸廓凹陷,肋间隙变窄,呼吸运动减弱,气管移位、叩浊,对侧可出现代偿性肺气肿体征。

3. 实验室检查

(1)结核菌检查:痰中找到结核菌是确诊肺结核的主要依据,也是制订治疗方案、考核疗效、随访病情的重要指标。痰菌阳性表明其病灶是开放性的,具有传染性。聚合酶链反应(PCR)体外扩增微量结核菌DNA,敏感性高,特异性强,快速、简便,还可作菌型鉴定。

(2)痰培养:可了解结核菌有无生长繁殖能力,并行药物敏感试验和菌型鉴定。

(3)胸部影像学检查:X线检查可早期发现肺结核并有助于判断病灶部位、范围、性质、发展情况和治疗效果。胸部CT检查有助于发现微小或隐蔽性病变,了解病变范围和组成,有助于鉴别诊断。

(4)结核菌素试验:采用结核菌纯蛋白衍生物(PPD)为纯净结核菌素。皮内注射方法以

1:2000 结核菌素稀释液 0.1ml(5IU)作左前臂内侧皮内注射,使局部形成皮丘,48~72 小时后测量皮肤硬结直径,硬结直径小于 5mm(-),5~9mm(+),10~19mm(++),大于等于 20mm 或局部有水泡与坏死者(+++)。PPD 试验硬结直径大于等于 5mm 为阳性,大于等于 15mm 为强阳性。

结核菌素试验阳性的原因包括:曾有结核感染,并不一定现在患病;强阳性反应,常提示体内有活动性结核病;3 岁以下强阳性反应,应视为有新近感染的活动性结核病,须予治疗。结核菌素试验阴性结果有以下可能:没有结核菌感染;结核菌侵入体内时间尚不到 4~8 周,变态反应未充分建立;应用糖皮质激素或抗肿瘤化疗药物等免疫抑制剂;严重结核病或各种危重患者或淋巴细胞免疫系统缺陷者(艾滋病、淋巴瘤等)对结核菌素无反应。

(5)其他检查:活动性肺结核红细胞沉降率(血沉)可增快,但对诊断无特异性价值,血沉正常也不能排除活动性肺结核;纤维支气管镜检查对发现支气管结核、了解有无肿瘤、吸取分泌物、解除阻塞或作细菌检查,以及获取活组织做病理检查等有重要价值。

4. 鉴别诊断

(1)肺癌:中央型肺癌常有痰中带血,肺门增大,与肺门淋巴结结核相似。周围型肺癌肺部有块影,需要与结核球鉴别。弥漫型肺泡癌两肺满布小结节状病灶,颇似粟粒型肺结核。肺癌多发生于 40 岁以上男性,有长期大量吸烟史,无中毒症状;肿块边缘分叶状,或毛刺状;痰结核菌、脱落细胞、纤维支气管镜检查、活组织检查、结核菌素试验有助于鉴别诊断。

(2)肺炎:肺炎患者有咳嗽、发热,X 线上有片状阴影,需与浸润型肺结核、干酪性肺炎鉴别。肺炎球菌性肺炎起病急骤,出现寒战高热,咳铁锈色痰,痰中结核菌阴性,而肺炎球菌等病原菌阳性,白细胞及中性粒细胞增多,有效抗生素治疗病灶短期内可消失;支原体肺炎在短期内可自愈,冷凝集试验,荧光抗体检查可证实。各类肺炎症状、病变在短期内变化明显,有别于肺结核。

(3)肺脓肿:伴有空洞的肺结核应与肺脓肿鉴别。肺脓肿一般起病急,中毒症状重,咳大量脓臭痰;X 线示空洞多在下肺野,空洞周围炎症病变明显;血象检查白细胞及中性粒细胞计数增多;痰中无结核菌,但有多种其他细菌;抗生素治疗有效。

(4)支气管扩张:患者常年幼发病,有慢性咳嗽、咳大量脓臭痰及反复咯血史。X 线检查病变多在下叶,仅有肺纹理增粗紊乱或呈卷发状阴影,支气管造影或 CT 可助确诊。痰菌阴性。

5. 病证鉴别

(1)肺痨与虚劳:肺痨每可导致患者身体日益消瘦,体虚不复,形成劳损,故肺痨归属于"虚劳"范围。但肺痨是一个独立的慢性传染性疾患,有其发生、发展及传变规律。虚劳病缘内伤亏损,是多种慢性疾病虚损证候的总称;肺痨病位主要在肺,不同于虚劳的五脏并重,以肾为主,其病理主在阴虚,不同于虚劳的阴阳并重。但肺痨后期表现虚劳重证者,也可按照虚者补之、损者益之的原则施治。

(2)肺痨与肺痿:肺痿以咳吐浊唾涎沫为主症,是肺部多种慢性疾患后期转归而成,如肺痈、肺痨、久嗽等导致肺叶萎弱不用,俱可成痿。肺痨是以咳嗽、咯血、潮热、盗汗为特征,若肺痨晚期出现干咳、咳吐涎沫等症者,即已转属肺痿之候,但肺痨并不等于肺痿,两者有因果、轻重的不同。

【护理问题】

1. 焦虑、孤独感

与患者对肺痨的恐惧和呼吸道隔离有关。患者常常介意他人知道自己病情,担忧医疗保险或家庭成员、同事、好友不能给予经济支持或精神支持。

2. 知识缺乏

肺痨患者需要长疗程、规范治疗,了解患者是否有对中西药物长期治疗的充分心理准备。

3. 咯血

痰中带血是因病灶炎性使毛细血管扩张所致;若小血管受损或空洞的血管瘤破裂则可以引起大量咯血。

4. 呼吸困难

结核病情重时,肺功能受损或广泛胸膜粘连,胸廓活动受限,可引起渐进性呼吸困难。若并发气胸或大量胸腔积液时,则呼吸困难急骤加重。

5. 疼痛

胸痛与病灶累及壁层胸膜有关,随呼吸和咳嗽而加重。

6. 体温升高

发热持续不退与肺部病灶进展播散,或与合并其他细菌感染有关。咯血后低热,则与小支气管内残留血块吸收或阻塞支气管引起的感染有关。

7. 消瘦,活动无耐力

机体因为长期慢性结核菌感染而消耗能量增加,加上抗结核药物的毒性反应,引起胃肠功能障碍,食欲减退,营养代谢失衡,机体抵抗力下降。

8. 潜在感染

免疫功能下降,容易合并新的感染。

9. 潜在并发症

大咯血者有血脱、窒息的危险。其他尚有发生呼吸衰竭、肺心病、气胸等并发症可能。

【辨治要领】

1. 辨证要点

(1)辨病位:本病的病位主要在肺,但与脾、肾二脏密切相关。

(2)辨病性:本病的病理性质有阴虚火旺、气阴两虚和阴阳两虚等不同证候。一般早期以肺阴虚为主,久则损及脾肾两脏,肺损及脾,以气阴两伤为主,肺肾两伤,元阴受损,则现阴虚火旺之象,甚则由气虚而致阳虚,表现阴阳两虚之候。

此外,还当注意咳嗽、咯血、潮热、盗汗等四大主症的主次轻重,病轻者,未必悉具,病重者,各种症状大多同时或相继出现。

2. 治疗原则

治疗当以补虚培元和治痨杀虫为原则,根据体质强弱分别主次,但尤需重视补虚培元,增强正气,以提高抗病能力。调补脏器重点在肺,并应注意脏腑整体关系,同时补益脾肾。治疗大法应根据"主乎阴虚"的病理特点,以滋阴降火为主。

【护理措施】

（一）一般护理

1. 按内科一般护理常规护理。病情属于开放性者,应转住专科医院。

2. 病室应空气流通,保持空气新鲜,阳光充足,保持安静。室内禁止吸烟,避免异味刺激,以免加剧咳嗽。定期用乳酸或紫外线灯消毒。

3. 呼吸道隔离。劝导患者不要随地吐痰,外出要戴口罩,如为开放性肺结核,应严密隔离,禁止去公共场所。入病室前工作人员需穿隔离衣,戴帽子、口罩。凡护理过肺痨患者的手,要用 0.2% 过氧乙酸溶液洗刷后用肥皂水洗净。肺痨患者的分泌物及排泄物应按传染患者的消毒隔离措施进行卫生处置,如痰必须吐在存有 0.5% 过氧乙酸溶液的痰杯中并加盖。

4. 休息调养。潮热或咯血等病情较重者,应静卧休息。症状不明显、病情稳定者可适当活动,但不宜过劳。恢复期可配合打太极拳、做保健操等健身疗法,或于清晨在绿色环境中散步、做呼吸操。

5. 病情观察。观察患者潮热的时间和热势、盗汗的多少、咳嗽胸痛的程度、咯血的量与色、消瘦的情况,以及舌、脉象的变化等,做好记录。若出现胸闷、咽痒有血腥味等咯血先兆者,咯血量多、汗出肢冷、面色苍白、血压下降、脉微欲绝等气随血脱证者,热势有增无减、咯血不止者等,均需要立即报告医师,医护协作及时进行处理。

6. 精神调护。对活动期患者进行心理安慰,使其保持乐观情绪,消除紧张、恐惧心理,充分调动自身免疫力,积极配合治疗。对恢复期患者则以逸情悦志为主。

7. 饮食调摄。饮食宜富有营养,食物蛋白质和热能的供应要高于正常人,蛋白质供给量是每日 1.5～2g/kg,以奶类、蛋类、动物内脏、鱼虾、瘦肉、豆制品等食物作为蛋白质的来源。牛奶中含酪蛋白及钙质较丰富,是结核患者较为理想的营养食品。给予具有滋阴润肺的食物,如牛奶、蛋、瘦肉、鳖及新鲜蔬菜、水果,忌食辛辣、动火伤阴之品,禁烟酒等刺激品。

8. 坚持合理、全程抗结核治疗,疗程 6～18 个月,不规则服药将容易导致治疗失败。因此,要积极督促患者按医嘱坚持服药,服药期间可能会出现耐药性及肝损伤、听神经损伤等多种副作用,要及时观察处理。中药汤药一般宜温服,阴阳两虚者宜热服。咯血者可按医嘱给予白及粉开水调服,阴虚证见潮热、盗汗者,衣被不宜太厚,汗后应用干毛巾擦拭,及时更换湿衣被,可用浮小麦 30g,红枣 15g,煎水代茶饮。

9. 出院宣教和康复指导。向患者介绍肺痨传染、发病和防治的基本知识,要求患者讲究公共卫生,不随地吐痰,教会其简易呼吸操、太极拳等强身健体方法,告知正确服用抗结核药物的方法,说明坚持规范服药的重要性,及时发现相关药物的不良反应,定期复查,合理安排起居,注意饮食进补调摄,戒除烟酒嗜好,节房事,适劳逸,乐观养生,预防外感寒热之邪,指导患者家属配合。

10. 重症肺痨需要手术治疗者,按手术护理常规进行。

（二）观察要点

1. 注意患者体温、脉象、舌苔、面色、咳嗽、痰血、潮热、盗汗等情况,尤其要重视对咳嗽、咯血、潮热、盗汗四大主症的观察,如干咳少痰,或痰中带血,潮热,颧红,多为肺阴亏损;骨蒸潮热盗汗,咳嗽痰黄黏,反复咯血,量多色鲜红,多为阴虚火旺;咳嗽,咯血,潮热,自汗,盗汗,面白神疲,气短,脉数无力则为气阴两虚。

2. 对大出血患者要注意记录出血的多少、颜色,血压,脉搏和体温。

3. 对大出血患者要密切注意防止失血后汗出,肢冷,脉伏等现象。如出现此种症状,可煎服独参汤,并嘱卧床休息。

4. 对发热患者要注意按时观察、记录体温和脉搏。

(三)辨证施护

1. 肺阴亏损

(1)主要症状:干咳,咳声短促,或咳少量黏痰,或痰中带有血丝,色鲜红,胸部隐隐闷痛,午后自觉手足心热,或见少量盗汗,皮肤干灼,口干咽燥,疲倦乏力,纳食不香,苔薄白,舌边尖红,脉细数。

(2)施护措施

①病室环境:注意隔离,病室要凉爽、湿润,定时通风。注意休息,不宜过度活动、劳累,可适当散步,病情较重者宜卧床休息。避免直接吹风,以免汗出当风复感外邪。病室每日以紫外线照射 1 次。

②情志调护:反复、多次对患者进行心理疏导,消除其恐惧和焦虑心理,树立坚持长期规范治疗、科学调养、战胜疾患的信心。

③饮食调护:食用含高蛋白、高维生素及适量矿物质的食物和果蔬,如瘦肉、蛋、甲鱼、牛乳,也可食百合、梨、藕、枇杷等以补肺润燥。严禁吸烟、饮酒,忌食辣椒、葱、姜等辛辣伤阴的食品。可用大蒜 15 瓣,沸水中煮 1 分钟取出,米 50g,用蒜水煮成稀粥,再将大蒜搅拌稀粥食用。

④药物内治:治以滋阴润肺为法,方选月华丸加减。常用药有沙参、麦冬、天冬、玉竹、百合、白及、百部等。汤剂宜温服。若咳嗽频而痰少质黏者,可合川贝母、甜杏仁以润肺化痰止咳,并可配合琼玉膏以滋阴润肺;痰中带血丝较多者,加蛤粉炒阿胶、仙鹤草、白茅根(花)等以润肺和络止血;若低热不退者可配银柴胡、青蒿、胡黄连、地骨皮、功劳叶、葎草等清热除蒸。

⑤其他疗法:针刺太渊、肺俞、膏肓、足三里、三阴交、太溪、照海等穴位。盗汗者加阴郄穴,咯血者加孔最穴。尚可配合气功、推拿等疗法,以达到调理肺气、调整脏腑阴阳、疏通经络等作用。

⑥药后观察:密切观察患者咳嗽、咯血、潮热、盗汗等主症轻重的变化。药后咳减,咯血止,潮热、盗汗减轻,痰菌检查转为阴性等皆为佳象,属病情好转;若咯血量多不止,潮热、盗汗加重,或咳黄痰黏腻带血,或胸肋掣痛不止,或口渴、心烦易怒等,均为病情加重之征。

⑦康复指导:指导患者及家属识别体温异常的特征,注意观察体温变化,尤其是午后及夜间,并做好记录,观察有无咯血、自汗、盗汗等。痰少质黏、咳吐不爽者,可给予雾化吸入,或食梨炖白蜜或雪梨膏以润肺止咳,并指导患者使用呼吸功能锻炼器进行呼吸功能锻炼,教会其有效的咳嗽、咳痰方法,使痰量控制在每日 20ml 以下。

2. 虚火灼肺

(1)主要症状:呛咳气急,痰少质黏,或吐痰黄稠量多,时时咯血,血色鲜红,混有泡沫痰涩,午后潮热,骨蒸,五心烦热,颧红,盗汗量多,口渴心烦,失眠,性情急躁易怒,或胸肋掣痛。男子可见遗精,女子月经不调,形体日益消瘦,舌干而红,苔薄黄而剥,脉细数。

（2）施护措施

①病室环境:保持病室阳光充足,居室宜凉爽、湿润,不宜过暖、燥热,衣被要适中,避免直接吹风,以免汗出当风复感外邪。病室每日以紫外线照射1次。

②情志调护:火旺者情绪偏激,应及时做好心理疏导,消除患者恐惧和焦虑心理,并积极与患者家属交流。

③饮食调摄:忌辛辣、肥甘、油炸、海腥类食品,骨蒸盗汗者可多食藕、荸荠等,痰中带血或咯血者可食鲜藕汁、鲜百合汁和冰糖蒸梨。咯血时禁食,咯血后予以流质或半流质饮食,如西瓜汁、藕粉等。内热骨蒸者可多食梨、荸荠、鲜藕等,或服用青蒿露。盗汗者可用浮小麦、瘪桃干煎汤代茶饮。

④药物内治:治以滋阴降火法为主,方选百合固金汤合秦艽鳖甲散加减。常用药有沙参、麦冬、玉竹、百合、百部、白及、生地黄、五味子、玄参、阿胶、龟甲、胡黄连、黄柏等。

⑤其他疗法:穴位注射疗法,可选用结核穴、中府、肺俞、大椎、膏肓、曲池等穴位进行,如维生素 B_1 100mg 或链霉素 0.2g,每次选用 2～3 个穴位,轮流使用。

⑥药后观察:经治后咳嗽、潮热、盗汗和咯血症状减轻,是疾病改善的表现,应继续长期治疗。反之,诸症不减,甚至咯血不止或加重,痰黄厚、骨蒸、胸痛、消瘦等加重,则宜告知医生,查找原因,加强综合调治。

⑦康复指导:指导患者观察咳嗽、潮热的症状、时间。咳嗽不得平卧者取半卧位,头偏向一侧,以利咳痰;骨蒸盗汗者应及时用干毛巾擦干汗液,更换湿衣被,同时加强皮肤护理。胸痛者可指导患者转移注意力,听音乐、看书、看报。若连续性咳嗽、痰中带血鲜红、胸闷、心悸、咽痒、有血腥味等症出现时应警惕大咯血,立即使患者静卧,安抚患者情绪,及时报告医生处理。已出现大咯血者按咯血护理常规处理。

3. 气阴耗伤

（1）主要症状:咳嗽无力,气短声低,咳痰清稀色白、量较多、偶或夹血,或咯血,血色淡红,午后潮热,伴有畏风、怕冷、自汗与盗汗可并见,纳少神疲,便溏,颧红,舌质光淡、边有齿印,苔薄,脉细弱而数。

（2）施护措施

①病室环境:注意隔离,病室要凉爽、湿润,定时通风,但避免直接吹风,以免汗出当风复感外邪。病室每日以紫外线照射1次。

②情志调护:本型多病延日久,病情较重,应加强宣教,增强患者战胜疾病的信心,积极配合中西药治疗。

③饮食调护:补脾可以养肺,故对脾虚者要加强饮食调养,可少食多餐,进食易于消化而有营养的食物,可选食山药、黄芪、白扁豆、苡米、百合、莲子肉、银耳、虫草等煨鸭、煨粥,食欲旺盛者可选紫河车、阿胶补益肺肾。脾虚便溏者也可食用山药鸡蛋黄粥、黄芪薏米粥等。忌滋腻生冷碍脾之物。

④药物内治:治以益气养阴法,方选保真汤、参苓白术散加减。常用药有沙参、百合、麦冬、地黄、阿胶、五味子、冬虫夏草、党参、黄芪、白术、甘草、山药、白及等。如纳少腹胀、大便溏薄者,加扁豆、薏苡仁、莲肉、橘白等健脾之品,去地黄、麦冬、阿胶等过于滋腻的药物。

⑤其他疗法：可采取运动疗法，如散步、做广播体操、慢跑、日光浴、打太极拳等，根据病情选择合适的运动方式，并且一定要循序渐进，量力而行，同时重视运动中和运动后的感觉，若出现胸闷、呼吸困难等异常症状，应立即停止运动。

⑥药后观察：经治咳嗽减轻，咳痰减少，乏力状况改善，纳谷增加，大便成形，汗出减少，体重增加等均是脾肺功能改善征象，应继续坚持治疗。若咳嗽不止，体重继续下降，乏力明显，自汗、盗汗较重，大便溏薄，咯血不止等，均属治疗无效，应认真寻找原因，采取针对性治疗方案。

⑦康复指导：指导患者注意增强体质，中药宜温服。加强养生指导，丰富休养生活，注意生活调摄，忌劳累，息妄想，戒房事，安心养病。注意休息，可适当散步，出汗较多者应注意避免复感风寒，以免加重病情。病情较重者宜卧床休息。若出现大汗淋漓、气短、面色苍白等虚脱之征者应给予平卧、静卧，并及时报告医生处理。

4. 阴阳虚损

(1)主要症状：咳逆喘息少气，咳痰色白有沫，或夹血丝、血色黯淡，潮热，自汗，盗汗，声嘶或失音，面浮肢肿，心慌，唇紫，肢冷，形寒，或见五更泄泻，口舌生糜，大肉尽脱，男子遗精阳痿，女子经闭，苔黄而剥，舌质光淡隐紫，少津，脉微细而数，或虚大无力。

(2)施护措施

①病室环境：保持室内温度适宜，空气新鲜，阳光充足。室内禁止吸烟，避免异味刺激，注意避风保暖，必要时足下置热水袋，但应防止烫伤。

②情志调护：本型多属肺痨晚期重症患者，以年高体衰者多见，病延日久，或久治未效，或出现多种并发症，预后差，多数患者失去战胜疾病的信心，应积极配合医生、家属对患者加强宣教和心理疏导，查找原因。

③饮食调护：饮食宜富有营养而不滋腻，如牛奶、蛋、瘦肉、鳖及新鲜蔬菜、水果，也可选食山药、苡米、百合、虫草、紫河车等补益肺、脾、肾的食物。忌食辛辣等动火、伤阴之品，禁烟酒等刺激品。

④药物内治：治以滋阴补阳，方选补天大造丸加减，常用药有人参、黄芪、白术、山药、麦冬、生地黄、五味子、阿胶、当归、枸杞、山茱萸、龟甲、鹿角胶、紫河车等。若肾虚气逆喘息者，配冬虫夏草、诃子、钟乳石摄纳肾气；心慌者加紫石英、丹参、远志镇心安神；五更泄泻，配煨肉蔻、补骨脂补火暖土。

⑤药后观察：咳嗽、喘息减轻，心悸、浮肿改善，精神、体力等全身状态逐渐恢复好转为病情改善之征。否则，预后不良。

⑥康复指导：本着"有胃气则生，无胃气则死"的原则，本型患者饮食、用药均宜"平补平泻"，不可以峻剂祛邪，以免更伤正气，也不可用滋腻重剂补虚，以免滞气碍胃。密切观察患者生命体征变化，及时进行相关检查，若出现虚脱、大咯血均应立即报告医生进行抢救。

5. 咯血患者的护理

(1)评估患者咯血的量、颜色、性质及出血速度，以及患者对咯血的认知程度。

(2)大量咯血者须绝对安静卧床休息，禁止下床活动。保持病室安静，避免不必要的交谈，避免搬动患者，以减少肺活动度。

(3)保持呼吸道通畅，指导患者采取侧卧位或头侧平卧位，用浅呼吸，连续轻咳，将痰和血块尽量咳出，勿将血咽下或憋住不咳，保持呼吸道畅通，防止咯血窒息。

（4）准确观察、记录患者咯血的量、色、质和患者的心理感受，观察咯血时的面色、脉象、心率、呼吸、汗出、肢温，及时发现血脱先兆，如面色苍白、四肢不温、冷汗出、呼吸急促、心率加快等，及时报告医生处理。准备好抢救药品，以备急用。临时给予三七粉 1.5～3g，凉开水调服，或用新鲜藕汁、童便和服。

（5）情志调护：大咯血者多表现为面色苍白、出汗、四肢厥冷、心跳加快等症状，甚至有极度恐惧、濒临死亡之感。应守护并宽慰患者，可使其有安全感，进行精神安慰，向患者介绍治疗方法的科学性、可行性，暗示药物将很快发挥作用，消除其恐惧、紧张情绪。对精神过度紧张的患者，在肺功能良好状态下，可适量给予镇静剂。

（6）饮食调护：大量咯血须禁食，小量咯血或大量咯血停止后，可以喂服半流质饮食，进食不宜过饱，应少食多餐，禁忌海腥发物，保持大便通畅。

（7）并发窒息的护理：如大咯血突然停止，随即出现胸闷，极度烦躁，表情恐惧，精神呆滞，或喉头作响，随即出现呼吸浅快或呼吸骤停，或面色发紫，目瞪口张，大汗淋漓，双手乱抓，昏迷及大小便失禁，为窒息先兆，立即采取头低脚高体位，轻拍背部，以便血块排出，尽快使用吸引器清除口、咽、喉、鼻部血块，必要时使用张口器将舌牵出，消除积血，及时报告医生抢救。

（8）在血止后的 2～3 周中，要安静休息，等到病情完全稳定，精神也逐渐恢复之后，才可下床轻度活动，出血停止后忌饮浓茶、咖啡等刺激性饮料。

（9）参照咯血病篇护理。

6. 发热患者的护理

（1）居室温、湿度适宜，患者宜安静卧床休息。避免当风受寒感冒，加重发热症状。衣物、被褥等宜宽松、柔软、舒适。

（2）注意观察患者面色、脉搏、呼吸、血压、出汗等情况，了解退热药的适应证及不良反应，以物理降温为主，必要时给予吸氧。

（3）宜半流质饮食，注意补充水分和电解质，多吃水果、饮果汁，如藕汁、甘蔗汁、苹果、枇杷、梨汁、橘子等。

（4）药物调治：采用清热除蒸法，如柴胡清骨散，药用秦艽、银柴胡、青蒿、地骨皮、鳖甲、知母、猪脊髓、猪胆汁等。气阴两虚而潮热骨蒸者，可用黄芪鳖甲散。

（5）高热者大小便可用便器在床上排泄；做好口腔护理，防止口腔感染；做好皮肤护理，防止压疮、感染等。

（6）参考发热病篇护理。

7. 咳嗽患者的护理

（1）安静休息，避免活动。

（2）注意寒温调节，以防感冒加重咳嗽。

（3）药物疗法：采用润肺宁嗽法，方取海藏紫菀散，药用紫菀、贝母、桔梗、知母、五味子、阿胶，或用加味百花膏、补肺汤、六君子汤合平胃散等辨证治疗。如剧咳，给予川贝粉 1.5～3g，开水调服。

（4）每天可吃梨、萝卜等润肺化痰的果蔬。

（5）参考咳嗽病篇护理。

8. 盗汗患者的护理

(1)病室温度要适宜,空气流通良好,衣被不要盖的太暖,室内不宜闷热,以免引起出汗。

(2)出汗后用干毛巾擦身,换去潮湿的衣服。

(3)保持心情舒畅,避免因忧思恼怒郁而化火加重病情,应劳逸结合。

(4)饮食调摄:多吃新鲜蔬菜和富含维生素、蛋白质、铁质的豆类、水果,禁食辛辣香燥、肥甘厚味,晚餐不宜进食过饱,可用山药、百合、莲子、白木耳、大枣和小麦煨粥服用。

(5)药物治疗:一般以阴虚盗汗为多见,治疗取当归六黄汤,药用黄芪、当归、黄芩、黄柏、地黄。中药宜少量频服,饭后饮用为佳。可应用五倍子粉加白醋调成糊状,临睡前敷填神阙穴,或用煅牡蛎、煅龙骨粉纱布包扎,用以扑身,有止汗之效。

(6)注意寒温调节,预防出汗后受凉感冒。

(7)参考自汗、盗汗篇护理。

【健康教育】

1. 为了杜绝本病的感染,减少发病率,应加强公共卫生的宣传教育。不随地吐痰,注意环境卫生和个人卫生,居住环境要清洁,生活起居要有规律。

2. 亲属和护理人员,在空腹时不要接近患者。身体虚弱的人,尤其要注意隔离,看护时要戴口罩。

3. 有饮酒、吸烟嗜好的患者应劝导其戒除烟酒,治疗期间及康复期应注意保证营养的补充,避免过劳、情绪波动及呼吸道感染,合理安排休息,增强抵抗力。

4. 向患者说明服药过程中可能出现的副作用、用药的注意事项,一旦出现严重不良反应须及时就医。

5. 指导患者定期随诊和复查,了解病情变化,及时调整治疗方案,继续巩固治疗直至痊愈。

6. 有条件的患者可以选择空气新鲜、气候温和的海滨、湖畔疗养,促进身体康复。

【复习思考题】

1. 肺痨和虚痨如何鉴别?

2. 肺痨大出血患者如何护理?

3. 肺痨阴虚火旺与气阴两虚如何辨证施护?

第六节 悬 饮

悬饮就是胸腔积液,属于痰饮病中的一个类型。其临床主要症状为咳嗽、气急、胸痛等,但在发生、发展的全过程中,初起可以表现为温病证候,或《伤寒论》中所述的"少阳证"、"结胸证",若迁延久病,还可以出现"虚损"之候。

从悬饮的主要症状来看,它与现代医学的结核性渗出性胸膜炎颇相类似。至于其他病因引起的胸膜炎,因其局部病理表现大致相同,故亦可参照本篇之辨证施治原则处理。

【病因病机】

1. 病因

本病多因素体不强或原有其他慢性疾病,肺气虚弱,卫外功能不固复加起居不慎,劳累太过,外邪乘袭而致水饮内停。由此可见,脏气素虚是发病的内在根据。

2. 病机

肺居上焦,位于胸中,两胁为少阳经脉分布循行之处,气机升降之枢。初起邪犯于肺,肺气不宣,则咳嗽气急,或因痰热蕴结,而见身热,症类风温;邪郁少阳,枢机不和,可出现寒热往来,如肺气郁滞,不能宣通敷布水液,气不布津,津液停于胸胁,则留而成饮;邪居胸胁,络气不和,气机升降失调,则可引起胸胁疼痛,呼吸不利。后期因络脉气血运行不畅,由气滞导致血瘀,胸痛经久不已。若原属正虚,或病久伤正,饮邪内蕴,气郁日久,又可化热伤阴,出现阴伤之征,或同时耗损肺气,兼见气虚之候。

【护理评估】

1. 症状

悬饮发病缓急不一,多数均有发热、胸痛的临床表现。如积液形成,微量时可无临床表现,积液量达 300~500ml 以上时,便有胸胀闷感;大量积液则伴有气促,呼吸困难,心悸等。一般以结核性胸膜炎为多见。

2. 体征

干性胸膜炎阶段患侧呼吸音减弱,腋下可听到胸膜摩擦音,胸腔积液较多时,病侧呼吸运动常受限制,胸壁鼓胀隆起,肋间隙增宽,叩诊呈浊音或实音,语颤及呼吸音减低或消失。大量积液时可有气管移位。愈后可遗留胸膜粘连、增厚。

3. 实验室检查

(1)X 线检查:可见病侧肺下部密度增加。少量积液时,肋膈角消失或模糊,中等积液时,阴影上缘呈凹面向上的曲线,外高内低;大量积液时,纵隔移向健侧。

(2)结合菌素试验:可见阳性。

(3)胸水检查:多为渗出液,外观为草黄色,也可为淡红或深褐色的血性液,胸水离心沉淀作涂片检查结核菌常阴性,但作结核菌培养约有 1% 可获阳性结果。

(4)超声波检查:胸腔有液平段。

4. 鉴别诊断

凡胸腔积液原因不明者,应先鉴别渗出液和漏出液。

渗出液多为炎症性(包括变态反应性疾病、恶性疾病),常自行凝固。如结核菌素试验阳性,体检除胸腔积液体征无重要发现,胸液为草黄色,以淋巴细胞为主者,常为结核性胸膜炎。中年以上患者有胸腔积液,尤其为大量血性渗出液,抽液后又迅速生成时,要考虑肿瘤的可能。胸腔积液脱落细胞及染色体检查多对诊断癌症有很重要的意义;肺部 X 线透视摄片、痰查癌细胞、纤维支气管镜检查也都有助于鉴别诊断。

漏出液为非炎症性,外观透明清晰,呈淡黄色,不易凝固,是血浆蛋白严重低下所致,多见于肝肾疾病的晚期。

5. 病证鉴别

风温:风温起病急,表现为发热、寒战、胸痛、咳嗽、咳铁锈色痰,叩诊呈浊音,听诊有水泡音或支气管呼吸音(如伴胸膜浆液纤维素渗出时,一般积液量多,胸水中以中性粒细胞为主,无气管或纵隔移位)。悬饮起病有急有缓,以胸痛为主症,可出现咳嗽(干咳)、发热,饮邪甚者可见喘悸不宁。

【护理问题】

1. 胸痛

与炎症刺激胸膜有关。

2. 气短、气急

与胸腔积液压缩肺组织有关。

3. 焦虑

胸水性质未明确,惧怕罹患肿瘤的心理所致。

4. 潜在并发症

限制性通气功能障碍、气胸等。

【辨治要领】

1. 辨证要点

辨标本虚实。本虚为正气不足(阳虚),标实为水饮留聚(阴盛)。标本虚实互为相关,但有主次之分。

2. 治疗原则

针对病程的发展演变施治。初期,邪郁少阳者和解疏利;停饮期,水留胁下者逐水祛饮,络气不和者理气和络;恢复期,阴伤气耗者养阴益气。

【护理措施】

(一)一般护理

1. 经常开窗通气,保持空气新鲜,但须避免直接吹风。因肺痨合并悬饮者应住隔离病房。

2. 食物一般可偏温,但如患者有高热时则宜暂用清凉之品。身热、食欲较差者,宜进食软食或素半流食品。忌油腻、荤腥之物。水饮盛者适当限制饮水量,少进水果、果汁及饮料,忌食煎炸、油腻、黏滑食品。恢复期宜食用营养丰富的食物。

3. 本病多暴起,病情较重,特别是呼吸困难者,精神易紧张,顾虑重重,给服逐饮药反应较大时也会使其产生恐惧不安感,为此要做好精神护理,关心患者痛苦,耐心解释病情,增强其信心,解除其思想顾虑,以使其更好配合治疗。

4. 应以卧床休息为主。

5. 汤药一般宜温服。饮邪势盛,胸胁疼痛明显,气短、气急者,可少量多次服用,以免脘部胀满而加重气喘。

6. 水饮积聚较多,呼吸困难明显,需行胸腔穿刺术放液治疗时,要协助医生操作,并按胸腔穿刺术进行护理。结核性胸膜炎患者放水时,要做好放液用具及放出液的消毒工作,以防交叉感染。

7. 喘促、气急、呼吸困难、紫绀者,可给予氧气吸入。

（二）观察要点

1. 胸胁痛，是悬饮的突出症状之一。注意观察胸痛的部位、性质，是持续不已，还是阵作性，能否平卧，喜向何侧卧等。

（1）初起多因邪阻络脉，气机不利，而致胸胁疼痛，后随病情之加重而加重，但饮邪积聚量多时，窒塞气机，患侧痛反不著，而以喘促为主，至饮邪消退时，因久病脉络痹阻，胸胁痛势又起，后渐减轻消失。

（2）疼痛之性质初起为刀割或撕扯样，呼吸动作大时加重，患者常因痛而不敢做深呼吸，进而发展为持续性胀痛，咳唾转侧时更甚，水邪消退时则多为闷痛、隐痛或刺痛不适。

（3）疼痛多发生于一侧，但亦有发生于两侧者，后者病情较前者为重。如初为一侧，后发展为两侧者，需密切观察，警惕病情的发展变化。

2. 注意观察呼吸与胸痛的关系。悬饮初起，患者常因呼吸动作引起胸胁疼痛而被动抑制，因此呼吸不畅而略数，自觉气憋。饮邪增多，则胸胁饱满，面色紫绀，脉数而微。

3. 注意观察发热情况，是高热、低热还是午后潮热。轻症患者可不发热或有低热，或因饮邪积聚，久而化热，表现为持续低热或午后潮热；重症患者在起病时即可突发高热，随病情的缓解而渐降；部分原无发热或偶有低热者，体温突然升高，应注意是否发生并发症。

（三）辨证施护

1. 邪郁少阳

（1）主要症状：寒热往来，或身热弛张起伏，汗少或有汗而热不解，咳嗽少痰，气急，胸胁刺痛，呼吸、转侧疼痛加重，心下痞硬，干呕，口苦咽干，舌苔薄白或黄，脉弦数。

（2）施护措施

①饮食调护：忌食油腻煎炒、辛辣炙煿及助热之品。

②药物内治：治宜和解疏利，方选柴枳半夏汤加减。常用药有柴胡、枳壳、法半夏、黄芩、瓜蒌、桔梗、赤芍等。胸胁痛甚，临时给服延胡索、郁金粉各1.5g。

③其他疗法：针刺肺俞、期门、天突、列缺等穴位，清肺止咳，理气止痛。

④药后观察：注意观察发热，出汗，咳嗽，胸痛等症状的变化。

⑤康复指导：多休息，少活动，有发热、胸胁疼痛者，应绝对卧床休息；嘱患者咳痰入杯，每日消毒1次；身热者宜避风；汗多者，用温毛巾擦身，身盖薄被，不宜过温、过凉；咳嗽气急明显者，应取半卧位；因咳嗽每使胸痛增加者，应注意其咳嗽情况，护理内容可详见咳嗽篇。

2. 饮停胸胁

（1）主要症状：咳唾引痛，但胸胁痛势较初期减轻，而呼吸困难加重，咳逆气喘息促，不能平卧，或仅能偏卧于一侧，胸胁胀满，甚则可见偏侧胸廓隆起，舌苔薄白，脉沉弦或弦滑。

（2）施护措施

①饮食调护：饮食宜用赤豆、薏米、冬瓜、丝瓜、葫子等作菜羹，忌生冷、油腻之品及发物。

②药物内治：治宜逐水祛饮，方选控涎丹或十枣汤、椒目瓜蒌汤加减。常用药有甘遂、大戟、芫花、葶苈子、白芥子、紫苏子、桑白皮、瓜蒌皮、川椒目、光杏仁、枳壳、茯苓、猪苓、泽泻、冬瓜皮、车前子等。

③其他疗法：针刺支沟、外关、阳陵泉等穴位，以理气活络止痛，亦可热敷患者胸部，减轻

疼痛。

④药后观察:监测基本生命体征。注意胸痛,胁胀,气喘,咳嗽等临床症状的改善情况。

⑤康复指导:呼吸急迫胸闷者,应绝对卧床。喘促时采取坐位或半卧位,尽量卧向患侧,以减轻呼吸困难。

3. 络脉不和

(1)主要症状:胸胁疼痛,胸闷不舒,呼吸不畅,或有闷咳,甚则迁延经久不已,舌苔薄,脉弦。可见于干性胸膜炎,或渗出性胸膜炎后期伴胸膜肥厚者。

(2)施护措施

①饮食调护:饮食注意营养,少进肥甘、煎炸之品及海鲜发物,忌辛辣食物及烟酒。

②药物内治:治宜理气和络,方选香附旋覆花汤加减。常用药有制香附、旋覆花、紫苏子、枳壳、柴胡、郁金、延胡索、当归须、赤芍、降香等。

③其他疗法:胸胁疼痛明显时可予针灸止痛,针刺支沟、阳陵泉、期门等穴位。亦可用穴位注射或封闭。

④药后观察:注意胸胁疼痛,胸闷,闷咳等情况的改善程度。

⑤康复指导:胸胁疼痛者,宜卧床休息,或予热敷疼痛部位。

4. 阴虚内热

(1)主要症状:呛咳时作,咳吐少量黏痰,口干咽燥,或午后潮热,颧红,心烦,手足心热,盗汗,或伴胸胁闷痛,病久不复,形体消瘦,舌质偏红少苔,脉细数。

(2)施护措施

①饮食调护:可给营养丰富的饭食菜蔬,如甲鱼、瘦肉、猪肺、百合、银耳等。忌食一切辛辣刺激动火生痰之物,如辣椒、生姜、洋葱、韭菜之类。忌烟酒。

②药物内治:治宜滋阴清热,方选沙参麦冬汤、泻白散加减。常用药有沙参、麦冬、玉竹、花粉、桑白皮、地骨皮、白芍、甘草等。

③其他疗法:对干咳频频者,可食梨炖白蜜、雪梨膏以润肺止咳。盗汗者可选浮小麦、瘪桃干、大枣煎汤代茶饮。

④药后观察:注意呛咳,咽干,潮热,盗汗等症状的变化情况。

⑤康复指导:潮热者被褥不宜太厚、太暖。汗湿内衣时应及时更换,以防感冒。根据体力恢复情况,逐步增加活动量,一个月后适当作保健操。

5. 应用逐水祛饮法治疗前后的护理

(1)治疗前向患者做好解释工作,说明治疗的步骤、药物的性质,以及服药后可能发生的反应,如呕吐,腹痛、泄泻等,使其心中有数,不致惊慌、恐惧。

(2)治疗前后做好必要的各项检查,以明确水饮积蓄的部位、程度和液量,以便进行对比,客观地判定疗效。

(3)根据医嘱准备好药物,保证治疗顺利进行。

(4)根据医嘱,准时、正确地给患者服逐水剂,并按注意事项做好服药的各种护理工作。

(5)密切观察服药效果,记录服药后泻下的时间、次数等情况;观察排出液的性质、颜色、量,以及患者的一般情况和症状变化等。

如服十枣汤等逐水药,应在早晨空腹时服,一般药后半小时开始泻水(开始时可混有粪便),每次约600~800ml,泻4~5次后渐止。若患者便次频频不止,超出10次,排出液量超过1000ml,应注意可能发生祛邪正伤的副作用,要观察是否有汗出肢冷、头晕心慌等虚脱现象,必要时应报告医生,采取适当方法解救。亦可试给患者冷米汤200ml,可能使泻下中止。如服药后1小时尚未作泻,可给服热米汤200ml,以助药力。

(6)多次应用十枣汤逐饮后,患者对药物易产生耐药性,以致服用同量的药物而泻水量明显减少。如发生这种情况,应报告医生,以便调整药物剂量。

(7)服泻药后,饮食以稀软物为宜,忌辛辣、硬固、黏滞食品。

(8)年老及体弱者一般不宜用逐饮法,若必须采用时,要加强护理,服药时可配合饮些米汤以缓和药性。服药后让患者卧床休息,并准备好便器,在床上或床边排便。排便时应有人在旁扶持,勿令单独如厕,以免发生意外。

【健康教育】

1. 有慢性肺系疾病的患者,平时应注意保养,劳逸适度,避免感受外邪,或淋雨涉水。
2. 饮食宜清淡,忌肥脂、生冷之品。
3. 戒烟酒。
4. 肺痨患者应积极治疗,避免继发悬饮。

【复习思考题】

1. 悬饮的观察要点是什么?
2. 饮停胸胁证应怎样辨证施护?
4. 络脉不和证的护理要点是什么?

第七节 肺 胀

肺胀是指多种慢性肺系疾患反复发作迁延不愈,导致肺气胀满,不能敛降的一种病证,临床表现为胸部胀满、胀闷如塞,喘咳上气,痰多,烦躁,心慌等。其病程缠绵,时轻时重,日久则见面色晦暗,唇甲紫绀,脘腹胀满,肢体浮肿,甚或喘脱等危重证候。

由于本病是临床常见的老年性疾病,病理演变复杂多端,还当与咳喘、痰饮(支饮、溢饮)等互参。注意其与心悸、水肿(喘肿)等病证的联系。

西医学的肺气肿、慢性肺源性心脏病,临床表现与本病颇为相似,故可按本篇内容辨证施治。

【病因病机】

1. 病因

(1)久病肺虚:如内伤久咳,支饮,哮喘,肺痨等肺系慢性疾患迁延失治,痰浊潴留,日久导致肺虚,成为肺胀发病的基础。

(2)感受外邪:肺虚卫外不固,六淫之邪每易反复乘袭,诱使本病发作,病情日益加重。

2. 病机

肺胀病变部位主要在肺,继则影响到脾、肾,后期病及于心。因肺主气,开窍于鼻,外合皮毛,主表卫外,故外邪从口鼻、皮毛入侵每多首先犯肺,导致肺气宣降不利,上逆而为咳,久则肺虚,主气功能失常而为喘。若肺病及脾,子耗母气,脾失健运,则可导致肺脾两虚。肺虚及肾,肺不主气,肾不纳气,可致气喘日益加重,呼入困难,呼吸短促难续,动则更甚。

肺与心脉相通,肺气辅佐心脏运行血脉,肺虚治节失职,久则病及于心。心阳根于命门真火,如肾阳不振,进一步导致肾阳虚衰,可以出现水肿、喘脱之变。

肺胀病理因素主要是痰浊、水饮与血瘀相互影响,兼见同病。病初由肺气郁滞,脾失健运,津液不归正化而成痰,渐因肺虚不能化津,脾虚不能转输,肾虚不能蒸化,痰浊愈易留,喘咳持续难已。久延痰从寒化则成饮,若病程中复感风寒,则可成为外寒内饮之证。感受风热或痰郁化热可表现为痰热证。如痰浊壅盛,蒙闭神窍,则可发生嗜睡、昏迷等变证。如阳虚阴盛,气不化津,则水饮内生;饮留上焦迫肺则咳逆上气;凌心则心悸、气短;痰湿困于中焦,则纳减呕恶,脘腹胀满,便溏;饮溢肌肤则为水肿,尿少;饮停胸胁、肺部而为悬饮、水臌之类。

痰浊蕴肺,病久势深,肺气郁滞,不能治理、调节心血循环,渐致心气、心阳虚衰,无力推动营血,心脉瘀阻,可见心悸,脉结代,唇舌爪甲紫绀,颈脉动甚等。心主血,肝藏血,心脉不利,肝脏疏泄失职,血郁于肝,则瘀结胁下,痞块有形,胀痛拒按。肺脾气虚,气不摄血,或气虚瘀阻,或热甚动血,血不循经,则见咯血、吐血、便血。

病理因素之间互有影响和转化,如痰从寒化则成饮;饮溢肌表则为水;痰浊久留,肺气郁滞,心脉失畅则血郁为瘀;瘀阻血脉,血不利则亦可为水。但一般早期以痰浊为主,渐而痰瘀并见,终至痰浊血瘀,水饮错杂为患。

肺胀病理性质多属标实本虚,但有偏实、偏虚的不同,且多以标实为急。感邪则偏于邪实,平时偏于本虚。早期多属气虚、气阴两虚,晚期则气虚及阳或阴阳两虚,但纯属阴虚则罕见,病位以肺、肾、心为主。正虚与邪实每多互为因果。如阳气不足,卫外不固,易感外邪,则痰饮难蠲;阴虚,则外邪、痰浊易从热化,故虚实诸候常夹杂出现,每致愈发愈频,甚则持续不已。

【护理评价】

1. 症状

本病发展缓慢,临床上除原有肺、胸疾病的各种症状和体征外,主要是逐渐出现肺、心功能不全及其他器官损害的征象。

(1)代偿期:心功能一般代偿较好。肺功能处于部分代偿阶段,主要症状为咳逆上气,痰多,胸闷,喘息,患者活动后可感心悸,呼吸困难,乏力和劳动时耐力下降,甚则鼻煽,气促,张口抬肩,目如脱状,烦躁不安。受凉感冒时,咳嗽、咳痰症状加剧,气短日益加重。

(2)失代偿期:患者可见心慌、动悸,面唇紫绀,肢体浮肿,吐血,便血,谵妄,嗜睡,昏迷,抽搐,厥脱等证候。

2. 体征

有桶状胸,呼吸运动减弱,语颤减弱或消失,叩诊呈过清音,听诊呼吸音减弱,心音遥远,并发支气管感染时可闻及湿啰音。

3. 实验室检查

(1)X线检查:示肋间隙增宽,胸廓活动减弱,二肺野透光度增加,肺纹理减少;心脏呈垂直位,心影狭长。

(2)肺功能检查:示残气量(RV)增大,最大通气量(MVV)低于预计值的80%。

（3）血气分析：在明显缺 O_2 及 CO_2 潴留时，动脉血 O_2 分压（PO_2）降低，CO_2 分压（PCO_2）升高。

4. 鉴别诊断

（1）风湿性心瓣膜病：肺心病心脏增大时，可伴有三尖瓣相对关闭不全，出现明显收缩期杂音，易与风心病相混淆，其鉴别一般可根据风湿性心瓣膜病发病年龄较轻，常有风湿性关节炎和心肌炎的病史，二尖瓣区有明显的杂音，X 线检查除心脏肥厚外，有明显的左心房扩大，心电图有"二尖瓣型 P 波"，超声心动图有反映二尖瓣狭窄的"城垛样"改变的图形等征象而与肺心病相鉴别。

（2）冠状动脉粥样硬化性心脏病：肺心病与冠心病均多见于老年人，二者有相似之处，且可合并存在。其鉴别在于，冠心病患者多有典型心绞痛或心肌梗死、左心衰竭病史，并常与原发性高血压、高脂血症并存。体检，X 线及心电图检查呈左心肥厚为主的征象。这些均有别于肺心病。

（3）充血型原发性心肌病：肺心病、心脏扩大，伴右心衰竭，可与本病相似。但本病多为全心增大，无明显慢性呼吸道感染史及显著肺气肿征。X 线检查无突出的肺动脉高压症。心电图无明显的心脏顺钟向转位及电轴右偏，而以心肌劳损多见等。

5. 病证鉴别

肺胀与哮证、喘证：三者均以咳而上气，喘满为主症。区别言之，肺胀由多种慢性肺系疾病日久积渐而成，哮证则是反复发作性的一个独立病证，喘证则可见于多种急慢性疾病。

从三者的相互关系来看，肺胀可以隶属于喘证的范畴，哮与喘病久不愈又可发展成为肺胀。

【护理问题】

1. 咳嗽、咳痰、呼吸困难

与支气管、肺部疾患及肺气肿有关。

2. 呼吸和（或）心力衰竭

由于肺组织严重损害，引起缺氧、二氧化碳潴留所致。

3. 紫绀、活动无耐力

与机体缺氧有关。

4. 睡眠形态紊乱

与呼吸困难、焦虑有关。

5. 焦虑

与缺氧、对疾病发展感到忧虑有关。

6. 营养失调，低于机体需要量

与食欲减退、能量消耗增加有关。

7. 潜在并发症

休克、昏迷、出血。

【辨治要领】

1. 辨证要点

辨证总属标实本虚，但有偏实、偏虚的不同。一般感邪时偏于邪实，平时偏于本虚。偏实者须分清风寒、风热、痰浊(水饮)、痰热;偏虚者当区别气(阳)虚、阴虚的不同,肺、心、肾、脾病变的主次。

2. 治疗原则

治疗应抓住治标、治本两方面。标实者,根据病邪的性质,分别采取祛邪宣肺(辛温或辛凉),降气化痰(温化或清化),温阳利水(通阳或淡渗),甚或开窍,息风,止血等治则;本虚者当以补养心肺,益肾健脾为主,或气阴兼调,或阴阳两顾,正气欲脱时则应扶正固脱,救阴回阳。

【护理措施】

(一)一般护理

1. 病室内应经常通风换气,使空气新鲜,保持一定的温、湿度。加强病室消毒,并禁止吸烟。

2. 防止交叉感染,严格控制探视,在感冒流行期间应禁止探视。对已发生感染的患者须进行隔离,并及早抓紧治疗。

3. 安静卧床休息。缓解期根据个人体质,适当进行户外活动或锻炼,如打太极拳、做呼吸操等,以增强体质,改善肺功能。

4. 饮食应营养充足,清淡,多食蔬菜、水果之类;忌辛辣刺激、油腻食物。阳虚水泛型患者若浮肿明显应忌盐,水肿消退后可进低盐饮食。

5. 肺心病患者使用氧气,一般采用低流量、低浓度、持续给氧,每分钟流量限制在1～2升。

6. 非经医生许可,不应予镇静、安眠药或吗啡类止痛剂,以免导致患者昏迷或呼吸衰竭。

7. 加强口腔卫生及皮肤护理。

8. 要教育患者保养精神,节制性欲,避免各种情志刺激。

(二)观察要点

本病病情复杂,变化多端,故必须严密观察。

1. 按时测试记录,如体温升高,可能有外感或感染加重,应对症处理,有高热时,按发热证护理。

2. 注意呼吸频率、节律、深浅,呼吸困难的轻重程度,是否有痰鸣声等。

3. 记录24小时痰量。观察痰的颜色,痰量多少,排痰难易等。痰色白,量少,质稀为寒;痰黄,量多,黏稠为热。

4. 注意观察舌质变化。舌质紫黯,舌下静脉怒张发紫者,缺氧严重,舌红无苔或发嫩,多表现缺氧情况好转。

5. 如发现患者神情淡漠,嗜睡懒言,或兴奋躁动,甚至言语不清,肌肉抖动,应即报告医生,并按昏迷处理。由于本病多在夜间发作、加重,故夜班时尤应注意观察。

6. 如发现患者面色青紫,四肢厥逆,大汗淋漓,脉微欲绝,则为亡阳征象,应立即报告医生组织抢救。

7. 如发现患者有皮下瘀斑,或注射后针眼处皮下出血,或痰中带血,或口鼻出血,或大便色黑,为伴见血证之象,应及时向医生反映。

8. 脉象突然变细或变沉细、微弱、结代,均为病情加重的表现,需注意观察并检查血压。若发现血压下降或脉压缩小,慎防脱变,如缺氧及二氧化碳潴留应防昏迷。要结合其他方面情况判断,及时向医生反映,以便采取措施。

9. 由于本病患者的心肌对洋地黄类强心药耐受量降低,易产生毒性反应,故对使用强心剂的患者,要特别注意严格按医嘱给药,并注意观察患者的脉象、脉搏及心律变化,如发生恶心,呕吐,头痛,黄视,心律失常等毒性反应时,应及时报告医生,采取相应措施。

(三)辨证施护

1. 痰浊壅肺

(1)主要症状:咳嗽痰多,色白黏腻或呈泡沫状,短气喘息,稍劳即甚,怕风易汗,脘痞,纳少,倦怠乏力,舌质偏淡,苔黄腻或浊腻,脉小滑。

(2)施护措施

①饮食调护:忌生冷水果、油腻煎炒食物及饮酒。宜酌食锅巴粥。

②药物内治:治宜化痰降气、健脾益肺,方选二陈汤、三子养亲汤加减。常用药有半夏、陈皮、紫苏子、白芥子、前胡、厚朴、茯苓、白术、甘草等。

③其他疗法:莱菔子15g,白果10g,粳米100g,三味同煮粥,早晚餐温热服之。亦可用胡椒7粒,桃仁10粒,杏仁4粒,共捣烂,水煎煮浓汁,将浓汁兑入温水后浴足。每日1次,每次30分钟。

④药后观察:监测基本生命体征,注意咳嗽、痰量、喘息等症状的改变情况。

⑤康复指导:注意保暖,不能受凉;给药宜热服,有呕吐者,宜徐徐服之;本型多呈慢性过程,要注意休息,避免劳累。

2. 痰热郁肺

(1)主要症状:咳逆喘息气粗,烦躁,胸满,痰黄或白,黏稠难咯,或身微恶寒,有汗不多,溲黄便干,口渴,舌红,苔黄或黄腻,边尖红,脉数或滑数。

(2)施护措施

①饮食调护:口渴,舌红津伤者,可多予以梨汁、荸荠汁、莱菔汁等。

②药物内治:治宜清肺化痰、降逆平喘,方选越婢加半夏汤、桑白皮汤加减。常用药有麻黄、杏仁、生石膏、黄芩、桑白皮、葶苈子、鱼腥草、虎杖、生甘草等。痰多黄黏者,用川贝炖冰糖或竹沥水,以清肺化痰。

③其他疗法:白芥子10g,白芷10g,冰片3g,和匀,磨成细粉,再加入蜂蜜调成糊状,敷于风门穴(双侧),外敷纱布,用胶布固定,每日换药1次。

④药后观察:观察咳逆喘息、胸部胀满,以及痰色、质、量、味的变化。

⑤康复指导:应避免剧烈活动及重体力劳动,严重患者需要经常性吸氧,家中要备有氧气袋或氧气瓶。

3. 痰蒙神窍

(1)主要症状:神志恍惚,谵妄,烦躁不安,撮空理线,表情淡漠,嗜睡,昏迷,或肢体瞤动,抽搐,咳逆喘促,咳痰不爽,苔白腻或淡黄腻,舌质黯红或淡紫,脉细滑数。

(2)施护措施

①饮食调护:患者神志清后要注意饮食护理,忌食肥甘、油腻、生冷之物,忌烟酒,宜食清

淡、营养丰富、易于消化的食品。

②药物内治:治宜涤痰、开窍、息风,方选涤痰汤加减。常用药有橘红、竹沥、半夏、茯苓、胆南星、石菖蒲、远志、竹茹、枳实、郁金、钩藤、石决明等。窍闭神昏,不能吞咽时,用安宫牛黄丸或至宝丹水化鼻饲。

③其他疗法:针刺人中、间使、内关、丰隆等穴位,以开窍豁痰。

④药后观察:注意神志情况,用脱水剂时注意给药速度,药后小便改善情况,排尿时间、尿量。

⑤康复指导:卧床休息,需专人护理。病情缓解后,指导患者进行呼吸肌功能锻炼,以改善呼吸功能。

4. 肺肾气虚

(1)主要症状 呼吸浅短难续,声低气怯,甚则张口抬肩,倚息不能平卧,咳嗽,痰如白沫,咯吐不利,胸满,心慌,形寒易汗,舌淡或黯紫,脉沉细无力或有结代。

(2)施护措施

①饮食调护:缓解期,可食用补益肺肾的食物,如人参、蛤蚧、紫河车粉、沙参百合粥、黄芪党参粥等。

②药物内治:治宜补肺纳肾、降气平喘,方选补肺汤加减。常用药有人参、党参、黄芪、炙甘草、熟地黄、山茱萸、胡桃肉、坎脐、冬虫夏草、五味子、诃子、紫石英、沉香、紫菀、炙款冬、紫苏子、法半夏、橘红等。

③其他疗法:核桃仁30g,补骨脂10g,蛤蚧10g,将上料一起加水约500ml,煮约半小时,取汁,早晚分2次温服,有润肺补肾、纳气平喘的功效。

④药后观察:观察呼吸深浅、频率、节律,心率,血压的变化。

⑤康复指导:要注意保暖,加强锻炼,多做呼吸保健操、健身气功锻炼,并积极预防感冒,避免各种诱发因素。

5. 阳虚水泛

(1)主要症状:面浮,下肢肿,甚或一身悉肿,腹部胀满有水,心悸,喘咳,咳痰清稀,脘痞,纳差,尿少,怕冷,面唇青紫,苔白滑,舌胖质黯,脉沉细。

(2)施护措施

①饮食调护:可用鲤鱼赤豆炖汤以利水湿,或食用赤小豆粥、薏苡仁粥、大枣粥等;或用鲫鱼去肠杂,用大蒜、椒目塞入鱼腹同煮,不加盐,吃鱼汤;饮食宜低盐,清淡易消化,每日钠盐摄入量不超过3~4g。限制饮水量,以避免胃的过度充盈而加重腹胀、呼吸困难,可少量频饮。

②药物内治:治宜温肾健脾、化饮利水,方选真武汤合五苓散加减。常用药有桂枝、白术、茯苓、防己、葶苈子、川椒目、车前子、泽泻、黄芪等。

③其他疗法:温灸肾俞、脾俞等穴位,有温阳化气行水的作用。

④药后观察:观察患者浮肿、心悸、喘咳、面唇紫绀的变化,若用利尿剂时应记录尿的出入量。

⑤康复指导:汤剂宜温服。皮肤如出现水肿,很易擦伤和出现褥疮,要按"水肿"、"褥疮护理"进行护理。肿消退后,经过一个时期休养,每日可定时下床活动,锻炼体力,如参加打太极拳、下棋、打扑克等文娱活动,但不宜过度疲劳。

6. 排痰困难或不排痰时护理措施

(1)给予化痰药剂,如半夏露、牡荆油、杜鹃油制剂、甘草合剂等。切忌单给镇咳药剂如喷托维林、可待因等,以免痰液更难咳化。

(2)鼓励患者用力咳嗽,咳时配合拍背,以帮助痰液排出。

(3)帮助患者转动变换体位,以利于引流痰液排出。神志不清的患者,要每1~2小时翻身一次,或垫高床脚,让患者取俯卧位,以利于痰液引流通畅。翻身时不要过快,角度不宜过大(小于90°)。

(4)配合翻身,可用空心掌用力由肺底部逐渐向上拍背,以震动小支气管,使滞留在该处的痰液松动,易于排出。

(5)将消炎化痰中药雾化吸入支气管,可湿润支气管内膜,使分泌物容易排出。雾化方法有多种,如氧气喷雾、压缩气喷雾、蒸气雾化、超声波雾化等皆可使用,药液可按医嘱配制。

(6)深昏迷患者已无咳痰能力,痰液壅塞,不能排出时,应予吸出。患者仰卧,吸痰前充分给氧,选用12~14号端孔或侧乳管,轻轻放入气管,注意勿损伤黏膜,然后开动吸引器,边退边吸。每次吸痰时间不要超过15分钟,以免造成窒息。要警惕患者突然呼吸、心跳停止,做好抢救准备工作。

7. 使用人工呼吸机护理措施

严重缺氧患者可按医嘱间断或持续使用人工呼吸机,以纠正缺氧及二氧化碳潴留状态,呼吸机口罩及通气管必须消毒,以免交叉感染。使用前,应先嘱患者将痰液尽量排尽(神志不清患者,应由护理人员将痰吸尽),以免呼吸机之正压将痰液吸入小支气管,加重堵塞及感染。所用的频率、呼吸比例、给氧量、潮气量、使用时间等,必须掌握适当。随时观察使用后的病情变化,如患者面色、舌质由紫变红,提示缺氧有改善;持续使用呼吸机的患者,一度好转后,又发生头晕,视力障碍,意识模糊,呼吸慢而变浅,面色苍白,肢体发凉,出冷汗,甚至肌肉痉挛,手足抽搐等症状时,可能是因通气过度而发生呼吸性碱中毒,应立即报告医生,并调节或暂停使用呼吸器。

【健康教育】

1. 注意冷暖调节,及时增减衣服,尤其是在冬季要加强保暖,避免受凉感冒发病。
2. 少吃冷饮等食品。
3. 禁烟,避免过量饮酒。
4. 湿衣应及时换去,避免阴寒水湿内侵。

【复习思考题】

1. 试述肺胀的临床表现。
2. 肺胀与哮证、喘证如何鉴别?
3. 对肺胀患者若发现排痰困难应如何护理?

第八节 咯 血

咯血是指血自肺系咳出,多为痰血相兼,或痰中带血丝的病证。若一咳即出,纯为鲜血,间夹泡沫而量多者称为咯血。一般多将咳血与咯血并称。

本篇讨论的咯血,主要常见于肺结核、支气管扩张、肺癌及充血性心力衰竭等疾病。其他如肺脓肿所引起的咯血,亦可与本篇联系互参。至于钩端螺旋体病肺出血型、流行性出血热等传染病引起的咯血,则不属本篇范围。

【病因病机】

1. 病因

咯血常由外感风热燥邪,或内伤情志,肝火犯肺,或他病日久,耗伤肺阴,虚火内盛,灼伤肺络而致。

(1)外邪袭肺:肺为娇脏,喜润恶燥。若风热燥火,乘袭于肺,损伤肺络,则可引起咯血。

(2)七情所伤:郁怒伤肝,气郁化火,循经犯肺,血随火动,而为咯血;忧思太过,损伤心脾,心火偏旺,邪火乘肺,则为咯血。

(3)体弱久病:禀赋薄弱,生活不当,或病后失调,劳累太过,耗伤气阴,以致阴虚肺燥,虚火内炽;或肺肾阴虚,水亏火旺,火灼肺金,而为咯血。

2. 病机

咯血病位在肺,总由肺络受损所致。肺为娇脏,又为脏腑之华盖,主气,司呼吸,当内外之邪干扰及肺,损伤肺络,肺气上逆,则为咯血。

一般来说,由外邪袭肺及肝火犯肺所致者,属于实证;由肺肾阴虚所致者,属于虚证。

【护理评估】

1. 症状

血由肺、气道而来,经咳嗽而出,或觉喉痒、胸闷一咯即出,血色鲜红,或夹泡沫,或痰血相兼、痰中带血。咯血之前常有胸闷、喉痒、口中血腥味等症。

2. 相关病史

既往可有下呼吸道、肺部病变及心脏病史。

3. 实验室检查

血沉、痰培养细菌、痰检查抗酸杆菌及脱落细胞检查,以及胸部 X 线检查、支气管镜检或造影、胸部 CT 等,有助于进一步明确咯血的病因。

4. 鉴别诊断

(1)肺结核:本病常见咳嗽迁延不愈,痰中带血或咯血,有长期的低热,乏力,消瘦,盗汗,食欲不振等全身症状,锁骨下或肩胛间区长期听到湿啰音,痰液检查发现结核杆菌,X 线透视发现结核病灶。

(2)支气管扩张:本病患者童年曾有麻疹、百日咳、支气管肺炎等病史。平素有慢性咳嗽,咳脓性痰,每日量达 100～400ml,反复咯血。若反复继发感染,可引起全身毒血症状,如发热、贫血、消瘦等。收集全日痰液静置玻璃瓶中,数小时后有分层,肺下叶或背部下方可闻及少许湿啰音,部分患者可见杵状指(趾),支气管碘油造影可确诊本病。

(3)肺癌:多见于 40 岁以上男子,症状为持续的刺激性咳嗽,痰中带血或大量咯血,伴胸痛、低热、盗汗、消瘦等恶病质,血沉增快,痰中可找到癌细胞,X 线摄片提示有孤立性圆形病灶,或单侧性肺门影增深、增大。

（4）充血性心力衰竭：左心衰竭的患者在咳嗽、咯吐粉红色泡沫痰的同时，可见呼吸极度困难，紫绀，大汗淋漓，烦躁不安，查体心界扩大，心率增快，心音增强，奔马律或交替脉，两肺可闻及广泛哮鸣音和湿啰音。

（5）钩端螺旋体病肺出血型：患者发病前 3～20 天曾有疫水接触史。起病急骤，病初有寒战，高热，头痛，全身肌肉疼痛等类似流感之症，继则咳嗽，痰中带血，咯血，胸闷气促，咯血进行性加重，血凝集溶解试验阳性，X 线摄片可呈双侧肺野斑片状模糊阴影。

（6）流行性出血热：发病前两个月曾到过疫区，或与鼠类有接触史。虽见咯血但有发热，皮肤黏膜出血点呈簇状或条索状，重症患者可见皮肤大片瘀斑，鼻衄，呕血，便血，血尿，肝肾功能损害等多系统、多脏器病变，血清学检查可确诊本病。

5. 病证鉴别

（1）吐血：血由胃来，经食道从口吐出，血中夹有食物残渣，血色紫黯，多伴有黑便，在吐血之前，常有胃痛等症状。

（2）肺痈：肺痈虽亦见咯血，但为脓血相兼，吐痰量多，气味腥臭，常见突然寒战、壮热、烦渴、胸痛、咳嗽等症。

（3）风温：多见于春冬雨季，症见发热，烦渴，咳嗽，咯血痰或铁锈色痰，胸闷，胸痛，呼吸困难等，并有肺实变体征，血常规白细胞总数、中性粒细胞数均增高。

【护理问题】

1. 咯血
与肺、下呼吸道病变及心力衰竭有关。
2. 心排血量减少
与心脏功能衰竭有关。
3. 焦虑或恐惧
与咯血不止及担心疾病预后有关。
4. 疲劳乏力
与大咯血引起组织缺氧有关。
5. 潜在并发症
窒息、出血性休克。

【辨治要领】

1. 辨证要点
辨外感内伤：外感咯血，病程短，起病较急，病初可有表证；内伤咯血，病程长，起病较缓，有正虚表现，常有原发病可寻。
2. 治疗原则
咯血的治则为清火凉血。然而，火有虚实之分，实火者当清热泻火，凉血止血；虚火者当滋阴降火，宁络止血。因离经之血，停于体内，可成瘀血，故在止血之时，酌情予以化瘀。

【护理措施】

(一)一般护理

1. 要求病室环境清静,保持适度的温度。

2. 咯血量少的患者可适当轻度活动,但不宜过劳;大量咯血者,应绝对卧床休息。

3. 大咯血者取平卧位,头偏向一侧,或取侧卧位。如血块阻塞而致窒息,胸闷,呼吸困难,紫绀,大汗,脱厥者,应取头低足高位,或将患者上半身垂于床边,以一手托扶,一手拍击背部,促使血块排出,或用压舌板刺激咽部,诱使其呕吐将血排出。必要时用吸痰器吸出血块。

4. 大量咯血时暂禁食,咯血停止后可给流质、半流质饮食。忌辛辣之物、烟酒、海腥发物及浓茶、咖啡等刺激性饮料。多吃蔬菜、水果、藕汁、梨汁。

5. 咯血患者多恐惧、紧张,应安慰患者,消除其顾虑,安定其情绪,使其沉着镇静以配合治疗。

6. 被咯血污染的被服、衣服、器械应及时移去,及时清除血液,避免对患者产生恶性刺激。

(二)观察要点

1. 观察咯血与咳痰的色、质、量,并准确记录结果。

2. 观察血压、呼吸、脉搏、体温、神志等。

3. 发热者,应注意体温变化及出汗情况。

4. 大量出血者,应注意有无头晕,心慌,气短,汗出,肢冷,烦躁不安等虚脱之象,做好输液等应急准备,并应警惕突发窒息的情况。

5. 咯血停止后,如见胸闷,心慌,咽痒,咳呛,口中有血腥味,为再度出血的预兆,应予密切注意。

(三)辨证施护

1. 燥热伤肺

(1)主要症状:喉痒咳嗽,痰中带血,口干鼻燥,或有身热,舌红苔薄,脉浮数。

(2)施护措施

①病室环境:病室空气宜凉爽、湿润,保持适宜的温度,避免尘、烟刺激。

②饮食调护:饮食宜清淡,忌辛辣之品;可服西瓜、梨等清热滋阴类水果和饮用甘蔗汁、梨汁、番茄汁、藕汁等。

③药物内治:治以清热润肺、宁络止血为法,方选桑杏汤加减。常用药有桑叶、杏仁、贝母、沙参、麦冬、栀子、茅根、牛蒡子等。可用白及粉、三七粉各1.5g,冲服,或用白茅根60g,小蓟30g,煎水代茶饮。恶寒轻、发热重者可给桑菊冲剂1包,冲服,服后盖被,助微汗,忌大汗。

④其他疗法:针刺肺俞、列缺、鱼际、孔最等穴位,用泻法。可用银耳10g,水煎服,每日1次。

⑤药后观察:观察咯血与咳痰的色、质、量,并准确记录结果。发热者,应注意体温变化

及出汗情况。

⑥康复指导:汤药不宜久煎,药宜温服。被褥要盖得轻松,不宜太暖。注意气候变化,防止感冒。

2. 肝火犯肺

(1)主要症状:咳嗽阵作,痰中带血,或纯血鲜红,胸胁胀痛,烦躁易怒,大便干燥,小便短赤,舌质红,苔薄黄,脉弦数。

(2)施护措施

①病室环境:保持安静,空气清新,温、湿度适宜。

②饮食调护:饮食宜清淡,忌辛辣之品。宜食凉性蔬菜,如马兰头、菊花头及水果。

③情志调护:做好情志疏导,减少或避免对患者的精神刺激。注意化解患者的郁怒、烦闷情绪,为其创造良好的康复环境。

④药物内治:治以清肝泻火、和络止血为法,方选泻白散合黛蛤散加减。常用药有桑白皮、地骨皮、牡丹皮、黄芩、海蛤壳、藕节、茜草、墨旱莲等。也可用黄芩10g,墨旱莲15g,白茅根30g,煎水代茶饮。烦渴甚者,可用芦根30g,煎汤代茶饮,以清热生津。大便干燥者,可用生大黄5g,泡水顿服,也可给服黄连上清丸3g,以清热通便。

⑤其他疗法:必要时针刺肺俞、列缺、鱼际、孔最、行间、太溪等穴位,用泻法。可服绿豆百合汤,以百合20g,水煮,去渣取汁,绿豆60g,水煮,煮熟后加入药汁服用。

⑥药后观察:观察咯血与咳痰的色、质、量,血压,呼吸,脉搏,体温,神志等,并准确记录结果。若患者烦躁不安,应用镇静药后,须注意观察镇静效果和药物反应(如恶心、呕吐及血压、呼吸的变化)。禁用吗啡、哌替啶,以免抑制呼吸。若见胸闷,烦躁,神色紧张,面色苍白,冷汗频出,突然坐起等症,则为大咯血征象,应立即通知医生并做好输血等抢救准备。

⑦康复指导:卧床休息,避免劳累。咯血量多者,可用砂袋压迫患侧胸部,限制该侧胸廓活动度,减轻咯血症状。若患者自觉血液阻在喉部时,应鼓励患者轻轻咳出,以免窒息。

3. 阴虚肺热

(1)主要症状:咳嗽痰少,痰中带血,或反复咯血,血色鲜红,口干咽燥,颧红潮热,盗汗,或兼耳鸣腰酸,舌质红,苔少,脉细数。

(2)施护措施

①病室环境:病室宜安静,保持温、湿度适宜。

②饮食调护:宜食甲鱼、黑木耳、百合、白木耳、淡菜等滋补肺肾的清热之品,忌辛辣、油腻之物。

③药物内治:治以滋阴润肺、凉血止血为法,方选百合固金汤加减。常用药有百合、麦冬、玄参、川贝、生地黄、白芍、藕节、阿胶、鳖甲、地骨皮等。出血量不多者,可用鲜墨旱莲30g,煎汤代茶冷服,或用生地黄15g,麦冬10g,白及6g,煎水代茶饮。咳嗽者可用梨膏1匙,川贝母粉1g,开水冲服。

④其他疗法:针刺肺俞、尺泽、太冲、肾俞、三阴交等穴位,用补法。平时可用冰糖50g,黄精30g,水煮服。

⑤药后观察:观察咯血与咳痰的色、质、量,颧红潮热,盗汗等变化。咯血停止后,如见胸闷,心慌,咽痒,咳呛,口中有血腥味,为再度出血的预兆,应予密切注意。

⑥康复指导:注意休息,保持口腔清洁,晨起、饭后、睡前用银花甘草液漱口,或用地骨皮

30g,煎水漱口。

【健康教育】

1. 平时注意保暖,防止外邪袭肺。
2. 宜少食或不食辛辣炙煿刺激之品。
3. 调情怡性,切勿疲劳太过。

【复习思考题】

1. 咯血的治疗原则是什么?
2. 咯血的一般护理有哪些?
3. 咯血的常见证型有哪些? 如何辨证施护?

附:鼻　衄

鼻中一侧或两侧出血称为鼻衄。

鼻衄可因鼻腔局部疾病及全身疾病而引起,本篇主要讨论内科范围的鼻衄,其多见于某些感染性和发热性疾病,其次可见于原发性高血压、血液病、维生素缺乏、化学药品及药物中毒所致的鼻衄。至于鼻腔局部病变引起的鼻衄,一般属于五官科的范畴。

【病因病机】

鼻为肺窍,与肺相通,肺又为全身血脉相聚之处,且阴阳经脉上交于鼻,故不论燥热伤肺,肺热上壅或嗜食辛辣肥甘,胃热壅盛,或郁怒伤肝,木火刑金,还是房劳太过,精亏火旺,均可致迫血妄行,血溢清道从鼻孔流出,而成鼻衄。其病位主要在肺、胃,涉及肝、肾。肺热、胃热、肝火所致者属于实证;阴虚火旺所致者属于虚中夹实证。此外,也有气不摄血,血无所主之鼻衄。

【护理评估】

凡血自鼻道外溢而非因外伤、倒经所致者,均可诊断为鼻衄。

【护理问题】

1. 疼痛、头痛
与血压增高有关。
2. 焦虑
与鼻衄不止及担心疾病预后有关。
3. 体温过高
与感染有关。
4. 组织完整性受损
与血小板减少、凝血因子缺乏有关。

5. 潜在并发症

出血性休克。

【辨治要领】

鼻衄多由火热迫血妄行所致,故当以清热泻火、凉血止血为主要治则。当根据火之虚实及所病脏腑的不同,分别予以清热泄肺、清肝泻火、滋阴降火等法。

【护理措施】

(一)一般护理

1. 保持环境安静,光线柔和,空气新鲜,湿度、温度适宜。
2. 患者宜卧床休息,取半卧位(头部与床面成30度角),以减少头部血流量(休克者平卧)。忌低头、久蹲、用力等。
3. 饮食宜流质或半流质,如牛奶、蛋汤,忌过热。多食清淡、易消化食物,如新鲜蔬菜、水果。
4. 冷敷头部或后脑、鼻部,松解衣服,不宜过热。
5. 鼻衄不止者,可用脱脂棉蘸京墨汁塞鼻中,或用三七粉、血余炭、蒲黄炭为末,调于凡士林纱布上,堵塞鼻腔以止血。
6. 嘱患者将血液吐出,不要吞咽,以便于观察出血量。
7. 注意精神护理,避免不良刺激,消除患者的紧张情绪。

(二)观察要点

1. 观察鼻衄的部位、颜色、血量及有无齿衄。
2. 观察口、鼻、咽喉干燥的程度。
3. 观察面色、血压、脉搏、舌苔。
4. 观察有无发热、恶风、头痛、眩晕等情况。

(三)辨证施护

1. 邪热犯肺
(1)主要症状:鼻燥衄血,口干咽燥,或见发热,恶风,头痛,舌质红,苔薄黄,脉数或浮数。
(2)施护措施
①病室环境:保持室内空气新鲜,温度适宜。空气不宜干燥,冬天屋内有暖气,可在地面洒一些水,湿润空气防止因鼻燥而衄血。
②饮食调护:宜食凉性蔬菜,如菊花头、马兰头,也可选食绿豆汤及各种凉性水果。
③药物内治:治以清泻肺热、凉血止血为法,方选桑菊饮加减。常用药有桑叶、菊花、薄荷、牡丹皮、栀子、茅根、杏仁、桔梗、甘草等。
④其他疗法:用马勃揉成团塞鼻。取出时,滴入少许冷开水,将棉花轻轻拔出,勿用暴力。头痛发热者可针刺合谷、印堂、鱼际、内关、外关等穴位,止痛止血。
⑤药后观察:观察鼻衄的部位、颜色、血量及有无齿衄,口、鼻、咽喉干燥的程度,发热,头痛,舌苔及脉象等变化。
⑥康复指导:平卧低枕位,或坐位头向后仰。头部冷敷,禁挖鼻孔。汤药宜凉服,多饮清

凉饮料。

2. 胃热炽盛

（1）主要症状：鼻衄，血色鲜红，面赤，口渴欲饮，口臭，便秘，舌红苔黄，脉数。

（2）施护措施

①病室环境：室内温度不宜过高，保持空气流通。

②饮食调护：宜选择清淡而富有营养、易消化之食物，如藕粉、瘦肉、鱼、牛奶、鸡蛋、蔬菜等，忌食辛辣、煎炒等生热动火之品，戒烟酒，中药和饮食都不宜过热，应稍偏凉。

③药物内治：治以清胃泻火、凉血止血为法，方选玉女煎加减。常用药有石膏、生地黄、麦冬、牛膝、牡丹皮、栀子、藕节、白茅根、大黄等。也可用鲜茅、芦根各30g，煎汤代茶饮。便秘、口臭者用生大黄粉1g，开水送下。

④其他疗法：用凉水浸湿毛巾敷于前额，亦可用拇指和食指捏紧两侧鼻翼根上，以初步止血。鼻衄量多色红者，可用止血海绵、三七粉纱条塞鼻腔止血。针刺合谷、上星、内庭等穴位，用泻法。头额部用冷水或冰敷。

⑤药后观察：观察鼻衄的部位、颜色、血量，面色，口臭，便秘，舌苔及脉象等变化。

⑥康复指导：患者取平卧低枕位或坐位，头部向后仰。多饮清凉饮料如芦柑汁、西瓜汁等。衣服不宜穿得过热。

3. 肝火上炎

（1）主要症状：鼻衄，头痛，眩晕，面红目赤，烦躁易怒，口苦，尿黄，舌红苔黄，脉弦数。

（2）施护措施

①病室环境：保持环境安静，避免各种噪音的刺激。

②饮食调护：可给清热、凉血止血的蔬菜，如芹菜、菠菜、空心菜、黄花菜，水果如雪梨、柑橘、枇杷、杏子及绿豆粥、鲜藕汁、鲜萝卜汁、梨汁等清热生津之品。

③药物内治：治以清肝泻火、凉血止血为法，方选龙胆泻肝汤加减。常用药有龙胆草、黄芩、栀子、生地黄、牡丹皮、茅根、仙鹤草、藕节、车前子、木通、牛膝等。口干鼻燥者，可用白茅根30g，仙鹤草15g，煎水代茶饮，以清热止渴、凉血止血。

④其他疗法：也可用棉花或湿棉球蘸黑山栀粉或三七粉塞入出血鼻孔2～4小时。鼻衄不止可用大蒜捣如泥，做饼，贴敷同侧涌泉穴位，或针刺少商穴位出血。

⑤药后观察：定时测血压。若血压高，应予以降压。观察头痛，眩晕，面色，舌苔及脉象等变化。

⑥康复指导：避免情绪激动，以防升火，衄血复发。常吃水果和蔬菜，并可用墨旱莲、白茅根各30g，煎水代茶饮，清热泻火止血。

4. 阴虚火旺

（1）主要症状：鼻衄，血色淡红或鲜红，口渴咽干，头晕目眩，耳鸣，心慌，虚烦失眠，腰酸，舌红少苔，脉细数。

（2）施护措施

①病室环境：保持安静，整洁，空气新鲜。

②饮食调护：宜食黑木耳、甲鱼、百合、金针菜等，多饮藕汁，忌辛辣动火及油炸食物。

③药物内治：治以滋阴降火、凉血止血为法，方选茜根散加减。常用药有生地黄、麦冬、墨旱莲、白芍、黄芩、茜根草、侧柏叶、藕节等。

④其他疗法:用药棉蘸明矾水塞鼻。若血出于鼻中膈前下区而量多者,应对准出血点,压迫鼻翼;或将马勃洗净,压成小块,塞于鼻内止血。

⑤药后观察:定时测血压,若血压高,应予以降压。观察头痛,眩晕,面色,耳鸣,心慌,舌苔及脉象等变化。

⑥康复指导:衄血量少者,宜注意休息,减少体力消耗,避免劳累;量多者,应卧床休息。不可用灸法、熨法、熏蒸法、热敷等温热疗法,以免动火、生火加重咯血。

【健康教育】

1. 注意卫生,禁止挖鼻孔。
2. 要保持鼻腔湿润,防止干燥,可常涂薄荷油。
3. 饮食宜清淡,不宜过食高粱厚味、炙煿辛辣之品,戒烟酒。
4. 不宜过度劳累,应节制房事。
5. 积极治疗和清除鼻腔内病灶。

【复习思考题】

试述鼻衄肝火上炎证的施护措施。

第八章

心 系 病 证

第一节 心 悸

心悸是指患者自觉心中悸动,惊惕不安,甚则不能自主为主要表现的一种病证。古书所言的"惊悸"、"怔忡"均属此证范围。西医学中各种器质性病变和功能性心脏病,如风湿性心脏病、高血压心脏病、冠状动脉粥样硬化性心脏病、肺源性心脏病、心肌炎、心律失常、心脏神经官能症及甲状腺功能亢进、贫血、糖尿病等,表现以心悸为主症者,皆可参照心悸病证进行辨证施护。

【病因病机】

1. 病因

本病的发生常与体虚久病、情志刺激及外邪入侵等因素有关。

(1)体虚劳倦:可因素质不强或久病、劳欲过度,导致气血阴阳不能养心而发为心悸。素质不强尚有先后天之分,若为他病所伤,其性质又可因病而异。至于劳倦过度,大多为耗伤肾精,导致水不济火而发为心悸。

(2)情志刺激:平素心虚胆怯之人,突遇惊吓,触犯心神,心神动摇,不能自主而心悸;长期忧思不解,心气郁结,阴血暗耗,不能养心而心悸;或化火生痰,痰火扰心,心神失宁而为心悸。此外,大怒伤肝,大恐伤肾,怒则气逆,恐则精却,阴虚于下,火逆于上,动撼心神而发为心悸。总之,情志致病与五脏有特定的联系,然都与心有关。如喜为心之志,过喜则心气涣散;思为脾之志,久思则心脾两伤;恐为肾之志,惊恐则心气紊乱。凡此均可引起心无所依而悸动。

(3)外邪入侵:风、寒、湿三气杂至,和而为痹。痹证日久,复感外邪,内舍于心,痹阻心脉,心血运行受阻,发为心悸。此外,温病、疫毒均可灼伤营阴,心失所养,或邪热毒邪内扰心神,耗伤心气或心阴,均可引起心悸。

(4)药食不当:饮食不节,嗜食膏粱厚味,煎炸炙煿,导致蕴热化火生痰,痰火上扰心神则为悸。药物过量或毒性较剧,耗伤心阴,引起心悸。

2. 病机

心悸的病因虽有上述诸端,然病机不外乎气血阴阳亏虚,心失所养,或邪扰心神,心神不宁。其病位在心,而与肝、脾、肾、肺四脏密切相关。如心之气血不足,心失滋养,搏动紊乱;

心阳虚衰,血脉瘀滞,心神失养;肾阴不足,不能上制心火,水火失济,心肾不交;肾阳亏虚,心阳失于温煦,阴寒凝滞心脉;肝失疏泄,气滞血瘀,心气失畅;脾胃虚弱,气血乏源,宗气不行,血脉滞留;脾失健运,痰湿内生,扰动心神;热毒犯肺,肺失宣肃,内舍于心,血运失常;肺气亏虚,不能助心以治节,心脉运行不畅。以上因素均可引发心悸。

心悸的病理变化包括虚实两个方面,但以虚证为多见。虚证为气血阴阳亏损,使心失所养,而致心悸。具体而言,心气虚则运血无力,心失其养;心血不足则不能养心;心阴虚则虚火妄动,扰乱心神;心阳不振则心失温养,不能自主。这些均可导致心悸。实证痰火扰心则心神不宁,水饮凌心则心阳被遏,心血瘀阻则心络不畅等,皆可形成心悸。虚实之间可以相互夹杂或转化。实证日久,病邪伤正,可分别兼见气、血、阴、阳之亏损,而虚证也可因虚致实,兼见实证表现。临床上阴虚者常兼火盛或痰热;阳虚者易挟水饮、痰湿;气血不足者,易兼气血瘀滞。

心悸初期以心气虚为常见病机,可表现心气不足,心血不足,心脾两虚,心虚胆怯,气阴两虚等证。心悸后期往往多脏同病,然又以心阳虚为重。病久阳虚者则表现为心阳不振,脾肾阳虚,甚或水饮凌心之证;阴虚血亏者多表现为肝肾阴虚,心肾不交等证。若阴损及阳,或阳损及阴,可出现阴阳俱损之候。若病情恶化,心阳暴脱,可出现厥脱等危候。

心悸的预后,当随证情的轻重而定。一般来说,虚损程度轻而涉及他脏少者,预后较好,若虚损程度严重,甚至表现出脱象,而又涉及多脏者,预后多不良,临床应结合心电图等检查以助判断。

【护理评估】

1. 症状

自觉心搏动异常,或快速,或缓慢,或时而感觉心跳过重,或忽跳忽止,呈阵发性或持续不解,不能自主。常伴有胸闷不适,易激动,心烦寐差,颤抖乏力,头晕等症,或伴有心胸疼痛,甚则喘促,汗出肢冷,或见晕厥。

2. 体征

(1)口唇及球结膜:有无苍白或发绀。若有,则见于贫血或先天性心脏病。

(2)面部:有无二尖瓣面容(见于风湿性心脏病),有无突眼(见于甲亢)。

(3)颈部:有无颈静脉怒张或颈动脉搏动增强,前者见于右心衰竭、心包填塞,后者见于主动脉瓣关闭不全。甲状腺有无肿大,有无血管杂音。

(4)心脏:有无增大,有无杂音,心音有无异常,有无附加音,心率有无过速或过缓,心律是否整齐,有无期前收缩或心房颤动。

(5)腹部:有无肝大、腹水、脾大。右心衰竭可出现肝大,并有肝颈静脉回流征阳性。心源性肝硬化者可出现肝硬化体征。

(6)下肢:有无浮肿。右心衰竭者可有体循环瘀血,下肢浮肿。

(7)上肢血管:有无水冲脉。主动脉瓣关闭不全者脉压增大,可出现水冲脉。

(8)血压及体温:有无血压增高或降低,应排除高血压。有无发热。

3. 实验室及辅助检查

(1)心电图检查:这是诊断心律失常最重要的一项非侵入性检查,应记录 12 导联心电图,并记录清楚显示 P 波导联的心电图长条以备分析,通常选择 V1 和 II 导联。

（2）动态心电图检查：使用一种小型便携式记录器，连续记录患者 24 小时的心电图，患者日常工作与活动均不受限制。

（3）运动试验：患者在运动时出现心悸等症状，可作运动试验协助诊断。

（4）食管心电图：食管心电图结合电刺激技术，对常见室上性心动过速发生机制的判断可提供帮助，应用食管电刺激诱发与终止心动过速，可协助评价抗心律失常药物的疗效。

（5）临床电生理检查：电极导管放置在心腔的不同部位记录局部电活动，确立心律失常及其类型的诊断，了解心律失常的起源部位与发生机制。

4. 鉴别诊断

（1）心律失常

①窦性心动过速：成人心率每分钟 100 次以上，而激动起源于窦房结，并除外生理性质原因时，方可作为病理性心悸。

②阵发性心动过速：心率每分钟 160～220 次，以突然发作与突然终止为特征，发作时间可短至数秒或长达数天，多数表现有剧烈心悸、胸闷或胸痛，甚则呼吸气促等症状。

③窦性心律不齐：由于窦房结发出的冲动不均匀所致，较为常见的是与呼吸有关的窦性心律不齐，其主要临床表现为吸气时心率加快，呼气时心率减慢，故又称为呼吸性不整脉。

④期前收缩：此病为异位节律中最常见的一种，常见房性期前收缩和室性期前收缩，一般多在频繁过早搏动或二联律时患者方感心悸。

（2）心肌炎：本病是指心肌中有局限性或弥漫性的急性或慢性炎症病变。轻者症状可不明显，重者往往出现胸闷、心悸、乏力、恶心、眩晕等症状。

5. 病证鉴别

心悸可分为惊悸与怔忡两类，两者病因不同，病情程度上又有轻重之别。

惊悸常由外因而成，多与情绪因素有关，可由骤遇惊恐，忧思恼怒，悲哀过极或过度紧张而诱发，多为阵发性，时作时止，病来虽速，但全身情况较好，病势浅而短暂，多为实证，可自行缓解，不发时如常人。

怔忡每由内因引起，并无外惊，多由久病体虚，心脏受损所致，无精神等因素亦可发生，常持续心悸，心中惕惕，不能自控，稍劳即发，病来虽渐，但全身情况较差，病情较为深重，不发时亦可兼见脏腑虚损症状，多为虚证，或虚中夹实。

两者又有密切的联系：一方面，惊悸日久可发展为怔忡；另一方面，怔忡患者，又易受外惊所扰，而使动悸加重。

【护理问题】

1. 心慌

与情志、饮食、劳逸及素体虚弱有关。

2. 失眠

与焦虑、环境改变等有关。

3. 药物不良反应

与药物的治疗量与中毒量接近，个体差异，缺乏医药知识有关。

4. 胸闷、心痛

与潜在疾病有关。

【辨治要领】

1. 辨证要点

(1)分清虚实主次：心悸的辨证应分虚实,虚者系指脏腑气血阴阳亏虚,实者多由痰饮、瘀血、火邪上扰所致。本病以虚实错杂者为多,但总属虚多实少,临证时应分别其主次,尽管有时标实掩盖本虚,仍当注意治标顾本。

(2)分清惊悸与怔忡：惊悸的发病多与情绪因素有关,为阵发性,实证居多或实中兼虚;怔忡的发病可无精神因素,为持续性,虚证居多或虚中兼实,怔忡之虚比心悸为重。

(3)观察脉象变化：脉象弦滑有力者,为痰火内盛;脉细数而无神者,为阴虚火旺;脉沉迟者,为阳虚内寒;脉细弱而缓者,为气血俱虚;脉缓而虚大无力者,为元气不足;脉促者,为热盛或气滞血瘀;脉结者,为痰瘀痹阻或气血虚衰;脉代者,为脏器衰竭等。

(4)明确心悸的原发疾病：根据主兼症及询问的病史,结合西医学的检查,明确心悸的原发疾病,更好地进行辨证论治。

2. 治疗原则

(1)心悸的治疗应分虚实。虚证分别予以补气、养血、滋阴、温阳;实证则应祛痰、化饮、清火、行瘀。具体而言,虚证以养血安神为主。若气血不足,宜补益气血;阴虚火旺,宜滋阴降火;心阳不足,宜温阳益气;阳虚厥逆,宜温通心阳。实证以安神镇心为主。挟瘀者,配以活血化瘀;挟痰热者,宜伍以清热化痰。本病以虚实错杂为多见,且虚实的主次、缓急各有不同,故治当相应兼顾。

(2)无论属虚属实,均应根据心神不宁的病理特点,酌情加入镇心安神之品。

(3)药物治疗的同时,当嘱患者自我控制情绪,静卧安养,常可使病情缓解。

【护理措施】

(一)一般护理

1. 居住相宜

良好的居住环境可使人心态平静,身心得以调整。心悸患者若居住在闹市区,应选择安静的居室,以减少外界不良刺激的干扰。

2. 病室环境

根据四时气候的特点,把握室内空气流通的尺度,以保证空气新鲜,这对心脏病患者尤为重要。保持病室安静,工作人员应做到"四轻",消除影响患者休息的噪音。

3. 作息有序

生活起居有规律是养生祛病的关键所在。应结合自身状况,合理安排劳作、休息、饮食、睡眠等,养成良好习惯,注意劳逸结合,避免劳力过度。病重者宜绝对卧床,待体征消失,心电图恢复正常后,方可参加适当的体育锻炼。

4. 饮食调护

饮食以清淡为宜,切忌过饱、偏食,可根据不同证型,酌情配以食疗。心悸患者应选用多种饮食,加强营养,可给予其滋补之品,但应饮食有节,少食生冷之品,忌饮酒。饮食合理,令脾胃健运,化生有源,心血充盈,心神得养而守其舍。常服食品有玉米、小麦、牛肉、大枣、葡萄。亦可用龙眼肉 15g,莲子 15g,大枣 10 枚,粳米 90g,白糖少许,同煮粥食用,可养心血、安心神。

5. 养生调摄

平时应注意精神情感的自我调摄,培养心胸宽阔、冷静沉着、遇事不惊的性格。生活要有规律,节制房事,不可纵欲。根据自身情况,选择恰当的锻炼方法,动静结合,达到调息、调心、调身的目的,如采取散步、打太极拳等方法。

6. 精神护理

帮助患者树立战胜疾病的信心,及时掌握患者的心理状态,做到有针对性地疏导,解除其思想顾虑。对于生活失去信心的患者,尤其要满腔热情地予以帮助,避免一切不良因素的刺激。

7. 临症处理

如见胸闷、心慌、气喘、心律不齐、面色苍白等症,即予吸氧,针刺内关、神门穴位,并立即报告医生。

(二)观察要点

1. 密切注意患者的病情变化,如了解胸痛、胸闷程度,观察睡眠是否安稳,畏寒汗出症状是否改善,水肿消退情况如何,小便量的变化等。

2. 密切注意患者的脉象、心率、血压、呼吸、面色的变化。

3. 注意了解心悸的发作与情志、环境、劳倦的关系,以协助医生进一步明确诊断。

4. 对于病情严重者,应加强夜间巡视,发现情况及时报告医生。

5. 不需使用心电监护器时,宜专人护理,密切观察心脏的动态变化。

6. 如用洋地黄制剂,应严密观察患者用药前后情况,注意有无毒性反应。

(三)辨证施护

各型心悸患者均应保持居室安静,舒适,避免噪音和喧哗,室内温、湿度适宜;心悸发作时宜卧床休息,保持情绪稳定,不可动则恼怒。

1. 心虚胆怯

(1)主要症状:心悸不宁,善惊易恐,坐卧不安,少寐多梦,舌苔薄白或如常,脉动数或虚弦。

(2)施护措施

①病室环境:保持病室空气新鲜,环境安静,尽量做到说话轻、动作轻,排除一切噪音干扰。

②饮食调护:饮食宜用补血健脾之品,如山药粥、黄芪粥、红枣粥、莲子鸡头粥、柏子仁粥、茯苓饼、桂圆红枣汤等。

③情志调护:做好情志护理,尽量注意避免噪音及外界各种因素的刺激,使患者保持情绪安定,同时鼓励患者树立战胜疾病的信心和勇气,主动进行心理训练,排除外界干扰,早日摆脱惊恐、惧怕的心理状态,逐渐适应外界环境变化,调整心理平衡。

④药物内治:治以镇惊定志、养心安神为法,方选安神定志丸加减。常用药有人参、石菖蒲、远志、茯神、龙齿、琥珀、磁石等。中成药黄芪注射液 40ml 加入 50% 葡萄糖注射液 250ml

中静脉滴注,每日1次;补心气口服液每次10ml,每日3次;宁心宝每次2粒,口服,每日3次。

⑤其他疗法:心悸发作时采用憋气法、引吐法、压迫眼球法、压迫一侧颈动脉窦法等,以利于缓解心悸。可针灸或按摩内关、郄门、神门、心俞、巨阙、肝俞、胆俞等穴位,以增强宁心安神、定惊止悸之效。

⑥药后观察:密切观察患者神志,心律,心率,呼吸,血压,脉象等变化,并观察服药后的效果及变化。

⑦康复指导:病情缓解后,应保证患者精神安和及充分休息和睡眠,避免过早劳心或劳力。在睡前不饮浓茶,不看刺激性书刊及影视,于睡前可用酸枣仁10g,加白糖研末开水冲服,以镇静安眠,调养精神。每晚睡前用温水洗脚,双手交替按摩足心(涌泉穴)。

2. 心血不足

(1)主要症状:心悸,少寐多梦,健忘,头晕目眩,面色无华,倦怠无力,舌质淡红,脉细弱。

(2)施护措施

①病室环境:室内宜阳光充足,空气新鲜,环境安静,温度适宜,注意增减衣被。

②饮食调护:注意加强营养,合理调配食谱,宜多食健脾益气生血之品,如瘦肉、牛奶、鱼类、鸡鸭、猪肝、蛋类、豆制品和红枣、桂圆、赤小豆、山药、莲子等,忌烟酒、咖啡、浓茶等辛辣刺激之品。对心悸频发,心率过缓者,可用西洋参5g,煎水代茶饮。

③情志调护:保持心情愉快,情志稳定,切忌惊恐忧思。要协助患者努力排除自身的和外界的干扰,减少不必要的探视,以安心养病。

④药物内治:治以补血养心、益气安神为法,方选归脾汤加减。常用药有当归、龙眼肉、熟地黄、白芍、炙黄芪、人参、白术、酸枣仁、远志、茯神等。若兼心阴不足者,加麦冬、五味子、玉竹;惊恐者,加龙齿,且重用酸枣仁;心动悸,脉结代者,可用炙甘草汤加减;兼纳差者,加用砂仁、鸡内金粉各3g。参麦注射液40ml加入10%葡萄糖液250ml中,静脉滴注,每日1次;补心气口服液,每次10ml,每日3次;归脾丸,每次9g,每日3次;宁神丸,每次1丸,每日2次;柏子养心丸,每次1丸,每日2次;宁心宝,每次2粒,每日3次。心悸发作时临时予生脉饮1支,口服。

⑤其他疗法:心悸发作时,应卧床休息,给予氧气吸入,配合针刺内关、神门、心俞、巨阙、膈俞、三阴交、足三里等穴位,以调养气血,安神止悸,兼脾虚者可加用脾俞、梁门等穴位。

⑥药后观察:密切观察患者心悸、夜寐、头晕目眩的情况,以及心律,心率,呼吸,血压,脉象等变化,并观察服药后的效果及变化。

⑦康复指导:根据病情轻重程度,适当安排活动量,不宜过度疲劳。若病情好转,心电图检查正常,可适当进行户外活动,以提高机体的抗病能力,如进行强身保健的气功锻炼,庭院内散步,或观花以怡悦情志。

3. 阴虚火旺

(1)主要症状:心悸,心烦失眠,五心烦热,口干,盗汗,思虑劳心则症状加重,伴有耳鸣,头晕目眩,腰酸,舌质少津,苔少或无,脉细数或为促脉。

(2)施护措施

①病室环境:宜卧床休息,保持室内整洁,室温宜偏低,通风,凉爽,薄衣薄被。睡眠时光

线宜暗,最好拉上窗帘。

②饮食调护:饮食应当清淡,以水果、蔬菜、豆类为宜,忌肥甘厚味,戒烟酒、浓茶。咽干口苦者,可用山药切片煮水代茶饮,并忌食辛辣之品。可酌情加服银耳羹、莲子羹、西洋参茶、核桃仁粥、百合汤等,以滋阴补肾。

③情志调护:做好情志护理,使患者保持情志稳定,切忌惊恐忧思,避免情绪激动,化火伤阴,宜听低调、和谐的轻音乐。

④药物内治:治以滋阴清火、养心安神为法,方选天王补心丹或朱砂安神丸加减。其中阴虚而火热不明显者,用天王补心丹;热象较著者,服朱砂安神丸。常用药有生地黄、玄参、麦冬、天冬、当归、丹参、人参、茯苓、五味子、朱砂等。阴虚火旺,虚阳上浮者可服磁朱丸,每次 3g,每日 2 次。天王补心丸,每次 9g,每日 2 次;安神补心丸,每次 15 粒,每日 3 次;宁心宝,每次 2 粒,每日 3 次。血压偏高者,加服杞菊地黄口服液,每次 1 支,每日 2 次。

⑤其他疗法:心悸合并头晕目眩者,应及时测量血压,以了解病情变化,可服磁化水。心悸发作时可给氧气吸入,配合针刺内关、外关、神门、郄门、厥阴俞、肾俞、太溪等穴位,或耳穴埋针。

⑥药后观察:密切观察患者心悸,心烦失眠,五心烦热,口干及心律,心率,呼吸,血压,脉象等变化,特别是血压变化,并观察服药后的效果及变化。

⑦康复指导:保持居室安静、舒适,室内温、湿度适宜。心悸发作时宜卧床休息,保持情绪稳定,不可动则恼怒。夜难入寐、烦躁不安者,睡前予以按摩涌泉穴 60～100 次。

4. 心阳不振

(1)主要症状:心悸怔忡,胸闷气短,心痛隐隐,动则尤甚,形寒肢冷,面色苍白,舌淡胖苔白滑,脉虚弱或见结脉、代脉。

(2)施护措施

①病室环境:病室内宜阳光充足,在保证空气新鲜的前提下,室温尽可能维持在20℃～25℃。若患者畏寒明显,应注意保暖,预防感冒及寒冷刺激,加放热水袋,但不可加盖太厚、太重的被子,以免压迫心肺,影响心肺功能的发挥。

②饮食调护:饮食宜清淡细软,低盐,酌情加食温热利水消肿之品,如羊肉汤、牛肉汤、冬瓜汤、赤小豆汤、韭菜、生姜、葱、辣椒等。

③情志调护:做好情志护理,保持情绪稳定,避免焦虑、烦躁等不良情志因素的刺激。

④药物内治:治以温补心阳、安神定悸为法,方选桂枝甘草龙骨牡蛎汤加减。常用药有桂枝、炮附子、人参、黄芪、煅龙骨、煅牡蛎、炙甘草、枸杞子、麦冬等。参附注射液 20～40ml加入 5% 葡萄糖注射液 250ml 中,静脉滴注,每日 1 次;宁心宝,每次 2 粒,每日 3 次;心宝丸,每次 1～2 丸,每日 2～3 次。

⑤其他疗法:心悸发作时,可针刺神门、郄门、内关、心俞、巨阙、关元、气海、命门、百会等穴位。

⑥药后观察:注意观察患者胸闷气短,心痛,形寒肢冷及心律,心率,呼吸,血压,脉象等变化,并观察服药后的效果及变化,若见心阳欲脱证候,立即报告医生,速给高流量吸氧每分钟 4～6L,做好抢救准备。兼有水肿者,应控制进水量,观察其水肿、尿量、颜色、血压等情况,记录 24 小时出入量。

⑦康复指导:中药汤剂要热服,可加人参、附子以温阳益气。病情缓解期,心电图等提示

正常后,可适当锻炼身体,如练习太极拳之类。冬季尤要注意保暖,避免受凉,防止外感风寒而加重病情。胸闷憋气时宜持续低流量吸氧,保持大便通畅,避免用力排便而加重病情。

5. 水饮凌心

(1)主要症状:心悸,胸胁痞满,渴不欲饮,小便短少,下肢浮肿,形寒肢冷,伴有眩晕,恶心呕吐,流涎,舌淡苔滑,脉弦滑或沉细而滑。

(2)施护措施

①病室环境:病室宜保持适宜温度,阳虚者尤其要注意保暖,严防受凉,保持绝对卧床休息,胸闷者取半卧位。

②饮食调护:饮食以低盐、低蛋白、高热量、高维生素食物为宜,限制钠盐及液体摄入,宜少量多餐,切忌饱餐。饮食可选用赤小豆、苡仁汤、玉米须水代茶饮,可适当进食大蒜、生姜、川椒等能化湿利尿消肿的食物。

③情志调护:做好情志护理,避免焦虑、烦躁等不良情志因素的刺激。

④药物内治:治以振奋心阳、化气行水为法,方选苓桂术甘汤加减。常用药有炮附子、桂枝、茯苓、白术、猪苓、泽泻、五加皮、葶苈子、防己、甘草、远志、茯神、酸枣仁等。中成药济生肾气丸,每次6g,每日3次;宁心宝,每次2粒,每日3次。

⑤其他疗法:心悸发作时,可针刺神门、郄门、心俞、巨阙、脾俞、胃俞、三焦俞、气海俞等穴位,兼有脘胀纳呆者,艾灸中脘、足三里等穴位,或热敷胃脘部。

⑥药后观察:应观察患者心悸,胸胁痞满,下肢浮肿及心律,心率,呼吸,血压,脉象等变化,并观察服药后的效果及变化。若用攻下逐水剂,还应密切观察患者尿量、水肿、血压的变化,必要时记录24小时出入量。

⑦康复指导:中药宜热服,泛恶者少量顿服,亦可口嚼生姜片,按压或针刺内关穴。宜卧床休息静养,活动以活动后无自觉不适为准。心悸喘息不能平卧者,可取半卧位,及时予以氧气吸入;伴有水肿者,可抬高下肢,使气血流畅,减轻浮肿。同时做好皮肤护理,避免皮肤损伤。

6. 心血瘀阻

(1)主要症状:心悸,胸闷不适,心痛时作,痛如针刺,唇甲青紫,舌质紫黯或有瘀斑,脉涩或结或代。

(2)施护措施

①病室环境:患者宜卧床休息,减少会客,降低心肌耗氧量。胸闷紫绀者,可取半卧位,给予持续低流量吸氧。

②饮食调护:饮食宜清淡少油,如瘦肉、鱼类、淡菜,忌食动物油脂和内脏。

③情志调护:做好情志护理,安慰患者,避免焦虑、烦躁、恐惧等不良情志因素的刺激。

④药物内治:治以活血化瘀、理气通络为法,方选血府逐瘀汤加减。常用药有桃仁、红花、川芎、赤芍、川牛膝、当归、生地黄、枳壳、炙甘草等。灯盏细辛注射液30ml加入5%葡萄糖液250ml中,静脉滴注,每日1次;复方丹参滴丸每次10粒,每日3次;心脉通,每次4片,每日3次。痰浊者,加法半夏、薤白、瓜蒌;胸闷、心痛发作者,测血压、脉搏,舌下含服麝香保心丸1~2粒或硝酸甘油0.5mg,也可服三七粉1.5g,丹参片4~6片。

⑤其他疗法:对心痛伴胸闷者,给予吸氧,针刺内关、阴郄、神门、心俞、巨阙等穴位,以活血化瘀、通脉止痛。若为室上性心动过速,可机械性刺激迷走神经,以助缓解。

⑥药后观察:密切观察患者心悸,心痛,唇甲青紫及心律,心率,呼吸,血压,脉象,睡眠,饮食情况等变化,必要时可行心电监护,并观察服药后的效果及变化。尤其注意病情的夜间变化,如出现剧烈心绞痛,面色苍白,汗出肢冷,脉结代,三五不调或微细欲绝者,当防心阳暴脱,须及时报告医生,进行抢救。

⑦康复指导:中药宜温热服。脉搏低于60次/分者应卧床休息。保持二便通畅,大便时勿用力太过,便秘者给予香蕉、蜂蜜等润肠通便之品,必要时用开塞露塞肛或番泻叶代茶饮。加强皮肤护理,防止褥疮的发生。

【健康教育】

1. 心悸的患者应注意劳逸结合,生活规律,保持情绪稳定,护理人员应使了解本病发作的诱因,与劳累过度、情志刺激、饮食不节、外邪侵袭有关,让其积极避免诱因,减少心悸的发作。快速心律失常患者应戒烟,避免摄入刺激性食物,如咖啡、浓茶、烈性酒等;心动过缓患者应避免屏气用力的动作,如用力排便等,以免加重心动过缓。

2. 有下列症状时,应及时报告医护人员。

(1)心悸频发且重,伴有胸闷、心痛。

(2)尿量减少,下肢水肿,短时间内体重增加较快。

(3)呼吸气短或喘促。

3. 患者应遵医嘱服用抗心律失常药物,严禁随意增加剂量以防加剧药物的不良反应和毒性。

4. 教给患者及其家属测量脉搏的方法,以利于其自我监测病情。此外,还应教给家属心肺复苏技术以备紧急情况下使用。

【复习参考题】

1. 何谓心悸? 其发生与哪些因素有关?

2. 心悸的一般护理是什么?

3. 心虚胆怯证如何辨证施护?

附:心 肌 炎

心肌炎是指心肌具有局限性或弥漫性炎症的疾病。它可以原发于心肌,也可以在全身疾病的同时或先后侵犯心肌而引起,除侵犯心肌外,心包、心内膜均可受累。引起心肌炎的原因很多,有感染性疾病过程中引起的感染性心肌炎,有化学因素或物理因素引起的心肌炎,亦有因某些变态反应或自身免疫性疾病过程中引起的心肌炎。临床以病毒性心肌炎和风湿性心肌炎为多见。抗生素的广泛应用,使由溶血性链球菌所致的风湿性心肌炎有了较明显的减少,而病毒性心肌炎的发病却上升了10倍以上,故这里着重讨论病毒性心肌炎。

【病因病机】

病毒性心肌炎的发生由内因、外因相互作用而成,外因主要是风热病毒,内因为禀赋不足或后天失养而致心之气阴不足。其病理因素除风热外,尚有痰湿、瘀血。病理性质为本虚标实,但又有以本虚为主或标实为主之分。病位虽主要表现在心,然与肺、脾、肾三脏关系密切。

【护理评估】

1. 临床表现

取决于病变的广泛程度与部位。重者可致猝死,轻者可无症状。

(1)症状:多数患者在发病前有发热,全身酸痛,咽痛,腹泻等症状。患者常诉胸闷,心前区疼痛,心悸,乏力,恶心,头晕。少数患者可进一步发展成为昏厥或阿-斯综合征。极少数患者起病后迅速发展为心力衰竭或心源性休克。

(2)体征:患者可出现心脏浊音界增大,心率与体温不相称,或心率异常缓慢,心尖第一音可降低或分裂,心音呈胎心样,可闻及心包摩擦音,心尖区可有收缩期吹风样杂音或舒张期杂音,响度一般不超过3级。可出现各类心律失常,房性与室性期前收缩最常见,其次为房室传导阻滞。

2. 流行病学

流感流行期间,病毒性心肌炎的发病率约为7%,急性病毒感染患者中病毒性心肌炎的发病率约为1%～5%,病毒性心肌炎爆发时的发病率可达50%。患病者以儿童和40岁以下的成人居多,男性多于女性。

3. 实验室检查

(1)血清学检查:白细胞计数可升高,急性期血沉可增快,部分患者血清心肌酶增高。心肌肌钙蛋白I、肌钙蛋白T和心肌肌酸磷酸激酶的定量测定增高有诊断意义。

(2)心电图:常见T波倒置或减低,ST段可有轻度位移。除窦性心动过速和窦性心动过缓外,异位心律与传导阻滞较为常见。

(3)X线检查:局灶性心肌炎无异常变化,弥散性心肌炎或合并心包炎患者,可出现心影增大,心搏减弱,严重者可见肺淤血或肺水肿。

(4)超声心动图:左室扩张不明显,右室扩张。可有收缩或舒张功能异常,节段性及区域性室壁运动异常,室壁厚度增加,心肌回声反射增强和不均匀。

(5)核素检查:大部分患者可见左室射血分数减低。

(6)病毒学检查:可从咽拭子、粪便或心肌组织中分离出病毒。

4. 诊断要点

对病毒性心肌炎的诊断,目前由于国内尚不能普遍开展病原学检查,故主要依靠流行病学史、临床资料及排除其他心脏病而作出判断。一般来说,在上呼吸道感染之后,体温已降,或在静止状态下仍持续存在窦性心动过速,或者有反复期前收缩,束支阻滞,ST-T异常,心影增大,心力衰竭单独或合并存在,找不到其他原因时,可考虑到本病。

【护理问题】

1. 活动无耐力

与心肌受损有关。

2. 心前区疼痛

与心肌炎性变化有关。

3. 潜在并发症

心力衰竭,心律失常。

【辨治要领】

病毒性心肌炎多由风热病毒,或禀赋不足,或后天失养,而致心脏气阴不足,故当以清热、益气、养阴为主要治则,并兼顾其标,化痰利湿、活血化瘀,同时还需分清本虚标实。

【护理措施】

(一)一般护理

1. 心功能失代偿期的患者应绝对卧床休息,即使心功能处于代偿期亦应注意休息,以免加重心脏负担。待症状与心电图等检查明显改善后,才能开始轻度活动。

2. 以低盐、易消化食物为宜。平时要多吃水果、蔬菜,每餐不宜过饱,水肿时应限制水分摄入。

3. 保持安静,避免各种噪音。室内空气保持新鲜,温度适宜,避免感冒,防止呼吸道感染。

4. 应稳定患者情绪,避免恶性刺激,切忌激动与悲伤,增加心肌负荷量。

5. 发现呼吸困难、紫绀者,迅速将患者取半卧位,同时给予鼻塞法吸入氧气,气流量每分钟 1～2L 为宜。心律失常时加强心电监护,发现问题及时向医生汇报并配合作对症处理。水肿明显者应注意严格记录 24 小时水分出入量。定时帮助患者翻身,但动作要轻巧,不要加重其心脏负担。床铺要平整,被褥衣裤要柔软,以防褥疮的发生。

(二)辨证施护

1. 热毒犯心

(1)主要症状:发热,咽痛,心烦,心悸,胸膺闷痛,便干,尿赤,脉疾数,苔黄腻,舌尖红。

(2)辨证施护

①饮食调护:咽痛患者可用橄榄、萝卜煮水代茶饮用。

②药物内治:治宜清热泻火为主,兼养心阴,选方银翘白虎汤、泻心汤、五味消毒饮、犀角地黄汤、清瘟败毒饮、竹叶石膏汤等。常用药有银翘、石膏、知母、甘草、粳米、黄芩、黄连、大黄、金银花、野菊花、蒲公英、紫花地丁、紫背天葵子、犀角、地黄、白芍、牡丹皮、栀子、赤芍、玄参、甘草、鲜竹叶、半夏、麦冬、人参等。并可适当配合生脉散、一贯煎之类以益气护阴。

③其他疗法:针刺内关、心俞、神门、合谷、曲池等穴位,对心律失常有改善作用。

④药后观察:注意胸闷,心悸,咽痛等症状的改善。

⑤康复指导:合理休息,生活规律,出院后继续休息,避免劳累。

2. 气阴两虚

(1)主要症状:心悸,气短,心胸憋闷,五心烦热,口干,舌质红,脉细数。

(2)辨证施护

①饮食调护:心悸、胸闷患者可予以赤小豆、莲子煮粥服食。

②药物内治:治宜养阴益气生津,方选生脉散、复脉汤、加减复脉汤等。常用药有人参、

麦冬、炙甘草、干地黄、阿胶、麻仁、白芍等。

③其他疗法:西洋参泡水代茶饮,频服。

④药后观察:心悸,气短,心胸憋闷,五心烦热,口干等症状是否改善。

⑤康复指导:加强营养,避免劳累,注意预防呼吸道感染,戒烟,忌酒,女性患者不宜妊娠。定期随访。

3. 阴阳两虚

(1)主要症状:心悸气促,动则喘息,畏寒肢冷,自汗不止,四肢倦怠,水肿,面色晦暗或紫绀,甚则倚息不得卧,舌黯淡胖,苔薄白,脉细数结代。

(2)辨证施护

①饮食调护:进食营养丰富、易消化的食物,宜低盐、低脂饮食,忌过饥、过饱和偏食。可进食大枣、莲子、百合、龙眼肉、山药、猪心、甲鱼等食物补益气血。

②药物内治:治宜扶阳救逆、益气养阴,选方参附汤、四逆汤、人参四逆汤、保元汤、参附龙牡汤等。常用药有人参、附子、甘草、干姜、黄芪、肉桂、龙骨、牡蛎等。水肿明显者可加用真武汤,大气陷下者用升陷汤。

③其他疗法:若患者心悸不适,可针刺神门、内关等穴位,留针15～20分钟。

④药后观察:观察心悸,喘息,畏寒,汗出情况,水肿,面色等症状的变化情况。

⑤康复指导:病情轻者可适当锻炼,重者须卧床休息。

【健康教育】

1. 心肌炎患者应坚持治疗,获效后应巩固疗效。积极治疗原发病。可少量服用人参等补气药,以增强抗病能力。了解治疗药物的相关知识,如服法和用量,在医生指导下合理应用药物。患者可随身携带急救药物,如速效救心丸、硝酸甘油片等,心慌伴有胸闷、胸痛时,可及时舌下含服。

2. 使患者了解本病发作的诱因,积极配合治疗,适当锻炼。

3. 帮助患者养成良好的排便习惯。平时嘱其多吃新鲜水果、蔬菜,适当进食麻油,以保持大便通畅。

4. 有下列症状时,应及时报告医护人员。

(1)心悸频发且重,伴有胸闷、心痛。

(2)尿量减少,下肢水肿,短时间内体重增加较快。

(3)呼吸气短或喘促。

5. 让患者及家属了解药物的不良反应,使患者得到有效护理。

【复习思考题】

1. 心肌炎患者如发现呼吸困难、紫绀时,如何护理?

2. 阴阳两虚证如何辨证施护?

第二节　胸　痹

　　胸痹是指胸部闷痛,甚则胸痛彻背,呼吸喘促,难以平卧的一种病证,包括了中医古籍中的"胸痛"、"心痛"、"真心痛"、"厥心痛"等病。其涉及西医学心血管系统的冠状动脉粥样硬化性心脏病、心肌炎,呼吸系统的慢性支气管炎、胸膜炎、肺气肿、肺源性心脏病,消化系统的慢性胃炎,甚至一些神经官能症。凡以上疾病具有胸痹主症特点者,均可参照本篇辨证施护。

【病因病机】

1. 病因

本病的发生常与寒邪内侵,饮食不当,情志失调,年老体虚等因素有关。

(1)寒邪入侵:素体阳虚之人,每于气温骤降之时,或突然伤冷,阴寒之邪乘虚而入,凝滞气机,闭阻胸阳,而成胸痹。

(2)饮食不节:过食肥甘生冷之品或饮酒过度,致使脾胃受伐,运化失司,痰浊内生,阻遏胸阳,而成胸痹。

(3)情志失调:忧思过度,气结伤脾,气机郁滞,聚液为痰,痰气交阻,胸阳不振,而发胸痹;长期伏案,劳心耗神,血不养心,气机失畅,胸阳不展,可发胸痹;如为郁怒所伤,肝失疏泄,气滞血瘀,心脉痹阻,不通则痛,亦成胸痹。

(4)年老体虚:素体心肺气弱,寒邪乘虚而入,寒凝血涩,痹阻脉络发为胸痹;肾藏元阴元阳,肾阳虚则心失温煦,寒自内生,寒生则血凝而不行,瘀阻络脉,发为胸痹;若肾阴不足则不能制火,虚火灼津为痰,痰瘀互阻而发为胸痹。

2. 病机

胸痹的主要病理基础是胸阳不振。胸在上焦,内藏心肺,为清旷之区。心主血脉,肺主治节,若两者功能正常而协调,则气血畅行,如胸阳不振,阴寒痰浊,乘虚阻遏,气机升降失常,脉络失于和顺,则成胸痹。但胸痹亦有因气血不足而致者,如心血不充足,可因血行缓慢而痹阻,心气不足,运送乏力而血行滞涩,临床也不可不知。

胸痹的性质为本虚标实,然又有以邪实为主与本虚为重的区别,虚实可互相影响,如阴邪实则阳气失展,阳气虚则阴邪易聚,两者常互为因果,相兼为患。

胸痹的病位在心,但又与肝、脾、肾功能失调有关。因心为五脏六腑之大主,心动则五脏六腑皆摇,故心有病必然影响他脏,而他脏有病亦可上及于心,导致发病。

胸痹的预后,凶吉不一,往往随原发疾病的变化而有不同转归。如属心脉痹阻,反复发作,正气日衰,邪气益盛,痰瘀阴寒久闭心脉,可见阳气暴脱之变,此时若不及时救治,常可危及生命,若为中年以后而得者,由于正气已虚,如经常发作,调治失宣,亦可导致病情恶化。

【护理评估】

1. 症状

胸中及左侧胸膺处或膻中处疼痛,以突然发作或发作有时为特点。疼痛有闷痛、隐痛、胀痛、刺痛、绞痛、灼痛等不同,有的可引及咽喉、肩背、胃脘部等部位,甚者可沿手少阴、手厥阴经循行部位窜至中指或小指。本病每猝然发生,或发作有时,反复发作,经久不瘥,持续时间短暂,一般几秒至数十分钟,经休息或服药后可迅速缓解,常伴有心悸、气短、乏力等症。本病多发生于中年以上人群,常因情志波动、气候变化、暴饮暴食、劳累过度而诱发,亦有无明显诱因或安静时发病者。

2. 体征

平时一般无异常体征。心绞痛发作时常见心率加快，血压升高，表情焦虑，皮肤冷或出汗，有时出现第四或第三心音奔马律。可有暂时性心尖部收缩期杂音，是乳头肌缺血以致功能失调引起的二尖瓣关闭不全所致，第二心音可有逆分裂或有交替脉。

3. 实验室及辅助检查

（1）心电图是发现心肌缺血、诊断心绞痛最常用的检查方法。

①静息时心电图：约半数患者静息时心电图在正常范围，但也可能有陈旧性心肌梗死的改变或非特异性 ST 段和 T 波异常，有时出现房室或束支传导阻滞或室性期前收缩等心律失常。

②发作时心电图：绝大多数患者可出现暂时性心肌缺血引起的 ST 段移位。心内膜下心肌容易缺血，故常见 ST 段压低 0.1mV 以上，发作缓解后恢复。有时出现 T 波倒置，在平时有 T 波持续倒置的患者，发作时可变为直立（所谓"假性正常化"）。变异型心绞痛发作时，心电图上常见有关导联 ST 段抬高。

③心电图负荷试验：最常用的是运动负荷试验，运动可增加心脏负担以激发心肌缺血，主要的运动方式为分级活动平板或踏车。运动中出现典型心绞痛，心电图改变主要以 ST 段水平型或下斜型压低大于等于 0.1mV 持续 2 分钟，为运动试验阳性标准。

④心电图连续监测：常用方法是让患者带慢速转动的记录装置，以两个双极胸导联连续记录并自动分析 24 小时心电图，可从中发现心电图 ST－T 改变和各种心律失常，有助于心绞痛的诊断。

（2）心脏 X 线检查：可无异常发现，如已伴有缺血性心肌病可见心影增大、肺充血等。

（3）放射性核素检查：有放射性核素心腔造影、心肌显像或兼做负荷试验及正电子发射断层心肌显像等，通过对心肌血流灌注情况判断心肌缺血。

（4）冠状动脉造影：为评估心肌缺血的金标准，一般认为冠状动脉管腔直径减少 70%～75% 以上会严重影响血供，减少 50%～70% 者也有一定意义。冠状动脉造影的主要指征：①对内科治疗中心绞痛仍较重，明确动脉病变情况以考虑介入治疗或旁路移植术者；②胸痛似心绞痛而不能确诊者。

（5）其他检查：二维超声心动图可探测到缺血区心室壁的动作异常，冠状动脉内超声显像可显示血管壁的粥样硬化病变。此外，血管镜检查也已用于冠状动脉病变的诊断。

4. 鉴别诊断

（1）心绞痛：疼痛偏于胸骨后，或胸骨左缘，有紧缩压迫感，呈阵发性，可放射至左肩及左上臂。发作时间较短，疼痛历时 1～5 分钟后消失。

（2）急性心肌梗死：疼痛部位多见于心前区与胸骨后，也可位于上腹部，甚至背部。疼痛部位多为闷痛、压迫性痛、刺痛、绞痛、刀割样痛等，疼痛可放射至左肩，或左臂内侧，少数可放射至颈、背、上腹部、右肩，甚至牙齿等。疼痛持续时间多为 1 小时至 10 多小时，也可持续数天。疼痛发作多无明显诱因，经休息或含硝酸甘油片后疼痛不能缓解。

（3）肋间神经痛：胸痛沿肋间神经分布，以脊柱旁、腋中线及胸骨旁较显著，疼痛的性质为刺痛或灼痛，疼痛为持续性发作。

（4）胸膜炎：疼痛位于胸廓下部腋前线与腋中线附近，每于呼吸时加重，尤以深呼吸为甚。干性胸膜炎疼痛性质为刺痛或撕裂痛，但在该处可出现胸膜摩擦音。

(5)肝胆道疾患:肝胆道疾病也可引起右下胸痛,也可出现类似心绞痛发作,甚或由于肝胆症状不明显而被误诊为冠状动脉粥样硬化性心脏病,因其心绞痛症状屡治不减,则可考虑有胆道疾患的可能。但亦有些胆道疾患患者的疼痛与冠状动脉粥样硬化性心脏病有直接关系。

5. 病证鉴别

(1)悬饮:胸痹与悬饮均表现为胸痛。就其部位而言,胸痹以当胸闷痛为主,悬饮则以胁下胀满为甚;以疼痛时间分,前者为阵发性,后者为持续性;以诱因区别,前者每于劳累、饱餐、受凉及情绪激动后突然发作,后者则以变更体位、咳嗽、深呼吸时加重。

(2)胃脘痛:胸痹之不典型者,如心肌梗死初期有时亦表现为当脘部位疼痛,每易与胃病相混。胃脘痛的疼痛部位在上腹部,局部有压痛,以胀痛为主,持续时间较长。当此之时,可从有无合并嗳气、泛酸、纳呆、恶心、呕吐等消化系统症状判定。配合 B 超、胃肠造影、胃镜、淀粉酶检查,可以鉴别。

(3)真心痛:真心痛为胸痹的危重病证,多表现为胸痹反复发作,心胸剧痛,持续时间长,达 30 分钟以上,含硝酸甘油片后难以缓解,且伴有汗出肢厥,面色苍白,唇甲青紫,脉细欲绝,手足青冷至肘膝关节处,甚至夕发旦死、旦发夕死等阳气暴脱现象,相当于急性心肌梗死,常合并心律失常、心功能不全及休克,应配合心电图动态观察及白细胞总数、血沉、血清酶学检查,以进一步明确诊断。

【护理问题】

1. 胸闷、胸痛
   与潜在疾病有关。
2. 便秘
   与久卧少动、饮食不当、不习惯床上排便等因素有关。
3. 生活自理能力下降
   与病情较重,年老体弱有关。
4. 心悸
   与情志过激、身体亏虚有关。
5. 失眠
   与焦虑及环境改变有关。
6. 焦虑
   与对疾病缺乏正确认识或家庭、社会、环境影响有关。
7. 潜在并发症
   厥脱、昏迷。

【辨治要领】

1. 辨证要点

(1)辨本虚:胸痹虽以阳虚为主,但与阴虚、气虚、血虚关系颇为密切,临床当详辨之。其气阳两虚者,以胸闷、短气不足为患,语声低微为主;阴虚者,以烦闷隐痛,心慌悸动为显;气阴两虚者,以心悸闷痛,气短懒言为著;血虚者以心悸时痛,虚悬不宁为甚。

(2)辨标实:标实有阴寒、痰浊、血瘀之分。阴寒盛者,胸痛挛急,甚则牵引肩背;痰浊盛者,多胸部窒闷而痛;血瘀者,又以胸部板塞刺痛为主。

2. 治疗原则

针对本病病机表现为本虚标实,虚实夹杂,发作期以标实为主,缓解期以本虚为主的特点,其治则应补其不足,泻其有余。本虚宜补,权衡心脏气血阴阳之不足,有无兼见肝、脾、肾之亏虚,调阴阳补气血,调整脏腑之偏衰,尤应重视补益心气之不足;标实当泻,针对气滞、血瘀、寒凝、痰阻而理气、活血、温通、化痰,尤重活血通络治法。由于本病多为虚实夹杂,临床应用时当针对虚实状况,采取相应治法。在发作期虽以标实为主,但常潜藏着本虚,在缓解期虽以本虚为主,但亦可兼见邪实,故治疗上当予补中寓通,通中寓补,通补兼施,不可滥补、猛攻,当以补正而不碍邪,祛邪而不伤正为原则,至于补泻之多少,当根据临床具体情况而定。

【护理措施】

(一)一般护理

1. 保持病室安静,禁止喧哗。保持室内空气新鲜,但要避免对流风直接吹在患者身上。如虚寒证、寒证患者,在通风前当盖好被子或穿好衣服。

2. 严密观察患者胸闷心痛发作的时间、性质、程度、部位,注意观测心率、心律,如发现异常应及时报告医生,并重视观察血压、脉搏、体温的变化,必要时定时测试并记录。本病常于夜间发作,要加强病房巡视,以便及时发现病情变化。密切注意患者胸部窒闷疼痛的消长及发作情况,观察有无痰涎堵塞及呼吸困难的现象。胸痹心痛急性发作时可针刺止痛,常选用内关、神门、心俞、膻中、合谷等穴位,或耳针心、肾上腺、皮质下等穴位,或给予救急中成药,同时注意呼吸、脉象、血压、体温等情况的变化,面色苍白、唇紫、出冷汗、四肢厥逆甚至昏厥者,应立即报告医生。当病情严重且已使用心电监护仪时,应注意心律和 ST 段 Q 波的变化,发现问题立即向医生报告。急性期应绝对卧床休息,气短吸促者取半卧位,呼吸困难者给予吸氧;缓解期根据患者的病情、体质和爱好,选择适度活动,如太极拳、太极剑、八段锦或配合气功治疗。

3. 合理调配饮食,忌辛辣刺激、肥厚油腻之品。饮食宜节制,不宜过饱过饥。饮食以清淡富有营养为宜,如五谷、新鲜蔬菜、豆荚、水果、植物油等富含纤维素食品之类,因为其不但含有人类所必需的营养成分,而且易于消化吸收。胸痹患者必须戒烟,慎饮酒,不饮浓茶、咖啡和烈性酒。

4. 保持大便通畅,切忌用力排便,以免诱发心痛。患者便秘时应及时给予通便治疗和护理,如外用甘油栓、开塞露,或口服麻仁润肠丸,或每日饮蜂蜜水 1 杯,或用肥皂水灌肠等方法协助排便。

5. 平时应注意精神情感的自我调摄,培养心胸宽阔、冷静沉着、遇事不惊的性格。调节情志,忌恼怒忧思,使肝气顺达,保持愉快乐观的情绪。生活要有规律,节制房事,不可纵欲。根据自身情况,选择恰当的锻炼方法,动静结合,达到调息、调心、调身的目的,如采取散步、打太极拳等方法。素体阳虚者,生活起居要适寒温,预防感寒冒风。积极防治有关疾病,如原发性高血压、高脂血症、糖尿病等。

（二）观察要点

1. 密切注意患者胸部室闷疼痛的消长及发作情况,观察有无痰涎堵塞及呼吸困难的现象。

2. 患者急性发作期间,注意其呼吸、脉象、血压、体温等情况的变化。如见面色苍白,唇紫,汗冷,四肢厥逆甚至昏厥者,应即报告医生。

3. 当病情严重且已使用心电监护时,应注意心律和 ST 段 Q 波的变化,若发现问题立即向医生报告。

4. 注意气候变化对疾病的影响。了解情绪等各种诱因与发病的关系。

（三）辨证施护

胸痹各型患者均应保持居室安静,舒适,避免噪音和喧哗,室内温、湿度适宜;心悸发作时宜卧床休息,保持情绪稳定,不可动则恼怒。

1. 阴寒凝滞

（1）主要症状:胸痛彻背,感寒痛甚,胸闷气短,心悸,重则喘息不能平卧,面色苍白,四肢厥冷,舌苔白,脉沉细。

（2）施护措施

①病室环境:注意保暖,防止受凉,居室宜向阳,环境整洁、舒适、安静,定时开窗通风,室温宜偏高,有取暖设备,随气候变化调整衣被厚薄。

②饮食调护:饮食有节,宜温热服,忌生冷及寒凉食物,忌刺激、肥甘厚味、黏滑滋腻食品。可用少量干姜、川椒等调味,以温运中阳,或酌情饮用少量米酒、山楂酒或低度葡萄酒,以温阳祛寒活络。服药期间少食萝卜、茶叶等耗气之物。

③情志调护:做好情志护理,避免患者情绪激动,避免焦虑、烦躁等不良情志因素的刺激。

④药物内治:治以辛温通阳、开痹散寒为法,方选瓜蒌薤白白酒汤加减。常用药有瓜蒌、薤白、桂枝、干姜、白酒、橘皮、细辛、附子等。胸痛发作时,遵医嘱立即给沉香、肉桂粉,或舌下含化硝酸甘油片 0.3～0.6mg,或冠心苏合香丸 1 粒。

⑤其他疗法:针灸时多用温针法或灸法。胸痛发作时可针刺心俞、厥阴俞、内关、郄门、膻中、神门、劳宫等穴位。

⑥药后观察:密切观察患者神志,心律,心率,呼吸,血压,脉象,胸痛等变化,并观察服药后的效果及变化。若病情不见缓解,立即报告医生。

⑦康复指导:中药汤剂宜温热服。注意保暖,切忌受凉,尤其在天气骤冷或阴雨之日,应及时增添衣服。若畏寒甚者,可适当提高室温或放热水袋、热敷袋,以缓解患者疼痛及畏寒症状。

2. 心血瘀阻

（1）主要症状:胸部刺痛,固定不移,入夜更甚,时而心悸不宁,舌质紫黯,脉沉涩。

（2）施护措施

①病室环境:室内应阳光充足,空气新鲜,温、湿度适宜,特别要保持病室肃静,禁止大声喧哗。保证充足的睡眠和休息。病情发作期患者应绝对卧床休息,谢绝探视,以减少气血耗伤。第 2 周可在床上活动四肢,第 3 周后待病情稳定可在室内缓步走动。

②饮食调护:饮食宜低脂、低胆固醇,以清补为原则,可少量饮酒以起到活血化瘀的作用,平时可每日小酌红花酒 30ml 以活血。心肌梗死者 1 周内给予半量清淡流质或半流质饮食,急性期后宜少量多餐,控制食量,切忌饱餐,保证摄入足够的纤维素和维生素。

③情志调护:做好情志护理,避免患者情绪激动,解除其忧虑和恐惧心理,使之肝气条达,心脉运行无阻。

④药物内治:治以活血化瘀、通脉止痛为法,方选血府逐瘀汤加减。常用药有当归、红花、赤芍、川芎、乳香、没药、参三七、五灵脂、蒲黄、枳壳、香附、郁金、降香等。心痛发作时可予以服用活血化瘀药,如心痛丸 1 粒嚼服,或服用三七粉(包)5g,沉香粉(包)5g,行气活血化瘀,或丹参片 5 片活血止痛。必要时可舌下含服硝酸甘油 1 片或麝香保心丸 2 粒。

⑤其他疗法:针刺巨阙、膻中、郄门、太渊、丰隆等穴位,针用泻法,以通阳化浊。也可用王不留行籽粘压耳穴的心、冠状动脉区、小肠穴、前列腺穴位,以扩冠状动脉而缓解心绞痛,改善心肌缺血。

⑥药后观察:观察胸痛发作的性质、轻重程度、持续时间,监测心率、心律、呼吸、血压、脉搏、神志、脉象等变化,特别要加强夜间巡视。若胸痛剧烈、心慌、气短、唇紫、手足冷,可能为真心痛之征,要立即给予氧气(吸入较高流量 2～3L 每分钟),并及时报告医生,做好抢救准备,同时密切观察血压、脉象、面色、肢温变化,配合抢救,做好记录。腹痛明显者可服三七粉 1.5g,或三棱、莪术、沉香粉各 1g 吞服,若疼痛剧烈,经过治疗仍不缓解,时间超过 15 分钟者,应立即查心电图,并及时报告医生。呼吸困难者,立即吸氧。疼痛者给予止痛,肢冷汗多者,给以保温。根据症状,及时对症护理。

⑦康复指导:胸痛发作不重者,则应鼓励其适当活动,以行气活血而化瘀。缓解期可适当活动。睡前开水泡足 10 分钟以利于气血调达。

3. 痰浊壅塞

(1)主要症状:胸闷如窒而痛,或痛引肩背,气短喘促,肢体沉重,形体肥胖,痰多,苔浊腻,脉滑。

(2)施护措施

①病室环境:病室环境不宜潮湿,若地面湿度偏高时,可在墙角撒些石灰,空气湿度大时,应开窗保持空气流通。协助患者取半卧位,必要时给予吸氧。

②饮食调护:饮食不可过咸,慎食辛辣刺激之品,宜以素食为主,忌食肥甘厚味之品,戒烟酒,以防助湿生痰。肥胖者要控制饮食(主要是含碳水化合物食品及甜食)、体重,以减轻脾胃负担;宜食水果蔬菜和富含纤维素的食物。可常配食橘子、萝卜、薏米之类,或用雪羹汤代茶饮,以健脾化痰。

③情志调护:做好患者的心理护理,避免情志过极,解除其紧张、忧虑、恐惧心理,使其心情愉快,以防七情再伤。

④药物内治:治以通阳泄浊、豁痰开结为法,方选瓜蒌薤白半夏汤加减。常用药有瓜蒌、薤白、半夏、桂枝、石菖蒲、厚朴、枳实、竹茹、胆星、郁金等。若胸痛发作时可予以活血化瘀药,如冠心苏合香丸 1 丸含服,或活心丹 5 粒,活血化瘀止痛。必要时可舌下含服硝酸甘油 1 片。咳嗽治咳,喘时平喘,失眠时应用镇静剂。

⑤其他疗法:针刺止痛时可用温针法或灸法。针刺心俞、厥阴俞、内关、郄门、膻中、巨阙、丰隆、劳宫等穴位。若痰液黏稠不易咳出时,可服用竹沥水,每次 20ml,每日 3 次。

⑥药后观察:密切观察患者胸闷、胸痛的持续时间,气短喘促及神志、心律、心率、呼吸、血压、脉象等变化,并观察服药后的效果及变化。对肢体沉重、浮肿、肥胖者,要观察其尿的变化,体重的变化,严格控制钠盐及水分摄入,记录24小时出入水量。

⑦康复指导:中药汤剂宜温热服。宜卧床休息静养,活动以活动后自觉无不适为准。保持大便通畅,勿用力排便,以免引发心阳暴脱。

4. 气阴两虚

(1)主要症状:胸闷隐痛,时作时止,心悸气短,倦怠懒言,面色少华,头晕目眩,遇劳则甚,舌偏红或有齿印,脉细弱无力或结代。

(2)施护措施

①病室环境:患者应绝对卧床休息,要减少探视次数,使患者保证充足的睡眠和休息。

②饮食调护:饮食应有规律,以清淡为主,定时定量,少食多餐,不宜饱食。可适当配合补气养阴之品如山药粥、莲子羹、黄芪粥、百合粥、红枣、桂圆等。

③情志调护:加强情志护理,保持心情舒畅,勿焦躁,以免加重病情。

④药物内治:治以益气养阴、活血通络为法,方选生脉散合人参养荣汤加减。常用药有人参、黄芪、麦冬、地黄、当归、白芍、远志、五味子等。心痛发作时,可喷吸宽胸气雾剂或口含速效救心丹。

⑤其他疗法:心痛发作时应持续低流量吸氧,每分钟2～3L,可喷吸宽胸气雾剂。指导患者自我按摩天庭、神门穴。可针刺心俞、厥阴俞、内关、郄门、膻中、巨阙、劳宫等穴位。

⑥药后观察:注意观察患者胸痛的性质、部位、持续时间,心律,心率,呼吸,血压,脉象等变化,并观察服药后的效果及变化,若见心阳欲脱证候,立即报告医师,速给高流量吸氧每分钟5～6L,做好抢救准备。心悸气短时取半卧位,并给予氧气吸入。

⑦康复指导:关照患者静心养病,切勿过早操劳。平时以休息为主,体力允许的情况下,可适当活动,活动量以不引起心痛发作为度。出汗多时及时擦干,以免感冒。

5. 心肾阴虚

(1)主要症状:心胸疼痛时作,或灼痛,或闷痛,心悸怔忡,心烦不寐,口干盗汗,大便不爽,头晕潮热,舌红少津,苔薄或少或无,脉细数或结代。

(2)施护措施

①病室环境:病室宜保持安静、舒适,温、湿度适宜,严防受凉,避免噪音和喧哗。

②饮食调护:饮食有节,以清淡为宜,忌肥甘厚味,戒烟酒、浓茶。可配合食疗,常食银耳羹、莲米粥、百合绿豆汤调补。

③情志调护:做好情志护理,切忌恼怒,避免患者情绪激动,消除其焦虑、烦躁等不良情志因素。

④药物内治:治以滋阴益肾、养心安神为法,方选左归饮加减。常用药有熟地黄、山茱萸、枸杞子、山药、茯苓、麦冬、当归、丹参、川芎等。头晕、腰酸、耳鸣等症状明显者,可加服六味地黄丸6～9g;睡眠不实者,可用天王补心丹6～10g,临睡前服。心痛发作时,可喷吸宽胸气雾剂或含服速效救心丹。

⑤其他疗法:针刺止痛时要用温针法或灸法。可针刺心俞、厥阴俞、内关、郄门、巨阙、膻中、劳宫等穴位。

⑥药后观察:观察患者胸痛的性质、发作次数、持续时间及神志,心律,心率,呼吸,血压,

脉象等变化,并观察服药后的效果及变化。

⑦康复指导:保持居室安静、舒适,室内温、湿度适宜。胸痛发作者宜卧床休息,情绪稳定,不可动则恼怒。远房事,清心寡欲,已婚妇女暂不宜生育。

6. 阳气虚衰

(1)主要症状:心悸而痛,胸闷气短,神倦怯寒,遇冷则心痛加剧,动则更甚,四肢欠温,自汗,苔白或腻,舌质淡胖,脉虚细迟或结代。

(2)施护措施

①病室环境:病室保持安静,空气流通,床单保持整洁干燥。注意防寒保暖,室内要阳光充足,嘱患者随气候变化调整衣被厚薄,以防寒邪侵袭。病情不重者可酌情进行户外活动。

②饮食调护:饮食宜以低脂、高热量、高蛋白、易消化的温热之品为主,可适当选食羊肉汤、牛肉汤、黄芪粥、洋葱、大蒜、韭菜、高粱粉,或饮少量米酒或低度葡萄酒。禁食生冷瓜果等寒凉之品。

③情志调护:加强心理护理,避免患者情绪激动,消除其焦虑、烦躁等不良情志因素,同时做好家属的思想工作,以配合患者的抢救治疗工作。

④药物内治:治以补益阳气、温振心阳为法,方选参附汤合右归饮加减。常用药有人参、附子、干姜、肉桂、熟地黄、山茱萸、枸杞子、杜仲等。胸痛时可喷吸宽胸气雾剂,或口服冠心苏合丸,或予沉香、肉桂粉调服。

⑤其他疗法:针灸止痛时可用温针法或灸法。可针刺心俞、厥阴俞、内关、劳宫等穴位,或灸巨阙、膻中等穴位。

⑥药后观察:观察患者心悸,胸痛,胸闷,气短及神志,血压,脉象等变化,并观察服药后的效果及变化。若患者出现神志不清、手足冰冷等情况时,应绝对卧床休息,并协助取半卧位,给予吸氧并建立静脉通路,及时通知医生进行抢救。使用利尿剂时,注意观察药物的疗效及副作用,并正确记录好尿量。注意皮肤卫生,宜穿松软鞋袜,尽量避免在水肿部位进行注射,以防感染。

⑦康复指导:中药汤剂宜温热服,以利于活血化瘀、温阳补气。胸痛时注意休息,水肿者不宜站立过久,卧床休息时下肢宜抬高15°～30°,重度水肿者注意保护皮肤,预防褥疮的发生。汗多衣湿时要随时更换。加强安全措施,安装床栏,以防坠地。

【健康教育】

1. 生活起居应有规律性,注意适寒温,预防感寒冒风,特别是素体阳虚、心肺气虚者,外邪易乘虚而入,应随四时气候变化而增减衣被。

2. 不吸烟,不饮浓茶及烈性酒。

3. 合理调配膳食,饮食宜清淡、低脂、低盐,少食辛辣刺激、肥厚油腻之品,减少动物内脏的摄入,少食多餐,忌饱餐,宜多进食蔬菜、水果等富含纤维素的食品。肥胖者注意控制食量,以减轻体重。

4. 注意休息,保证充足的睡眠,同时进行适当体力劳动或运动,指导患者配合适当的体育疗法,如太极拳之类,动静结合,以增强心血功能,提高机体免疫力,但切忌过度,体力活动的强度应以不引起胸痹发作为原则。

5. 调节情志,保持心情舒畅,情绪稳定,忌恼怒忧思。

6. 保持大便通畅。

7. 积极防治有关疾病,如上呼吸道感染、原发性高血压、高脂血症、糖尿病等,定期门诊复查。

附:真 心 痛

"真心痛"出于《灵枢·厥论》篇,文中指出:"真心痛,手足青至节,心痛甚,旦发夕死。"心主血脉,故邪气直犯心脏,心阳为阴寒之邪所遏,则心阳不展,血运凝涩,表现为心胸剧痛,手足厥逆,病情极为严重,预后多属不良。

真心痛近似于西医的不稳定型心绞痛和心肌梗死,护理除参照胸痹的辨证护理外,尚需注意以下几点。

1. 急性发作期宜绝对卧床休息,患者的翻身、洗漱、排大小便等均需专人护理,限制探视的次数。病情稳定后,在医护人员或家属的扶持下,在室内散步数分钟。活动后感觉心前区不适时,应立即停止活动。

2. 患者需住冠心病监护病房,监测生命征及血清电解质等情况,当发现严重心律失常时,即应及时汇报医生。熟悉除颤器的使用方法,一旦患者发生室颤,立即使用非同步直流电术除颤。准备好各种抗心律失常药物,配合医师进行抢救。

3. 饮食以低脂、低蛋白、低热量、易消化食物为宜,需多食水果和新鲜蔬菜。禁酒戒烟,不饮茶和咖啡。若合并心力衰竭,则应限制钠盐和水分的摄入。

4. 保持环境安静,防止不良刺激。

5. 胸痛剧烈时,可遵医嘱迅即用药,可用速效救心丸、麝香保心丸、冠心苏和丸、硝酸甘油含服。

6. 呼吸困难与紫绀明显时,可给舒适的半卧位,迅速给予鼻塞法吸氧,注意保持呼吸道通畅。

【复习参考题】

1. 胸痹的发生与哪些因素有关?

2. 胸痹的一般护理有哪些?

3. 试述胸痹的观察要点?

4. 胸痹心痛与真心痛辨证施护有何异同?

第三节 厥 证

厥证是由于阴阳失调、气血逆乱所引起的,以突然昏倒,不省人事,四肢厥冷为主要表现的一种病证。轻者短时间神志欠清,移时自醒,醒后无偏瘫、失语、口眼㖞斜等后遗症,严重者则一厥不醒,可导致死亡。

本篇主要讨论气厥、血厥、痰厥。一般来说,气厥实证多见于癔症性晕厥;血厥实证多见于高血压脑病、脑血管痉挛;气血厥虚证多为低血糖、失血性及心源性休克;痰厥多见于呼吸系统慢性疾病过程中。

【病因病机】

1. 病因

引起厥证的病因不一,就临床常见的气厥、血厥、痰厥而言,多因体虚久病,情志刺激,饮食不节所致。

(1)体虚久病:体质虚弱是形成厥证的内在因素,亦可因多种慢性疾病或出血性疾病而致阳气虚弱,营血内耗,故每在空腹劳累,体位骤变时发生厥证。

(2)情志刺激:由于恼怒惊骇,烦劳太过,情志过极,心气不舒,肝失条达,而致心肝气郁,或素体肝旺,化火动风,风阳上旋而致厥。

(3)饮食不节:嗜食酒酪肥甘,脾失健运,积湿成痰,或宿病痰喘,痰浊壅盛,阻塞气机,发生厥证。

2. 病机

人体的阴阳气血,宜和而不宜偏。若阴阳平衡失调,气血运行失其常度,则必致气机逆乱,升降失常,阴阳之气不相顺接,发为卒厥之变。心病则神明失用,肝病则气郁不达,乃致昏厥窍闭,故厥证病位在心、肝。但若脾运不健,痰浊内生,或气虚下陷,清阳不升,肾中真阴、真阳不能上注导致神明失养,也可为厥。

一般来说,心肝气郁、心肝阳亢和痰浊内盛致厥者属实;阳气虚弱和营血内耗,气血不能上承者属虚。厥而不复,阴阳离决,可有致脱之变,如血厥实证,血随气逆,上冲于脑,闭阻神窍,可发展为中风;血厥虚证,因出血严重,每致气随血脱;痰厥,痰塞气道,也可发生一厥不复之变。

【护理评估】

1. 症状

凡卒然昏倒,不省人事,见面色苍白,四肢厥冷,醒后无口眼㖞斜,无肢体偏瘫等后遗症者,可诊断为厥证。患者在发病之前,常有先兆症状,如头晕,视物模糊,面色苍白,出汗等,而后突然发生昏仆,不知人事,呈一时性。发病时常伴有恶心、汗出,或伴有四肢逆冷,醒后感头晕、疲乏、口干,但无失语、瘫痪等后遗症。

2. 相关病史

了解既往有无类似病证发生。发病前有无明显的情志变动、精神刺激的因素,或有无大失血病史,或有无暴饮暴食史,或有无素体痰盛宿疾。

3. 实验室检查

血压、血糖、脑血流图、脑电图、脑干诱发电位、心电图、胸部 X 线摄片、颅脑 CT、MRI 等检查有助于明确诊断厥证。

4. 鉴别诊断

(1)癔症性晕厥:本病常发生于有明显精神因素的青年妇女,发作时神志清楚,有屏气和过度换气,四肢挣扎乱动,两目紧闭,面色潮红,脉搏、血压、肤色均无变化,亦无病理性神经体征。发作历时数分钟至数小时不等,可因暗示疗法而终止。发病后情绪不稳,常有类似发作史。

(2)高血压脑病:本病表现为血压突然升高,头痛,恶心,烦躁不安,继则剧烈头痛,呕吐,伴心动过缓,脉搏有力,呼吸困难,视力障碍,抽搐,意识模糊,甚至昏迷。发作时间,短者几分钟,长者可达数小时至数日。血压升高以舒张压为明显,脑脊液压力增高,蛋白含量增加,眼底可见视神经盘水肿。

(3)脑血管痉挛:本病多发于40~60岁的中老年人,晕厥历时短暂,数分钟或数小时(一般不超过24小时)内恢复而不留后遗症,呈反复发作,多则每日数次,少则数月或数年才发作1次,同时伴有受累血管相应的临床表现。常见脑血栓形成的先兆。

(4)体位性低血压:又称直立性低血压。晕厥常发生于患者取直立位或久站立时,其特点是血压急剧下降,心率变化不大,晕厥持续时间较短,前驱症状一般不明显,昏倒后取平卧位能使意识迅速恢复。患者往往患有其他疾病或有体质异常,或有晕厥倾向,也可见于服用抗高血压药物、镇静剂、血管扩张剂之后。

(5)功能性低血压:本病多见于精神紧张患者,也可见于胃大部切除术后或胰岛功能亢进症患者。晕厥前有头晕,心慌和虚弱感。发作时间短暂。

(6)失血性休克:本病的患者有大出血、严重烧伤或创伤等病史。晕厥的同时伴有面色苍白,四肢湿冷,脉细数,血压下降,尿量减少等休克症状。

(7)心源性休克:主要见于急性心肌梗死、阿-斯综合征、严重心肌炎、严重心律失常等疾病。大多有短暂的前驱症状。心电图检查可以确诊。

5. 病证鉴别

(1)昏迷:昏迷为多种疾病发展到一定阶段所出现的危重证候。一般来说,其发生较为缓慢,有一个昏迷前的临床过程,先轻后重,由烦躁、嗜睡、谵语渐次发展,一旦昏迷后,持续时间一般较长,恢复较难,一般不易自行苏醒。苏醒后原发病仍然存在。

(2)中风:中经络者,一般神志清;中脏腑者有昏迷,且病情较重,伴有口眼㖞斜,言语謇塞,半身不遂等症。多见于中老年人及肝阳偏亢者。

(3)痫证:痫证是一种发作性神志异常的疾病。其厥仆时间不长,移时可自行苏醒。发作时口吐涎沫或口中叫吼,四肢抽搐,两目上视,醒后如常人。以往有类似发作史或有家族史。

(4)眩晕:表现为头晕目眩,视物旋转不定,甚则不能站立,耳鸣,但无神志异常的表现。

【护理问题】

1. 自理能力丧失
   与意识障碍有关。

2. 有受伤危险
   与意识障碍有关。

3. 有脑组织不可逆性损害
   与血糖过低、失血过多及原发疾病有关。

4. 潜在并发症
   脑出血,与血压升高有关。

5. 意识障碍
   与原发疾病有关。

6. 有生命体征改变的可能

与原发疾病有关。

【辨治要领】

1. 辨证要点

（1）辨虚实：实证表现为气壅息粗，喉有痰声，牙关紧闭，四肢拘急或僵直，两手紧握，脉沉实或沉伏；虚证多表现为气息微弱，张口，自汗，肤冷肢凉，两手撒开，脉沉微细。

（2）辨气虚、血虚：虚证均有面色苍白，唇舌色淡，出汗，脉虚弱等症。气虚之厥，多见于元气素虚之人复因惊恐、疲劳、饥饿、失眠、受寒等诱发；血虚之厥，多见于血虚之人或因大量出血所致。

（3）辨气实、血实、痰实：气实、血实之厥，均由情志引发，发时卒然昏厥，牙关紧闭，脉弦紧，但气厥常有情绪改变，反复发作的特点，发病前后哭笑无常，神志不清，而知觉存在，血厥常有阳亢眩晕证候，发时突然昏倒，或神志不清，或有抽搐，面赤，醒后不留口眼㖞斜、半身不遂等症。痰厥多见于老年久病痰喘患者，症见厥而喉中痰涌有声，呼吸急促，面唇青紫。

2. 治疗原则

厥证的治疗首先应分辨虚实，进行急救，然后再辨证施治。

（1）应急处理

①针灸：实证者针刺人中、十宣、涌泉、素髎等穴位，血厥实证可在十宣穴刺血或放血；虚证者灸百会、膻中、关元等穴位或针刺内关穴位。

②取嚏：气厥实证及痰厥者可用搐鼻散搐鼻取嚏，以使其苏醒。阳亢血逆致厥者不用本法。

③开噤：开噤者可用乌梅肉擦牙或用开口器启开患者牙齿，然后灌服药物。

④药物：实证：血厥，吞服羚羊粉（便秘可用大黄粉通腑导滞，引血下行）；气厥，化服苏合香丸；痰厥，用竹沥水（少加姜汁）频服，另饲猴枣散。虚证：血厥，用独参汤，益气摄血；气厥，可服参附汤，回阳救逆固脱。

（2）治疗原则：实证当行气解郁，豁痰通瘀；虚证当补气养血，温阳固脱。

【护理措施】

（一）一般护理

1. 患者发病后立即平卧，根据病情取头低足高位，或头高足低位，头偏向一边，保持呼吸道通畅。不要随意搬动患者。

2. 清洁口腔异物。取下假牙，解开衣领。

3. 立即针刺人中、素髎、涌泉穴，刺十宣穴出血。

4. 面青唇紫者，酌情给予吸氧，做好急救准备。

5. 保持病室安静，室内宜布置成暗绿色调，光线不宜过强。劝慰家属不要惊慌失措，频频呼叫，更不能在床旁啼哭或议论病情。

6. 厥逆时可喂开水或糖水，醒后酌情喂水。

（二）观察要点

1. 密切观察患者面唇色泽，神志反应，瞳孔是否对称，四肢温度及有无抽搐，大小便是否失禁,以判定病情轻浅深重。

2. 注意观察体温、血压、呼吸、脉搏、心率等。

3. 了解患者的原发病因,如晕厥之前有无神志异常,近期有无大出血、烧伤、创伤、失水等病史及现在状况。

4. 有痰者,注意痰的色、质、量、咯吐难易程度和有无喉中痰声辘辘,痰壅气塞及其程度。

(三)辨证施护

1. 气厥实证

(1)主要症状:突然昏倒,不省人事,口噤握拳,呼吸气粗,或四肢厥冷,舌苔薄白,脉沉伏或沉弦。

(2)施护措施

①饮食调护:食用营养丰富的流质或半流质饮食。可给予佛手3g,柑橘皮2g,木蝴蝶2g,泡茶饮;或口嚼糖金橘饼以理气解郁。

②药物内治:治以行气开郁为法,方选五磨饮子、木香调气散加减。常用药有沉香、檀香、木香、乌药、枳壳、香附、郁金、合欢花等。给服苏合香丸1粒,吞服,以控制发作。

③其他疗法:急行强刺人中、素髎穴位,或用通关散吹鼻取嚏开窍,帮助复苏。口噤者,用乌梅肉擦牙,或用开口器启开牙齿,然后灌服药物。对癔症性晕厥者,适当使用暗示疗法,可终止其发作。如有气逆症状,可轻抚其胸,拍其背部,头位稍高,磨沉香水频频喂服。

④药后观察:观察患者神志变化,及时测量血压、体温、脉搏、呼吸,认真做好记录。

⑤康复指导:发作已过者,应尽量卧床休息数小时或数日。平时可服越鞠丸,疏肝解郁。

2. 气厥虚证

(1)主要症状:眩晕昏仆,面色苍白,呼吸微弱,汗出肢冷,舌质淡,脉沉微。

(2)施护措施

①饮食调护:给予患者营养丰富、易消化的流质或半流质食物,如瘦肉粥、山药粥等。

②药物内治:治以温阳益气为法,方选四味回阳饮加减。常用药有人参、附子、干姜、黄芪、炙甘草、大枣等。可根据情况喂服糖开水或急服独参汤。

③其他疗法:立即让患者平卧取头低位,解开衣领,有痰者可侧向一边,便于分泌物排出。艾灸百会、关元、膻中等穴位,针刺内关、人中、素髎等穴位,以利于患者苏醒。

④药后观察:密切观察患者面唇色泽,神志反应,瞳孔是否对称,四肢温度及有无抽搐,大小便是否失禁,以判定病情轻浅深重。立即给予氧气吸入,并遵医嘱建立静脉通路。如发现低血压者,每1~2小时测1次血压、脉搏、呼吸,如发现休克者,每10~30分钟测1次。

⑤康复指导:注意保暖,防止受凉,四肢不温者,应加盖衣被或用热水袋。卧床休息,避免疲劳、饥饿、久立,保证夜间充分睡眠。

3. 血厥实证

(1)主要症状:平素有头痛,眩晕,因情绪激动、烦恼而发,卒然昏倒,不省人事,牙关紧闭,面赤唇紫,舌红,脉弦或沉弦。

(2)施护措施

①饮食调护:对原发性高血压、心脏病患者,可根据病情给予低脂或低盐饮食,多吃蔬菜、水果等高维生素膳食,避免饮酒、喝浓茶和咖啡及其他刺激性食物。

②药物内治:治以平肝息风、理气通瘀为法,方选羚角钩藤汤、通瘀煎加减。常用药有羚羊角(或山羊角)、钩藤、桑叶、菊花、生地黄、乌药、香附、当归尾、泽泻等。吞咽反射存在者,分次频服羚羊角粉、牛黄清心丸等开窍药;吞咽反射消失者,使用鼻饲给药,但必须保证药粉细,水分多,保持管道通畅。

③其他疗法:静脉给药者,应按要求速度滴注,特别注意对降压作用强而快的药物,应严密观察。针刺十宣穴放血。口噤不开者,使用开口器。舌体后坠者,可托起下颌,用拉舌钳将舌头拉出,以防阻塞气道。保持口腔清洁,每日可用生理盐水、银花甘草棉球清洗口腔3～4次。加强眼部护理,每天用生理盐水洗眼或滴眼药水。

④药后观察:观察神志、头痛、眩晕、体温、血压、呼吸、脉搏、心率等变化。若血压高者,每4～6小时测量1次;有心肾功能不全或全身一般情况衰弱者,如出现血压骤降等症,应迅速通知医生作出处理。血压稳定后每日测量血压2次,并详细记录。

⑤康复指导:发病时立即平卧,测血压,绝对卧床,取头高位,加放床栏以防坠地。避免多搬动身体。

4. 血厥虚证

(1)主要症状:突然昏厥,面色苍白,口唇无华,四肢震颤,目陷口张,自汗肤冷,呼吸微弱,舌质淡,脉芤或脉细弱无力。

(2)施护措施

①饮食调护:宜给热量较高、易于消化的糖水、米粥、蛋汤、牛奶等,平时常吃一些补中益气、补血之品,如桂圆、大枣、荔枝、羊肝、桂圆红枣汤、猪肝汤、鸡汤,加强营养。

②药物内治:治以补养气血为法,方选当归补血汤、人参养荣汤加减。常用药有黄芪、党参、白术、山药、当归、熟地黄、阿胶、炙甘草等。急投独参汤,要按时正确服用,可少量多次饮服。

③其他疗法:即予吸氧,以迅速改善组织器官缺血、缺氧状况,或用参麦针静脉滴注。双眼闭合不全者,用凡士林布敷盖双眼,以免角膜干燥受损。可采用艾灸到脉回汗止为度。常用穴位是太溪、气海、脐中、百会等,也可用耳针,针刺肾上腺、升压点、皮质下等穴位,以达到疏通气血,回阳举陷的目的。

④药后观察:观察神志、面色、口唇、自汗及体温、血压、呼吸、脉搏、心率等。因出血而致气随血脱者,应每15～30分钟测血压1次,及时抢救,做好输血前准备工作。输血补液时应测中心静脉压。若中心静脉压低于9cm水柱,心肺功能良好者,每小时可给液体1000ml,输血每小时可给300ml;中心静脉压大于14cm水柱或在治疗中出现明显心力衰竭者,应减慢或停止输液。收缩压回升至80mmHg(10.7Kpa)以上时,输血补液速度可适当减慢,以防止再度出血。注意有无大出血、烧伤、创伤、失水等病史及现在状况,认真记好尿量。若每日尿量在500ml以下,表示厥证未复,若伴呕吐可能为变证发生。

⑤康复指导:一般取头低足高位,但心源性休克者,应将头部与腿部分别抬高30°～40°,以防止膈肌及腹腔脏器上移,影响心肺功能,患者也较舒适。保护眼睛,尽量使患者眼睑闭合。做好口腔及皮肤护理,预防褥疮及并发症发生。厥证缓解后,给予精神上的安慰,勿恼怒,少劳累,保持心情舒畅,切忌喝酒。因血随气脱,面色苍白、肢冷者,要格外注意保暖,盖好衣被,防止感受风寒加重病情。

5. 痰厥

(1)主要症状:突然昏仆,喉有痰声,胸闷如塞,呼吸急促,或呕吐涎沫,面唇紫绀,舌苔白腻,脉象沉滑。

（2）施护措施

①饮食调护:饮食宜清淡,生冷、甜食、肥腻、煎炸、酒类、鱼腥、黏滑之品易助热生痰,不宜多食。

②药物内治:治以行气豁痰为法,方选导痰汤加减。常用药有制半夏、陈皮、枳实、陈胆星、矾郁金、石菖蒲、远志等。痰多者,给服猴枣散0.6g,竹沥水30ml。

③其他疗法:痰涎黏稠者,可先行雾化吸入,稀化痰涎;痰声辘辘,形体壮实者,可予盐汤探吐痰涎;痰多者,也可针刺丰隆、肺俞、太渊等穴位,以利化痰;呼吸困难或有紫绀者,给予低流量吸氧,必要时可加大氧流量;喉间痰鸣者,立即用吸痰器吸出痰液,以免窒息;吸痰无效者,应迅速做好气管切开的准备,备好气管切开的用品。

④药后观察:有痰者,注意痰的色、质、量、咯吐难易程度和有无喉中痰声辘辘,痰壅气塞及其程度。定时测血压。若见血压下降,喘促汗出,肢冷脉细等虚脱现象,应立即报告医生。

⑤康复指导:取侧卧位,以免呼吸道分泌物黏稠不易咯出。对于痰液不易咯出者,可协助患者经常变换体位,轻拍背部,按摩天突穴位,或用吸痰器吸出,以保证呼吸道通畅。

【健康教育】

1. 注意情志调摄,避免抑郁、恼怒情绪。
2. 体虚者当劳逸结合,应早卧早起,晨起到户外散步、做操、打太极拳,增强体质。
3. 饮食要有时有节,饥饱适宜,切勿过饥或过饱。少食肥甘油腻、辛辣之品。忌烟酒。
4. 盛夏季节,高温作业者,须防止中暑。
5. 体虚或感情脆弱者,不要参加吊唁问丧等活动。

【复习思考题】

1. 厥证的病机是什么?虚证与实证应如何区别?
2. 试述厥证的应急处理。
3. 血厥应如何进行辨证施护?

第四节 自汗、盗汗

自汗、盗汗是指由于阴阳失调,腠理不固,而致汗液外泄失常的病证。其中,不因外界环境因素的影响,而白昼时时汗出,动辄益甚者,称为自汗;寐中汗出,醒来自止者,称为盗汗,亦称为寝汗。自汗、盗汗作为症状,既可单独出现,也常伴见于其他疾病过程中。本篇着重讨论单独出现的自汗、盗汗。西医学中的甲状腺功能亢进、自主神经功能紊乱、风湿热、结核病等所致的自汗、盗汗亦可参照本篇内容辨证施护。

【病因病机】

1. 病因

自汗、盗汗的病因主要有病后体虚,表虚受风,思虑烦劳过度,情志不舒,嗜食辛辣五个方面。

2. 病机

汗由津液化生而成,若肺气不足或营卫不和,可致卫外失司而津液外泄,或由于阴虚火旺或邪热郁蒸,逼液外泄。病机总属阴阳失调,腠理不固,营卫失和,汗液外泄失常。

汗证病理性质有虚实之分,但虚多实少,一般自汗多为气虚,盗汗多为阴虚,属实证者,多由肝火或湿热郁蒸所致。虚实之间每可兼见或相互转化,如邪热郁蒸,久则伤阴耗气,转为虚证,虚证亦可兼有火旺或湿热。虚证之间自汗日久可伤阴,盗汗久延则伤阳,以致出现气阴两虚或阴阳两虚之候。

若汗证持续时间较长,常发生精气耗伤的病变,以致出现神情倦怠,肢软乏力,不思饮食等症。

单独出现的自汗、盗汗,一般预后较好,经过治疗大多可以在短期内治愈或好转。出现于其他疾病过程中的自汗,尤其是盗汗,往往病情较重,治疗与护理时必须辨清原发疾病,将原发病与盗汗同时兼顾。

【护理评估】

1. 症状

不因外界环境影响,其头面、颈胸或四肢、全身出汗者,昼日汗出涔涔,动则益甚为自汗,睡眠中汗出津津,醒后汗止为盗汗。

2. 实验室检查

作血沉、抗链球菌溶血素"O"、T3、T4 基础代谢、胸部 X 线摄片等检查,以排除风湿热、甲状腺功能亢进、肺痨等疾病引起的出汗增多。

3. 鉴别诊断

(1)急性感染性疾病:发病急,恶寒寒战,发热,全身出汗,伴口渴,烦躁不安,汗出后热退,同时伴有感染性疾病的特有症状体征。若属细菌感染,细菌培养常为阳性。

(2)疟疾:周期性寒战,高热,大汗后热退。血或骨髓涂片可找到疟原虫。

(3)厥脱:急性起病,有微汗,黏汗,大汗淋漓,伴四肢厥冷,心率增快,血压下降,脉压减少,且有导致厥脱的原发病特有的症状体征。

4. 病证鉴别

(1)脱汗:大汗淋漓,汗出如珠,又称绝汗,为病势危急之象,伴有声低息短,精神疲惫,四肢厥冷,脉微欲绝或散大无力。

(2)战汗:急性热病过程中,突然恶寒战栗,全身汗出,为邪正交争之象,同时伴有发热,口渴,烦躁不安,若汗出之后,热退脉静,气息调畅为正气抗邪,病趋好转。

(3)黄汗:以汗出色黄,染衣着色为特点,伴有口苦而黏,渴不欲饮,小便不利,苔黄腻,脉弦滑等症。

【护理问题】

1. 兼挟症多

因自汗、盗汗是临床中较为常见的病证,多与心悸、眩晕、失眠、耳鸣等症同时并见,也是产后、病后,以及痨瘵、虚劳等病证中的常见症状。

2. 发热

因为素体虚弱,机体失于调控所致。

3. 体力下降

与素体虚弱有关。

4. 焦虑

因为对本病认识不足,担心预后情况而出现的情绪。

5. 潜在并发症

易感外邪。

【辨治要领】

1. 辨证要点

(1)辨阴阳虚实:一般来说,汗证属虚者多,自汗多属气虚不固,盗汗多属阴虚内热。若因肝火、湿热等邪热郁蒸所致者,则属实证。

(2)病程较久或病重者,可出现阴阳虚实错杂的情况,自汗久也可以伤阴,盗汗久也可以伤阳,出现气阴两虚或阴阳两虚之证。

2. 治疗原则

根据证候的不同而治以益气、养阴、补血、调和营卫。实证当清肝泄热,化湿和营;虚实夹杂者,则根据虚实的主次而适当兼顾。此外,由于自汗、盗汗均以腠理不固,津液外泄为共同病变,故可以酌加固涩敛汗之品,以增强止汗的功能。

【护理措施】

(一)一般护理

1. 病室环境

温度、湿度要适宜,保持空气清新。

2. 情志调护

做好情志护理,减轻焦虑心理。

3. 观察病情

注意汗出的多少。评估有关兼挟症状的变化,重症或老年患者要密切观察生命体征。汗后用干毛巾擦拭,及时更换衣服,安静休息。

4. 休息与活动

生活起居要有规律,根据气候寒暖适时增减衣被,避免劳累、急躁、恼怒、紧张及过度兴奋。不宜汗出当风,汗止后方能进行室外活动。

5. 饮食禁忌辛辣刺激与耗气动火的食物,忌烟酒。汗多者,可酌情饮用淡盐开水或糖盐开水,或进米汤、药膳粥。

(二)观察要点

1. 观察出汗的时间,汗出的多少,汗的颜色、性质。

2. 分辨不同证型的兼证:气(阳)虚证应观察有无畏寒、发热、气短乏力,阴虚证有无咳嗽,并注意血压、睡眠情况,实热证在观察脉搏、呼吸、血压的同时,要注意观察询问有无口渴、口苦及大便、小便情况。

(三)辨证施护

1. 肺卫不固

(1)主要症状:汗出恶风,稍劳汗出尤甚,表现为半身或某一局部出汗,易于感冒,体倦乏力,周身酸楚,面色白少华,苔薄白,脉细弱。

(2)施护措施

①饮食调护:饮食宜温和而营养丰富,容易消化,如山药粉20g,黄精(细研)10~15g,米粉100g,白糖适量,水调和匀,压块或糕,蒸熟晾干,作点心食用。禁忌肥甘厚味与辛辣、生冷之品,以及浓茶、咖啡,戒烟酒。

②药物内治:治以益气固表为法,方选桂枝加黄芪汤或玉屏风散加减。常用药有桂枝、白芍、黄芪、防风、白术、生姜、大枣、浮小麦、甘草等。若兼阳虚者,加附子;半身或局部出汗者,可配合甘麦大枣汤;汗多者,可加糯稻根、麻黄根、龙骨、牡蛎。

③其他疗法:配合针灸,耳穴埋籽按揉,常选肺经、心经、脾经等相应穴位。或用黄芪15~30g,浮小麦15~30g,大枣5枚,煎水代茶饮。

④药后观察:观察患者体温,脉象,汗出多少等变化。

⑤康复指导:注意劳逸适度,避免过劳伤气。卫阳不固者,应注意保暖,指导患者经常于睡眠之前点按关元、气海穴。避免与呼吸道感染者接触,少去公共场所。若汗多者,可用干(或热)毛巾拭干,并热敷10分钟。

2. 心血不足

(1)主要症状:自汗或盗汗,心悸少寐,神疲气短,面色不华,舌质淡,脉细。

(2)施护措施

①饮食调护:宜选择富营养、易消化、高维生素的食物,如龙眼肉15g,红枣3~5枚,糯米100g煮粥;或百合10g,粳米100g煮粥,煮至七成熟时,兑入另外煎好的酸枣仁(20~30g)药汁,再共同煮成药粥作为食疗。禁忌肥甘厚味与辛辣刺激性食品。注意食勿过饱。

②情志调护:做好情志护理,指导患者掌握放松技巧,如呼吸调息,闭目养神,听轻音乐,怡情悦志。

③药物内治:以养血补心为法,方选归脾汤加减。常用药有人参、黄芪、白术、茯苓、当归、龙眼肉、远志、酸枣仁、五味子、熟地黄、浮小麦等。汗多者酌加龙骨、牡蛎、糯稻根等。

④其他疗法:临睡前2小时点压按揉心俞、足三里、三阴交等穴位,每日1次,每次3~5分钟。

⑤药后观察:观察患者体温、脉象、汗出的变化,并注意饮食、睡眠情况,作详细记录。

⑥康复指导:避免劳累、过度思虑,晚餐不宜过饱,睡前不宜多言,力求卧室安静。减少去公共场所的次数。

3. 阴虚火旺

(1)主要症状:夜寐盗汗,或有自汗,五心烦热或兼午后潮热,两颧色红,口渴,舌红少苔,脉细数。

（2）施护措施

①饮食调护：宜选清淡、富有营养、易消化的食物，酌情配合适量血肉有情之品，如龟、鳖肉、禽蛋类食物，忌辛辣刺激性食物，戒烟酒。辨证选用梨、枇杷、猕猴桃、梅子等养阴生津敛汗的水果。

②药物内治：治以滋阴降火为法，方选当归六黄汤加减。常用药有当归、生地黄、熟地黄、黄连、黄芩、黄柏、五味子、黄芪、乌梅。潮热甚者，加秦艽、银柴胡、白薇；以阴虚为主，而火热不甚者，可改用麦味地黄丸；汗出多者，加牡蛎、浮小麦、瘪桃干、糯稻根。

③其他疗法：临睡前 2 小时，针刺或点压按揉后溪、阴郄、三阴交、太溪等穴位，每日 1 次，或耳穴埋籽按压。汗出较多者，可用醋调五倍子粉适量，敷脐，或辅以龙骨、牡蛎粉外搽。

④药后观察：观察体温、脉象、血压、汗出、五心烦热或兼午后潮热的变化，并作详细记录。

⑤康复指导：嘱患者穿棉质内衣，衣被不宜过暖。汗出湿衣后及时擦干汗液，避风更衣，防感冒，不宜汗出当风受凉，不宜心身操劳。经常给患者介绍治愈病例，增强患者治病的信心。嘱患者少去公共场所。

4. 邪热郁蒸

（1）主要症状：蒸蒸汗出，汗黏，汗液易使衣服黄染，面赤烘热，烦躁，口苦，小便色黄，舌苔薄黄，脉弦数。

（2）施护措施

①饮食调护：宜以清淡、富有营养、容易消化、高维生素、爽口食物为佳，如用甘菊花去蒂，每次 10～15g，取粳米 100g，先将粳米煮粥，待粥将成时加入菊花末，稍煮一二沸即可。药粥作为食疗，可放于下午或晚间佐餐。禁忌肥甘厚味与辛辣刺激性食品，戒烟酒。

②药物内治：治以清肝泄热、化湿和营为法，方选龙胆泻肝汤加减。常用药有龙胆草、黄芩、栀子、柴胡、泽泻、木通、当归、生地黄、车前子等。里热较甚，小便短赤者，加茵陈；湿热内蕴而热势不甚，面赤烘热，口苦不显著者，可改用四妙丸，常用药如黄柏、苍术、薏苡仁、牛膝等。

③其他疗法：针刺或点压按揉心俞、肝俞、胆俞、脾俞、三焦俞、大肠俞、膀胱俞、曲池、太冲等穴位。耳针取交感、内分泌、肾上腺、肺、心、枕等穴位，或埋籽按压。

④药后观察：观察患者汗出的量、颜色、性质及面赤烘热等的变化，并作详细记录。

⑤康复指导：汗后用干毛巾擦去汗液，保持皮肤清洁，及时更换衣服。避免与呼吸道感染者接触。慎寒温，适当活动。

【健康教育】

1. 定期体检，积极治疗与兼挟症状相关的原发病。

2. 生活规律，避免心身过劳。

3. 调摄情志，力戒思虑焦躁。

4. 适当锻炼，增强体质。

5. 注意调节寒温，防止感冒。

【复习思考题】

1. 心血不足与肺卫不固证兼见的自汗、盗汗如何辨证施护？
2. 自汗、盗汗的护理问题有哪些？

第五节 痹 证

痹证是由于风、寒、湿、热等邪气闭阻经络，影响气血运行，导致肢体筋骨、关节、肌肉等处发生疼痛、重着、酸楚、麻木，或关节屈伸不利，僵硬肿大，变形等症状的一种疾病。轻者病在四肢关节肌肉，重者可内舍于脏。

本病的临床表现多与西医学的结缔组织病、骨与关节等疾病相关，常见疾病如风湿性关节炎、类风湿性关节炎、反应性关节炎、肌纤维炎、强直性脊柱炎、痛风，以及增生性骨关节炎等出现痹证的临床表现时，均可参考本篇内容辨证护理。

【病因病机】

1. 病因

痹证的发生与体质因素、气候条件、生活环境及饮食等有密切关系。劳逸不当，久病体虚，正虚卫外不固是发病的内在基础，感受外邪风、寒、湿、热是痹证发生的外在条件。

2. 病机

风、寒、湿、热、痰、瘀等邪气滞留肢体筋脉、关节、肌肉，经脉闭阻，不通则痛，是痹证的基本病机。患者平素体虚，阳气不足，卫外不固，腠理空虚，易为风、寒、湿、热之邪乘虚侵袭，痹阻筋脉、肌肉、骨节，而致营卫行涩，经络不通，发生疼痛、肿胀、酸楚、麻木，或肢体活动不灵。外邪侵袭机体，又可因人的禀赋素质不同而有寒热转化。素体阳气偏盛，内有蓄热者，感受风寒湿邪，易从阳化热，而成为风湿热痹；阳气虚者，寒自内生，复感风寒湿邪，多从阴化寒，而成为风寒湿痹。

痰浊、瘀血、水湿在疾病的发生、发展过程中起着重要作用。邪痹经脉，脉道阻滞，迁延不愈，影响气血津液运行输布。血滞而为瘀，津停而为痰，酿成痰浊瘀血，阻痹经络，可出现皮肤瘀斑，关节周围结节，屈伸不利等症；痰浊瘀血与外邪相合，阻闭经络，深入骨骱，导致关节肿胀，僵硬变形。痹证日久，影响脏腑功能，津液失于输布，水湿停聚局部，可致关节肢体肿胀。痰瘀水湿可相互影响，而致病程缠绵，顽固不愈。可见，邪气痹阻经脉为其病机根本。

病初邪在经脉，累及筋骨、肌肉、关节，日久耗伤气血，损及肝肾，虚实相兼；痹证日久，也可由经络累及脏腑，出现相应的脏腑病变，其中以心痹较为多见。

【护理评估】

1. 症状

发病初期可有咽痛发热，肢体关节、肌肉疼痛，重着、酸楚、麻木，关节屈伸不利或可出现皮肤瘀斑，关节周围结节，关节肿胀，僵硬变形。累及心脏，出现心痹者，常见心烦，惊悸，动则喘促，甚则下肢水肿，不能平卧。

2. 体征

患者可有关节屈伸不利,肿大,僵硬,变形。后期或有动则喘促,下肢水肿。

3. 实验室检查

(1)血常规多见血白细胞总数及中性粒细胞数增高,或抗溶血性链球菌"O"、红细胞沉降率、C-反应蛋白、黏蛋白、血清免疫球蛋白、类风湿因子、血清抗核抗体、血清蛋白电泳、血尿酸盐异常,或血清酶异常。

(2)病变相关部位的骨关节 X 线和 CT 等影像学检查,常有助于本病的诊断,了解骨关节疾病的病变部位与损伤程度。

(3)关节镜检查,有助于西医相关疾病的诊断与鉴别诊断。

(4)心电图及心脏彩色超声多普勒检查可提示病情是否对心功能产生影响。

4. 鉴别诊断

痹证与痿证的鉴别要点,首先在于痛与不痛,痹证以关节疼痛为主,而痿证则为肢体力弱,无疼痛症状,其次要观察肢体的活动障碍,痿证是无力运动,痹证是因痛而影响活动,再次是部分痿证病初起即有肌肉萎缩,而痹证则是由于疼痛甚或关节僵直不能活动,日久废而不用导致肌肉萎缩。

5. 病证鉴别

(1)风湿性关节炎:本病起病一般急骤,有咽痛、发热和白细胞增高,以四肢大关节受累为多见,为游走性关节痛,病症消失后,关节无永久性损害,但常同时发生心肌炎,血清抗链球菌溶血素"O"阳性,而类风湿因子等阴性。

(2)类风湿性关节炎:以四肢小关节受累为多见,关节活动时有疼痛和压痛,或有肿胀,关节畸形,早晨有僵硬感,有皮下结节,类风湿因子阳性,X 线和 CT 等影像学检查有典型的类风湿性关节炎的关节改变。

(3)结核性关节炎:本病多伴有其他部位结核病变,脊椎结核常有椎旁脓肿,两个以上关节同时发病者较少见,关节腔渗出液作结核菌培养常阳性。

【护理问题】

1. 关节肿痛

由受累关节的炎症所致。

2. 发热

与感染有关。

3. 胸闷、心慌

与病变累及心肺有关。

4. 生活自理能力下降

因关节疼痛,活动受限引起。

5. 焦虑

因病久反复,恐成残疾而出现的情绪。

6. 潜在并发症

如心肌炎、肺炎、多脏功能衰竭等。

【辨治要领】

1. 辨证要点

（1）辨邪气的偏盛：临床痹痛游走不定者为行痹，属风邪盛；痛势较甚，痛有定处，遇寒加重者为痛痹，属寒邪盛；关节酸痛，重着，漫肿者为着痹，属湿邪盛；关节肿胀，肌肤焮红，灼热疼痛者为热痹，属热邪盛。关节疼痛日久，肿胀局限，或见皮下结节者为痰；关节肿胀，僵硬，疼痛不移，肌肤紫黯或瘀斑者为瘀。

（2）辨别虚实：痹证新发，风、寒、湿、热、痰、瘀之邪明显者为实；痹证日久，耗伤气血，损及脏腑，肝肾不足者为虚；病程缠绵，日久不愈，常为痰瘀互结，肝肾亏虚之虚实夹杂证。

2. 治疗原则

痹证治疗的基本原则是祛邪通络。根据邪气的偏盛，分别予以祛风、散寒、除湿、清热、化痰、行瘀，兼顾宣痹通络，同时还宜重视养血活血，治寒宜结合温阳补火，治湿宜结合健脾益气。久痹正虚者，应重视扶正，补肝肾、益气血等法均属常用。

【护理措施】

（一）一般护理

1. 保持病室内干燥，温度适宜，阳光充足。
2. 根据气候变化，适当增减衣服，预防感冒，避免复感外邪引起痹证复发。
3. 注意局部保暖，可用护套保护，夏季切勿贪凉洗冷水浴。宜穿长袖衣裤睡觉，不宜用竹席、竹床。
4. 急性期疼痛剧烈者，须绝对卧床休息，护理人员应给予其生活上的照顾；恢复期患者可下床活动，适当加强肢体锻炼。
5. 坚持针灸、外治等综合护理。
6. 长期卧床者，须预防褥疮的发生。关节处要放置软枕头或海绵垫，避免局部受压增加疼痛，同时注意保护患者的心境，减轻其忧虑情绪。鼓励患者摄入富有营养、易于消化的饮食，争取康复。
7. 协助患者消除焦虑、烦躁和恐惧心理，使其能够积极配合医生治疗。

（二）观察要点

1. 询问起病原因，有无身处严寒环境中，或有淋雨涉水，久居湿地的生活史。
2. 观察患者疼痛的部位和性质，有无邪传于心的"心痹"证，并作详细记录。
3. 若临床应用毒性较大的生川乌、草乌药物，服药后要加强巡视，观察有无毒性反应，如发现患者出现唇舌发麻，头晕，心悸，脉迟，呼吸困难，血压下降等症状时，则为中毒反应，应立即停药，并报告医生及时进行处理。
4. 详察有无身热，恶寒，咽痛，汗出多少和关节变形等症状，如有恶寒发热者，注意药后寒热的变化。
5. 正虚邪盛或痹证日久，正气虚弱者，应注意病邪是否内传脏腑，如关节疼痛伴见心悸、胸闷，应观察心脏有无异常及其他并发症。

6. 注意关节周围皮肤有无环形红斑、结节。

(三)辨证施护

1. 风寒湿痹

(1)主要症状:肢体关节、肌肉疼痛酸楚,时轻时重,以腕、肘、踝、膝等大关节受累为多见,初起可有恶风、发热等表证。风邪偏盛者,有游走性关节疼痛,舌苔薄白,脉浮;寒邪偏盛者,关节疼痛部位固定,遇寒痛甚,关节屈伸不利,局部皮肤或有寒冷感,舌质淡,苔薄白,脉弦紧;湿邪偏盛者,肢体关节和肌肉酸、重、痛、肿胀散漫,关节活动不利,肌肤麻木不仁,舌质淡,苔白腻,脉濡缓。

(2)施护措施

①饮食调护:饮食应荤素搭配,宜食温热食品,行痹可多吃豆豉、蚕蛹、荆芥粥等以祛风除湿;痛痹者可多食羊肉、狗肉、乌头粥等,并可多用姜椒等;着痹者可食用薏苡仁、扁豆、赤小豆、茯苓粥等。可适量饮用五加皮酒、木瓜酒、蛇酒等。

②药物内治:治以祛风散寒、除湿通络为法。风邪偏盛者,方选防风汤加减;寒邪偏盛者,方选乌头汤加减;湿邪兼挟风寒者,方选薏苡仁汤加减。常用药有羌活、独活、防风、桂枝、薏苡仁、苍术、川乌、草乌、细辛、防己、麻黄、生姜、大枣、当归、白芍、茯苓、甘草等。

③其他疗法:关节冷痛者可循经取穴位,行针灸、拔罐、热敷或按摩疗法。

④药后观察:观察、记录疼痛的部位、性质,局部皮肤的状态,并注意观察体温、心率、血压等变化。若用川乌、草乌等有毒药物时,须严密观察药后反应,如患者出现唇舌发麻、手足麻木、恶心、心慌、脉迟等中毒症状,应立即停药,报告医生,并协同抢救。

⑤康复指导:患者疼痛剧烈时以卧床休息为主,安置适合的卧位,局部避免受压。汤剂宜温服,药后盖被安卧,休息。

2. 风湿热痹

(1)主要症状:游走性关节疼痛,可涉及一个或多个关节,活动不便,局部灼热红肿,痛不可触,可有皮下结节或红斑,常伴有发热、恶风、汗出、口渴、烦躁不安等全身症状,舌质红,苔黄或黄腻,脉浮数或滑数。

(2)施护措施

①饮食调护:宜食清淡、富有营养、易消化之品,多食蔬菜、瓜果和清凉饮料,如丝瓜、苋菜、冬瓜、香蕉、西瓜、果汁、绿豆汤。禁忌肥甘厚味与辛辣、生冷之物。

②药物内治:治以清热通络、祛风除湿。风湿热痹,热象明显者,方选白虎加桂枝汤加减;关节疼痛明显者,方选宣痹汤加减。常用药有生石膏、知母、黄柏、连翘、桂枝、防己、杏仁、薏苡仁、赤小豆、蚕砂、滑石等。皮肤有红斑者,加牡丹皮、赤芍、生地黄、紫草;发热、恶风、咽痛者,加荆芥、薄荷、牛蒡子、桔梗;热盛伤阴,症见口渴心烦者,加玄参、麦冬、生地黄;如见关节红肿,触之灼热,疼痛剧烈如刀割,筋脉拘急抽挛,入夜尤甚,壮热烦渴,舌红少津,脉弦数,可选用五味消毒饮合犀黄丸。

③其他疗法:体温39℃以上者,可针刺合谷、曲池等穴位,给予强刺激,留针15~20分钟,或辅以温水擦浴等物理降温,1小时后观察效果及反应。亦可用西河柳或芦根煎水代茶,以助清热。

④药后观察:观察体温、脉搏、呼吸等变化。体温在38.5℃以上者,须每4小时测量1

次,并观察病变局部灼热、红肿、疼痛等变化。

⑤康复指导:发热患者遵医嘱给予药物降温,若汗出较多应及时擦干汗液,更换湿衣,避免汗出当风。保持床单和被褥清洁、干燥,同时鼓励患者适量饮水,并注意口腔清洁,可用银花甘草液漱口,每日 3～4 次。

3. 痰瘀痹阻

(1)主要症状:痹证日久,肌肉关节刺痛,固定不移,或关节肌肤紫黯、肿胀,按之较硬,肢体顽麻或重着,或关节僵硬变形,屈伸不利,有硬结、瘀斑,面色黯黧,眼睑浮肿,或胸闷痰多,舌质紫黯或有瘀斑,苔白腻,脉弦涩。

(2)施护措施

①饮食调护:饮食以清淡、富有营养、含高维生素的食物为主。

②药物内治:治以化痰行瘀、蠲痹通络,方选双合汤加减。常用药有桃仁、红花、当归、川芎、白芍、茯苓、半夏、陈皮、白芥子、竹沥、姜汁等。皮下有结节者,加胆南星、天竺黄;关节疼痛、肿大、强直、畸形,活动不利,舌质紫黯,脉涩,酌加莪术、三七、土鳖虫;疼痛不已者,加穿山甲、白花蛇、蜈蚣、全蝎、地龙;有痰瘀化热之象者,加黄柏、牡丹皮。

③其他疗法:关节疼痛或重着,顽麻,或关节僵硬变形,屈伸不利,应配合针灸、热敷、按摩等法。

④药后观察:观察关节疼痛、肿胀、肢麻等变化和患者整体状况,以及药后有无胃肠道不适,如有不适,立即停药,报告医生,并协同护理。

⑤康复指导:关节疼痛剧烈者以卧床休息为主,安置适合的卧位,同时要根据患者关节活动受限的程度,评估其活动范围,制订康复活动的内容。

4. 肝肾两虚证

(1)主要症状:痹证日久不愈,关节屈伸不利,肌肉瘦削,腰膝酸软,或畏寒肢冷,阳痿,遗精,或骨蒸劳热,心烦口干,舌质淡红,苔薄白或少津,脉沉细弱或细数。

(2)施护措施

①饮食调护:饮食以容易消化、富有营养、高蛋白、高维生素食物为主,配合适当的药膳,如木瓜粥、羊肉汤等,进行调养。

②药物内治:治以培补肝肾、舒筋止痛,方选补血荣筋丸加减。常用药有熟地黄、肉苁蓉、五味子、菟丝子、鹿茸、牛膝、杜仲、天麻、桑寄生、木瓜等。

③其他疗法:可将药物做成膏剂、丸剂、散剂、冲剂、胶囊、酒剂,便于患者持久治疗;配合针灸、推拿、外敷膏药、频谱照射等疗法及各种适宜的自然疗法及体育疗法。

④药后观察:观察关节活动,腰膝酸软等变化。若患者长期服药,需劝导患者严格遵医嘱服用。配合应用西药激素类药物的患者,应了解服用激素可能出现的不良反应。

⑤康复指导:症情稳定后,鼓励患者做力所能及的劳动,使其感到自身的作用与价值,根据病情指导或协助患者进行功能锻炼,活动肢体,如四肢屈伸、散步,做保健操,打太极拳等,循序渐进,以不劳累为度。同时指导家属协同营养师制定饮食调补计划。

5. 脏腑痹证(以心痹为多见)

(1)主要症状:心悸,短气,动则尤甚,面色少华,舌质淡,脉虚数或结代。

(2)施护措施

①饮食调护:宜予清淡、富有营养的瘦肉、猪心、百合、莲子、红枣、赤小豆等配制成可口而又容易消化的饮食。忌辛辣刺激之品及浓茶、咖啡。

②情志调护:劝导患者保持良好心态,指导患者运用放松技巧,如呼吸调息,闭目养神,听轻音乐,怡情悦志,以减轻不适。

③药物内治:治以益气生血、养心复脉,方选炙甘草汤加减。常用药有炙甘草、人参、生地黄、麦冬、麻仁、阿胶、大枣、桂枝、生姜等。

④其他疗法:胸闷、心悸时可针刺内关、神门等穴位,轻刺激,留针 15 分钟,或耳穴埋籽,选神门、心、交感穴位,上下午各按揉 1~2 次,每次 3~5 分钟。

⑤药后观察:密切观察心率、心律、呼吸、血压、面色的变化,必要时给予间断吸氧,流量设置为每分钟 2~4L。

⑥康复指导:对行动不便者,协助其进行生活料理,以满足生活所需,必要时搀扶患者下床协助其活动。生活用品就近放置,便于患者取用。嘱患者保持大便通畅,切忌用力过度。

【健康教育】

1. 认识本病的诱发因素。

(1)久居潮湿,坐卧湿地,淋雨,涉水。

(2)气候骤变,风寒湿热之邪侵袭。

(3)过食生冷、辛辣、煎炸、油腻食物。

(4)劳逸不当。

(5)久病体虚。

2. 注意保持室内干燥,空气清新,定时开窗通风。

3. 掌握减轻肢体关节疼痛的方法。

(1)卧床休息,减少活动。

(2)受压关节下面放置软枕或海绵垫。

(3)风寒湿痹患者注意保暖,关节处用护套,也可用热敷。

4. 如遇到下列情况,立即报告医生。

(1)关节疼痛剧烈伴高热。

(2)关节疼痛伴心悸、胸闷。

(3)服药后出现唇舌发麻,头晕,心悸,呼吸困难,血压下降等症状。

5. 饮食宜选富有营养、高维生素、清淡可口、容易消化的食物。

(1)风寒湿痹者,宜选温热性饮食,如狗肉、羊肉等,忌食生冷瓜果。

(2)热痹者,宜选清淡、爽口的食物,适量多饮水,忌食辛辣、肥甘、醇酒、煎炸之物。

6. 缓解期患者的功能锻炼以自觉不疲劳为度。

(1)缓步慢行。

(2)器械操,如握力圈、健身球等。

(3)关节屈伸活动,局部按摩。

7. 服药

(1)中药蠲痹益肾剂应温服,每日分 2~3 次,遵医嘱,饭后服为宜。

（2）服用西药激素的注意事项：①严格遵照医嘱服用，不可随意增减剂量或改变服药时间；②了解药物可能有引发库欣综合征、向心性肥胖、骨质疏松、血压升高、食欲亢进等不良反应。

【复习思考题】

1. 试述痹证的一般护理。
2. 痹证的护理问题有哪些？
3. 痹证中的痰瘀痹阻证如何辨证施护？

附：脑系病证

第六节 失 眠

失眠又称不寐，是以经常不能获得正常睡眠为特征的一种病证，有轻重之分，轻者难以入寐，或睡中易醒，时寐时醒，重者彻夜难眠。本病可单独出现，也可与心悸、健忘、眩晕等并见。西医学中的神经衰弱、贫血、慢性疾病等，出现以睡眠障碍为主者，可参照本篇辨证施护。

【病因病机】

1. 病因

本病的发生多与情志失调、体质虚弱及饮食不节等因素有关。

（1）情志过极：五志太过都可影响人的正常情绪从而影响睡眠。《灵枢·本神》曰："喜乐者，神惮散而不藏"，《素问·举痛论篇》亦有"惊则心无所依，神无所归，虑无所定"之记载。而张介宾则明确指出导致不眠之机，如他在《景岳全书·不寐》中说："思虑太过者，必致血液耗之，神魂无主，所以不眠。"

（2）体质虚弱：可因先天不足，后天失调，或病后失养，年老体弱，导致心、肝、脾、肾、胆有不同程度的虚弱，而致神不安舍，夜不安眠。

（3）饮食不节：过食辛辣炙煿、肥甘生冷之物，致使痰热久蕴，影响胃之和顺而卧失安宁。《类经·疾病类》中说："有人过于饱食，或病胀满者，卧必不安，此皆胃气不和之故。"

2. 病机

本病病位在心，但常涉及肾、脾、肝、胆四脏。《素问·六节藏象论篇》谓"心者，生之本，神之变也"，神得守则寐，失守则不寐。盖心主火，肾主水，在正常情况下，水火相济而相安，一旦心火亢奋，下汲肾水，肾水亏乏，不能上济于心，而致心肾不交，神不安宅。脾之营血不足，无以奉心，心失其养，则神无所附而致不寐。肝体阴而用阳，若肝之阴血不足，相火偏盛，上扰于心，神魂不安，亦能失眠，或因肝胆气虚以致怯而难眠。

失眠的病理变化为阳盛阴虚，阴阳失交。正如《灵枢·大惑论》中云："卫气不得入于阴，常留于阳，留于阳则阳气满……不得入于阴则阴气虚，故目不瞑矣。"张介宾则进一步指出："寐本乎阴……，其所以不安者，一由邪气之扰，一由营气之不足耳。有邪者多实，无邪者皆虚。"

【护理评估】

1. 症状

失眠的主要特征是长期入睡艰难,或虽寐而不实,稍受惊动而不能再寐,或通宵达旦,彻夜不眠。失眠以神经衰弱为多见,亦可为其他器质性疾病的症状之一,临床当予以辨别。

2. 体征

本病无特异阳性体征,器质性疾病表现失眠者可有本疾病的特异体征。

3. 实验室检查

(1)睡眠脑电图和多导睡眠图:这是至今唯一可以全面、客观和量化地反映和诊断失眠的可靠手段,可对失眠进行质和量的分析和评估。它一方面可以确切显示因睡眠进程异常引起的各种失眠表现,明确失眠的具体环节,如入睡困难、多醒、早醒等及其严重程度;另一方面还可以反映失眠的另一种表现形式,即睡眠结构的紊乱,如 NREM(非快速眼动)/REM(快速眼动)睡眠周期数的减少和(或)各期睡眠时间的比例失调等。

(2)肢体活动电图:连续描记肢体活动的图像记录,称为肢体活动电图。由于觉醒或活动时及睡眠或休息时,肢体活动的次数、持续时间和强度是不同的,因此,肢体活动电图可用以追踪有节律的昼夜活动或休息周期及其特点,从而判断觉醒和睡眠这两种不同的状态。肢体活动电图可作为失眠的一项补充性客观诊断依据,与睡眠脑电图或多导睡眠图同时进行检查,然后代替多导睡眠图或睡眠脑电图,作为观察疗效等追踪检查指标。

4. 鉴别诊断

(1)神经衰弱:本病是一种常见的神经官能症,患者常感体力不足,容易疲劳,工作效率低下,常感躯体不适,入睡困难,多梦易醒等,但经各种检查却无器质性病变发现。

(2)脑部疾病:脑动脉硬化、脑外伤等脑部疾患常伴有睡眠障碍,然它们各具特点。脑动脉硬化常有高血压和躯体部分动脉硬化的证据,表现以近记忆障碍为主。若系脑外伤,当有外伤病史。

(3)慢性消化不良:本病除睡眠不安外,应有胃肠道不适症状。

(4)精神分裂症:精神分裂症早期,尤以单纯性为主者,往往合并睡眠障碍,但患者对其疾病常抱有无所谓的态度,往往有性格改变、行为怪僻,或有幻觉、妄想等症状。

以上诸病皆可出现睡眠障碍,一般来说,起始失眠多为神经衰弱引起;间断失眠、时睡时醒,或睡不深熟,多见于消化不良;终点失眠多见于动脉硬化及原发性高血压患者。

5. 病证鉴别

失眠与少眠、暂时性失眠:失眠若属习惯性少眠,而精力不减,可不必治疗,若属年老醒后难眠,或因情志一时性影响,生活习惯改变,或其他疾病引起的失眠,均不应列入本病范畴。

【护理问题】

1. 睡眠差

与环境影响、卧具不适、心绪不宁、舒适改变(疼痛、咳嗽、呼吸困难、脘腹胀满)、气血亏虚、阴阳失调等有关。

2. 焦虑、烦躁

与失眠日久有关。

3. 心悸

与失眠、工作压力大有关。

4. 头晕、头疼

与睡眠时间不足有关。

【辨治要领】

1. 辨证要点

(1)辨邪正虚实:邪实多由心肝火旺、痰热内扰所致,正虚又有气血不足、营阴亏损之分,然临证又多兼挟为患,应兼顾调治。

(2)审标本主次:失眠因气血营阴不足所致者为本;因他病所见者为标。

2. 治疗原则

失眠的治疗当以补虚泻实,调整阴阳为原则。虚证气血不足者宜补益气血,阴虚火旺者,宜滋阴降火;实证肝郁化火者,宜清肝泻火,痰热内扰者,宜清热化痰。

【护理措施】

(一)一般护理

1. 病室保持空气流通,温度适宜,光线柔和,床铺干净,舒适平整。

2. 保持环境安静,排除噪音,午休或晚间睡眠时应拉上窗帘,临睡前用热水洗脚,或按摩涌泉穴。医护人员做到"四轻"(说话轻、走路轻、关门轻、操作轻),以免影响患者入睡。

3. 生活有规律,入睡前不饮浓茶、咖啡,不宜过分用脑,切忌睡前看书谈话或集中思考某一问题,少看影视或小说。

4. 饮食以清淡、易消化物为宜,忌辛辣、肥甘厚味之品,忌烟酒。晚餐不宜过饱。

5. 尽量让患者怡情悦志,针对存在问题及时排遣,使其精神愉快。

6. 有计划地安排患者进行体育锻炼。

7. 临睡前2小时可针刺神门、三阴交、内关、行间等穴位。

(二)观察要点

1. 观察失眠的时间是起始,终点,还是间断性发作,以助辨病。

2. 了解发病原因,排除相关因素。

(三)辨证施护

1. 心脾两虚

(1)主要症状:多梦易醒,心悸健忘,头晕目眩,肢倦神疲,纳谷不香,面色少华,舌淡苔薄,脉细弱等。

(2)施护措施

①饮食调护:加强饮食调养,晚餐不宜过饥、过饱,宜进清淡、易消化食物。睡前不饮浓

茶、咖啡等兴奋性饮料。适当进补,常食红枣莲子羹,或山药莲子粥,或黄芪粥等。

②情志调护:做好对患者的心理安慰及疏导工作,鼓励患者积极进行心理调整。避免过度紧张、兴奋、焦虑、抑郁、惊恐、愤怒等不良情绪刺激,做到喜怒有节,保持心情舒畅,以放松、顺其自然的心态对待睡眠。可教患者一些简单的排除杂念、聚精会神的办法,使其心绪平静后安然入睡。

③药物内治:治以补养心脾、益气生血为法,方选归脾汤加减。常用药有党参、黄芪、白术、当归、酸枣仁、远志、茯神、龙眼肉、五味子等。

④其他疗法:难以入睡者可于睡前加服归脾丸6~9g,或参味合剂10ml。

⑤药后观察:观察睡眠的时间和质量。

⑥康复指导:注意生活规律,按时作息,养成良好的睡眠习惯。

2. 阴虚火旺

(1)主要症状:稍寐即醒,或虚烦不眠,五心烦热,心悸,汗出,口干咽燥,头晕,耳鸣,健忘,或有腰酸、遗精,舌质红,脉细数。

(2)施护措施

①饮食调护:饮食以清淡食物为宜,忌食肥厚、香燥、炙煿之品,可多食水果、蔬菜,或以银耳羹、百合粥、山药粥、酸枣仁膏为佐餐。条件允许者可常服甲鱼。

②情志调护:避免恼怒、抑郁等情志刺激;已受刺激者宜移情易性,消除不良情绪的干扰。

③药物内治:治以滋阴降火、养心安神为法,方选朱砂安神丸、补心丹加减。常用药有何首乌、生地黄、熟地黄、麦冬、玄参、黄连、柏子仁、茯神、五味子、龙齿、珍珠母等。

④其他疗法:睡眠不实或难以入睡者,可睡前服天王补心丹6~9g,或朱砂安神丸6~9g。

⑤药后观察:观察睡眠的时间和质量及五心烦热、心悸、出汗等症的变化。

⑥康复指导:讲究睡眠卫生,建立规律的作息制度,劳逸结合,养成良好的睡眠习惯。盗汗者,可适当减少衣被。

3. 痰热内扰

(1)主要症状:睡眠不实,心烦口苦,头晕目眩,胸闷,脘痞痰多,舌苔黄腻,脉滑。

(2)施护措施

①饮食调护:忌食辛辣、肥甘厚味之品,如姜、葱、辣椒、韭菜、肥肉之类,可常服海蜇、荸荠、萝卜等。

②情志调护:做到喜怒有节,心情舒畅,保持良好的精神状态。

③药物内治:治以化痰清热、和胃安神为法,方选温胆汤加减。常用药有陈皮、半夏、茯苓、竹茹、远志、枳实、甘草、黄连等。

④其他疗法:痰多者可服竹沥水等,心热偏盛者可用竹叶心煎汤代茶饮。

⑤药后观察:观察睡眠的时间和质量,以及心烦口苦、头晕目眩等症的变化。

⑥康复指导:注意服药方法,一般在午后或午休及睡前各服1次为好。

4. 肝郁化火

(1)主要症状:烦热不寐,急躁易怒,面红目赤,口干苦,喜饮,小便黄赤,大便秘结,舌红苔黄,脉弦数。

（2）施护措施

①饮食调护：饮食以清淡的蔬菜、水果为宜，忌食辛辣、煎熿之品。

②情志调护：排除愤怒等情绪干扰，有目的地选择并推荐阅读令其悲哀的小说或影视，以调节情绪，以情胜情。

③药物内治：治以清肝泻火、宁心安神为法，方选龙胆泻肝汤加减。常用药有龙胆草、栀子、黄芩、泽泻、木通、车前子、生地黄、当归、柴胡、龙齿等。

④其他疗法：夜眠不宁者可加服龙胆泻肝丸 10g，每日 2 次。

⑤药后观察：观察睡眠的时间和质量，以及烦热、急躁易怒、面红目赤等症的变化。

⑥康复指导：对于严重不寐或同时有精神失常的不寐患者，要注意保护其安全，以防发生意外。

【健康教育】

1. 生活规律，起居有时，不妄作劳。

2. 注意怡悦情志，避免不良因素的刺激，做到襟怀豁达。睡前不看情节刺激的文章、电视节目，不与人进行长谈，或谈刺激性话题。睡前热水泡足，或搓揉劳宫、涌泉穴各 100 下。

3. 注意体力、脑力结合，脑力劳动者应适当安排体力劳动或进行适度的体育锻炼，每日睡前可做放松气功。病情允许的话，可于睡前散步。

4. 告知患者，长期服用安眠药会有副作用，减少患者对安眠药的依赖。

附：健　　忘

健忘是指记忆力减退，遇事善忘的一种病症，在历代医籍中也有称"善忘"、"喜忘"者。

本病多属虚证。因心藏神，脾藏意，肾藏志，三者不足，使神失其养，脑失其充，故记忆力衰退，如《三因极一病证方论》谓："意者记所往事，思则兼心之所为也……今脾受病则意舍不清，心神不宁，使人健忘，尽力思量不来者是也……二者通治。"《灵枢·本神》亦指出："盛怒不止则伤志，志伤则喜忘其前言。"故本病多由心脾不足，肾精虚衰引起，与生理性迟钝、先天愚笨的智力低下者不同。

健忘一般分为两类。

1. 心脾不足证

心悸，健忘，失眠多梦，精神疲倦，纳食无味，舌苔薄白，脉细弱。治宜补益心脾，可用归脾汤加减。

2. 心肾亏耗证

健忘，失眠，眩晕，耳鸣，腰膝酸软，遗精早泄，舌红少苔，脉细数。治宜滋养心肾，可用天王补心丹或孔圣枕中丹加减。

至于健忘的护理，由于其虚证为多，故当注意以下几点。

1. 增加营养，饮食以高维生素、高蛋白、低脂肪食物为主，如动物脑髓、肝脏、蛋黄、瘦肉、鱼类等。

2. 生活规律，起居有常，安排适度的体育锻炼或户外活动。

3. 记忆力明显低下者，应适当照顾其饮食起居，轻度健忘者可培养其"物归原处"的良好习惯,以防因记忆力下降所造成的"寻物之苦"再度影响健康而导致病情加重。

【复习思考题】

1. 失眠的一般护理有哪些?
2. 心脾不足证与阴虚火旺证的辨证施护有何异同?
3. 对健忘患者应如何护理? 其机理如何?

第七节 郁 证

郁证是由于情志不舒,气机郁滞所引起的一类病证,其临床表现主要为心情抑郁,情绪不宁,胸胁胀痛,或易怒喜哭,或咽中梗塞,不寐等。西医学的神经官能症、神经衰弱、癔症,以及更年期综合征,凡表现为郁证症状者,均属本篇范围。

【病因病机】

1. 病因

情志内伤是郁证的致病原因,而个体的差异与是否发病亦有密切关系。凡属脏腑阴阳气血失调者,一遇情志不舒,则易于致病。

(1)情志失调:七情过激,持久刺激,而致情志失调为病。恼怒伤肝,木失条达,肝气郁结,则郁而化火,或气滞血瘀,或木郁克土,脾失健运,食滞蕴湿,成为郁证;谋虑不遂或忧思过度,久郁伤神,或痰湿内生,也可成郁。

(2)体质因素:原本肝旺或素体虚弱,复加情志刺激,肝郁抑脾,生化乏源,日久心脾失养,或郁火暗耗营血,阴虚火旺,心病及肾,而致心肾阴虚。

2. 病机

郁证的成因主要为情志不遂或郁怒伤肝,导致肝气郁结,疏泄失常而为病。气郁则食滞不化而生湿,湿郁则生痰;气郁则血行不畅;气郁化火则上扰心神。病初虽以气、血、痰、火、湿、食等六郁邪实为主,但病延日久,或因火郁伤阴可致阴虚火旺及心肾阴虚,或因脾运不健,气血生化不足,心神失养,而致心脾两虚。其病位主要在肝,涉及心、脾、肾。病理重点在于气机郁滞。病机主要为肝失疏泄,脾失运化,心神失养,脏腑阴阳气血失调。气郁而挟痰、挟湿、挟火、挟瘀者属于实证,如久郁伤神、伤脾、伤阴者均为由实转虚之变。

【护理评估】

郁证患者主诉症状较多,医者应耐心细致地询问病史,深入了解和观察患者的病况,抓住主要矛盾,才能正确诊断。

1. 症状

临床主要表现为精神抑郁,情绪不宁,悲忧喜哭,咽中不适,胸胁窜痛,心悸不寐等。无其他病证的症状及体征。本病多发于青中年女性。

2. 病史

患者大多数有过度情志刺激或较长时间的精神紧张(如忧愁、焦虑、悲哀、恐惧)等情志内伤病史,其病情的反复常与情志因素有关。

3. 实验室检查

结合病情需要作相关的检查,检查结果无异常发现。如以咽部症状为主要表现时,需作咽部的检查;有吞之不下,咯之不出的症状时,可作食道的 X 线及内镜检查。

4. 鉴别诊断

(1)精神分裂症:本病是最常见的一种精神疾病,发病年龄多在16～40岁之间。临床表现以情感、思维与行为彼此分离不协调为特点,常有联想障碍,特征性妄想,情感淡漠或倒错,幻听,行为退缩,脱离现实等基本症状。其病程迁延,呈进行性缓慢发展,少有自发性缓解。

(2)神经衰弱:本病是神经官能症中最常见的一种。临床表现多种多样,可涉及全身各系统。其主要精神症状为易于疲劳,情绪不稳,烦躁易怒,失眠,焦虑与忧郁等,体格检查、神经系统检查、实验室检查结果均为阴性。

(3)癔症:本病是一种较常见的神经官能性疾病,多见于青年人,女性较为多见,患者常有相当特别的癔症性格。其主要表现为有高度的情感性(浓厚、鲜明、强烈、易变),暗示性很强,症状可因暗示而产生或消失,自我中心,好幻想,往往在一些精神刺激下发病,发作时表现形式多种多样,也常有反复大致相似的发作。

(4)更年期综合征:本病多见于围绝经期妇女,表现为记忆力减退,失眠、焦虑、抑郁,神经过敏,容易激动,精神不安,情绪不稳,阵发性啼哭等症状。严重时完全类似精神病患者,大多是抑郁型,偶有妄想型及类偏执狂状态,同时伴有多器官、多系统的症状。

5. 病证鉴别

(1)癫证:郁证与癫证均可见情志抑郁之状,但郁证多表现为心情闷闷不乐,抑郁不畅,精神不振,或情绪不宁,多愁善感,悲忧喜哭,而癫证则表现为精神淡漠,语无伦次,妄想妄闻,且有动作离奇之异常状态,但郁证日久可发展至癫证。

(2)噎膈:郁证中痰气郁结形成的梅核气应与噎膈相鉴别。梅核气多见于青中年女性,自觉咽中有物梗塞,但无吞咽疼痛及吞咽困难,饮食不下,症状随情绪波动而有增减。噎膈则多发于中年以上男性,自觉胸骨后梗塞而痛,吞咽困难,逐渐加重,日久饮食难入而形体消瘦,上消化道钡透或胃镜提示有实质性病变。

【护理问题】

1. 有自伤的危险

与严重抑郁悲观情绪、消极观念和自杀企图及行为无价值感受有关。

2. 营养失调

与自责自罪观念,如认为自己丧失了工作能力,成为废人,以及失眠、乏力、食欲不振有关。

3. 保持健康的能力改变

与缺乏沟通技巧(如书写、口诉或手势),对精神困扰无能为力,个人应对无效有关。

4. 失眠

与情绪不安和激动,充满悲观情绪,感觉度日如年,情绪消沉有关。

5. 社交孤立

与严重抑郁悲观情绪、社会行为不被接受、社会价值不被接受、健康状况改变有关。

【辨治要领】

1. 辨证要点

郁证的辨证在于辨别证候虚实。实证病程较短,多表现精神抑郁,胸胁胀痛,咽中梗塞,时欲太息,脉弦滑;虚证病延日久,多表现精神不振,神志恍惚,心悸不宁,虚烦不寐,悲忧喜哭,脉细或细数。

2. 治疗原则

郁证总的治疗原则为疏通气机,早期尤以理气解郁为主法。属实证者还应配合行血、化痰、利湿、清热、消食等法;属虚证者应佐以养心安神,滋养心肾等法。

【护理措施】

(一)一般护理

1. 病室环境应保持安静、舒适、整洁。室内光线宜暗,避免强光及噪音等不良刺激。
2. 重视精神护理,对患者要热情关怀,认真负责,加强心理治疗,鼓励患者与疾病作顽强的斗争。
3. 帮助患者分析、认识自己的性格,冷静地对待问题,正视现实,克服性格上的弱点,培养坚强的意志,消除忧虑、郁怒的情绪。
4. 协助患者料理个人卫生,保持衣着整洁。注意防寒保暖。

(二)观察要点

1. 观察患者的精神、情绪、情感、睡眠、饮食等。
2. 留心患者平时及发作时的临床表现,寻找诱发因素,并加以避免。
3. 注意患者在有人与无人在场时,症状有无不同。
4. 观察患者胸闷、胁痛的程度,有无吞咽梗阻、疼痛及能否进食等。
5. 观察是否有男子遗精、女子月经不调的症状。

(三)辨证施护

1. 肝气郁结

(1)主要症状:精神抑郁,情绪不宁,胸闷,善太息,胸胁胀痛,痛无定处,腹胀纳呆,嗳气频作,或恶心呕吐,大便失调,女子久郁不解可表现为月事推迟或不行,舌苔薄腻,脉弦。

(2)施护措施

①饮食调护:饮食宜清淡、营养丰富。可煮粳米为粥,加入玫瑰花6g,同煮服食或以橘皮10g,佛手6g,开水泡代茶饮。忌食肥腻及黏滞之品,睡前禁饮浓茶、咖啡等饮品。

②情志调护:避免精神刺激,鼓励患者适当参加社交活动,多与信赖的人沟通与交流。

③药物内治:治以疏肝理气解郁为法,方选柴胡疏肝饮加减。常用药有柴胡、枳壳、香附、郁金、青皮、紫苏梗、合欢皮、绿萼梅、川芎、白芍、甘草等。

④其他疗法:针刺内关、膻中、足三里、神门、三阴交、心俞、脾俞、肝俞等穴位,用泻法。也可服逍遥丸,每次6g,每日2次。

⑤药后观察:观察患者精神情绪、胸闷胁痛、饮食、女子月经、舌苔及脉象等变化。

⑥康复指导:指导患者酌情参加一些活动,如散步、打太极拳等。

2. 痰气交阻

(1)主要症状:咽中不适,如有物梗阻,咯之不出,咽之不下,胸中窒闷,或兼胁痛,苔白腻,脉弦滑。

(2)施护措施

①饮食调护:饮食宜清淡,多食蔬菜和营养丰富的鱼、瘦肉、乳类、豆制品,忌食辛辣,少食肥甘厚味助湿生痰之品。食勿过饱,可常食萝卜、竹笋、柑橘、荸荠等,以助于化痰顺气。忌烟酒。

②情志调护:经常注意患者情绪的变化。患者心情不舒畅时,劝导其暂不进食,待平静后再进食,但勿过饱。解除患者一切顾虑,若其怀疑有食管或咽部疾患时,应及时做有关检查,以消除患者顾虑。

③药物内治:治以化痰行气、解郁散结为法,方选半夏厚朴汤加减。常用药有半夏、厚朴、茯苓、紫苏梗、香附、枳壳、佛手、陈皮等。

④其他疗法:针刺内关、膻中、足三里、三阴交、神门、心俞、肝俞穴位,用泻法。平时用木蝴蝶、厚朴花各 3g,泡水代茶饮,以理气化痰。

⑤药后观察:观察患者情绪,咽中不适,胸闷,胁痛,舌苔及脉象等变化。

⑥康复指导:患者情绪不愉快时,不要进食;吃饭时切勿动怒。尽力转移患者的注意力,经常劝导其参加一些娱乐活动及散步、做操等。

3. 心神失养

(1)主要症状:精神恍惚,心神不安,情感失常,悲忧善哭,反复发作,舌淡苔薄,脉细。

(2)施护措施

①饮食调护:饮食宜营养丰富,可常食用莲子、栗子、山药、胡桃、红枣、桂圆、牛奶、牛肉、鸡、鸡蛋、鲫鱼等。忌肥甘油腻、辛辣刺激之品。便秘者,每日清晨可给蜂蜜 2 匙,开水调服。

②情志调护:稳定患者情绪,避免惊吓和过于兴奋及激动。对有消极言行者,应热情关怀,禁止训斥、威胁和戏弄患者。提高警惕,防止患者因烦躁不安而出现伤人、毁物或自伤行为。

③药物内治:治以养心安神为法,方选甘麦大枣汤加减。常用药有甘草、大枣、淮小麦、柏子仁、茯神、炒枣仁、郁金、合欢花等。失眠者,每晚睡前服柏子养心丸 5g。必要时可给予恰当的暗示疗法。

④其他疗法:针刺内关、神门、三阴交、足三里、四神聪、心俞穴位,用补法。失眠者,针刺三阴交、神门等穴位。

⑤药后观察:观察患者精神情绪、舌苔及脉象等变化。

⑥康复指导:合理安排作息时间,保证充足的睡眠。失眠者,睡前避免兴奋、激动情绪。加强饮食调补,宜常吃红枣桂圆汤、百合莲子汤。

4. 心肾阴虚

(1)主要症状:郁证经久,眩晕心悸,虚烦少寐,健忘腰酸,男子遗精,女子月经不调,舌质微红少苔,脉细数。

(2)施护措施

①饮食调护:饮食宜清淡、营养丰富,忌饮浓茶及兴奋剂。血压高者,可多吃海带、芹菜、蚌肉、淡菜、银耳等以滋阴降火,也可以藕汁、梨汁作为饮料。

②药物内治:治以滋养心肾为法,方选天王补心丹合六味地黄丸加减。常用药有生地黄、玄参、麦冬、山茱萸、枸杞子、女贞子、酸枣仁、远志、茯神、五味子等。失眠者,每晚临睡前吞服琥珀粉 1.5g,或天王补心丹 5g。遗精者,可服金锁固精丸,每次 5g,每日 2 次。

③其他疗法:腰酸痛者,可针刺肾俞、委中等穴位。睡眠时,可用衣服或棉垫置于腰下,以缓解酸痛症状。

④药后观察:观察眩晕、心悸、少寐健忘、腰酸痛,男子遗精,女子月经不调,舌苔及脉象等变化。血压高者,每日测血压 2 次。

⑤康复指导:避免用脑及劳累太过,注意劳逸结合,早睡早起,保证足够的睡眠。睡前可用温水洗脚,用手按摩涌泉穴位,以利于交通心肾。遗精者,应注意摄生,睡时侧身屈腿。已婚者,宜节制房事,青年人有手淫不良习惯者,应戒除。腰酸痛者,睡眠时可用衣服或棉垫置于腰下,可缓解酸痛。若发生眩晕、心悸,要卧床休息,减少活动。

【健康教育】

1. 正确对待各种事物,保持乐观情绪,避免不良刺激,培养各种业余爱好,陶冶情操。
2. 注意劳逸结合,保证充足的睡眠,适当参加体育锻炼。
3. 针对病因积极治疗,只有祛除病因,才能治愈郁证。

【复习思考题】

1. 郁证的辨证原则是什么?
2. 郁证的常见证型有哪些? 肝气郁结证和心神失养证应如何辨证施护?

第八节 癫 狂

癫狂是指精神错乱、神志失常的疾病。癫证以沉默痴呆、语无伦次为特征,因其常表现为抑郁状态,又称"文痴";狂证以喧扰不宁、躁妄打骂为特征,因其表现为兴奋状态,又称"武痴"。两者在症状表现上虽有一静一动、一阴一阳之不同,但由于其在病理上有一定联系,又可互相转化,故常癫狂合并论述。西医学中的精神分裂症、躁狂抑郁症、反应性精神病、更年期精神病、老年性精神病等,凡有类似临床表现者,均可参照本篇辨证施护。

【病因病机】

1. 病因

癫狂的病因主要与情志有关,但与禀赋不足等亦有一定联系。

(1)情志所伤:五志过极,强烈而持久的精神刺激,逾越机体承受限度则可伤人致病,如过喜心神涣散,暴怒肝不藏魂,悲忧肺虚魄离,久思脾虚意不存,惊恐不藏志等,均可引发疾病。

(2)禀赋不足:素禀薄弱,气阳不足,或阴血虚衰,遇有情志刺激,可致脏腑功能失常,发为癫狂。其禀赋不足所致之癫狂,往往与遗传因素有关,故可有一定的家族性。

2. 病机

本病病理因素以气、火、痰为主,病变脏器主要在心、肝、脾(胃)。"心主神明",故思虑意念虽与脾有关,却离不开心,如积思久虑,既可伤脾又可及心,而致神明被扰,但意欲不遂,情怀抑郁亦可导致肝气郁结,造成心、肝、脾三脏气机不利,气郁生痰,痰气交阻,上扰心神,神志被蒙,发为癫证。若为暴怒所伤,则心肝火旺,灼津炼液为痰,痰火扰心,神不守舍,发为狂证,故前人有癫证属痰气,狂证为痰火之论。

癫狂之疾以实证为多,久延可致实中兼虚。癫证日久,心脾气血耗伤,可致心脾两虚;狂证日久,痰火内灼,火盛伤阴,每致阴虚。另外,癫狂病久,痰浊留恋不去,影响气血运行,亦可导致气滞血瘀。

本病预后与发病缓急、治疗得当与否有关。缓慢发病者较急性起病者预后差,重视精神、心理、药物治疗者预后佳。

【护理评估】

1. 症状

癫狂分为癫证和狂证。癫证以精神抑郁,表情淡漠,沉默痴呆,语无伦次,静而少动等为特征;狂证以精神亢奋,躁扰喧狂不宁,毁物打骂,动而多怒,狂乱奔走,不避水火,不辨亲疏等为特征。

2. 体征

无特殊体征。精神分裂症紧张型患者可有肌张力增加、腱反射亢进或不固定的病理性体征。

3. 实验室检查

(1)血浆 β-内啡肽测定:可低于正常人。

(2)脑电图、诱发电位:可见异常改变。

(3)头颅 CT 或 MRI:可见第三脑室及左侧脑室扩大,脑皮层萎缩等。

4. 鉴别诊断

(1)器质性精神病:本病指原发于脑部的病变,或感染、中毒及躯体性疾病等所引起的继发性脑部损害,两者均可引起大脑功能紊乱,产生精神障碍,此类精神失常较为常见,因其致病因素颇为复杂,故需仔细查找导致精神失常的原因。

(2)精神病:精神病系指目前一般尚未发现有明确脑部器质性病变的所谓"功能性"精神病。其精神失常多与精神创伤、内分泌失调、遗传有关。

(3)神经官能症:本病系指由于各种精神因素引起高级神经活动过度紧张,使大脑功能活动暂时性失调所致的疾病。患者神志清楚,自知力完好,情感反应鲜明,虽有烦躁易怒,或焦虑抑郁,但一般神经系统检查、实验室检查,均为阴性。

5. 病证鉴别

(1)癫证与狂证:癫证以静而多郁,情感淡漠,沉默痴呆,语无伦次,甚则形如木僵为主症,多属阴证。狂证以喧闹不宁,动而多怒,躁狂打骂,歌笑不休,甚则逾垣上屋为主症,多为阳证。

(2)癫证与郁证:二者均为情志抑郁致病,常有类似精神症状,但郁证多表现为心情闷闷不乐,抑郁不畅,精神不振或情绪不定,多愁善感,悲忧喜哭。而癫证则表现为神情淡漠,语无伦次,妄想妄闻,且有动作离奇之异常状态。

【护理问题】

1. 精神抑郁,表情淡漠

与情志、健康、社会影响有关。

2. 精神亢奋,狂躁不安

与情志、健康、社会影响有关。

【辨治要领】

1. 辨证要点

辨虚实:本病初期以实证为多。癫证以痰气郁结为主,狂证以痰火上扰为主。久病又多实中夹虚,癫证可见心脾虚衰,狂证表现为火盛阴伤。

2. 治疗原则

癫狂初期属实证。若痰闭心包,可用开窍法,癫以温开,狂以凉开;若痰浊壅盛可予攻逐法,荡涤痰浊,使痰从下而行;如属痰气交阻为患,宜理气化痰;若为痰火扰心,又当镇心涤痰。久病多虚,当根据病情酌投补益心脾或滋阴降火之品。

【护理措施】

(一)一般护理

1. 病室温度、湿度、亮度应根据不同证型进行调节,禁放置易损和致伤性物品。对于狂躁型患者,有条件者可住单间,专人监护。

2. 重视精神护理,了解发病原因,做到有针对性地激发一种情绪,以达到调整其不正常的情志活动。如过分忧伤时,可让其多看或多听相声,或以幽默的语言、笑话帮助患者克服忧伤,即循中医火克金之理。

3. 加强生活护理,如安排患者日常的穿衣盖被。加强饮食调护,宜根据病情,选择清淡、松软可口、无刺激性的食物,并定时、定量地分配饭菜,防止偷食、抢食、藏食、漏食等。

(二)观察要点

1. 密切观察患者发作时的神志、目光、言语、动作及面色的改变。
2. 了解患者平素的饮食习惯、性格爱好。
3. 注意患者睡眠是否安静,大便的性状如何,痰涎多少。
4. 注意发病诱因。
5. 若患者服用涌吐或泻下药,应密切观察其药后的反应及效果。

(三)辨证施护

1. 癫证——痰气郁结
(1)主要症状:精神抑郁,神情淡漠,语无伦次,或喃喃独语,或悲或泣,妄见妄闻,多疑妄想,不辨秽浊,动作离奇,苔白腻,脉弦滑。

（2）施护措施

①饮食调护:饮食宜富营养、易消化,可食用柑橘、金橘、山药、薏米等。戒烟酒和辛辣食品。

②情志调护:针对发病原因做好思想开导工作,使患者消除忧患,心情舒畅,精神愉快,同时避免再度受到精神刺激,加重病情。

③药物内治:治以理气解郁、化痰开窍为法,方选顺气导痰汤加味。常用药有陈皮、胆星、茯苓、枳实、郁金、白矾、石菖蒲、远志等。

④其他疗法:痰多者可多配合食用萝卜汤,代茶饮,也可针刺行间、太冲、中冲、丰隆、丘墟等穴位以解郁豁痰。平时可服用逍遥丸6～9g,每日2次,或服越鞠丸6～9g,每日2次。宜常食金橘饼以疏肝解郁。

⑤药后观察:观察药后起效时间,精神症状轻重及持续时间。

⑥康复指导:应由专人看管患者避免让其单独外出,或采取具体措施进行保护。

2. 癫证——心脾两虚

（1）主要症状:神志错乱,精神恍惚,心悸易惊,善悲欲哭,肢体困倦,食纳不馨,面色无华,舌质淡,脉细。

（2）施护措施

①饮食调护:督促患者定时进餐,防止其过饥过饱。饮食宜清淡、易于消化,可适当配食桂圆汤、红枣汤、莲子粥、黄芪粥、茯苓饼之类,以调养心脾。

②情志调护:让患者听节奏明快欢乐的音乐,或在医护人员、家属的陪同下在宁静处散步。

③药物内治:治以健脾益气、养心安神为法,方选养心汤加减。常用药有人参、黄芪、炙甘草、当归、川芎、茯苓、远志、柏子仁、龙眼肉、五味子等。

④其他疗法:睡眠不实者,可用归脾丸6～9g,每晚1次。

⑤药后观察:神志错乱、精神恍惚、善悲欲哭等症状的轻重及持续时间。

⑥康复指导:在病情稳定阶段,应继续辨证用药,坚持治疗一段时间,以调理各脏腑功能。

3. 狂证——痰火扰心

（1）主要症状:急躁易怒,面红目赤,喧闹不宁,狂乱无知,或登高而歌,或弃衣而走,言语喜恶不避亲疏,骂詈叫嚎,或毁物伤人,舌质红绛,苔多黄腻,脉弦大滑数。

（2）施护措施

①饮食调护:控制饮食。严防多食、抢食。饮食以清淡、易消化之品为宜。忌饮酒。

②情志调护:应尊重患者,尽可能让患者处于正常的物质、精神生活之中,经常与其谈心,了解病发之因,进行心理疏导,提高患者心理素质。

③药物内治:治以镇心涤痰、泻肝清火为法,方以生铁落饮、礞石滚痰丸加减。常用药有生铁落、黄芩、天竺黄、陈胆星、贝母、连翘、竹叶、龙胆草、栀子、生大黄、玄明粉等。

④其他疗法:发作时针刺人中、少商、隐白、大陵、劳宫、鸠尾、丰隆等穴位,给予强刺激。大便不通者,可用生大黄5～10g,泡水服,必要时可予肥皂水灌肠。夜间入睡不安者,可服用磁珠丸6～9g。平时遵医嘱服用龙胆泻肝丸6～9g,每日2次,礞石滚痰丸6～9g,每日2次。

⑤药后观察:观察药后患者安静需要多长时间。

⑥康复指导:狂躁发作时,应适当进行行动上的约束,室内禁放可伤害人体健康的物品,防止自伤和他伤。

4. 狂证——火盛伤阴

（1）主要症状：狂证日久，其势渐减，烦躁喜惊，面部潮红，形瘦神疲，少寐，食少，舌红少苔，脉细数。

（2）施护措施

①饮食调护：饮食宜清淡，应适当控制进食量，可允许多食水果，或配食百合粥、山药粥、莲米粥、莲子羹之类以助养阴清火。口干、痰多质黏者用雪羹汤代茶饮。

②情志调护：针对病因，解除患者思想顾虑，为其排忧解难，以助早日恢复健康。

③药物内治：治以滋阴降火、安神定志为法，方选二阴煎加减。常用药有生地黄、玄参、麦冬、黄连、木通、竹叶、朱灯心、生甘草、酸枣仁、茯神、五味子等。

④其他疗法：睡眠不实者，可服天王补心丹 6～9g，每晚 1 次。保持大便通畅，不畅者可予麻子仁丸 6～9g，每日 2 次。

⑤药后观察：观察患者烦躁喜惊，形瘦神疲，失眠等变化。

⑥康复指导：要关注环境条件的改善，不仅在物质方面，而且在非物质方面如人际关系等也要给予关注。

【健康教育】

1. 引导患者树立正确的人生观，做到心胸豁达，情怀宽广，遇事以一分为二的方法分析，不为小事情所纠缠。

2. 培养多种兴趣爱好，如下棋、钓鱼、书画等以分散注意力，减少发病诱因。

3. 避免一切不良因素的刺激，如不看恐怖影视片、不单独走夜路或至荒无人烟之处。以免暴恐暴惊而再度诱发癫狂。

4. 禀赋不足，有家族史而又精神脆弱者，平时宜有计划、有目的地加强锻炼，以提高对突变情况的承受力，减少发病的可能性。

【复习思考题】

1. 试述癫证与狂证在临床上表现有何异同？
2. 癫证、狂证的观察要点是什么？应如何辨证施护？
3. 癫狂证应如何预防？

第九节 痫 证

痫证是一种发作性神志异常的疾病，因其发作时有类似羊叫吼的声音，故又称羊痫风，又根据其病位在头之巅，而被称为癫痫。"痫"，有间断发作之意。其临床特征为发作时突然晕倒，不省人事，两目上视，四肢抽搐，口吐涎沫，或有叫吼声，可自行缓解，醒后一如常人。本病与西医癫痫基本相同。

【病因病机】

1. 病因

本病的形成与先天因素、脑部外伤、他病继发、情志失调等有关。

（1）先天因素：妊娠期母体突然遭受惊吓，惊则气乱，恐则气下，逆乱之气，伤及肾精，影响胎元发育而成癫痫。孕妇患病，服药损及胎元，亦发为痫证。

（2）脑部外伤：由于跌仆撞击，或出生时难产，均能导致颅脑受伤，外伤之后，局部气滞血瘀，络气不和，痰浊瘀血内伏于脑，遇有诱因则气机逆乱，痰浊蒙蔽清窍发为癫痫。

（3）情志失调：突然遭受大惊大恐，脏腑气机逆乱，脏腑受损，肾精亏乏，不能上承，心脑失养，加之气滞津聚成痰，痰随气逆，上犯清空，而发癫痫。

（4）他病继发：继发性癫痫多发生于某些温热病、脑寄生虫病。颅内病变之后，由于痰瘀内伏，神机失用，发为癫痫。

2. 病机

痫证的病理因素以风痰为主，往往兼挟气、火、瘀为患。其病变主要脏器在心、肝、肾，然常涉及于脾。盖心主血而藏神，肝主疏泄而调节情志，肾藏精而生髓充脑。若先天不足或后天情志所伤，而致心不藏神，肝失条达，久则化火生风，横逆犯脾，脾失健运，痰涎内生，内风挟痰随气上扰清空，发为癫痫。至于外伤所致的痫证，其发生又多与瘀血有关。

本病的虚实，随其病因而定。一般来说，因情志失调、脑部外伤，或他病继发者，以实证为主，如属先天所致者，又以虚证为多。虚实往往夹杂，但当分清主次。

一般来说，本病危及生命的可能性甚小，故癫痫患者的寿命并不低于常人。若属情志所伤者，预后良好，继发于严重大脑疾病者则预后较差。若癫痫表现为持续发作，或短时间内接连发生大发作，患者始终处于昏迷状态者，预后又多不良。

【护理评估】

1. 症状

痫证的发作特点为间歇性、阵发性的意识丧失，抽搐，并发出异常的声音，不治自能中止，醒后除疲乏外，一如常人，但对发作的情况没有记忆。

2. 体征

癫痫发作间期多无明显体征，少数患者可有神经系统损害体征；癫痫发作时可见眼球上视或向一侧偏转，瞳孔散大，对光反射消失，Babinski 征阳性；部分患者发作后遗留暂时性局部肢体无力或轻瘫，称 Todd 瘫痪。

3. 实验室检查

（1）脑电图：这是诊断癫痫最重要的辅助检查方法。许多患者在发作间期脑电图可见尖波、棘波、尖－慢波或棘－慢波等痫样放电，对癫痫诊断有特异性。

（2）神经影像学检查：可确定脑结构异常或病变，对癫痫有时可做出病因诊断，如颅内肿瘤、灰质移位等。头颅 MRI 较敏感，特别是冠状位和海马体积测量能较好地显示颞叶、海马病变。

4. 鉴别诊断

癫痫临床虽较易诊断，然尚需与其他发作性疾病相鉴别。

（1）癔症性抽搐：本病多由情志刺激而诱发，虽有抽搐，但不呈僵直型或阵挛型，而是随意运动，因其神志清楚，不伴有咬舌、跌伤或大小便失禁等症，抽搐时间较癫痫为长，往往在他人的抚慰或治疗后方能中止，脑电图检查多无改变。

（2）晕厥：晕厥多发生于身体虚弱或血管神经功能不稳定的患者，往往在直立位置因紧张情绪、疼痛、出血（或见别人出血）或于通风不良的场所而发生。发作时面色苍白，较少出现咬破舌头、二便失禁的情况，且引起抽搐的时间较短，通常在 15 秒以下，而癫痫大发作可持续 50 秒。脑电图检查一般只出现慢波，间歇期往往正常。

5. 病证鉴别

痫证与中风、痉证、厥证：三者均有眩仆表现；痫证者仆后口吐涎沫，并发出吼叫声，不用药可自行苏醒，醒后一如常人；中风仆地无声，醒后多有半身不遂等后遗症；气厥之属实者，亦可突然无声厥仆，但意识可不全丧失，且无抽搐现象。

痫证、痉证均可出现抽搐，但痫证持续时间短，痉证持续时间较长。

【护理问题】

1. 短时间的意识丧失

与大脑皮质神经元过度放电有关。

2. 有窒息的危险

与唾液阻碍气道有关。

3. 有受伤的危险

与昏仆、抽搐有关。

【辨治要领】

1. 辨证要点

（1）明确原发还是继发：一般来说，幼年起病者，多为原发性；青壮年新近发病而无家族史者，多为继发性。

（2）辨别病情轻重：癫痫发作的时间有长有短，长则数时，短则数秒。间歇期有久有暂，可数日一发，或数月、数年一发，也可每日发作，或日发数次。程度有重有轻，重者来势急骤，突然晕倒，不省人事，卒然号叫，抽搐涎涌，二便失禁；轻者表现为短暂的意识丧失，既不跌倒，又无抽搐，患者往往突然停止原来的活动，中断谈话，或失落手中物件，有时头突然向前倾下，而又迅速抬起，一般持续 6~20 秒，发作停止，意识立即恢复。

（3）区分痰浊浅深：初起正气未衰，痰浊尚浅，故即使发病却不重；病久正气日衰，痰浊益盛，故发作既频又重。

2. 治疗原则

频繁发作时，以治标为主，着重涤痰息风，开窍定痫。若痰涎壅阻喉间，可探吐逐痰。平时重在治本，宜健脾化痰，补益心肾。

【护理措施】

（一）一般护理

1. 病室宜宽敞，尽量少陈设物品，床应加栏，以防突然发病致伤。

2. 生活有规律，切忌过劳。频繁发作者不宜单独外出活动，夜晚发作者应有专人陪护。

3. 重视精神护理，及时了解患者的精神状态。发现悲观失望者，注意稳定其情绪，帮助其树立战胜疾病的信心，避免再度精神刺激。

4. 饮食以清淡为宜,忌辛辣、肥甘厚味之品,禁烟酒。体虚明显者,可酌情加服猪心、猪脑以调补之。

5. 测体温宜放腋下,忌用测口腔温度的体温计,以防患者病情突然发作而咬断体温计。

(二)观察要点

1. 观察发作时的症状表现,了解神昏、抽搐程度,发作的持续时间,有无吼叫声,瞳孔大小,痰涎壅塞状况,有无呼吸停止现象。

2. 仔细检查患者发作后有无口舌咬破、骨折或外伤现象。了解患者发作后精神萎靡、昏沉的状况。

3. 观察发作的诱因,了解发作的次数。

(三)辨证施护

1. 风痰闭阻

(1)主要症状:发作前可见眩晕、胸闷、乏力之先兆。发作时,重则突然晕倒,两目上视,抽搐口噤,咬牙涎壅,或吼叫,二便失禁;轻则短暂神志不清,精神恍惚而无抽搐,舌苔白腻,脉多弦滑。

(2)施护措施

①病室环境:对发作期患者,应保持室内安静,避免惊叫及噪声,患者不宜受到强光刺激。

②饮食调护:平时加强饮食营养,饮食宜富营养、宜消化之品,戒烟酒及辛辣食品。宜常服疏利、健脾化痰之品,如柑橘、金橘饼、山药、薏米等,食疗方可选青果白金膏涤痰开窍(青果500g,郁金25g,白矾末100g,蜂蜜适量)。

③情志调护:重视精神调摄,避免一切精神刺激,帮助患者树立战胜疾病的信心。

④药物内治:治以涤痰息风、开窍定痫为法,方选定痫丸加减。常用药有竹沥、石菖蒲、胆南星、半夏、天麻、全蝎、僵蚕、琥珀、远志、矾水郁金等。

⑤其他疗法:小发作者,一般不需特殊护理,让患者原地休息即可。大发作者,应立即就地救治,昏迷不醒者可掐人中,刺涌泉穴位,让患者平卧在地上或床上,适当顺势扶持抽搐的肢体,切勿强压,以免引起骨折;托住下颌,防止脱位;迅速解开衣扣和裤带及其他衣带束缚,及时清除痰涎,以利呼吸,防止引发吸入性肺炎;用毛巾、手帕或以包纱布的压舌板,置于患者上下齿之间,防止咬伤口舌。若痫证持续发作,时间较长,应警惕出现危象,须积极配合抢救,如给予氧气吸入,遵医嘱应用镇静类药,静脉注射安定10～20mg。合并脑水肿时,可予20%甘露醇200ml,静脉滴注。二便失禁者,及时更换衣裤及床单被褥。痰多者可以雪羹汤煎汤代茶饮。

⑥药后观察:记录发作的频率和持续时间,观察发作的类型,是否伴有意识障碍、头痛、二便失禁等。应用抗癫痫药者不可骤然停药,若停药一定要缓慢逐步减量,直至停药,并且要注意观察长期服用抗癫痫药引起的副作用。

⑦康复指导:平时避免劳累,发作频繁者不宜单独外出,不可去危险场所,如河边、铁路等,必要时有专人陪护。

2. 心肾亏虚

（1）主要症状：常发不已，发时手足颤抖，但不甚强直，叫声如嘶，发后精神萎靡，或昏沉欲睡，平时智力减退、言语不清，健忘，心悸、头晕目眩，腰膝酸软、神疲乏力，苔薄腻，脉细滑。

（2）施护措施

①病室环境：发作后及时安排患者卧床休息，消除噪音，拉好窗帘。

饮食调护：平时加强饮食营养，饮食宜富营养、宜消化之品，戒烟酒及辛辣食品。常服滋补肝肾之品，如黑芝麻、桑椹、猪腰等，食疗方可选羊肝平肝汤补益肝肾（羊肝50g，谷精草10g，白菊花10g，水煎服）。

②情志调护：避免劳逸过度及精神刺激，保持心情舒畅。

③药物内治：治以补益心肾、健脾化痰为法，方选大补元煎、六君子汤加减。常用药有熟地黄、山药、山茱萸、枸杞子、当归、杜仲、人参、甘草、石菖蒲、远志等。

④其他疗法：发作时协助医生抢救（参照风痰闭阻证处理）。睡眠不实者可用天王补心丹6~9g，每晚服1次。肾虚明显者可服胎盘粉。

⑤药后观察：记录发作的频率和持续时间，观察发作的类型等。应用抗癫痫药者不可骤然停药，并且要注意观察长期服用抗癫痫药引起的副作用。

⑥康复指导：生活要有规律，保证充足的休息和睡眠。不宜从事高空作业，不宜游泳、骑自行车等，以防病情突发而出现意外。

【健康教育】

1. 重视怀孕妇女的身心健康，切忌受惊吓，严禁服用某些影响胎儿脑部发育的药物。
2. 有癫痫家族史者，尤当注意精神调摄，避免过劳。
3. 既病之后，应防止悲观情绪的发生，鼓励患者树立战胜疾病的信心。
4. 不向单位隐瞒病史，不勉强承担不适合自己的工作，如高空作业等。

【复习思考题】

1. 痫证的一般护理是什么？
2. 风痰闭阻证如何辨证施护？

第九章

脾 胃 病 证

第一节 胃 痛

胃痛,又称胃脘痛,是由外感邪气,内伤饮食,情志、脏腑功能失调而致,是临床最常见的病症。它主要包括西医学中的急慢性胃炎、胃神经官能症、胃及十二指肠溃疡、胃下垂等疾患。临床以胃脘部疼痛为主症,一年四季均可发生。

【病因病机】

1. 病因

本病的发生主要与饮食不调、情志刺激、脾胃虚弱和感受外邪有关。

2. 病机

胃为"水谷之海",主受纳和腐熟水谷,宜通而不宜滞,胃气以和降为顺。上述各种原因,导致胃气郁滞,失于和降,皆可发生胃痛。本病病位主要在胃,但与肝、脾密切相关。如脾气失运,升运无权,则胃气不能和降;肝失条达,肝气横逆犯胃,则胃气壅滞而通降不利。其病理性质有虚有实,若气滞于中,或因气郁化火,胃热内郁,或因气病及血,气滞血瘀,均属实证,脾胃虚弱或痛久热灼伤阴者则为虚证。虚实之间又常兼夹为病,如肝郁气滞的胃痛,常易转化为"胃热证"及"伤阴证",中阳虚寒证,每因饮食生冷或气候寒冷,而致外寒入侵,又如久痛伤络,脉络破损,或为出血,或为瘀血阻滞,而成血瘀证候,既可与脾胃虚寒或胃阴不足并见,亦可在气滞、胃热等实证中并发。

【护理评估】

1. 症状

上腹部近心窝处疼痛,痛时牵及胁背,伴见胸胁痞闷,恶心,呕吐,嘈杂,嗳气或吐酸水清涎,一年四季均可发生。

2. 体征

有些患者上腹部剑突下有压痛,可放射至后背。

3. 实验室检查

(1)纤维胃镜或电子胃镜检查:这两种检查方法均作为确诊食道炎、慢性胃炎、消化道溃疡、消化道肿瘤的主要方法。结合病理检查更有助于诊断慢性胃炎的分类及分期,以及区别肿瘤性质是良性还是恶性等。

（2）X 线钡餐检查：食道病变、慢性胃炎、消化道溃疡、消化道肿瘤等作此检查均有特殊的 X 线征象，有助于诊断。X 线钡餐检查对慢性胃炎帮助不大，但有助于鉴别诊断。

（3）CT 检查：表现胃壁增厚及肿瘤的软组织影像，同时能显示临近脏器和淋巴结有无转移。

（4）幽门螺旋杆菌（HP）感染检查

HP 感染检测方法大致分为四类：

①直接从胃黏膜中检查 HP，包括细菌培养、组织涂片或切片染色镜检细菌。

②用尿素酶试验、呼吸试验、胃液尿素氮检测等方法测定胃内尿素酶的活性。

③血清学检查抗 HP 抗体。

④运用聚合酶链反应（PCR）技术测 HP－DNA。而细菌培养是诊断 HP 感染最可靠的方法。

（5）胃液分析：胃酸测定，浅表性胃炎胃酸正常或偏低，萎缩性胃炎胃酸明显降低甚至缺乏。由于各胃病胃液分析结果显示的胃酸幅度与正常人有重叠，因此仅对消化性溃疡有参考价值。

（6）血清胃泌素含量测定：B 型萎缩性胃炎血清胃泌素含量一般正常，A 型萎缩性胃炎其含量明显升高。

（7）其他检查：萎缩性胃炎血清中可出现壁细胞抗体、内因子抗体或胃泌素抗体。

4. 鉴别诊断

（1）胃溃疡：本病病程较长，常反复发作，胃痛的时间有规律性，常在食后半小时至 1 小时发作，压痛在正中线偏左，常伴嗳气、嘈杂、吞酸，发作季节以秋冬季为多。上消化道钡餐或纤维胃镜检查可发现溃疡病灶。

（2）十二指肠壶腹溃疡：本病病程较长，有反复发作的慢性上腹部疼痛，疼痛的时间有规律性，在饭后 2～4 小时疼痛发生，食后痛减，痛位偏于右侧，有时在半夜出现疼痛，称"夜间痛"。好发季节多为秋冬季。上消化道钡透或纤维胃镜检查可发现溃疡病灶。

（3）慢性胃炎：本病病程迁延，可反复发作，上腹疼痛胀闷，无明显规律性，食后加重，胃纳差。常有嗳气、呕吐，局部压痛较广泛而不固定。上消化道钡透有助于诊断该病。纤维胃镜检查、病理检查可确诊。

（4）胃下垂：患者形体瘦长，食后腹部胀痛或不适，疼痛的轻重与进食量多少有关，站立时胃痛加剧，卧则痛缓，活动时辘辘鸣响，并有嗳气、便秘等症。

（5）胃神经官能症：胃部胀痛随情绪变化而有所加重，疼痛无规律，一般无压痛，或压痛部位常有变动，并有嗳气、厌食、泛恶等症。各种检查无阳性病变可见。

（6）幽门梗阻：胃痛兼有水声辘辘，疼痛无节律性，泛吐清水痰涎，量多，或食后呕吐，可吐出大量隔餐或酸醇的宿食，吐后上述症状随之缓解。

（7）溃疡病穿孔：突然上腹部剧痛，并有明显压痛，反跳痛，腹部肌肉紧张。肝浊音界缩小或消失。X 线透视可见上腹部有游离气体。

（8）癌变：多见于中年以上人群，胃痛经久不愈，疼痛规律性消失，胃部疼痛发作有坠重感、消瘦、贫血或大便隐血经常阳性，经内科积极治疗无效者，应考虑恶性病变的可能。纤维胃镜检查及病理检查可确诊，或作胃肠钡透以协助诊断。

5. 病证鉴别

（1）真心痛：真心痛为胸痹之重证，其疼痛多在心胸或上脘、心前区，痛引左肩与左臂内侧，呈绞痛或压迫性痛或刀割样刺痛，呼吸困难，紫绀，面色苍白，大汗，甚至出现休克、昏厥，其疼痛的性质、部位、程度及预后均与胃痛有明显区别。

（2）腹痛：腹痛与胃痛既有区别又有联系，胃痛以上腹胃脘部近心窝处疼痛为主症，或伴痞胀，呕恶吞酸、嘈杂等，腹痛以胃脘以下耻骨毛际以上疼痛为主症，或伴肠鸣、腹泻，或伴大便燥结等症。

（3）胁痛：胁痛是以一侧或两侧胁部疼痛为主症，胃痛虽有时亦可攻痛连胁，但仍以胃脘部疼痛为主症，两者不难鉴别。

【护理问题】

1. 胃痛

上消化道内腔脏器的黏膜因炎症、溃疡、充血、缺血等刺激引起肌层痉挛性疼痛。

2. 腹胀、恶心、呕吐

由胃部器质性病变，如胃癌、胃炎、幽门痉挛及梗阻、胃肠动力减弱所致。

3. 嗳气

由于胃部疾病使胃肠动力减弱，气体不能下降而上逆所致。

4. 潜在并发症

呕血、便血。

【辨治要领】

1. 辨证要点

（1）辨虚实：病程短，得食痛甚，拒按者属实证；病程长，得食痛缓，喜按者属虚证。

（2）辨寒热：胃脘冷痛，得温则舒，泛吐清水者属寒；胃脘灼痛，痛势急迫，泛吐酸水者属热。

（3）辨气血：病程短，锐痛且胀，嗳气则舒，疼痛部位游移不定者为气滞；病程较长，痛如针刺，痛有定处者属血瘀。

2. 治疗原则

治疗以和胃理气为大法。实证，治当散寒、导滞、泄热、理气、化瘀；虚证，治当养阴、益气；虚实夹杂者，则当兼顾。

【护理措施】

（一）一般护理

1. 病室保持温度适宜，空气新鲜，可开气窗，使空气流动。避免受凉，病室清洁安静。

2. 胃脘痛剧或伴有出血症状者应卧床休息，一般胃痛可适当活动，但应注意劳逸结合，使生活有一定的规律，注意休息，保证充足的睡眠。

3. 加强情志护理，保持乐观情绪，避免忧思恼怒，树立治愈疾病的信心。

4. 注意寒温调节，及时增减衣被。

5. 饮食以软、烂、热食为主和少量多餐为原则,忌食生冷、油腻、辛辣刺激和坚硬不消化的食物。出血者,暂时禁食或予流质饮食。

6. 胃痛时可针刺内关、中脘、足三里、天枢、胃俞等穴位。

7. 恢复期患者,注意摄身,慎风寒、节饮食,配合气功疗法,以恢复脾胃的运化功能。

(二)观察要点

1. 观察胃痛的诱发因素,疼痛的部位、性质、时间、规律与饮食的关系,以及伴有症状,如痞闷、嘈杂、吐酸等。

2. 观察有无呕血及便血,如发现患者大便色黑,应留送标本做隐血试验;吐血时,要鉴别是否有其他原因所致。

3. 胃痛突然减轻者,应警惕发生大出血,密切观察患者的出血量、血色、血压、脉搏、面色、神志等变化。如严重出血,血量多,伴冷汗、面色苍白、烦躁不安、血压下降、脉微欲绝,为气随血脱之兆,应立即报告医生进行抢救。

4. 若胃痛突然加剧,呕恶、烦躁或出现上腹硬满,疼痛拒按,并见面色苍白、出冷汗、血压下降、脉细弱者,应考虑为胃穿孔导致的休克,并排除其他原因所致的急腹症,警惕脱变。

5. 中年以上患者,胃痛经久不愈,消瘦,经常便血,应考虑有恶变的可能。

(三)辨证施护

1. 寒邪犯胃

(1)主要症状:胃痛暴作,恶寒喜暖,脘腹得温则减,遇寒痛甚,口淡不渴,喜热饮,苔薄白,脉弦紧。

(2)施护措施

①饮食调护:饮食宜温、热、软、烂,可适当选用姜、葱、胡椒之类作为调料,空腹疼痛者可在饭前稍进点心、饼干、蛋糕等以缓中止痛。

②药物内治:治以散寒止痛为法,方选良附丸加味。常用药有良姜、香附、吴茱萸、干姜、藿香梗、砂仁、丁香、肉桂等。

③其他疗法:局部可热敷,或艾灸中脘、内关、足三里等穴位10~15分钟,每日1~2次。可饮生姜茶温中散寒止痛。外用狗皮兜保护胃脘,切勿受凉。

④药后观察:观察疼痛是否缓解及药物有何不良反应。

⑤康复指导:胃病日久反复发作,中年以上患者应定期作检查。恢复期患者可适当进行体育锻炼,如打太极拳、练气功等。

2. 饮食停滞

(1)主要症状:脘痛腹胀,嗳腐吞酸,厌食呕吐,或大便不爽,苔厚腻,脉滑。

(2)施护措施

①饮食调护:控制饮食,必要时可暂时禁食,待痛缓解后,先予素流质或半流质饮食,逐渐增加食量。可多食宽中理气消食之品,如萝卜、金橘、山楂等。

②药物内治:治以消食导滞为法,方选保和丸加减。常用药有山楂、神曲、莱菔子、炒枳实、半夏、陈皮、茯苓、连翘等。

③其他疗法:必要时可用探吐法,使患者将积食吐出,可以缓解胃痛。

④药后观察:脘痛腹胀是否减轻,呕吐是否消失。

⑤康复指导:胃痛剧烈时绝对卧床休息,症状缓解后可下床轻微活动,恢复期可适当进行体育锻炼,如打太极拳、练气功等。胃病日久反复发作,中年以上患者应定期作检查。忌暴饮暴食。

3. 肝气犯胃

(1)主要症状:胃脘胀闷,攻撑作痛,脘痛连胁,嗳气频繁,大便不畅,苔薄白,脉沉弦。

(2)施护措施

①饮食调护:忌食壅滞阻气的食物,如土豆、红薯、南瓜等。可食萝卜、柑橘、金橘饼等行气开胃的食物。

②药物内治:治以疏肝和胃为法,方选柴胡疏肝散。常用药有柴胡、白芍、川芎、香附、陈皮、枳壳、延胡索、川楝子等。

③其他疗法:嗳气频繁者,给服沉香粉1g;胃痛明显者,给服延胡索粉1g以理气止痛。

④药后观察:疼痛是否缓解,嗳气次数是否减少,大便是否通畅等。

⑤康复指导:注意锻炼身体,增强体质,适当参加体育活动。注意情志的调畅。

4. 肝胃郁热

(1)主要症状:胃脘灼痛,痛势急迫,烦躁易怒,泛酸嘈杂,口干口苦,舌红苔黄,脉弦或数。

(2)施护措施

①饮食调护:勿食辛辣刺激之品,严禁饮酒。痛剧而有呕吐者,应禁食12~24小时,痛缓后给予全流或素半流无渣饮食,可吃水果或果汁。

②药物内治:治以清肝泄热和胃为法,方选化肝煎加减。常用药有牡丹皮、栀子、陈皮、青皮、白芍、大贝母、黄连、吴茱萸、竹茹、芦根等。

③其他疗法:痛甚时可用白芍粉2g,黄连粉1g,温开水送服,或吞服左金丸1.5g。

④药后观察:观察疼痛情况,口苦口干、泛酸嘈杂、烦躁易怒等症状变化。

⑤康复指导:避免精神刺激,保持情绪稳定,性格开朗。

5. 瘀血停滞

(1)主要症状:胃痛久延屡发,痛势持续而有定处,痛处拒按,痛如针刺或刀割,饥时痛减,食后转重,或见吐血、便血,舌质紫黯,脉涩。

(2)施护措施

①饮食调护:呕血、便血量多者禁食,出血量少者可酌选流质饮食或软饭,避免酸辣甜食。

②药物内治:治以活血化瘀为法,方选失笑散合丹参饮加减。常用药有蒲黄、五灵脂、丹参、当归、赤芍、沉香、砂仁、茜草炭、三七等。

③其他疗法:痛如针刺者,临时服三七粉、延胡索粉各1.5g。出血者加白及粉1.5g,温开水或藕汁调服。

④药后观察:观察疼痛是否缓解,出血的变化情况。

⑤康复指导:少活动,多卧床休息,保持情绪稳定,病情缓解后适当增加活动量,增强体质。

6. 脾胃虚寒

(1)主要症状:胃痛隐隐,缠绵不休,喜温喜按,空腹痛甚,得食痛减,泛吐清冰,纳差,神疲乏力,甚则手足不温,大便溏薄,舌淡苔白,脉虚弱或迟缓。

(2)施护措施

①饮食调护:平时饮食宜温宜软,忌吃生冷瓜果,可以适当用姜、葱、胡椒等作调料,可多食补中益气温胃之品,如扁豆、莲子、胡桃、大枣、桂圆、牛奶、牛肉、鸡、鸡蛋、鳝鱼等。可在饥饿时稍进糕点、饼干以缓中止痛。

②药物内治:治以温中健脾为法,方选黄芪建中汤加减。常用药有黄芪、桂枝、白芍、白术、党参、甘草、干姜、煅瓦楞壳等。

③其他疗法:胃痛剧者,可给服肉桂粉、沉香粉各1g,艾灸中脘、足三里等穴位以温中散寒止痛。

④药后观察:胃痛、泛吐清水、大便溏薄、手足不温等症状的变化,药物是否碍胃。

⑤康复指导:注意休息和保暖,痛甚时可局部热敷。气虚消瘦者,饭后宜卧床休息片刻,不宜疲劳过多。

7. 胃阴亏虚

(1)主要症状:胃脘隐痛,嘈杂似饥,口燥咽干,大便干结,舌红少津,脉细数。

(2)施护措施

①饮食调护:饮食忌辛辣、煎炸之品,以及浓茶、咖啡等刺激性饮料,多食润燥生津的食物,如番茄、梨、荸荠、甘蔗汁、百合、杨梅、白木耳、牛奶、甲鱼等。

②药物内治:治以养阴益胃为法,方选一贯煎合芍药甘草汤加减。常用药有北沙参、麦冬、石斛、当归、白芍、乌梅、川楝子等。

③其他疗法:胃酸缺乏者,可于吃饭时吃少许酸醋、山楂片、山楂膏或口含话梅以酸甘助运。

④药后观察:观察疼痛、口咽干燥、嘈杂、大便干结等症状变化情况。

⑤康复指导:注意起居有常,寒温适度,劳逸结合。

【健康教育】

1. 平时应避免精神刺激,性情应开朗。
2. 注意锻炼身体,增强体质,适当参加体育活动。
3. 饮食应注意调摄,按时进食,勿过饥过饱,过冷过热,少吃油腻、生冷、煎炸之物,并注意饮食卫生。
4. 胃痛日久反复发作的中年以上患者,应作有关检查,防止恶性病变。
5. 注意起居有常,寒温适度,劳逸结合。

【复习思考题】

1. 胃痛在临床上分几种证型?其临床特点、治疗原则及代表方剂有何不同?
2. 胃痛的饮食护理应注意哪些方面?

第二节 呕 吐

呕吐是指胃气上逆,迫使胃内容物从口而出的病症,是多种急慢性疾病经常伴见的症状之一。分别言之,呕与吐有一定的区别。古人对呕的认识,一以"有声无物谓之呕",亦称"干呕";一以"声物兼出"为呕。对吐的认识,则为"有物无声谓之吐"。临床呕吐常多兼见,难以截然分开,故统称为"呕吐"。

呕吐虽然是一个临床病症,但有时又是人体祛除胃中有害物质的保护性反应,如胃中有积痰停饮、宿食,以及误吞的毒物等,即应因势利导,探吐吐出,使邪去正安。

呕吐可以单独出现,亦可伴见于多种疾病中。西医学中的急慢性胃炎、食源性呕吐、神经性呕吐、耳源性呕吐,以及其他疾病合并呕吐症状者,均可参照本篇内容辨证处理。

【病因病机】

1. 病因

呕吐的病因多由饮食所伤、外感时邪、情志失调、脾胃虚弱引起的胃气上逆所致,其中饮食又为诸因之首。

2. 病机

胃主受纳,以和降为顺,若外邪入客,饮食不调,情志内伤,或素体脾胃虚弱,均可导致和降失司,胃气上逆,出现呕吐。其病位在胃,但与肝、脾密切相关。呕吐病理表现为虚实两大类,实证因外邪、食滞、痰饮、肝气等邪犯胃,以致胃气壅塞,升降失司,气逆作呕;虚证为脾胃气阴亏虚,运纳失常,无以和降。一般说来,初病多实,若呕吐不止,脾胃健运无权,饮食水谷不能化生精微,每易转为虚证。

【护理评估】

1. 症状

呕吐以呕吐食物、痰涎、水液诸物,或干呕无物为主症。其起病或急或缓,常先有恶心欲吐之感,都由气味、饮食、情志、冷热等因素而诱发,或因服用化学药物或误食毒物而致。凡胃内容物或十二指肠内容物,经食管由口而吐出,就是呕吐,常伴皮肤苍白、头晕、流涎等症。

2. 实验室检查

(1)毒物检验:应直接采用剩余毒物,如药物、食物或其他含毒标本,即呕吐物、胃内容物、血液、尿、大便等进行检验,有助于诊断。

(2)X线钡餐检查:此检查对慢性胃炎诊断有一定帮助,但无法区别慢性胃炎的分类及分期。

(3)胃镜检查:可确诊慢性胃炎,结合病理检查更有助于诊断慢性胃炎的分期及分类。

(4)耳鼻喉科特殊检查:可分辨是否是耳源性呕吐。

3. 鉴别诊断

(1)中枢性呕吐:突然呕吐,其呕吐特点是呈喷射状,吐后并不感到轻松,且多伴有明显头痛。常见于脑炎、脑膜炎、脑血管意外、脑外伤和脑肿瘤等所引起的呕吐。

(2)代谢性呕吐:突然呕吐,吐后不觉轻松,或口有秽味,应做有关的血生化检查,这种呕吐往往具有酸中毒情况。常见病有尿毒症、糖尿病酮症酸中毒等。

(3)反射性呕吐:呕吐伴有恶心,吐后恶心可得暂时缓解,可见于消化道阻塞,如幽门部病变、肠梗阻等,或因腹腔内脏器炎症的反射所致,如胃炎、胃肠炎、胆囊炎、肝炎、胰腺炎、阑尾炎、腹膜炎等,亦可因药物的毒性刺激胃黏膜或食物中毒等引起,应根据病史、症状、体征,进行有关检查,明确诊断。

(4)功能性呕吐:食后呕吐,量少不多,反复不已,但无其他特殊症状、体征,是消化器官的神经精神失调所引起的一种疾病,亦称神经性呕吐。常见于胃神经官能症。

(5)呕吐发生时间与饮食的关系:进食后即吐者,大多病在食道、贲门;若食后6～12小时,即很长时间才吐,吐出大量酸臭味宿食,亦即所谓"朝食暮吐,暮食朝吐"者,多提示病在胃的下端,幽门部位梗阻等病变所致;呕吐在饭后2～3小时者,多属胃或胆道疾病;呕吐发生在食后4～6小时者,则与十二指肠的病变有关。

4. 病证鉴别

(1)急性呕吐与霍乱:急性呕吐以呕吐为主,不伴腹泻,而霍乱则有呕吐、腹泻或腹痛如绞等症,吐泻剧烈者可出现肢冷、脉沉微等危象。

(2)慢性呕吐与反胃、噎膈、关格:四者俱有呕吐症状,慢性呕吐多有胃病史,且与情志因素有关;呕吐虽不剧烈,但时作时止,反复发作;反胃是以朝食暮吐,暮食朝吐,吐出宿食不化为特征;噎膈则以吞咽梗阻,饮食难下,食入反出为主症;关格为呕吐不止,饮食不下,小便不通,大便亦闭,是属危候。

【护理问题】

1. 呕吐

原因有多种,可由食物、药物中毒所致,也可由慢性肾炎引起胃肠动力减弱引起,耳源性呕吐是由迷路水肿导致,神经性呕吐是由中枢神经呕吐反射失调所致。

2. 潜在并发症

脱水。

【辨治要领】

1. 辨证要点

首先应辨别虚实。病程短,来势急,吐物较多,或伴有恶寒发热等表证者,多为邪实,其病多因外邪或饮食所伤;病程较长,来势徐缓,或时作时止,吐出物不多,酸臭不甚,伴见精神疲倦,脉弱无力者,常由他病并发,因脾胃不健而致,多属正虚。

2. 治疗原则

呕吐的治疗原则为和胃降逆,偏于邪实者,治应祛邪、消食、化痰、解郁;偏于正虚者,治予补正,运脾健胃,益气养阴。虚实兼夹者,当审其标本缓急的主次,适当兼顾。

【护理措施】

(一)一般护理

1. 保持室内环境安静、整洁,及时清理呕吐物,以免秽浊之气引起继续呕吐。

2. 加强精神护理,安慰患者,消除其紧张、恐惧情绪。

3. 重症患者应卧床休息,不要过多翻身,呕吐时宜半卧、侧卧位。

4. 患者呕吐时可轻拍其背部,呕吐后,用温开水漱口。卧床不起的患者,呕吐时可将头转向一侧,以免呕吐物吸入呼吸道。

5. 被呕吐物污染的衣服、床单,应及时更换。

6. 呕吐频繁者,服药前后可在舌上滴2～3滴姜汁,亦可在药液中加姜汁3～5滴,少量频服,或针刺双侧内关穴位,以缓解呕吐。

7. 注意饮食宜忌,呕吐势暴者暂予禁食,病情好转后,进全流质或半流质饮食,逐渐恢复为软饭、普食。一般宜食软烂容易消化的食物,呕吐期患者以素食为宜。缓解期患者,可渐增少油的荤菜,均宜少量多餐,切忌饱食。

(二)观察要点

1. 观察呕吐内容物的色、质、量等,并做好记录,根据需要留标本送化验室检查。

(1)若呕吐突然,来势较重,伴有表证,为外邪犯胃。

(2)若呕吐物呈半消化状,伴有酸腐宿食,脘腹胀满,吐后即感舒适,为饮食停滞。

(3)呕吐清水、涎沫,头晕心悸,脘满不食,为痰饮内阻。

(4)若呕吐黄绿苦水,常见剧烈呕吐;若呕吐鲜血或紫黑血块,一般为胃肠积热,损伤脉络;若见粪臭呕吐物,多为肠道阻塞,腑气不通。

2. 观察血压、脉象、神色、寒热、出汗等情况。

3. 若患者出现呕吐暴急,呈喷射状,伴有剧烈头痛,烦躁不安,嗜睡,呼吸深快,则为重症危象,应立即报告医生进行抢救。

(三)辨证施护

1. 外邪犯胃

(1)主要症状:突然呕吐,发病暴急,脘部痞痛,泛恶,心中懊恼,伴有恶寒身热,头痛肢酸楚,舌苔薄白,脉浮。

(2)施护措施

①饮食调护:外感寒邪所致者,饮食宜热宜软,忌甘肥油腻食物及生冷瓜果;外感邪热暑湿所致者,饮食宜清淡,应食素半流质食物,忌辛辣之品。

②药物内治:治以祛邪解表、化浊和胃为法,方选藿香正气散加减。常用药有藿香、苏叶梗、川厚朴、白蔻仁、茯苓、陈皮、姜半夏、鲜生姜等。

③其他疗法:针刺内关、中脘、足三里、天突、公孙等穴位。热吐者用泻法,寒吐者针后加灸,并按摩胃脘部(用掌心自上脘向下轻轻按摩)。外感邪热暑湿所致者,可用芦根50g或鲜竹茹15g,煎汤代茶饮;外感寒邪所致者,可用鲜生姜15g,煎汤,或加红糖适量煎服。

④药后观察:观察呕吐症状是否缓解,呕吐物的色、质、量,脘腹胀满、嗳气厌食的变化情况。

⑤康复指导:服药时在舌上滴3～5滴姜汁,然后再分次少量频服止呕,药后半卧位。注意保暖,勿受寒凉,避免劳倦过度及暴饮暴食,忌酗酒。

2. 食滞内停

(1)主要症状:脘腹胀满,嗳气厌食,呕吐酸腐,或吐出带有未消化的食物残渣,大便秘结,或溏泄,舌苔厚腻,脉滑实有力。

(2)施护措施

①饮食调护:根据食滞轻重,酌予控制饮食,或禁食一天,或以素半流质食物为主。

②药物内治:治以消食化滞、和胃降逆为法,方选保和丸加减。常用药有姜半夏、橘皮、山楂、莱菔子、枳实、神曲、茯苓、生姜等。

③其他疗法:暴伤饮食,胃脘胀痛者,可用探吐法,使胃中停食吐出,不宜单纯止吐,必要时可用压舌板刺激咽部引吐。可用山楂、鸡内金粉各1.5g,温开水调服,可消食助运。腹胀较甚者,给服山楂丸1丸,每日2次。

④药后观察:观察呕吐症状是否缓解,呕吐物的色、质、量,脘腹胀满、嗳气厌食的变化情况。

⑤康复指导:服药时在舌上滴3~5滴姜汁,然后再分次少量频服止呕,药后半卧位。便秘者可给枳实导滞丸10g,通腑导滞。

3. 肝气郁结

(1)主要症状:呕吐吞酸,干呕泛恶,嗳气频多,脘胁胀痛,烦闷不舒,每遇情志抑郁则发作更甚,舌边红,苔薄腻或微黄,脉弦。

(2)施护措施

①饮食调护:饮食宜清淡,多食素菜,少食油腻食物,忌辛辣、酒类等助火之品。可常吃金橘饼。

②药物内治:治以理气和胃、降逆止呕为法,方选四七汤加减。常用药有厚朴、紫苏叶或梗、姜半夏、沉香、香附、佛手、旋覆花、茯苓、生姜等。

③其他疗法:可用佛手5g,白蔻壳1.5g,陈皮1.5g,煎汤代茶饮,可理气宽胸,和胃解郁。

④药后观察:观察呕吐症状是否缓解,呕吐物的色、质、量,脘腹胀痛、嗳气吞酸的变化情况。

⑤康复指导:服药时在舌上滴3~5滴姜汁,然后再分次少量频服止呕,药后半卧位。避免劳倦过度及暴饮暴食,忌酗酒。保持情绪稳定,勿恼怒忧思。

4. 痰饮内阻

(1)主要症状:呕吐清水痰涎,胸脘满闷,脘中水声辘辘,不欲纳食,头眩,心悸,怕冷,舌苔白滑腻,脉沉弦滑。

(2)施护措施

①饮食调护:饮食宜细软温热,以素食为主,忌生冷、肥甘生痰之品,不宜多饮水。

②药物内治:治以温中化饮、和胃降逆为法,方选小半夏汤合苓桂术甘汤加减。常用药有姜半夏、茯苓、桂枝、白术、橘皮、生姜、甘草等。

③其他疗法:给予生姜汁数滴,口服,或口含生姜片,亦可用陈皮加生姜泡水饮服以化痰止吐。并可针刺内关、合谷、足三里等穴位。

④药后观察:观察呕吐清水痰涎,胸脘满闷,脘中水声等症状的变化。若有口干,身体热感是属温药过量。

⑤康复指导:服药时在舌上滴3~5滴姜汁,然后再分次少量频服止呕,药后半卧位。无明显热证者,汤药宜热服。痰饮证兼热者,则汤药宜温服。注意安静休息,少活动。呕吐剧烈者,可用针灸止呕,或服止吐药。

5. 脾胃气虚

(1)主要症状:饮食稍多即欲呕吐,时作时止,食入难化,胸脘痞闷,食欲不振,面色白,倦怠乏力,四肢不温,大便清薄,舌质淡,脉濡弱。

（2）施护措施

①饮食调护：饮食宜细软，可根据病情给予半流质食物或软饭，忌食生冷及油腻之品。每次食量宜少，两餐之间可加些糕点之类，以补不足。多进健脾益胃之品，如山药、莲子等。

②药物内治：治以温中健脾、和胃降逆为法，方选香砂六君子汤加减。常用药有炒党参、炒白术、姜半夏、砂仁、橘皮、干姜、吴茱萸、茯苓、大枣等。

③其他疗法：可服生姜水，或口服糖姜片、生姜片等，亦可用伏龙肝煎水澄清代茶饮。可艾灸中脘、足三里等穴位，或热敷胃脘部，以助止呕之力。

④药后观察：观察呕吐症状是否缓解，呕吐物的色、质、量及胸脘痞闷、食欲不振等症变化情况。

⑤康复指导：服药时在舌上滴3～5滴姜汁，然后再分次少量频服止呕，药后半卧位。多休息，可进行适当轻微活动，但以不疲劳为度。

6. 胃阴不足

（1）主要症状：时时干呕，恶心，泛吐黏液，或夹有少量食物，脘部嘈杂感，似饥而不能饮食，或稍食即胀，口干咽燥，舌红苔少，脉细数。

（2）施护措施

①饮食调护：饮食宜细软多汁，少食多餐。多进滋养胃阴之品，如牛奶、豆浆、豆腐、淡水鱼类、瘦猪肉、鸡蛋、白菜、番茄、西瓜、梨、藕、甘蔗等。口燥咽干者，可进果汁汤料，如绿豆汤、梨汁、藕汁、酸梅汤。忌辛辣燥热之品，如烟、酒、葱、蒜、韭菜、辣椒，以免助热生火，更伤阴津。

②药物内治：治以养阴和胃、润降止呕为法，方选麦门冬汤加减。常用药有炒麦冬、法半夏、太子参、石斛、玉竹、甘草、乌梅、炒谷芽等。

③其他疗法：可用鲜芦根30g，石斛10g，煎汤代茶饮。

④药后观察：观察呕吐症状是否缓解及脘部嘈杂、口干咽燥等症的变化情况。

⑤康复指导：服药时在舌上滴3～5滴姜汁，然后再分次少量频服止呕，药后半卧位。避免劳倦过度及暴饮暴食，忌酗酒。

【健康教育】

1. 饮食应定时、定量，勿过饥过饱。
2. 戒烟酒辛辣之品。
3. 注意摄身，避免寒凉和过于劳累。
4. 进餐时不可忧思郁怒。
5. 中年人若呕吐反复发作，应作有关检查。

【复习思考题】

1. 呕吐的常见证型有哪些？其临床特征、治法、主方有何不同？
2. 试述呕吐患者的一般护理。

第三节 噎　膈

噎膈是指吞咽梗阻，饮食难下或食入反出的疾病。噎指吞咽之时，梗噎不顺；膈指饮食格拒不入,或食入即吐。噎证可单独出现,也可作为膈的前驱症状出现,膈常由噎发展而成,噎与膈又多同时并见,因此,合称噎膈。从噎膈的症状、体征来看,噎膈似属西医中的胃、食管部位的病变,如食管炎、食管狭窄、食管溃疡、食管癌、胃贲门癌、贲门痉挛等疾病。

【病因病机】

1. 病因

本病的发生主要与酒食不当、情志失调、久病年老有关。

2. 病机

噎膈的发病部位在食道与胃,病变涉及肝、脾、肾。本病初期,以肝脾气滞为主,多属邪实,因气滞、痰阻、血瘀,三者交互搏结于食管、胃脘,阻塞通降之路,而致上下膈塞不通,久则气郁化火,津反成痰,火灼伤阴,津液亏损,阴血耗竭,气血生化乏源,故病至后期则由实转虚,由于阴津日益枯槁,以致胃腑失于濡养,若病情继续发展,阴伤及阳,胃气虚败,脾肾阴津,阳气虚馁可表现为气虚阳微,正气不支的危重衰竭现象。

【护理评估】

1. 症状

多数为进行性吞咽困难。初起为吞咽困难,尤其是食固体食物,虽然勉强入咽,亦必阻塞难下。若病情继续发展,则见胸膈疼痛,半固体或流质食物亦难咽下,甚则滴水难进,食入随即吐出,形体瘦削,二便均少,严重者吐出物可如赤豆汁,或食入呛咳,痰涌气逆。

2. 体征

上消化道肿瘤晚期者,在锁骨上窝或腋下可触及淋巴结。

3. 实验室检查

(1)胃镜检查:胃镜检查和病灶局部组织活检,是诊断上消化道疾病最可靠的方法。

(2)上消化道 X 线钡餐检查:不同疾病具有特殊的 X 线阴影。

(3)CT 检查:表现为胃壁增厚及肿瘤的软组织影像,同时可显示邻近脏器和淋巴结有无转移。

(4)其他:粪便隐血试验呈阳性,血清 CEA、CA199、CA125 等肿瘤相关抗原可升高,但敏感性、特异性均不够高。

4. 鉴别诊断

(1)非特异性食管炎:本病是指与饮食、营养、口腔卫生等因素有关的食管黏膜充血、粗糙、增厚等炎症改变,主要局限于上段食管。病者一般主诉吞咽食物时,感觉咽部沿胸骨后方达到剑突下有刺痛或灼痛,疼痛部位不固定。经过一段时间后,疼痛大部分局限于胸骨后,疼痛往往与吞咽动作有关。病者能咽下一般食物,无反流或呕吐现象,但有吞咽不适感与梗阻感,有些病者有呕血,但多为少量的血丝。

(2)消化性食管炎:本病发生于食管下段,其临床特点是吞咽困难的病史多数较长,而无明显进行性加重的特点,一般营养状态较好。症状时重时轻,间断发作,在 X 线钡餐检查时,可发现食管下段狭窄,边缘光滑,规则或粗糙,两侧对称,仍有相当程度的张缩功能。上下端无明显的分界,可伴有龛影,上部食管扩张不明显。

(3)食管癌:本病患者可反复出现或呈进行性吞咽困难,吞咽梗阻及不适感,吞咽时胸骨后或心窝部疼痛,尤其40岁以上的男性,有干食、硬食、热食的习惯者尤须注意。X线钡剂食管造影可见局部黏膜中断,破坏,腔内充盈缺损或狭窄,管壁僵硬,蠕动消失,钡剂流通障碍,如X线检查见食管下端狭窄而未发现食管癌的证据时,应详细检查胃底,排除胃底部癌变的可能性。有些食管癌病例,特别是早期病例,须经食管镜检查方能确定诊断。

5. 病证鉴别

(1)呕吐:呕吐与噎膈均有呕吐症状,但呕吐无吞咽困难和梗阻症状,噎膈则为饮食难下,食管、胃口有噎塞梗阻,且呈进行性加重。

(2)梅核气:梅核气与噎膈均有咽部梗塞的症状,但噎膈常为有形之物阻于食道,吞咽困难,与日俱增,而梅核气则为痰气交阻于咽喉,咽中"如有炙脔",而无吞咽困难,饮食不下等症状。

(3)反胃:反胃与噎膈均有食入吐出的症状,但噎膈多属阴虚有热,特点为吞咽困难,阻塞难下,或旋食旋吐,或徐徐吐出,反胃则属阳虚有寒,特点为饮食能进,经久复出,朝食暮吐或暮食朝吐。

【护理问题】

1. 吞咽困难

由食管、胃部疾病所致。

2. 进行性消瘦

与食管癌、胃癌有关。

3. 潜在并发症

便血、呕血。

4. 肿瘤手术后远期并发症

倾倒综合征、餐后血糖过低、残窝综合征、吻合口溃疡、胆汁反流性胃炎、残胃癌、营养不良等。

【辨治要领】

(一)辨证要点

1. 本病初期标实,当辨气、痰、瘀的主次。

(1)气滞为主者,往往胸膈痞胀,嗳气频作,吞食梗噎不舒,并随情志变化而增减。

(2)痰阻者,以咽中痰多或泛吐痰涎或见苔厚腻为主症。

(3)血瘀者,病程久,胸骨后疼痛固定,饮食难下,呕吐物如赤豆汁。

2. 本病后期本虚,应辨别阴津枯竭和气虚阳微的不同。

(1)阴津枯竭者,多见五心烦热,胸膈懊恼,口干便结等症。

(2)气虚阳微者,每见泛吐涎沫,而水谷不入,形瘦神疲,面肢水肿等症。

(二)治疗原则

本病初起邪实,治宜祛邪,气滞者开郁理气,痰阻者,化痰为主,血瘀者化瘀;后期本虚,治宜扶正,阴虚者滋阴润燥,阳虚者益气助阳,虚实夹杂者标本兼顾。

【护理措施】

(一)一般护理

1. 病室应保持清洁、舒适、空气新鲜。危重患者应住单人房间,由专人陪护。
2. 保持患者口腔及衣物清洁,呕吐物及痰涎要及时清理。
3. 每周测体重 1 次,必要时加测,并记录出入量。保持二便通畅,必要时给润肠通便剂。
4. 饮食护理,选择的食物以精细、软烂为原则,尽可能给高营养、高蛋白食物,并以少刺激,低纤维之品为原则,根据梗阻程度可分别给半流质或流质饮食,忌烟酒,必要时可采取其他方法补充营养。
5. 加强精神护理,对患者应多进行思想开导,使其心情平稳。在进食前精神紧张,则易进一步加重吞咽困难的症状,故应在餐前安定患者情绪,尽量减少恶性刺激。
6. 针刺天突、膻中、中脘、内关、足三里、阳陵泉、脾俞、关元俞等穴位。
7. 体力许可时可配合气功治疗。

(二)观察要点

1. 食物下咽受阻的程度,是症情轻重的主要指标。轻症虽硬食难下,但软食可进,病情中度者,尚可进食半流质食物、稀饭,如水浆不下,食入即吐,或不食亦吐痰涎,则属后期重症。
2. 观察呕吐物和大便的质和量,若见呕吐物如赤豆汁,大便坚如羊屎,则为阴竭瘀结之症。
3. 病久食物难进,营养不足,伤阴耗阳,正虚之象必然日益明显,观察时应注意患者衰竭的程度,正虚的轻重,以资判断预后。
4. 注意在整体衰竭的同时,有无病变波及他脏的症状、体征。

(三)辨证施护

1. 痰气交阻
(1)主要症状:吞食时自觉梗塞不舒,胸膈痞胀隐痛,嗳气觉舒,泛吐痰涎,或伴大便艰涩,口干咽燥,形体逐渐消瘦,舌红,苔白,脉细弦。
(2)施护措施
①饮食调护:食物宜细软,多汤汁,可选用乳类、蛋类、肉糜、碎菜等,忌辛辣、煎烤食品。进食应有定时,细嚼慢咽,切勿匆忙。
②药物内治:治以理气开郁、化痰润燥为法,方选启膈散加减。常用药如沙参、川贝母、郁金、丹参、茯苓、砂仁、枳壳、全瓜蒌、佛手、石见穿等。
③其他疗法:痰多者用竹沥水 20ml,生姜汁 10 滴,喂服。呕吐赤豆汁者,用三七粉 1g,水调服。
④药后观察:观察患者吞咽、呕吐、大便等情况的变化,进药后有无不适。
⑤康复指导:保持大便通畅,必要时给予缓泻剂。
2. 瘀血内结
(1)主要症状:饮食难下,或虽下而复吐出,呕吐物如赤豆汁,胸膈疼痛,固定不移,肌肤干燥,形体消瘦,面色晦滞,舌质紫,脉细涩。

（2）施护措施

①饮食调护：食物宜细软，多汤汁，可选用乳类、蛋类、肉糜、碎菜等，忌辛辣、煎烤食品。

②药物内治：治以活血消瘀、化痰软坚为法，方选通幽汤加减。常用药如生地黄、当归、桃仁、红花、丹参、五灵脂、三七、蜣螂、海藻、川贝母、郁金等。

③其他疗法：呕吐赤豆汁者，用三七粉1g，水调服。

④药后观察：观察患者吞咽、呕吐、反胃、胸膈疼痛等症状的变化。

⑤康复指导：多进营养丰富的流质或半流质食物，少食多餐，卧床休息。

3. 阴津枯槁

（1）主要症状：饮食格拒不下，入而复出，吞咽时梗塞而痛，水饮难入，胸膈疼痛，形体消瘦，皮肤干枯，心烦口干，胃脘部有灼热感，大便极少，状如羊屎，小便黄少，舌质光红，干裂少津，脉细数无力。

（2）施护措施

①饮食调护：加强饮食补养，阴虚者多食牛乳、蜂蜜、甲鱼、淡菜、银耳、鸡蛋之类，多饮梨汁、荸荠汁。

②药物内治：治以滋阴养血、润燥生津为法，方选沙参麦冬汤加减。常用药如沙参、麦冬、生熟地黄、石斛、当归、诃子、竹茹、半枝莲、乌梅、芦根、蜂蜜、甘蔗汁（冲服）等。

③其他疗法：可用鲜芦根捣汁饮，或芦根煎水，频饮。便秘者，加用生地黄、麦冬、玄参、桑椹子煎汤，口服。

④药后观察：观察患者吞咽、疼痛、心烦口干、大便等症状的变化情况。

⑤康复指导：卧床休息，预防感冒，保持大便通畅，必要时可用缓泻剂。

4. 气虚阳微

（1）主要症状：水饮不下，泛吐多量黏液白沫，形瘦神败，面色白，畏寒气短，脘腹作胀，间有腹泻，面浮足肿，舌苔淡白，脉微弱。

（2）施护措施

①饮食调护：加强饮食补养，阳虚者多予瘦猪肉、羊肉、乳品、豆制品，可用禽蛋类血肉有情之品作羹，忌生冷瓜果。

②药物内治：治以补中益气、温运脾阳为法，方选补气运脾汤加减。常用药有人参、白术、黄芪、茯苓、甘草、干姜、半夏、大枣等。

③其他疗法：针刺内关、合谷、足三里等穴位。艾灸中脘、足三里等穴位，生薏苡仁、怀山药水煎，口服。

④药后观察：观察腹泻、浮肿、进食、呕吐、腹胀、精神及脉搏等症状变化情况。

⑤康复指导：卧床休息，注意保暖。增加营养，少食多餐。

【健康教育】

平时应注意生活规律，保持心情舒畅，忌辛辣刺激、煎炸及霉变食物，饮食不宜过热、过快，忌烟酒，多吃新鲜水果、蔬菜。节制房事。

【复习思考题】

1. 试述噎膈的发病因素及其病机。

2. 噎膈证应如何预防?

3. 噎膈证的一般护理有哪些?

第四节 泄 泻

泄泻,又称腹泻,是指大便次数增多,粪质稀薄,或溏软而不成条,或稀薄如水的病证,大便溏薄,病势缓者为泄,大便清稀如水,直下者为泻。两者虽有轻重,但无明显区别,故统称泄泻。凡因消化器官发生功能性或器质性病变导致的腹泻,如急慢性肠炎、肠结核、肠功能紊乱、过敏性结肠炎等,均可参照本篇内容辨证处理。

【病因病机】

1. 病因

本病的发生主要与外感湿邪、饮食不慎、情志失调、久病体虚有关。一般而论,饮食所伤或外感湿邪,常为急性腹泻或慢性腹泻急性发作的原因;情志不调和脏气虚弱,多为慢性腹泻的病因。腹泻也可多种因素夹杂为患。

2. 病机

泄泻的病变主脏在脾,并涉及胃、大肠、小肠、肝、肾。其病理因素主要为湿,病机关键是湿盛与脾病。因湿盛而致脾病者,多为急性腹泻(暴泻);因脾虚而后湿邪壅滞者,多为慢性腹泻(久泻)。泄泻的病理性质有虚实之分,由外邪阻滞胃肠,困遏脾气,或有宿食壅滞中焦,脾不能运,清浊不分而致的泄泻多属实证;由脾虚生湿,健运无权,或在脾虚的基础上,肝气乘脾,或火不暖土,不能腐熟水谷而致的泄泻多属虚证。湿盛与脾病,往往可互为因果,湿盛可以困遏脾运,脾虚又易生湿,故暴泻迁延日久,每可从实转虚,久泻复加湿食所伤,亦可引起急性发病,表现虚中夹实的证候。

【护理评估】

1. 症状

泄泻是临床上常见的症状,又称腹泻,表现为排便次数增加,粪质稀薄或溏软不成条,或粪便稀软如水。急性腹泻起病大多急骤,病程短,多在两个月内;慢性腹泻一般起病缓慢,往往反复发作,病程在两个月以上。腹泻同时常兼肠鸣、腹胀、腹痛、发热等症。

2. 体征

腹部可有压痛,或可触及肿块。

3. 实验室检查

(1)血常规:白细胞总数升高,中性粒细胞增加,常见于肠道细菌感染。

(2)大便常规检查:可见红细胞、脓细胞、吞噬细胞,常见于肠道细菌感染。亦可查到原虫、虫卵、脂肪滴、未消化食物。

(3)大便培养:可发现致病菌。

(4)大便隐血试验:可呈阳性。

(5)X线检查:肠道 X 线钡餐和腹部平片,可显示胃肠病变及其运动功能状态,胆石、胰腺或淋巴结钙化。

（6）选择性血管造影和 CT 检查：对诊断消化系统肿瘤尤有价值。

（7）内镜检查：直肠镜、乙状结肠镜和活组织检查对相应肠段的肿瘤有早期诊断价值。

（8）B 型超声显像检查：可显示肝、胆、胰等病变及腹部包块。

4. 鉴别诊断

（1）分泌性腹泻：特点为禁食后腹泻仍不止，排出大量水样粪便，粪便多无脓血，少有腹痛，可见于肠道炎症、小肠恶性淋巴瘤、结肠癌等。

（2）高渗性腹泻：特点为禁食后腹泻可好转，粪便内可含有未被消化吸收的食物，肠腔内渗透压增高，超出于血浆的渗透压，可见于慢性胰腺炎、胰腺癌、小肠吸收不良综合征等。

（3）炎症性腹泻：腹痛，腹泻，脓血便或黏液便，水样便，腹部有压痛，或里急后重，大便可培养出致病菌。X 线摄片等检查可助鉴别，多见于肠炎、菌痢、肠结核。

（4）运动性腹泻：特点为肠鸣音增强，常伴腹痛，粪便稀烂或水样而无渗出物。常由于神经功能失调，精神紧张，情绪激动而引起。多见于肠易激综合征、甲状腺功能亢进、胃大部切除术后等。某些药物也可引起泄泻，如利舍平、新斯的明等。

（5）寄生性腹泻：腹泻，腹痛，大便带黏液，或呈果酱色黏液，大便检查可发现虫卵、包囊、滋养体，可见于钩虫病、姜片虫病、阿米巴痢疾等。

5. 病证鉴别

泄泻与痢疾：二者的发病部位均在肠，都有大便质稀，次数增多的表现，但痢疾以里急后重，泻下赤白黏冻为主症，泄泻以排便次数增多，粪便稀薄，甚则如水样为主症。泄泻亦有腹痛，但多与肠鸣、脘胀同时出现，其痛在泻后即减；痢疾的腹痛与里急后重同时出现，其痛在便后不减，或虽减而旋即如故。二者不难分辨。

【护理问题】

1. 泄泻

急性腹泻由食物中毒、肠道感染所致；慢性腹泻由肠道感染性疾病、肠道非感染性疾病、肿瘤、小肠吸收不良、肠蠕动紊乱、药物等引起。

2. 发热

与肠道感染等有关。

3. 肠鸣腹痛

与肠蠕动加速有关。

4. 腹部肿块

与肿瘤或炎症病变有关。

5. 潜在并发症

脱水、出血、休克。

【辨治要领】

1. 辨证要点

（1）辨虚实寒热：大便清稀或完谷不化者，多属寒证；大便色黄褐而臭，泻下急迫，肛门灼热者，多属热证；泻下腹痛，痛势急迫拒按，泻后痛减者，多属实证；病程较长，腹痛不著，喜温喜按者，多属虚证。临床还应结合病史和兼症，予以分析。

（2）辨证候特点：泄泻的证型繁多，然在临床上各有其特点。外感泄泻多挟表证，当进一步辨别其属于寒湿还是湿热；食滞肠胃之泻，以腹痛，腹胀，粪便臭如败卵为特点；久泻肝郁乘脾者，以痛泄，肠鸣为特点，每因情志郁怒而增剧；脾胃虚弱之泄泻，大便时溏时泻，夹有不化水谷，稍进油腻之物则甚；肾阳虚衰之泄泻，多发于黎明之前，隐痛，肠鸣，泻后则安。

2. 治疗原则

泄泻的治疗以运脾化湿为大法。暴泻以湿盛为主，重在化湿，参以淡渗，结合运脾；久泻以脾虚为主，以健运脾气为先，佐以化湿、利湿，若挟有肝郁或肾虚者，又当配合抑肝扶脾或补火暖土等法。

【护理措施】

一、一般护理

（一）病室要求清洁、整齐，空气清新。被污染的衣裤、被褥要及时更换清洗，排泄物要留送标本化验，并及时妥善处理，防止交叉感染，必要时要采取消毒隔离措施。

（二）根据病情及体力决定活动的程度，一般患者可以适当活动，但急性泄泻，泻次较多或伴发热者，应卧床休息。

（三）做好情志护理，对急性泄泻患者，给予劝慰，使其不要急躁，对慢性泄泻患者要告以调养疾病的方法，使其树立战胜疾病的信心，与医护人员配合。

（四）饮食宜细软、易消化、少渣、少油腻。急性泄泻者应给素流质或素半流质饮食；泄泻缓解后或慢性患者可给软食。鼓励患者多饮淡盐水或糖盐水、浓茶等，以补津液。津脱液伤者，应予增液补津，可饮用乌梅汤、山楂汤，或用鲜芦根 30g，煎汤代水饮用。

（五）津脱阴伤严重者，应及时补液，安排好输液程序，一般宜先盐后糖，见尿补钾。补液后尿量增多，是津液恢复的现象，可以减慢补液速度。

（六）要注意某些中药与西药的配伍禁忌，如黄连、黄芩、黄柏不宜与药用炭同服，以免有效成分被吸附而减低效力；清热解毒药不宜与乳酶同服。此外，碱式碳酸铋可在肠道黏膜形成一层薄膜，影响药物吸收，其与中药同用时，也需注意。

（七）针灸：针刺足三里、天枢、中脘、神阙等穴位。

（八）保持肛门和臀部清洁、干燥。每次便后用软草纸轻轻擦肛，并用温开水清洗肛门，必要时可外扑松花粉，以免发生湿疹。如肛门因便次多而糜烂、出血，可在洗净后给少许外用油膏。如见脱肛者，应用软草纸或纱布将脱出物轻轻托上，卧床休息。

二、观察要点

1. 观察服药前后大便的颜色、量、性质、气味的变化。

2. 观察腹痛有无及其程度。

3. 注意有无呕吐及其呕吐物的性状。

4. 观察泄泻发生的时间及其与饮食的关系。

5. 观察体温、血压、神色、舌苔、脉象等变化。

6. 注意有无水、电解质紊乱、酸碱平衡失调等。

三、辨证施护

(一)暴泻

1. 寒湿证

(1)主要症状:泻下清稀,甚则如水样,腹痛,肠鸣,脘闷纳少,或兼恶寒发热,头痛,肢体酸楚,口淡不渴,苔白或白腻,脉浮缓。

(2)施护措施

①饮食调护:饮食忌生冷、油腻、煎炸之物,多食大蒜、生姜、胡椒,可给予炒米粉、炒面粉以燥湿止泻。

②药物内治:治以芳化湿浊、疏散风寒为法,方选藿香正气散加减。常用药有藿香、紫苏叶、白芷、苍术、茯苓、厚朴、陈皮、木香等。

③其他疗法:艾灸中脘、关元、天枢、气海、足三里等穴位,可缓解泄泻。泄泻量次多,应增加饮水量或用简易方,如生姜红糖水。腹痛、泄泻轻症者可服藿香正气丸或水(软胶囊每次9g,藿香正气水,每次10～15ml,每日3次,口服),痛泻较剧者,可给服纯阳正气丸3g。

④药后观察:观察患者腹泻症状是否缓解,是否出现眼窝凹陷,口舌干燥脱水症状,有无呼吸深长,烦躁不安,少尿或无尿症状。

⑤康复指导:中药煎剂应注意热服,注意保暖,脐腹部可用毛巾被裹紧,加用热敷。

2. 湿热证

(1)主要症状:腹痛即泻,泻下急迫,或泻而不爽,粪色黄褐而臭,肛门灼热,或烦热口渴,小便黄赤短少,舌苔黄腻,脉濡数或滑数。

(2)施护措施

①饮食调护:饮食宜清淡,少油,忌肥甘厚味甜腻之品。

②药物内治:治以清热化湿为法,方选葛根芩连汤加减。常用药有葛根、黄连、黄芩、金银花、木香、茯苓、六一散、马齿苋等。

③其他疗法:本证多见于秋季,来势猛,病情急,可先用刮痧、针灸疗法,针刺天枢、中脘、足三里等穴位。在野外作业或医疗条件不便之处,可用马齿苋、凤尾草煎水服(新鲜者,均可用100～150g)。痛泻剧烈者,临时服红灵丹0.3～0.6g,或黄连粉1.5g,木香粉1.5g,温开水调服。

④药后观察:观察患者腹泻、腹痛是否缓解,是否出现脱水症状,并注意每日小便量的变化。

⑤康复指导:饮服中药均应偏温或凉服。便后用软纸擦肛门,然后用温水清洗肛周,更换内裤。

3. 伤食证

(1)主要症状:腹痛,肠鸣,泻下粪便臭如败卵,泻后痛减,或泻而不畅,大便中常夹有不消化食物,脘腹痞闷,嗳腐恶食,苔厚腻或垢浊,脉滑大。

(2)施护措施

①饮食调护:泄泻重者,应控制饮食,甚者可禁食数小时至1日,待腹中宿食泻净,再逐渐自流质饮食开始,恢复进食,宜少食多餐,可用焦米汤锅巴稀饭、萝卜汤以助消食。

②药物内治:治以消食导滞为法,方选保和丸加减。常用药有神曲、谷芽、麦芽、山楂、莱菔子、炙鸡内金、陈皮、半夏、茯苓等。

③其他疗法:可用山楂、鸡内金粉各1.5g,水调服。一般不宜直接止泻,只要消导食滞,腹泻自止。

④药后观察:观察患者腹泻,腹痛,肠鸣,脘腹痞闷是否缓解,大便夹有不消化食物是否改善,尿量有无减少。

⑤康复指导:严重腹泻者需卧床休息,恢复期患者可适当活动,慢性期患者可恢复正常活动,但不宜劳累。

(二)久泻

1. 脾虚证

(1)主要症状:大便时溏时泻,反复发作,病程较长,稍有饮食不慎或多进油腻食物,大便次数即明显增多,夹有未消化食物,饮食减少,或纳后脘闷腹胀不舒,面色萎黄无华,肢体倦怠乏力,舌淡苔薄,脉濡缓而弱。

(2)施护措施

①饮食调护:宜食温热软烂而易消化的食物,如蒸蛋等,可用莲子、芡实、扁豆、薏苡仁等煮粥,既能健脾又能止泻,忌水果和生冷拌菜,以及苋菜、芝麻、核桃仁等凉性滑肠之品。

②药物内治:治以补脾运中为法,方选参苓白术散加减。常用药有党参、白术、山药、扁豆、薏苡仁、茯苓、木香、砂仁、陈皮等。

③其他疗法:常用艾灸或隔姜灸足三里、天枢、中脘、神阙等穴位,有助于健脾止泻。腹部冷痛者,可服附子理中丸(每次5g,每日2~3次,口服)。

④药后观察:观察患者腹泻、脘闷腹胀等症状是否缓解,面色及体力有无恢复。

⑤康复指导:注意饮食调护,进食易消化食物。便后用软纸擦肛门,用温水清洗肛周,更换内裤。

2. 肾虚证

(1)主要症状:病程日久,泄泻多在黎明前后,先是脐下隐痛,继则肠鸣而泻,完谷不化,泻后则安,腹部喜暖,有时作胀,食欲不振,伴有腰膝酸软,形寒怕冷,舌淡苔薄,脉沉细。

(2)施护措施

①饮食调护:要注意饮食调理和摄身,宜进温养之品,可多吃羊肉、山药等补肾食物,适当活动,增强体质。

②药物内治:治以温肾健脾、固涩止泻为法,方选四神丸、附子理中汤加减。常用药有补骨脂、肉蔻、吴茱萸、五味子、附子、炮姜、党参、白术、红枣等。

③其他疗法:腹痛甚者,可用肉桂、川椒粉各0.5g,纳入脐中,并用暖脐膏或胶布外贴,也可服中成药四神丸。

④药后观察:观察患者腹泻、腹胀、肠鸣、腰膝酸软、怕冷等症状是否缓解。

⑤康复指导:中药煎剂要热服。下床活动要穿好衣裤,注意保暖,避免受凉使泄泻加重。

3. 肝郁证

(1)主要症状:泄泻发作常与情绪波动有关,胸脘痞闷,嗳气,食少,肠鸣攻痛,腹痛即泻,泻后痛缓,矢气频作,舌淡红,脉弦。

（2）施护措施

①饮食调护：凡壅滞气机的食品，如山芋、土豆等要禁食，忌辛辣有刺激性的食物。

②药物内治：治以抑肝扶脾、调中止泻为法，方选痛泻要方加减。常用药有白芍、防风、白术、陈皮、木香、枳壳、乌药、玫瑰花等。

③其他疗法：配合针灸疗法，如针刺中脘、神阙、气海、关元、足三里等穴位。

④药后观察：观察患者腹泻、胸脘痞闷、肠鸣、腹痛等症状是否缓解。

⑤康复指导：要注意饮食的调理，宜进食易消化食物。腹泻明显者，应卧床休息，恢复期患者可适当活动，慢性期患者活动以不疲劳为宜。

【健康教育】

1. 泄泻范围较大，包括西医学中的急慢性肠炎，因此，在一定程度上应注意粪便的及时处理，避免污染，做好床边隔离。

2. 加强卫生宣传工作，忌暴饮暴食，不吃生冷不洁食物，饭前便后要洗手。

3. 注意饮食卫生，防止病从口入，勿吃馊腐、霉烂变质的食物。

4. 消灭苍蝇、蟑螂，搞好环境卫生。

5. 患病后应及时诊治，以免迁延转成久泻，缠绵难愈。

6. 盛夏炎暑季节应注意不要露卧湿地，以免暑湿外侵。

7. 脾胃素弱之人，不能在水中作业或游泳时间过长，以免寒湿内侵。

【复习思考题】

1. 泄泻的致病因素有哪些？其病理重点是什么？

2. 寒湿泄泻与湿热泄泻的证治、方药、护理有何不同？

3. 为什么说泄泻要重视预防？

第五节　腹　　痛

腹痛是指胃脘以下，耻骨毛际以上部位发生疼痛而言，临床上极为常见，可出现在多种疾病过程中。本篇主要讨论内科常见的腹痛，如胃肠功能紊乱、肠炎、肠结核、肠粘连、肠系膜和腹膜病变，以及某些全身疾患，临床表现以腹痛为主症者，均可参考本篇进行辨证施治和护理。其他如痢疾、泄泻、虫病、积聚、淋证等疾病所引起的腹痛，可与有关篇章联系互参。至于外科、妇科疾病所致者，另详见专科内容。

【病因病机】

1. 病因

本病的发生主要与外感时邪、饮食不节、情志失调、阳气素虚有关。

2. 病机

腹痛病变所涉及的脏腑广泛，因腹部内居肝、胆、脾、胃、大肠、小肠、肾、膀胱、胞宫等，所以这些脏腑及相关经络的病变，均可出现腹痛。它涉及内、外、妇产等科，在内科范围内，与六腑的关系最为密切，其中尤以肠腑通降传导失司而致病者为多。因腑以通降为顺，故腑气失于通降,常可导致腹痛。凡寒邪、湿热、食积、气滞、血瘀等邪气壅塞,腑气通降不利,络脉痹阻不通者,均可发生腹痛;脾肾阳虚,脏气虚寒,气血不能温养,络脉涩滞不通,亦可导致腹痛。

腹痛的病理性质虽有寒热气血之分,但总不外乎虚实两类。实证为邪气郁滞,不通则痛,临床较为多见;虚证为脏气虚寒,脉络滞涩不通而致痛。临床单纯虚证者较少,但正虚邪实,寒热错杂者亦较常见。

【护理评估】

(一)症状

由于腹痛可涉及多种疾病,因此,必须根据患者的性别、年龄、已婚或未婚,详细询问其起病原因,了解腹痛的部位、性质、与饮食的关系,以及其他伴有的症状,进行必要的理化检查,鉴别何脏何腑受病,作出辨病诊断。根据疼痛的病因、病史,分清急性还是慢性腹痛。若病因外感、饮食所伤,虫石为患,引起突然发病,痛势剧烈,伴发症状明显者,属于急性腹痛;若病因内伤而起,脏腑功能失调,无形之邪蕴结,气血运行不和,发病缓慢,病程迁延,腹痛缠绵者,为慢性腹痛。

(二)体征

凡胃脘以下,耻骨毛际以上的部位发生疼痛的就可拟诊为腹痛,可伴有发热、呕吐、腹胀、血尿等。若有压痛,应区分压痛为局部还是弥漫性的。可触及包块。

(三)实验室检查

1. 血、尿、粪便常规检查

血白细胞总数及中性粒细胞数增高,提示有炎症性病变。尿中出现大量红细胞提示泌尿道结石、肿瘤或外伤;尿中有白细胞、红细胞或有蛋白,表明泌尿道感染。脓血便表示有肠道感染。血便说明是出血性肠炎、绞炸性肠梗阻等所致。

2. 血液生化检查

血清淀粉酶增高提示有胰腺炎。血糖、血酮、肝肾功能及电解质检查对疾病诊断及病情判断有一定帮助。

3. 腹腔穿刺及生化检查

取穿刺液做生化检查,细菌培养有助于对腹腔内感染、出血的诊断。

4. X线检查

X线平片、X线钡餐造影,可显示各种疾病特殊X线征象。

5. B超或彩超与CT检查

这些检查对肝、胆、胰疾病的鉴别诊断有重要作用。

6. 内镜检查

对慢性腹痛患者常做内镜检查。

(四)鉴别诊断

引起腹痛的原因复杂,涉及的脏器也较多,往往易丁误诊。为此,首先要区别急性腹痛与慢性腹痛。

1. 急性腹痛

(1)急性肠炎:腹痛剧烈,其疼痛呈阵发性,肠鸣音亢进,大便水泻,日行数次,甚则次数更多,在 X 线透视下偶尔有肠液平面,可被误诊为不完全性肠梗阻,须继续观察才能鉴别。

(2)急性胆囊炎:寒战、发热、恶心、呕吐、胀气,右上腹痛程度较剧烈而持久,常有间歇性加剧,可向右肩放射,如伴有结石则疼痛程度更为严重。腹痛常于饱餐后,尤其是进食较多脂肪后发作。莫菲征阳性,可触及肿大的胆囊,超声波检查、十二指肠引流等有助于明确诊断。

(3)急性胰腺炎:逐渐加剧的上腹部持续剧烈疼痛,多在高脂肪餐和饮酒后发生,常伴有束带状牵引痛,向左腰背放射,并有呕吐,呕吐后疼痛不缓解,上腹中部与偏左侧有轻度压痛,肠鸣音常减少或消失。急性坏死性胰腺炎,可表现为弥漫性腹膜炎与中毒性或出血性休克(少见)。血清与尿淀粉酶测定,对诊断急性胰腺炎有决定性意义,血清淀粉酶在发病后 3～12 小时开始增高,而尿淀粉酶增高略迟。李氏法测定值达 350 单位(正常值为 40～180 单位/100ml 血清)时,应怀疑有本病的可能性,超过 600 单位有重要诊断价值。其他急腹症如胃、十二指肠壶腹溃疡,肠梗阻,胆囊炎,胆石症等,血清淀粉酶虽也可增高,但很少超过 500 单位。血清淀粉酶一般在发病后 12～24 小时内最高,2～5 天下降复常;尿淀粉酶在发病后 24～48 小时内最高,下降也较晚,但较不规则,不灵敏,不如血清检验可靠。

(4)急性阑尾炎:本病是误诊较多的急腹症,其症状是由于腹膜刺激与毒血症所引起的,症状往往先是脐周或中上腹部疼痛,伴有发热、恶心、呕吐、腹痛转移或集中在右下腹,右下腹明显压痛。有白细胞增高与核左移现象。

(5)异位妊娠破裂:患者有停经史,突然在下腹部的一侧有剧烈刺痛,刺痛可反复发生或反射至肩胸部。阴道有不规则少量出血,暗褐色,呈点滴状,有时伴有子宫脱膜管型排出。出血量过多,疼痛剧烈者均引起休克。尿频或有大便感觉。腹部检查时,下腹部有明显压痛,出血量多时有移动性浊音,后穹隆穿刺可见暗黑色血性液体。

2. 慢性腹痛

(1)慢性膀胱炎:慢性膀胱炎常有反复发作的下腹部疼痛,伴有尿频、尿急、尿痛、腰骶部痛,脓尿与菌尿。此病可能继发于膀胱结石。

(2)慢性盆腔炎:本病患者大多有分娩、流产或阴道器械检查的感染史,腹痛部位在下腹部,为持续性隐痛,每于经前期加剧,常伴有白带增多、月经异常、痛经、不孕等表现,下腹部常有轻度压痛。

(3)慢性痢疾:慢性细菌性痢疾常引起左下腹痛,且常为发作性痉挛性疼痛,伴里急后重感与黏液脓血便。大便培养阳性。

(4)慢性结肠炎:腹痛是本病主要症状之一,部位多在左下腹,常有阵发性绞痛,于排便后消退。腹痛在发作期加剧,缓解期仅有轻度不适甚至无痛。X 线钡剂灌肠造影,可见肠袋变浅或消失,肠壁边缘呈锯齿状,肠管有狭窄、痉挛、僵硬及息肉形成等改变。乙状结肠镜或结肠纤维镜检查可发现肠壁充血、水肿、溃疡形成、出血、糜烂或息肉形成等。

(5)过敏性结肠炎:阵发性痉挛性肠绞痛,疼痛部位通常在左下腹与下腹部。情绪激动、劳累后可诱发腹痛发作,排气或排便后症状缓解,常伴便秘或腹泻,或便秘与腹泻交替,大便可溏薄或呈水样,也可坚硬如羊粪,大便常附有黏液。体检可触及痉挛的结肠,特别是乙状结肠。

(五)病证鉴别

1. 其他疾病兼见的腹痛

痢疾腹痛,有里急后重感,下痢赤白黏液。霍乱腹痛,有吐泻交作,或吐泻物为米泔水样。肠痈腹痛,每集中于右少腹部,拒按,转侧不利,右足喜屈而畏伸,腹中可触及包块。疝气腹痛,为少腹痛,痛引睾丸。蛔虫腹痛,常伴有嘈杂吐涎,作止无时。妇科腹痛,多兼见经、带、胎、产异常。因而上述各种腹痛,与本篇讨论的内科单纯性腹痛有明显区别。

2. 胃痛

胃处于上腹,胃痛与腹痛有密切的联系。从疼痛的部位来说,上腹部胃脘近心窝处疼痛者为胃痛,胃脘以下、耻骨毛际以上部位疼痛者为腹痛,而胃痛每多出现脘胀,泛酸,嗳气等症。

【护理问题】

1. 腹痛

与腹腔内各种疾病有关。

2. 发热

与腹腔内炎症性疾病有关。

3. 吐泻

与食物中毒、胃肠炎、霍乱有关。

4. 呕吐

与肠梗阻、胰腺炎有关。

5. 黄疸

与胆道疾病有关。

6. 血尿

与泌尿道结石有关。

7. 腹胀

与肠胀气、肠梗阻有关。

8. 潜在并发症

腹膜炎、休克。

【辨治要领】

1. 辨证要点

应根据病因、疼痛部位、疼痛性质等,辨明其受病的脏腑经络、在气在血、属寒属热、属虚属实的不同。

就疼痛部位而言,大腹当脐者属脾、大小肠;脐下至耻骨毛际为小腹,属肾、膀胱、胞宫;小腹两旁为少腹,属肝脉所主;脐右下方疼痛者多为"肠痈";虫积则见绕脐疼痛。

从疼痛性质、特点而论,凡痛势急剧,痛时拒按者,多属实证;痛势隐隐,痛时喜按者,多为虚证;凡疼痛急迫,腹胀便秘,得热痛势不减者,多为热证;疼痛遇冷加剧,得热敷或进热食后减轻者,多为寒证;凡腹部胀闷,走窜不定者,多由气滞所致;腹部刺痛,固定不移者,属血瘀为病。

2. 治疗原则

根据"通则不痛"的理论,以通为原则,但通之法则各有不同,并非单指通下而言。临证时当根据病证之寒热虚实,分别采取不同的"通"法,实则攻之,虚则补之,寒则热之,热则寒之,气滞者理气,血瘀者活血。概言之,实证重在祛邪疏导;属虚寒者,治宜温补阳气。

【护理措施】

(一)一般护理

1. 病室应温度适宜,注意防寒,尤其避免腹部受凉。

2. 腹痛甚者,应卧床休息。一般腹痛不重,时作时止者,可根据体力及病情,适当下床活动。

3. 病室内要保持安静,说话、行动要轻,治疗护理操作尽量集中进行,以免频繁打扰患者。

4. 加强精神护理,尤其患者在腹痛剧烈时,更应给其以心理上的疏导安慰。

5. 饮食护理

(1)饮食应有规律,定时定量,勿过冷过热,进食后应注意静息。

(2)腹痛剧烈或伴呕吐者,可暂时禁食,待缓解后,再由素半流饮食改为软食,逐渐加量。

(3)饮食的选择宜以精细、易消化为原则。

6. 诊断未明确者,不要轻易使用麻醉、止痛剂,以免掩盖病情,贻误诊断,造成不良后果。

(二)观察要点

1. 注意观察疼痛的部位、性质、程度,每次发作的时间,以及喜按还是拒按,以分辨寒热虚实、气血及所属脏腑。

2. 注意腹部有无肿块,以及肿块的部位、形状,有无压痛,肿块同腹痛的关系等。一般气属无形,血属有形,故有肿块者,多为血瘀,但如肿块变化无常,时大时小,时有时无,则可能由气滞引起。

3. 注意观察腹痛的诱发因素及其与寒暖、饮食、情志、劳累的关系,如寒痛常因寒引起,食滞多因饮食不节而作,虚痛多由劳累诱发。

4. 注意观察伴随症状,如有无呕吐、嗳气、腹痛、便秘或泄泻等症。对各种不同证型的腹痛,观察不同的伴随症状,如寒证常见畏寒面白;虚证常蜷卧无力,食少便溏;热证常烦热口渴;食积常嗳腐吞酸。

5. 患者服用通下导滞药后,应注意药物是否起效,观察大便次数、性状,便后腹痛是否缓解。年老虚弱者,要防止通下过甚。

6. 如见腹痛进行性加重,且剧痛不止,腹部硬满,伴见寒战、高热或突然面色苍白,肢冷汗出、血压下降、脉微,提示病情危重,应立即通知医生,及时处理。

(三)辨证施护

1. 寒邪内阻

(1)主要症状:腹痛急暴,遇冷则甚,得温较缓,痛处拒按不显,怕冷,蜷卧,口不渴,大便或溏薄,或秘结,小便清利,舌苔薄白,脉弦紧。

(2)施护措施

①饮食调护:饮食宜温热,忌生冷瓜果、凉拌菜,可适当用姜、葱、芥末、胡椒、大蒜等作调料。

②药物内治:治以温中散寒为法,方选正气天香散加减。常用药有香附、乌药、干姜、紫苏、陈皮、高良姜、木香、延胡索等。

③其他疗法:可灸神阙、关元、中极等穴位,或给予腹部热敷法、葱熨法、盐熨法以温中散寒止痛。给服木香、肉桂粉各1.5g,用以温中止痛。痛时稍进热食或热饮,可饮生姜红糖茶,缓解疼痛。

④药后观察:观察患者腹痛部位、程度、时间,有无伴随症状,如怕冷、蜷卧等。

⑤康复指导:腹痛甚者,应卧床休息。一般腹痛不重,时作时止者,可根据体力及病情,适当下床活动。

2. 中脏虚寒

(1)主要症状:腹痛绵绵,时作时止,或感挛急,痛处喜按,喜热恶冷,饥饿及疲劳后痛势更甚,大便稀薄,伴见神疲,气短,畏寒,舌苔淡白,脉沉细。

(2)施护措施

①饮食调护:饮食宜选温热、细软、易消化之品,冬季可多食羊肉、狗肉。

②药物内治:治以温中补虚为法,方选附子理中汤合小建中汤加减。常用药有附子、干姜、桂心、党参、白术、白芍、甘草等。

③其他疗法:灸足三里穴位,腹痛时增加气海、关元等穴位。大便稀薄者,可服附子理中丸5g,每日2次,口服,或以丁桂散置入阳和膏贴脐部。

④药后观察:观察患者腹痛部位、程度、时间及有无神疲、气短、畏寒等症状。

⑤康复指导:冬季可用羊皮或狗皮做成腹兜覆盖脐部,增暖防寒。腹痛甚者,应卧床休息。一般腹痛不重,时作时止者,可根据体力和病情,适当下床活动。

3. 气滞血瘀

(1)主要症状:脘腹或胁下胀痛或刺痛,痛引少腹,胸闷嗳气,或痛位固定,触之有形,苔薄,舌质紫黯,脉细涩。

(2)施护措施

①饮食调护:可食大蒜、韭菜、香菇、萝卜、柑橘等行气温中。山楂、酒酿能行气活血。忌食或少食土豆等壅阻气机的食物。

②药物内治:治以理气活血化瘀为法,方选柴胡疏肝饮合少腹逐瘀汤加减。常用药有柴胡、枳壳、青皮、赤芍、白芍、当归、川芎、制香附、五灵脂、甘草等。

③其他疗法:痛时给予沉香延胡索粉,用以理气止痛。

④药后观察:观察患者腹痛部位、程度、时间,有无伴随症状,如胸闷、嗳气等。

⑤康复指导:中药、饮食均宜偏温服。应卧床休息。一般腹痛不重者,可适当下床休息。如扪及腹部有癥块,应及时向医生汇报,以便配合必要的检查,及早明确诊断。

4. 湿热积滞

(1)主要症状:突然腹痛,痛势持续加重,或阵发加剧,腹部胀满,拒按,口中干苦,大便多秘,或泻而不爽,小溲黄赤,或见身热,胸脘痞闷,呕恶,嗳腐吞酸,舌苔黄腻,脉濡数。

（2）施护措施

①饮食调护：控制饮食，必要时可暂时禁食，待痛缓解后，先予素流质或半流质饮食，逐渐增加食量，恢复普通食物。

②药物内治：治以清化湿热、通腑导滞为法，方选大承气汤加减。常用药有大黄、厚朴、枳实、芒硝、槟榔、木香等。

③其他疗法：腹痛且胀，矢气少者，可用芒硝30g，以布包推平敷于腹部，可以消胀止痛。

④药后观察：观察患者腹痛部位、程度、时间，有无伴随症状，如口干苦、身热、胸脘痞满、嗳腐吞酸等。

⑤康复指导：大便泻下次数多者，应增加饮水，卧床休息。一般腹痛不重者，可适当下床活动。

【健康教育】

1. 适寒温，避免外邪侵袭，寒痛者尤需注意腹部保暖。

2. 平时节制饮食并注意饮食卫生，避免暴饮暴食，不食生冷食物及瓜果，也不贪食辛辣、炙煿之品。

3. 进食时避免忧郁、气恼等情志刺激，以免影响脾胃的运化。

4. 食后应注意休息，不宜立即奔走或从事其他剧烈活动。

5. 保持大小便通畅。

6. 有消化道疾病者，更应注意摄生起居。

【复习思考题】

1. 试述腹痛的观察要点。

2. 虚寒型腹痛如何进行辨证施护？

3. 腹痛应与哪些病证加以鉴别？

第六节　吐　血

血由胃来，经呕吐而出，血色红或紫黯，常夹有食物残渣者，称为吐血，亦称为呕血。

吐血主要见于西医的上消化道出血，其中以胃、十二指肠溃疡出血及肝硬化出血最为多见，其次也可见于食管炎、胃癌、胃黏膜脱垂症，以及某些全身性疾病如血液病、尿毒症、应激性溃疡等引起的吐血。故上述疾病出现吐血症状时，均可参照本篇内容进行辨证施护。

【病因病机】

1. 病因

本病多因饮食所伤、情志失调、劳倦久病所致。

（1）饮食所伤：饮酒过度，嗜食肥甘、辛辣、炙煿之物，蓄积胃肠，内蕴蒸热，胃火炽盛，灼伤胃络，而成吐血。

（2）情志失调：郁怒伤肝，或情志抑郁，肝郁化火，肝火犯胃，损伤胃络，或素有胃热，复因肝火扰动，气逆血溢，以致吐血。

(3)劳倦久病:强力负重,劳倦太过,损伤脾胃,或久病脾虚气弱,统血失职,血液外溢,上逆吐血。

2. 病机

胃为水谷之海,是多气、多血之腑。若胃热炽盛,肝火犯胃,或脾气虚弱,均可致血不归经,冲逆上溢。吐血的病位在胃,涉及肝、脾。其病理性质有虚实之分,初起大多为胃热、肝火迫血上行,属于实证,若吐血量多或日久不止,每易由实转虚,而出现中气虚弱、气虚血亏之证,甚则可致气随血脱。

此外,若因气滞血瘀,或久病入络,瘀血内阻,血不循经,亦可发生吐血。

【护理评估】

1. 症状

吐血前多有恶心,胃脘不适,头晕等症,血自口中吐出或呕出,血色鲜红或黯红,并夹有食物残渣,无气泡,呈酸性。

2. 相关病史

既往有消化性溃疡、肝硬化所致的食管或胃底静脉曲张、糜烂性出血性胃炎等病史。

3. 实验室检查

纤维胃镜、上消化道钡餐造影、B超、胃液分析等检查可进一步明确引起吐血的病因。

4. 鉴别诊断

(1)胃、十二指肠溃疡:绝大多数患者有长期性、周期性和节律性的中上腹疼痛,其出血常在病情恶化时发生,出血前数天上腹痛加剧,服用碱性药物止痛效果不佳,出血后疼痛方见减轻。吐血前常有强烈的恶心感。经积极治疗2~4周后,大便潜血试验转为阴性。上消化道钡餐检查及纤维胃镜检查显示有溃疡病灶。

(2)肝硬化:出血多为食管胃底静脉曲张破裂,吐血前大多有上腹部饱胀感,吐出的血色鲜红,量多,呈喷射状。过去有肝炎、血吸虫病史,并有明显的肝功能损害及门脉高压病征,如蜘蛛痣、肝掌、脾大、腹壁静脉怒张、腹部移动性浊音等,肝功能检查结果明显异常。

(3)胃癌:患者多为40岁以上的中老年人,近期出现上腹痛或上腹不适感,并有明显的消瘦、贫血等恶病质,呕吐咖啡渣样物,出血后疼痛缓解不显著,大便隐血试验持续阳性,X线钡餐及胃镜检查提示癌肿。

(4)胃黏膜脱垂症:突然发生吐血,出血前有严重的恶心及呕吐,中上腹痛,疼痛无周期性及节律性,多呈不规则的间歇及突然发作。X线钡餐检查有助于确诊该病。

(5)食管炎:胸骨下出现烧灼感或烧灼样疼痛,多在餐后1小时发作,半卧位、躯干前屈或剧烈运动可诱发。初期可见间歇性吞咽困难,严重者可致吐血。一般出血速度慢且量少,但也有少数患者见大量而突然出血。

(6)应激性溃疡:病灶最常见于胃体与胃底部,临床表现为无预兆吐血,大多发生于外伤后、败血症或低血压状态,往往合并黄疸、肾衰竭和呼吸功能衰竭。

(7)尿毒症:晚期可有吐血,但有明显的贫血,严重的恶心呕吐,精神萎靡,口中有尿臭味,呼吸气粗,四肢抽搐,鼻衄,齿衄,便血等,血肌酐、尿素氮明显升高,水电解质、酸碱平衡明显紊乱。

5. 病证鉴别

吐血与咯血：两者均表现为血从口出，咯血是肺络受损，血经气道咳嗽而出的病证，咯血前常有喉痒、咳嗽、胸闷等症，血色鲜红，混有空泡，及痰血相兼，或痰中带有血丝，而吐血是胃络受损，血经食道而出，吐血之前多有胃痛、恶心等症，血色紫黯，常夹食物残渣，无气泡，大便多呈黑色。

【护理问题】

1. 吐血、便血

与食管、胃部的病变有关。

2. 体液不足

与上消化道出血有关。

3. 疲劳乏力

与上消化道出血引起的贫血有关。

4. 恐惧

与消化道出血对健康的威胁有关。

5. 潜在并发症

休克、窒息。

【辨治要领】

1. 辨证要点

吐血的辨证当注意虚实，实证属新病，出血量多，血色较红，或紫黯夹有血块，胃脘胀痛，舌质红，苔黄，脉数，病在肝、胃；虚证多属久病，吐血色淡，或紫黯不鲜，脘痛隐隐或不痛，舌淡，脉虚，病在脾、胃。

2. 治疗原则

吐血一证，病情较急，尤其是出血量多者，往往危及生命。针对其主要病机，吐血的治疗当以清火降逆，凉血止血，益气摄血为主要治则。

【护理措施】

（一）一般护理

1. 病室光线宜稍暗，保持病室安静，以便患者安静休息。室内保持温、湿度适宜，空气清新。

2. 绝对卧床休息，采取平卧位，抬高下肢。

3. 出血期患者应禁食，血止后给予全流质和无渣流质饮食如牛乳、藕粉、鸡蛋汤、稀粥等，不宜饱食，可少吃多餐，以防伤络出血。

4. 大出血时每15～30分钟测量脉搏、血压1次，以后每1～2小时测量1次，并记录结果。

5. 记录出血、便血的量和颜色。

6. 对大出血者应迅速建立通畅的输血静脉通道，为抢救做充分准备。

7. 应安慰体贴患者,稳定其情绪,消除恐惧和紧张心理,以便配合治疗。避免不良的情绪刺激,切忌暴怒动火。树立治愈疾病的信心,保持心情愉快。

8. 保持口腔清洁,每天早晚漱口、刷牙。

9. 被污染的床单需及时更换,保持床铺的干燥、平整。

10. 注意皮肤护理,预防褥疮。

(二)观察要点

1. 观察患者吐血的时间、次数、量、颜色及诱因。

2. 观察胃痛或胁痛的程度、性质及其与吐血的关系。

3. 观察患者血压、呼吸、脉搏、面色、肢体温度、舌苔等情况。

4. 观察患者大便、小便的色、质和量。

5. 观察患者有无心慌、气短、烦躁等症。

(三)辨证施护

1. **胃热壅盛**

(1)主要症状:脘腹胀闷,甚则作痛,吐血色红或紫黯,常夹食物残渣,口臭,便秘或大便色黑,舌红苔黄腻,脉滑数。

(2)施护措施

①饮食调护:大量吐血者应禁食,出血停止后可予清淡、易消化的流质、半流质饮食,可饮用鲜藕汁、马齿苋汁等,忌辛辣、肥甘之品及粗糙饮食,勿暴饮暴食。

②药物内治:治以清胃泻火、化瘀止血为法,方选泻心汤合十灰散加减。常用药有大黄、黄连、黄芩、栀子、茜草、侧柏叶、牡丹皮、大蓟、小蓟等。出血量不多者可用鲜芦根30g,生侧柏叶、仙鹤草各15g,煎水服,也可选用云南白药胶囊,或大黄粉3~6g冲服,每日1~3次,或三七粉、白及粉、生大黄粉各1.5g,用温开水或藕汁调服。胃痛灼热者可给服白芍粉、黄连粉各1.5g,温开水调服。

③其他疗法:胃痛者,可针刺内关、中脘、足三里等穴位。若属食管、胃底静脉曲张出血不止时,应立即配合医生采用三腔管压迫止血。溃疡病出血者,可在上腹部放置冰袋或用冰冻盐水洗胃,同时需注意保暖。尿少或无尿者,提示血容量不足,应做好输血、输液的准备工作。

④药后观察:观察患者吐血的时间、次数、量、颜色及诱因,胃痛程度、性质及其与吐血的关系,血压、呼吸、脉搏、面色、肢体温度、舌苔等情况,有无心慌、气短、烦躁等症,大便、小便的色、质和量。若大便色黑稀薄,提示在继续出血,应加强护理。

⑤康复指导:绝对卧床休息,呕吐时头偏向一侧,取头低足高位,防止血液流入呼吸道,引起窒息。吐后给予淡盐水或银黄液漱口,以防口腔炎的发生。

2. **肝火犯胃**

(1)主要症状:吐血鲜红或紫黯,口苦胁痛,心烦易怒,寐少梦多,舌质红绛,脉弦数。

(2)施护措施

①饮食调护:大量吐血者应禁食,出血停止后可予清淡、易消化的流质、半流质饮食,可饮用鲜藕汁、马齿苋汁等,忌辛辣、肥甘之品及粗糙饮食,勿暴饮暴食。

②药物内治:治以泻肝清胃、凉血止血为法,方选龙胆泻肝汤加减。常用药有龙胆草、黄芩、栀子、牡丹皮、生地黄、藕节、墨旱莲、白茅根、茜草等。胁痛者予以焦栀子粉、延胡索粉各1.5g,温开水送服。

③其他疗法:吐血不止者,可针刺合谷、内关、足三里等穴位。余同胃热壅盛证。

④药后观察:要严密观察病情,吐血前是否多有胃脘不适或胃痛、恶心等症状,或有心窝部痛或胃中烧灼嘈杂感,或持续胃痛者突然痛减而头晕全身无力的吐血之征象。注意观察吐血的时间、次数、量、颜色及诱因,胃痛及胁痛的程度、性质及其与吐血的关系,血压、呼吸、脉搏、面色、肢体温度、舌苔等情况,有无心慌、气短、烦躁等症,大便、小便的色、质和量,若大便色黑稀薄,提示在继续出血,应加强护理。

⑤康复指导:吐血暴吐如涌者,要绝对卧床休息,减少活动量。保持心情愉快,乐观向上。

3. 气虚血溢

(1)主要症状:吐血缠绵不止,时轻时重,血色黯淡,神疲乏力,心悸气短,面色苍白,大便色黑,舌质淡,脉细弱。

(2)施护措施

①饮食调护:大量吐血者应禁食。出血停止后,饮食宜选富有营养和易于消化的流质或半流质食物,忌烟酒,可常食藕、红枣、桂圆、山药、莲子等,饮食不宜过凉,以防伤脾。

②药物内治:治以健脾益气摄血为法,方选归脾汤加减。常用药有黄芪、党参、白术、当归、炮姜、白及、乌贼骨、炙甘草等。气损及阳,脾胃虚寒,肢冷、怯寒者可用理中丸合侧柏叶汤以温中止血。急服独参汤益气固脱或参附汤益气回阳固脱,加服三七粉、云南白药以止血。

③其他疗法:口唇或指甲发绀者,应迅速给氧。出血停止后,可用山药30g,莲子30g,水煮取药汁,另加粳米60g,煮粥将熟时加入药汁,煮熟食用。平时可用针灸疗法,针刺合谷、内关、足三里、涌泉、脾俞、梁门等穴位。耳针可选用肾上腺、皮质下、神门等穴位。

④药后观察:若四肢厥冷,表示休克加重,应在抢救的同时注意保暖。若血压下降,心率增加,心悸明显,烦躁不安,应做好输血补液等抢救准备。

⑤康复指导:注意休息,不宜过劳,以免加重吐血。出血量多时绝对卧床休息,二便在床上进行或由专人陪送。出血停止后,加强饮食营养,多食红枣、猪肝等。吐血缠绵不止,时轻时重,病程较长者,要多加休息,不能过于劳累。

【健康教育】

1. 调摄生活起居,避免情志刺激和过度劳累。

2. 防止暴饮暴食,或过饥过饱,或过度饮酒,忌食辛辣刺激之品。

3. 加强锻炼,增强体质,防止外邪侵袭人体,尤其在寒热交替的季节,更要注意避免感寒诱发疾病。

4. 积极治疗原发病。

【复习思考题】

1. 吐血的辨证原则是什么?

2. 试述吐血的胃热壅盛证及气虚血溢证的临床表现及辨证施护。

第七节　便　血

凡血从肠道排出体外,无论在大便前后单纯下血,还是与粪便混杂而下,均称为便血。

便血是多种疾病的一个症状,内科杂病的便血主要见于西医学所称的胃肠道的炎症、溃疡、息肉、肿瘤等。另外,某些血液病、急性传染病、血吸虫病、中毒及维生素缺乏、痔疮、肛裂等疾病,表现为大便下血时,亦可与本篇内容联系互参。

【病因病机】

1. 病因

本病主要因饮食不当,劳倦体虚,导致胃肠疾病,进而继发形成。

(1)饮食不当:过食醇酒、辛辣食物,则热积于胃;或嗜食肥甘,运化失常,则聚湿生热,蕴结肠道,以致胃肠热盛,灼伤血络,血从下溢,发为便血。

(2)劳倦体虚:劳倦太过或素体脾胃虚弱,久病体虚,损伤脾胃,以致脾气虚衰,气不摄血,血无所归,而为便血。

2. 病机

便血的病位主要在胃与大肠,其病机关键在于火盛与气虚。胃肠火盛则迫血妄行,脾气虚弱则血失统摄,以致血液下渗,而成便血。初病以实为主,表现为肠胃湿热,日久则转为正虚,表现为脾胃气虚,久病脾虚较甚,气损及阳,可成脾胃虚寒之便血。

【护理评估】

1. 症状

大便色鲜红、黯红或紫黯,甚至黑如柏油样,排便次数增多。

2. 相关病史

有胃肠或肝病病史。

3. 实验室检查

大便常规检查,潜血试验,直肠指检,直肠乙状结肠镜检查,全消化道钡透等,有助于进一步明确便血的病因。

4. 鉴别诊断

(1)胃及十二指肠溃疡:大多数便血患者有长期胃及十二指肠溃疡病史,出血前有上腹痛加剧,出血后疼痛减轻或消失,急性胃溃疡以便血兼有呕血为最常见,十二指肠溃疡以单纯便血为多。经积极治疗,2～4周后大便隐血试验转为阴性,上消化道钡透及胃镜检查可证实溃疡的存在。

(2)胃癌:多发生在40岁以上的中老年人群中,胃痛无规律性,呈进行性加重,不因进食或用制酸剂而缓解,伴有恶病质,一般病例在上腹部可触到癌瘤包块,锁骨上淋巴结肿大。大便隐血试验持续阳性,上消化道钡透和胃镜检查可发现癌肿病灶。

(3)慢性肥厚性胃炎:本病最易并发胃出血,便血并见顽固性上腹痛,胃酸增高,中上腹部压痛广泛,上消化道钡透及胃镜检查提示胃黏膜皱襞增粗。

(4)肠癌:本病起病缓慢,多发于中年以上人群,常有大便习惯性改变或大便变细等病史,有进行性贫血、消瘦、不规则发热等恶病质。腹部可触及包块或肛门指诊可触及肿物,钡剂灌肠和乙状结肠镜检查可发现癌肿。

(5)痔:便血一般发生于排便时,呈喷射状流出,或在便后滴出鲜血,血与粪便不相混,患者有肛门异物感或肛门疼痛,肛门视诊可见各类型外痔,直肠指检可触到内痔。

(6)肛裂:排便时及排便后有不同程度的周期性疼痛,伴有便血,量少色鲜红,呈丝状覆盖于粪便的表面,常在排便时或紧接在排便后,肛门视诊可见袋状皮垂。

(7)结肠、直肠息肉:本病表现为慢性脓血样腹泻,乙状结肠镜检可发现息肉,常为癌前期变化。

5. 病证鉴别

痢疾:痢疾的便血是脓血相兼,且有腹痛,里急后重等症,大便培养可找到痢疾杆菌或阿米巴滋养体。

【护理问题】

1. 便血

与胃肠道病变有关。

2. 疼痛

与原有疾病有关。

3. 组织灌注量改变

与黑便、周围循环衰竭有关。

4. 营养失调

与氮质血症、贫血有关。

5. 潜在并发症

出血性休克。

【辨治要领】

1. 辨证要点

(1)辨远血与近血:先便后血,或血液与粪便相混如黑漆色者称远血,多为上消化道出血;先血后便,或血色鲜红及黯红者称近血,多为下消化道出血。

(2)辨肠风与脏毒:如血色鲜泽、清稀,其下如溅者称为肠风;血色黯浊、黏稠、点滴不畅者称为脏毒。

2. 治疗原则

便血一证,以属热属实者为多,故清热泻火、凉血止血为其重要的治疗原则;属虚属寒者,当益气温中,养血止血;虚实并见,寒热错杂者又当并顾。

【护理措施】

(一)一般护理

1. 保持病室环境安静,室温适宜,夏季室内应通风凉爽。

2. 患者适当休息,解柏油样便和鲜血便患者应卧床休息。

3. 做好精神护理,稳定患者情绪,消除其恐惧心理。

4. 留取粪便标本,及时送检。送检前禁食铁剂和含铁质食物 3 天。

5. 保持肛门周围皮肤清洁。

6. 饮食以清淡素流质和半素流质食物为宜,忌食烟酒、葱蒜、韭菜、辣椒等辛辣之品。

(二)观察要点

1. 严密观察血便的颜色、性质、次数和量及大便与血的关系。

2. 注意血压、呼吸、脉搏、体温、面色、神志等情况。

3. 脘腹痛者应观察其时间、程度、性质、部位、喜恶及与便血的关系。

4. 注意有无血色暗浊,时夹黏液,大便困难,变形,形体消瘦等症状,以防恶变。

(三)辨证施护

1. 胃中积热

(1)主要症状:便血紫黯或紫黑,口苦而干,渴喜冷饮,胃脘灼热,胀闷作痛,头晕目眩,大便不畅,舌燥苔黄,脉弦数。

(2)施护措施

①饮食调护:患者若见吐血,当禁食。血止后给服全流质或无渣半流质饮食。溃疡性出血者,可分次饮牛奶、豆汁等带碱性的饮料。

②药物内治:治以清胃泻火、化瘀止血为法,方选泻心汤合十灰散加减。常用药有大黄、黄连、黄芩、白茅根、槐花、地榆、参三七等。可用大黄粉 2g,温开水冲服,或大黄 5g,泡水服,清热止血。胃痛剧烈者,给予白芍粉 2g,黄连粉 1g,温开水送服,清热缓急止痛。口干欲饮者,可给服梨汁、藕汁、甘蔗汁等,并用石斛、芦根煎汤代茶饮,清热生津。伴见吐血者,用三七粉、白及粉各 1.5g,温开水送服。

③其他疗法:针刺合谷、内关、足三里等穴位。

④药后观察:严密观察血便的颜色、性质、次数和量及大便与血的关系。注意观察血压、呼吸、脉搏、体温、面色、神志等情况。若出血初止,腹痛突然加剧,烦躁不安,面色苍白,汗出肢冷,舌质淡,脉细弱,则为气随血脱之重危证候,应立即做好输血及抢救准备。

⑤康复指导:对素有胃脘疼痛旧疾者,既要注意不能劳倦过度,又要避免七情刺激,以免复发。

2. 湿热蕴肠

(1)主要症状:便血鲜红,其下如溅,或先血后便,大便不畅,腹部不适,胸膈胀闷,饮食减少,舌苔黄腻,脉濡数。

(2)施护措施

①饮食调护:饮食宜清淡,可偏凉。忌辛辣之品及酒、烟,出血期患者宜给软烂少渣、易消化食物。平时常吃一些绿豆百合汤,鲜藕汁加食盐,各种果汁、菜汤、杏仁、茶、柿饼、黑木耳等具有清热凉血、收敛止血之品。多吃新鲜蔬菜,保持大便通畅。

②药物内治:治以清肠化湿、凉血止血为法,方选地榆散、槐角丸加减。常用药有地榆、

槐角、茜草、黄连、黄柏、当归、枳壳、苍术等。可用侧柏叶、白及各 10g,共研细末,每次 3g,冲服,每日 2 次。或乌贼骨 30g,白及 30g,党参 10g,共研细末,每次 3g,每日 3 次。因实热证患者常口渴,可用生地黄、地榆、侧柏叶各 10g,煎水代茶饮,冷服清热止渴。

③其他疗法:可用黄芪 30g,水煎取药汁,另水煮粳米 60g,待粥将成时加入药汁,煮熟食用。若血便次数频繁,且有肛周炎症者,便后可用 1∶5000 的高锰酸钾坐浴,或外搽黄芩油膏。

④药后观察:注意观察便血的时间、量、色、质,每日测血压 2~4 次。若继续排出柏油样便,伴有心慌,头晕,脉弱,血压下降者,应做好输液、输血准备。持续腹胀,肠鸣音亢进者,提示有大出血可能,应及时做好抢救准备。

⑤康复指导:应卧床休息,减少活动,避免疲劳。平时多吃清热祛火的蔬菜,以减少便秘的发生,并使大便软化易解,便血亦可止。

3. 脾胃虚寒

(1)主要症状:便血紫黯,甚则色黑,腹部隐痛,喜按喜暖,面色不华,怯寒肢冷,神疲懒言,大便溏薄,舌淡苔薄,脉细无力。

(2)施护措施

①饮食调护:饮食宜选温、软、烂的食物,少食多餐,食物不宜过凉。可多食红枣、莲子、鸡、肉等,忌生冷瓜果,以防伤脾。

②药物内治:治以益气健脾、温中摄血为法,方选归脾汤合黄土汤加减。常用药有党参、红参、附子、白术、炮姜、伏龙肝、阿胶、地黄等。也可给服独参汤以益气摄血,或参附汤以益气温阳。

③其他疗法:出血不多者,可针刺中脘、百会、足三里、三阴交、脾俞、梁门等穴位。也可选用耳针的肾上腺、皮质下、神门等穴位,健脾止血。

④药后观察:出血量多者,应绝对卧床休息,嘱其二便在床上进行,大便时不要用力太过,切忌增加腹部压力。每日测血压 2~4 次。若患者头晕,乏力,脉数,出血量在 400ml 以上时,应每 30 分钟测血压、脉搏 1 次,并记录结果。收缩压低于 80mmHg(10.7Kpa)以下,脉搏在 120 次每分钟以上,每小时尿量少于 20ml 者,则应做好输血前准备工作。若见柏油样便,量多且稀,肠鸣音亢进,提示正在出血或出血加重;若见患者烦躁不安,心慌,头晕,脉细数或芤,应立即报告医生,准备相应的抢救措施。注意有无血色黯淡,时夹黏液,大便困难、变形、形体消瘦等症状,以防恶变。

⑤康复指导:患者素体虚弱,应卧床休息,避免久立行走,以免劳累损伤脾气。注意腹部保暖,避免感受风寒之邪。出血期间嘱患者平卧在床上大小便,不要用力,以免增加腹内压力,便后用温水把肛门擦洗干净,肛周涂油脂以保护皮肤,及时记录出血量、性质、颜色、时间,并留取标本送检。若经保守治疗 24 小时以上血仍不止,或合并其他疾病的患者,应考虑手术治疗,做好术前准备。

【健康教育】

1. 避免情志刺激,注意适当休息,防止过度疲劳。

2. 注意饮食调摄,保持大便通畅。勿久蹲厕所或用力过度,以免旧病复发。平素以软烂少渣、容易消化之品为宜,当少食多餐。多吃新鲜蔬菜、香蕉、蜂蜜、橘子、芹菜、菠菜等,忌烟酒及辛辣之物。

3. 及早确诊,治病求本。

【复习思考题】

1. 便血的辨治要领是什么?
2. 便血脾胃虚寒证的临床表现是什么? 应该如何护理?

第十章

肝 胆 病 证

第一节 胁 痛

胁痛是由于肝气郁结、瘀血停着、肝胆湿热等原因,造成肝胆疏泄不利,或精血亏损,脉络失养所致。西医中的急慢性肝炎、胆道感染、胆石症、胰腺炎及肋间神经痛等,凡表现以胁痛为主者,均属本篇讨论范围。临床以一侧或两侧胁肋部位疼痛为主要表现,既可单独为病,又常为多种疾病的一个症状。

【病因病机】

1. 病因

(1)情志不畅:忧郁、恼怒,引起肝气郁结,疏泄不利,气机失调,络脉闭阻而发生胁痛。

(2)跌仆损伤:跌仆外伤或强力负重,致使胁络受伤,瘀血停留,阻塞胁络,亦发为胁痛。

(3)饮食不节:恣食肥甘、炙煿之品,积湿生热,湿热内蕴,壅遏中焦,肝胆失于疏泄,气机阻滞而致胁痛。

(4)外感湿热:湿热外袭,郁于少阳,枢机不利,肝胆经气失于疏泄条达,发生胁痛。

(5)体虚久病:久病体虚或劳欲过度,精血亏损,均能使肝肾阴虚,肝络失养而成胁痛。

2. 病机

肝居胁下,其经脉布于两胁,足少阳胆脉络肝,循胁里,过季肋。若肝胆疏泄失常,络脉气机阻滞,则可导致胁痛,故一般胁痛的病位以肝胆为主,但与脾、胃、肺等脏有关,因肝胆之气失于疏泄条达,不但可以侮脾犯胃,造成肝木乘脾或肝胃不和,而且可循经上逆犯肺,表现为肝肺气机升降失常,以致发生胸闷,咳逆,胁痛加重。

胁痛的病理性质有虚有实,大凡初病多为实证,久病多为虚证。实证病理因素以气滞、血瘀、湿热为主,三者又以气滞为先;虚证多属营血不足,肝络失养所致,虚实之间常可相互转化,表现为由实转虚或虚中夹实。临床上实证居多,纯虚证者较为少见。

【护理评估】

1. 症状

胁肋部或胀或痛,或左或右,或两侧均痛,甚则引及胸背肩臂,或伴有胸闷,腹胀,嗳气呕逆,急躁易怒,口苦纳呆,厌食恶心等症,常因情志失调或饮食不节而诱发或加重。

2. 体征

多有局部压痛,右侧胁痛者可有胆囊点压痛或肝区叩击痛,或莫菲征阳性等。

3. 辅助检查

(1)实验室检查:检测肝功能指标可以判断是否有肝损害;检测血清中的甲、乙、丙、丁、戊型肝炎的病毒指标有助于肝炎的诊断和分型;血生化中的血脂、血浆蛋白等指标可作为诊断脂肪肝、肝硬化的辅助诊断指标;检测血中的甲胎蛋白、碱性磷酸酶等指标,可作为初筛肝内肿瘤的参考依据。

(2)影像学检查:X 线检查可发现肋骨骨折或胆结石;B 超、CT、MRI 可作为肝硬化、肝胆结石、急慢性胆囊炎、脂肪肝、肝胆肿瘤的诊断依据。

4. 鉴别诊断

(1)急慢性肝炎:本病表现为右侧胁肋持续性胀痛或隐痛,有时也可为相当剧烈的阵发性疼痛,疼痛与进食关系不明显,常伴肝大,有压痛,肝功能改变或有肝病史。

(2)胆囊炎、胆石症:右侧胁肋部疼痛,呈钝痛或绞痛,并可向右肩背放射,多在进食油腻后诱发或加重。急性期可伴有恶寒,发热,恶心呕吐等症,白细胞总数升高及一过性转氨酶升高,胆囊区有压痛,肌紧张,B 超检查提示为胆囊炎、胆结石。

(3)胰腺炎:左胁或右胁肋部阵发性绞痛并向左腰背部放射,好发于暴饮暴食后,剑突下及左上腹压痛,轻度肌紧张及反跳痛,血清及尿淀粉酶升高。

(4)肋间神经痛:胁肋阵发性刺痛或灼痛,并沿肋间神经分布,局部压痛,胸透肺部及胸膜无病变。

(5)神经官能症:一侧或两侧胁肋疼痛,痛位不定,情绪不稳定,易悲忧,善太息,常与精神因素有关,反复作有关的各项检查,均无器质性病变的证据。

5. 病证鉴别

(1)悬饮:悬饮为饮留胁下,表现为胸胁胀痛,持续不已,伴见咳嗽,咳痰,或寒热、呼吸时疼痛加重,常喜向病侧卧位,患侧肋间饱满,叩诊呈浊音。

(2)风温、肺痈:风温、肺痈也常伴见胁痛,但病程短,发病急,咳嗽剧烈,高热明显,若咳痰带血或咯铁锈色痰,多属风温,若咯出大量脓血痰,腥臭难闻者,为肺痈。

【护理问题】

1. 疼痛

局部疼痛常使患者处于被动体位或转侧不安。

2. 急躁、焦虑、绝望

急躁易怒情绪常诱发或加重病情,如系肝硬化或恶性肿瘤,常使患者出现焦虑、忧郁,甚至绝望情绪。

3. 营养失调

若为肝炎、胆囊炎患者,疼痛不适、恶心呕吐、食欲不振等症常使其不能正常摄取脂肪、蛋白质;若为肝硬化患者,其长期能量代谢障碍可致营养不良、贫血;若为肝胆恶性肿瘤,其化疗所致的胃肠道反应、肿瘤所致的慢性营养消耗可导致患者严重营养失调。

4. 缺乏诊疗知识

对疾病不了解或一知半解,使患者产生许多不正确的观念。

5. 潜在并发症

晚期肝硬化或肝癌患者并发肝昏迷所致的潜在意识障碍;因伴有肝硬化或门静脉、肝静脉癌栓,导致门静脉高压,引起食管、胃底静脉曲张破裂所致的上消化道出血。

【辨治要领】

1. 辨证要点

(1)胁痛的辨证,首当分清气血虚实。胁痛初起,病在于气,常由气机不畅、肝失疏泄所致,病多属实;气滞可以化火,影响血行,脉络瘀阻而引起热郁、血瘀等证候,病久不愈,耗伤正气,多表现为虚证或虚中挟实。

(2)辨胁痛的性质:走窜不定,时痛时止者,多属肝气郁结,气阻络痹;以重着疼痛为主,痛有定处,触痛明显,疼痛多为持续性,间歇加剧者,多为湿热结于肝胆,肝胆疏泄功能受损所致;以隐痛为主,疼痛轻微,但绵绵不绝,劳累后可使疼痛加重,按之反较舒适者,多属血不养肝,肝阴不足,络脉失养;以刺痛为主,痛有定处,触之坚硬,间歇发作,入夜更剧者,多为气滞血瘀,瘀血阻滞经脉所致。

2. 治疗原则

胁痛的治疗,以通则不痛为原则,以疏肝和络止痛为基本治则。肝郁气滞者,治宜疏肝理气为主;肝胆湿热内郁而疏泄失常者,治当清肝利胆;肝阴不足、肝络失养者,则应滋阴养血,柔肝和络。

【护理措施】

(一)一般护理

1. 保持病室安静、清洁。若系急慢性肝炎,需要做好消毒隔离,防止交叉感染。

2. 注意卧床休息,为患者安排好舒适的体位。病情较轻者,可适当活动,但不宜劳累,如伴有发热、黄疸等,应卧床休息。

3. 饮食宜清淡,忌辛辣、肥厚之品,忌烟酒。

(二)观察要点

1. 观察胁痛的部位、性质、程度、诱因及舌苔、脉象。

2. 注意有无合并黄疸及黄疸的进退情况。

3. 注意观察病情变化。结石患者,在药后见阵发性绞痛,多为结石下行之兆;药后胁痛持续不减或有加重,寒战高热,黄疸加深,或上腹部疼痛突然减轻,随之出现全腹痛及反跳痛,腹肌紧张明显者,提示可能为胆囊穿孔或梗阻性化脓性胆管炎并发弥漫性腹膜炎,需及时报告医生,考虑转外科处理。

(三)辨证施护

1. 肝郁气滞

(1)主要症状:胁肋胀痛,或左或右,或两侧均痛,走窜不定,甚则引及胸背肩臂,疼痛每因情志因素而诱发或加重,胸闷、脘痞,纳差,善太息,苔薄白,脉弦。

（2）施护措施

①病室环境：室内宜安静、清洁。

②饮食调护：饮食忌辛辣、油腻食物，少食土豆、白薯、汽水等胀气之品。

③情志调护：多体贴、安慰患者，解除其忧虑、恼怒情绪，保持情绪乐观，使肝气条达，以利于病情康复。

④药物内治：治以疏肝理气为法，方选柴胡疏肝散加减。常用药有柴胡、枳壳、白芍、香附、青陈皮、郁金、延胡索、川楝子等。气郁化火，胁痛如灼，心烦口苦，溺黄便秘者，可用丹栀逍遥散合金铃子散，常用药有柴胡、黄芩、栀子、牡丹皮、赤芍、白芍、当归、生甘草、枳壳、瓜蒌、郁金、川楝子、延胡索、夏枯草。绞痛时可服木香粉、延胡索粉、郁金粉各 1.5 克，用以理气止痛。平素可配合服用中成药逍遥丸或越鞠丸。

⑤其他疗法：可配合针刺治疗，选支沟、阳陵泉、期门等穴位，用泻法。胆石症者，可用耳针、电针以止痛排石。

⑥药后观察：观察疼痛的部位、性质及时间的变化。如是结石患者，在药后见阵发性绞痛，多为结石下行之兆。药后胁痛持续不减或有加重者，疼痛难忍，面色苍白，出冷汗，需及时报告医生，对其加强止痛及抗感染治疗。

⑦康复指导：药宜温服，避免情志刺激，宜卧床休息。

2. 瘀血阻络

（1）主要症状：胁肋刺痛，痛有定处，入夜更甚，胁肋下或见痞块，舌质紫黯，脉沉涩。

（2）施护措施

①病室环境：病室宜安静、舒适。

②饮食调护：饮食宜选清淡、富营养、宜消化食物，如食瘦肉、鱼类、豆制品、蔬菜水果，忌辛辣、肥甘、滋腻之品。

③情志调护：体贴、安慰患者，解除其忧虑情绪。

④药物内治：治以祛瘀通络为法，方选血府逐瘀汤或复元活血汤加减。常用药有当归、川芎、桃仁、红花、柴胡、枳壳、制香附、川楝子、郁金、五灵脂、延胡索、三七粉等。胁肋刺痛者，可给三七粉、延胡索粉各 1.5g，温开水送服。

⑤其他疗法：针刺选支沟、阳陵泉、外关、期门等穴位，给予强刺激，留针 15～30 分钟。

⑥药后观察：若患者见大汗淋漓，四肢厥冷，脉微，血压下降等阳脱证候，可能有出血情况，应立即报告医生进行抢救。

⑦康复指导：取适当体位，以偏向患侧卧位为宜。汤药宜饭前温服。

3. 肝胆湿热

（1）主要症状：胁痛较著，如灼如刺，急躁易怒，胸闷口苦，泛恶欲呕，厌食油腻，或兼身热恶寒，苔黄腻，脉弦数。

（2）施护措施

①病室环境：病室宜凉爽，光线宜偏暗，禁止喧哗。

②饮食调护：饮食以素食为宜。热盛津伤者，多食蔬菜、水果，忌辛辣、油腻食物；湿盛者则少食生冷食物。胁痛严重者可暂停饮食，按医嘱给予静脉补液。

③情志调护：多体贴、安慰患者，解除其不安的情绪。

④药物内治：治以清热利湿为法，方选茵陈蒿汤合大柴胡汤加减。常用药有茵陈、栀子、

柴胡、黄芩、大黄、龙胆草、金钱草、金银花、蒲公英等。胁痛较著、大便秘结者,可给予大黄粉3克,温开水调服,每日1~2次。胆囊炎、胆石症者,可予金钱草煎水代茶饮,每日1次。

⑤其他疗法:胁痛较剧者,可用背部叩击法,以右手掌根叩击右脊肋角有止痛作用。针刺选肝俞、中脘、阳陵泉、足三里、胆俞等穴位,给予强刺激,留针15分钟。恶心、呕吐者,针刺双侧内关穴位。

⑥药后观察:观察体温、痛位、皮肤、巩膜及二便情况。若患者胁痛剧烈,呈阵发性加重,或持续不减,呕恶加重,黄疸迅速加深,或出现高热、寒战、全腹压痛,或出现面白、冷汗、血压下降等,提示可能为胆囊穿孔或梗阻性化脓性胆总管炎并发弥漫性腹膜炎或肝脓肿等,应立即报告医生,给予积极抢救处理和外科手术治疗。

⑦康复指导:绝对卧床休息,体温较高、无表证者可予物理降温,汗出热退后避免当风。汤药宜少量频服。

4. 肝阴不足

(1)主要症状:胁痛隐隐,悠悠不休,稍劳尤甚,口干咽燥,心中烦热,头晕目眩,精神倦怠,舌红少苔,脉细弦而数。

(2)施护措施

①病室环境:病室宜安静、舒适。

②饮食调护:饮食宜富于营养,多食猪肝、蛋类、甲鱼、银耳、蜂乳,多吃新鲜水果和蔬菜,如西瓜、梨、青菜、藕、百合等。可选食枸杞粥、猪肝粥、芹菜粥等滋补肝肾。

③情志调护:避免恼怒、抑郁、思虑等情志刺激,以免化火伤阴。

④药物内治:治以滋阴养血、柔肝和络为法,方选一贯煎加减。常用药有沙参、麦冬、当归、生地黄、枸杞子、白芍、何首乌、川楝子、郁金等。

⑤药后观察:注意疼痛、眩晕、精神状态的改善情况。

⑥康复指导:生活起居要有规律,早睡早起,避免疲劳。忌烟酒及辛辣刺激、温燥动火伤阴食品。汤药宜饭前温服。

【健康教育】

1. 平时保持情绪乐观、愉快,避免情志刺激。

2. 饮食有节,荤素搭配,多食蔬菜,忌过食辛辣、肥厚食物。忌烟酒。

3. 在劳动中不要用力过猛,避免碰撞,伤及胸肋。

4. 及时做有关检查,明确原因。

【复习思考题】

1. 胁痛的原因是什么? 应怎样注意生活起居?

2. 胁痛肝胆湿热证如何进行护理和观察?

第二节 黄 疸

黄疸是以身黄、目黄、小便黄为主症的一种病证,其中目睛黄染尤为本病的重要特征,是临床常见的病证之一。本病与西医学所述的"黄疸"含义相同,可见于多种疾病,包括肝细胞性黄疸、阻塞性黄疸和溶血性黄疸三类。内科临床较常见的急慢性肝炎、肝硬化、胆囊炎、胆石症,以及某些消化系统肿瘤等,凡出现黄疸症状的,均可参照本篇内容辨证施护。

【病因病机】

1. 病因

(1)外感湿热疫毒:夏秋季节,暑湿当令,或因湿热偏盛,由表入里,内蕴中焦,湿郁热蒸,不得泄越,而致发黄。若湿热挟时邪疫毒伤人,则病势尤为暴急,具有传染性,表现为热毒炽盛,内及营血的危重现象,称为急黄。

(2)饮食不节:嗜酒无度,或过食肥甘厚腻之品,或饮食污染不洁,损伤脾胃,运化失职,湿浊内生,郁而化热,湿热熏蒸肝胆,胆汁不循常道,泛溢肌肤发为黄疸。

(3)脾胃虚寒:素体脾胃虚弱,或病后脾阳受损,运化转输失常,水谷聚而生湿,湿从寒化,寒湿阻滞中焦,胆液被阻,溢于肌肤而发黄疸。

(4)积聚瘀阻:积聚日久不消,瘀血阻滞,湿热残留,湿遏瘀阻胆道,胆汁外溢而产生黄疸。

2. 病机

黄疸的发生,主要是湿邪为患,病变脏腑关系到脾胃、肝胆,但往往是由脾胃涉及肝胆。无论湿从外受,或自内生,均可困遏脾运,土壅木郁,肝失疏泄,胆汁不循常道,外溢肌肤,发为黄疸。

黄疸有阴黄、阳黄之分。若由湿热所伤,或素体胃热偏盛,则湿从热化,湿热交蒸,发为阳黄;若由寒湿伤人,或素体脾阳受伤,则湿从寒化,寒湿瘀滞,发现为阴黄。阳黄又有热重于湿和湿重于热的区别。如阳黄热毒壅盛,邪入营血,内陷心包,可见卒然发黄,神昏谵妄,惊厥出血等危重症,称为急黄。

阳黄、急黄、阴黄在一定条件下可以相互转化。阳黄误治、失治,迁延日久,脾阳损伤,湿从寒化,则可转为阴黄;阳黄治疗不当,病状急剧加重,热毒鸱张,侵犯营血,内蒙心肝,则发为急黄;阴黄复感外邪,湿郁化热,又可呈阳黄表现,病情较为复杂。黄疸各证,久病不愈,气血瘀滞,伤及肝脾,则有酿成癥积、鼓胀的可能。

【护理评估】

1. 症状

黄疸的主症为目黄、肤黄、小便黄,其中尤以目睛黄染为重要特征。临床往往多见两目先黄,继而遍及全身,或黄色鲜明如橘色,或黄色黯如烟熏,常伴食欲减退,恶心、呕吐,心中懊憹,体倦乏力,小便黄赤,胁痛,腹胀等症状。临床上根据黄疸色泽、病史、兼证区别阴黄、阳黄和急黄。

2. 体征

如黄疸经久不退,须注意胁下有无积块及其大小、质地和触痛等情况,检查有无腹壁青筋暴露,面、颈、前胸等部位有无赤缕、红痣,大、小鱼际是否殷红。阻塞性黄疸和溶血性黄疸当结合患者的年龄、职业、病史及用药情况、症状、体征,进行有关的理化检查,以助明确诊断。

3. 实验室检查

血清总胆红素能准确地反映黄疸的程度,结合胆红素、非结合胆红素定量对鉴别黄疸类型有重要意义。总胆红素、非结合胆红素增高见于溶血性黄疸;总胆红素、结合胆红素增高见于阻塞性黄疸;总胆红素、非结合胆红素、结合胆红素均增高见于肝细胞性黄疸。尿胆红素及尿胆原检查亦有助于鉴别黄疸类型。

此外,肝功能、肝炎病毒学指标、B 超、CT、胃肠钡餐检查、消化道纤维内镜、逆行胰胆管造影、肝穿刺活检均有利于确定黄疸的原因,确定病情轻重,判断预后。

4. 鉴别诊断

(1)溶血性黄疸:急性溶血者可有寒战、高热、四肢疼痛不适、无力等溶血反应,甚至出现休克和急性肾衰竭;血管内溶血者有血红蛋白尿;慢性溶血者症状不明显,可仅有间歇性黄疸和贫血症状。溶血患者常有输血、用药和感染等病史。

(2)肝细胞性黄疸:由急性肝炎引起者,患者多有乏力、发热、食欲减退、肝区疼痛等症状,肝大,有明显压痛;慢性肝炎的肝脏质地较硬,压痛多不显著;肝硬化患者多较消瘦,皮肤黝黑,有蜘蛛痣,肝脏可变小而多无压痛,且有腹壁静脉曲张,脾大等门静脉高压体征。严重肝病者,尚有腹水和出血倾向,甚至昏迷。

(3)梗阻性黄疸:急性胆囊炎、胆石症常突然起病,多伴有上腹绞痛,也可有发热、呕吐和胆囊区的显著压痛等。黄疸来去迅速,由结石引起者可反复发生。胰头癌早期症状隐匿,黄疸呈进行性,晚期腹痛、食欲不振和消瘦乏力的症状明显。黄疸的程度,主要取决于胆道梗阻的程度和持续时间的长短。早期不完全梗阻时黄疸较浅,梗阻逐渐加重,黄疸即见加深,可呈深黄色、褐色、甚至黑色。

(4)先天性非溶血性黄疸:本病系肝细胞的先天性缺陷影响正常的胆红素代谢所致。在成人中所见到的先天性非溶血性黄疸,除黄疸(本身较浅)外,其他症状多不明显,但易被误诊为急慢性肝炎或胆囊疾病,在鉴别诊断上有重要意义。

5. 病证鉴别

(1)黄疸与萎黄:萎黄是皮肤黄而干萎无泽的一种病证。其病因与饥饱劳倦、食滞、虫积或病后失血有关,病机为脾胃虚弱,气血不足,肌肤失养。主症为肌肤萎黄不泽,目睛及小便不黄,常伴头晕倦怠,心悸少寐,纳少便溏等症状。

(2)阳黄与阴黄:临证应根据黄疸的色泽,并结合症状、病史予以鉴别。阳黄黄色鲜明,发病急,病程短,常伴身热,口干苦,舌苔黄腻,脉弦数。急黄为阳黄之重症,病情急剧,疸色如金,兼见神昏、发斑、出血等危象。阴黄黄色晦暗,病程长、病势缓,常伴纳少,乏力,舌淡,脉沉迟或细缓等症。

【护理问题】

1. 焦虑

患者或因病情恶化,或因肝炎的传染性,对战胜疾病失去信心,思想负担重,常有焦虑不安,烦躁或极度伤感的情绪。

2. 发热

急性黄疸肝炎早期可见有发热,但发热持续时间不超过 2～3 天,慢性肝炎伴有黄疸一般不发热,黄疸由重症肝炎、胆道疾病引起者,可因伴有继发感染而发热,各种肿瘤伴有黄疸时也可出现发热,与原发病灶有关。

3. 皮肤瘙痒

皮肤瘙痒与肝内胆汁郁积,血液中非结合胆红素浓度增高有关,其中的胆酸盐刺激皮肤神经末梢引起皮肤瘙痒,使患者不适而影响睡眠和情绪。

4. 消化功能失调

因胆汁排泄异常,影响脂肪的乳化,使消化、吸收均发生障碍,胃肠蠕动减弱,从而出现厌油腻、恶心、腹胀、便秘等症。

5. 出血倾向

黄疸时若出现胆道阻塞,肠内缺乏胆汁,则使脂溶性维生素 K 不能正常吸收而引起凝血因子 X、IX、VII、II 合成障碍。肝功能低下或肝功能衰竭引起肝细胞合成的多种凝血因子生成减少,凝血机制受损而致出血,如见鼻衄、齿衄、皮肤瘀点、瘀斑等。

6. 潜在并发症

婴幼儿出现重度黄疸可引起核黄疸,表现为肌肉抽搐、全身痉挛、锥体外系运动障碍等神经症状;若黄疸进行性升高、疸酶分离常表明并发重症肝炎。

【辨治要领】

1. 辨证要点

(1)辨阴阳:阳黄黄色鲜明如橘色,发病较急,病程短,常伴身热,口干口苦,小便短赤,大便秘结,心中懊恼,恶心呕吐,舌苔黄腻,脉弦数等症。若热毒内陷,则病情急剧,迅速出现疸色如金,兼见神昏,发斑,出血等危象,乃为阳黄重症之急黄。阴黄黄色晦暗,病程缠绵,病势缓,常伴纳少,乏力,脘腹胀满,舌淡苔白腻,脉沉迟或濡缓等。

(2)辨虚实:阳黄属实证,有热重于湿、湿重于热、湿热俱盛等证,阴黄属虚证,有寒湿阻遏、脾虚血亏之分,二者最后均可出现浊邪瘀阻之黄疸。

(3)辨转化:阳黄迁延或过用寒药,损伤脾阳,由实转虚,可形成阴黄;阴黄过用温燥药,或复感外邪,湿热内蒸,则转为阳黄,但此属虚中夹实,寒热错杂。

2. 治疗原则

本病以化湿邪、利小便为主要治法,兼顾属阴、属阳和在气、在血之别,采取相应治法。化湿可以退黄,如属湿热,当清热化湿,必要时还应通利腑气,以使湿热下泄;如属寒湿,应予健脾温化,利小便,通过淡渗利湿,达到退黄的目的。急黄热毒炽盛,邪入心营,又当以清热解毒,凉营开窍为主。

【护理措施】

(一)一般护理

1. 病室环境

保持病室安静、整洁、舒适,光线柔和,温、湿度适宜。患者应避免直接吹风,减少一切不良刺激,限制探视次数,保证其有足够的休息和睡眠时间。病室每日消毒。如确诊为传染性肝炎所致的黄疸,应进行严格隔离,对患者的食具、大小便器及排泄物均要严格消毒,并及时填写疫情报告。

2. 病情观察

了解患者是否伴有寒战、发热,有无胁痛、胁下癥积,积块质地如何,注意肌肤、目睛黄疸浅深进退变化情况,注意大小便的色、质、量,如为灰白色大便且伴有皮肤瘙痒,可能为梗阻性黄疸,应根据病情采取手术治疗;黄疸迅速加深,消化道症状持续2周以上未能缓解,显著乏力者,则应注意患者睡眠节律、性格等有无改变,有无神志变化,甚者可见昏迷、惊厥、出血等邪入心营症状,均属于急黄之征,应及时报告医生处理。

3. 情志护理

患者对突然出现的黄疸,会产生各种思想顾虑。若为传染性疾病所致的黄疸,患者情绪往往极为紧张、忧虑,家属亦多表现为恐惧,影响睡眠、食欲,患者甚至不能配合治疗,导致病情加重,因此应耐心做好心理疏导工作,帮助患者取得家属的支持与关怀,有利于患者稳定病情,使其树立信心,配合治疗。

4. 饮食护理

急性期患者常伴有恶心、呕吐、厌油、纳差、腹胀等症状,饮食应以清淡、易消化、半流质饮食为主,忌油腻、肥厚、辛辣刺激性、生冷、坚硬食物及海腥发物,禁烟酒。鼓励患者多饮水。阳黄者饮食宜清淡,多食新鲜水果、蔬菜,可选茵陈粥、冬瓜粥、赤豆鲤鱼汤等具有清热利湿作用的食疗方,有利于退黄;阴黄者可用扁豆粥、生姜粥、薏苡仁粥、茯苓粉粥以温脾化湿。腹胀者可服用萝卜、山楂、金橘饼以消胀助运,保持大便通畅;若有急黄趋势,则应选择低蛋白饮食,以防诱发肝性脑病;若为肝硬化,则应禁忌硬质食物,以防引起消化道出血。病情减轻,饮食好转后,宜选用高蛋白饮食,如豆类、蛋白、鱼类、瘦肉等。

5. 嘱患者按时服药。呕吐频繁者,可用姜汁滴舌或针刺中脘、内关穴位;昏迷者可用鼻饲或灌肠给药;大便秘结者,可饮大黄茶或用大黄粉适量冲服,以助清泄湿热毒邪。

6. 注意皮肤和口腔清洁。黄疸患者常有皮肤瘙痒,可用中性无刺激性香皂、温水或苦参煎水,帮助擦澡,保持皮肤湿润、清洁,穿棉质、柔软舒适的衣物,并嘱患者切勿搔抓,以防皮肤破损感染。经常用淡盐水、温开水、金银花甘草液漱口,预防口腔炎。

7. 黄疸患者应根据病情避免房事,以免加重病情。急性期患者应卧床休息,直至黄疸消退、症状基本消失旬日后,才可逐渐增加活动量。

8. 做好出院指导,黄疸临床治愈出院后,要休息3个月左右,以巩固疗效,减少复发,并定期到门诊复查。

(二)观察要点

1. 观察目睛、皮肤、小便色黄的深浅程度变化。
2. 观察有无胁痛、发热、恶心呕吐、厌食、口渴等表现。
3. 注意有无出血倾向或出血。如齿衄、鼻衄、吐血,黑便,皮下紫斑等。
4. 注意有无神昏、谵语、抽搐动风、高热烦躁等表现。一旦出现则为病情重或恶化,应立即报告医生,采取抢救措施。

(三)辨证施护

1. 阳黄

(1)主要症状:热重于湿者,身目俱黄,黄色鲜明,发热口渴,或见心中懊侬,腹部胀闷,口干而苦,恶心呕吐,小便短少黄赤,大便秘结,舌苔黄腻,脉弦数;湿重于热者,身目俱黄,但黄色不及热重者鲜明,头重身困,胸脘痞满,食欲减退,恶心呕吐,腹胀或大便溏垢,舌苔厚腻微黄,脉濡数或濡缓。

（2）施护措施

①病室环境:室内保持安静、舒适,阳光充足,空气流畅。如确诊为具有传染性者,应立即做好消毒隔离工作。

②病情观察:患者应卧床休息,避免劳累,指导患者在病情允许的情况下适当散步,促进胃肠蠕动。密切观察和记录其体温、二便、巩膜及全身皮肤颜色的深浅变化和消化道症状情况。若黄疸颜色转为晦暗,伴有大便溏薄、畏寒等症,为阳黄转向阴黄,若黄疸迅速进行性加深,消化道症状无改善,伴有高热、神昏和出血倾向者,应及时报告医生。

③情志调护:关心、安慰患者,及时进行心理疏导,防止因患者过于忧郁、急躁,致使肝气郁结化火,肝火过旺而加重病情,向急黄转化。

④饮食调摄:饮食宜选清淡、易消化、富有营养的半流质食物,如新鲜蔬菜、水果。宜少食多餐,可适当食用瘦肉、牛奶、鸡蛋、鱼汤等富含优质蛋白的食物,但不要勉强多吃。少吃糖类甜食、油腻之品及辛辣或海腥发物,严禁饮酒。可选食茵陈粥(茵陈、粳米各60g)、栀子仁粥(栀子5g、粳米60g),有利于清热退黄。

⑤药物内治:热重于湿者,治以清热通腑、利湿退黄,方选茵陈蒿汤加味,常用药有茵陈、栀子、大黄、黄柏、连翘、垂盆草、蒲公英、茯苓、滑石、车前草等。湿重于热者,治以利湿化浊,佐以清热,方选茵陈五苓散合甘露消毒丹加减,常用药有茵陈、车前子、茯苓、泽泻、薏苡仁、黄芩、连翘、藿香、白蔻仁、陈皮。热重者的中药汤剂宜饭后凉服,湿重者宜温服。胁痛较甚者,可加柴胡、郁金、川楝子、延胡索等疏肝理气止痛。如热毒内盛,加黄连、龙胆草。如恶心呕吐,可加橘皮、竹茹、半夏等和胃止呕。

⑥其他疗法:胆热郁结者,可针刺阳陵泉、胆囊穴、胆俞等穴位;脘腹胀满者,可用针灸或指压中脘、气海、天枢、关元、足三里等穴位;热毒炽盛,呕吐频繁者,可针刺内关、中脘、太冲等穴位,用泻法。黄疸消退缓慢者可配合针灸、气功等疗法,也可用茵陈、白茅根各30g,开水冲泡,频服。

⑦药后观察:若药后恶心呕吐、纳差、腹胀等消化道症状得到改善,口干苦、乏力减轻,精神状态好转,即表明病情趋于稳定,其后尿黄、身黄、目黄征均可消退。

⑧康复指导:患者应保持大便通畅,便秘者时可用大黄泡水服用,以清泄湿热毒邪。保持皮肤清洁,每天用温水擦拭。高热无汗者可采取物理降温法,汗后及时擦干汗液,更换内衣。皮肤瘙痒者可用苦参30g煎水外洗,或涂上止痒酊,防止抓痒引起皮肤破损而感染。注意口腔护理,可用生理盐水早晚漱口。口渴者多食水果汁,如梨汁等。

2. 阴黄

（1）主要症状:身目俱黄,黄色晦暗,或如烟熏,脘腹痞胀,纳谷减少,大便不实,神疲畏寒,口淡不渴,舌淡苔腻,脉濡缓或沉迟。

（2）施护措施

①病室环境:保持室内安静、整洁,注意保暖,患者应卧床休息,避免受凉及过度疲劳,以免加重病情。

②病情观察:若患者出现大便转实,口干口苦,黄色转为鲜明,舌质偏红等证候,则属于阴黄转为阳黄。若黄疸经久不退,应注意胁下有无积块及其有无触痛、质地、大小等,及时进行有关项目检测,以期早期发现积聚、鼓胀等并发症。

③情志调护：阴黄患者的病程一般较长，由于与社会、家庭隔离时间偏久，医疗经费开销较大等情况，情志容易出现变化，应注意宣教、开导，采取床边交谈的方式介绍同类疾病患者成功治愈的先例，使之树立战胜疾病的信心，消除恐惧心理，积极配合治疗。

④饮食调摄：饮食宜选清淡、易于消化、富含营养的食物，食物应在温热时服用，禁食生冷瓜果，以及油炸、滋腻之品，合并积聚、鼓胀者还应禁食坚硬的食物，避免损伤血络，少吃产气食物防止腹胀，可食用茵陈大枣粥、薏苡仁粥等以调理脾胃，宜少食多餐，且勿过饱。恶心欲吐者，可用陈皮、干姜适量泡水代茶饮；大便溏薄者，可用苹果带皮或焦山楂煎汁服用。

⑤药物内治：治以健脾和胃、温中化湿，方选茵陈术附汤加减。常用药有茵陈、附子、白术、干姜、甘草、厚朴、茯苓、泽泻等，汤剂宜温热服。若湿浊不清，气滞血结，胁下癥结疼痛，腹部胀满，肤色苍黄或黧黑，可加服硝石矾石散，以化浊祛瘀软坚。若脘腹胀满，胸闷呕恶显著，可加苍术、厚朴、半夏、陈皮，以健脾燥湿，行气和胃。

⑥其他疗法：针灸治疗可取肝俞、胃俞、胆俞、脾俞、足三里、三阴交等穴位，以灸法退黄。也可用茵陈、薏苡仁各30g，干姜5g，水煎，频服。

⑦药后观察：药后患者面色改善、纳谷增加、大便转实，以及乏力、畏寒等症改善则为佳象。

⑧康复指导：脘腹胀满者，给予热敷或用药物温熨，有癥块者可用活血化瘀药外敷局部。大便溏泄者，要注意肛门清洁，必要时用温水擦洗肛门或高锰酸钾稀释溶液坐浴。

3. 急黄

（1）主要症状：发病急骤，黄疸迅速加深，其色如金，高热烦渴，胁痛腹满，神昏谵语，或烦躁抽搐，或见衄血、便血，或肌肤瘀斑，舌质红绛，苔黄而燥，脉弦滑或数。

（2）施护措施

①病室环境：保持室内安静，光线柔和，严格执行隔离制度，减少探视次数。

②病情观察：急黄病情凶险，起病急、变化快，应积极护理，严密观察病情变化。患者应绝对静卧休息，做好基础护理，每4小时测体温、脉搏、呼吸、血压各1次。如出现黄疸进行性加深、消化道症状持续未能改善，或见烦躁不安、皮肤黏膜瘀点瘀斑、肝臭、神志恍惚等症之一，皆为病情恶化之征，应立即报告医生，积极做好抢救准备，并告知患者家属，应专人特护密切观察病情变化。注意对患者分泌物、排泄物及注射用品进行消毒。

③精神护理：因本病病情凶险，各种症状较重，因此患者思想负担较重，甚至不能配合治疗，使病情加重，故要做好说服、劝慰工作，指导患者摆脱忧虑和悲观情绪，树立战胜疾病的信心和勇气，积极配合治疗。若患者神昏或（和）躁动不安不能配合治疗，应注意与家属一起密切积极护理患者，应加用床栏，由专人守护，防止出现外伤，必要时遵医嘱使用小剂量镇静剂。

④饮食护理：饮食原则上以清淡、流质食物为主，包括水果、果汁、稀粥、面条等。鼓励患者多饮水，不宜给高蛋白质和高脂肪饮食，禁忌辛辣、肥厚、油炸之品。频繁呕吐者可暂禁食，给予鼻饲或补液，昏迷不能进食者可取鼻饲法，高热者可饮梨汁、藕汁以清热生津。

⑤药物内治：治以清热解毒、凉营开窍，方选《千金》犀角散加味。常用药有犀角（以水牛角代替）、黄连、栀子、大黄、板蓝根、生地黄、玄参、牡丹皮、茵陈、土茯苓等。中药宜浓煎，少量频服。神昏谵语者可配服安宫牛黄丸或至宝丹以凉开通窍。昏迷者给药可用鼻饲，少量多次饲入，也可以采用保留灌肠，病重者汤药可日给两剂。服用汤药呕恶者，宜少量频服，服药前可在舌根滴生姜汁，药后静卧休息片刻。

⑥其他疗法:可采用清开灵注射液 20～40ml 加入到 10% 葡萄糖注射液 250ml 中静脉滴注,热毒炽盛严重者可加大剂量,每日 1～2 次。呕吐严重者加针刺内关、合谷、中脘等穴位,以降逆止呕。

⑦药后观察:神志、消化道症状,黄疸深浅的变化等是判断病情进退的关键内容,应密切观察。

⑧康复指导:保持大便通畅尤为重要,可用食醋加水(3∶1)200ml 保留灌肠以除氨退黄排毒,脘腹胀满严重者可行胃肠减压。注意口腔、皮肤的清洁,每天进行 2～3 次的口腔清洁,如能自己漱口,每天可用银花甘草水、生理盐水进行多次漱口。要保持床褥平整、清洁、干燥,以减少对皮肤的刺激,防止发生褥疮。注意记录 24 小时液体出入量,维持水与电解质的平衡,不应过量、过速,以防加重脑水肿。对于采用人工肝支持治疗,或合并感染、腹水、昏迷、出血和癃闭者,可参照相应病证护理措施。

【健康教育】

1. 注意个人卫生、饮食和饮水卫生,防止病从口入。忌食生冷、辛辣、油腻之品,忌烟酒。
2. 注意调畅情志,宜心胸豁达,尽量节制发怒,保持精神愉快。远房事,勿纵欲过劳。
3. 若发现黄疸,应积极查明病因,如肝炎、胆石症、肿瘤、溶血等,采取针对性治疗。
4. 向患者讲解皮肤瘙痒的原因,普及皮肤护理知识,讲解消毒隔离知识,防止交叉感染。
5. 黄疸患者的饮食调摄较为重要,针对不同病证采取相应饮食调摄措施。
6. 病情好转或身体状况允许的情况下,可进行适当的活动,如散步、练气功、打太极拳等。
7. 出院后仍要慎起居,适寒温,注意休息,避免过度疲劳,防止淋浴涉水,避免暑湿等外邪的侵袭。
8. 根据病情,坚持服药,以巩固疗效。
9. 肝炎病毒携带者应坚持规范治疗,定期复查,必要时服药调理。

【复习思考题】

1. 黄疸病的主要病因病机是什么?
2. 阳黄、阴黄的护理要点是什么?

第三节　鼓　胀

鼓胀是因酒食不节、情志刺激、虫毒感染等所致的腹大如鼓、胀满不适的一类病证,又名"单腹胀",临床以腹大胀满,皮色苍黄,脉络显露为其特征。它多为西医学所指的肝硬化腹水,如肝炎后肝硬化、血吸虫病肝硬化及营养不良性肝硬化的腹水形成期。他病如结核性腹膜炎、乳糜腹水、腹腔内晚期恶性肿瘤等所致的腹水,亦可参照本篇病证,结合辨病处理。

【病因病机】

1. 病因

(1)酒食不节:平素嗜酒过度,或恣食肥甘厚腻之品,脾失健运,酿湿生热,进而土壅木郁,使肝脾两伤;饮食饥饱不一,生冷不调,或长期营养不良,脾胃受损,可致脾失健运,肝失疏泄,水谷精微失于输布,以致湿浊内聚,壅阻气机,水停于腹,而成鼓胀。

(2)情志刺激:郁怒忧思,伤及肝脾,肝失疏泄,气机郁滞,久而由气及血,血络瘀阻;肝病乘脾,脾失健运,则水湿内停,气血水壅结,形成鼓胀。

(3)虫毒感染:虫(以血吸虫为主)毒感染,未及时治疗,晚期肝脾两伤,虫阻经隧,脉道阻塞,气滞血瘀,清浊相混,水液停聚,乃成鼓胀。

(4)他病继发:凡因病损伤肝脾,导致疏泄健运功能失常者,均有继发本病的可能。如黄疸日久,湿邪内蕴,肝脾受损,气滞血涩,或癥积不愈,气滞血结,脉络壅塞,正气耗损,痰瘀留着,水湿不化,或久泻久痢,气阴耗伤,肝脾两虚,生化乏源,气血涩滞,水湿内聚等等。

2. 病机

鼓胀的病理变化不外乎肝、脾、肾受损,气滞、血瘀、水停,本虚标实,错杂为病。

本病初起,肝脾先伤,肝失疏泄,脾失健运,两者互为因果,乃致气滞血瘀,清浊相混,水湿内停中焦。病延日久,累及于肾,气化不利,水湿越聚越盛;若湿热内盛,热耗阴津,肝肾阴虚,阳无以化,则津液失布,终致肝、脾、肾三脏俱虚,气、血、水三者错杂为患,病势日益加重。

本病预后一般较差,治疗颇为棘手。病在早期,正虚不著,经适当调治,尚可收效,如延至晚期,邪实正虚,则预后更差,若复感外邪,病情可致恶化。肝肾阴虚,内有郁热者,感邪每易化热,以致因热生痰,内蒙心窍,引动肝风;脾肾阳虚,湿浊内聚,蒙蔽心神,亦可导致昏厥之变,终至邪陷正虚,气阴耗竭,由闭转脱。

【护理评估】

1. 症状

腹部胀大如鼓,初起按之尚软,继则其胀渐甚,按之硬满,甚则腹壁青筋显露,脐心平或突起,或见黄疸,或胁下积块胀痛,面色萎黄或黧黑,形体消瘦,面、颈、胸部有红点或赤丝血缕,衄血或便血,小便短少,甚则神昏、惊厥。

2. 体征

多有腹部膨隆,移动性浊音,或有肝区叩击痛,肝脾大,腹部包块,蜘蛛痣等。

3. 实验室检查

(1)检测肝功能指标可以判断是否有肝损害;

(2)检测血清中的甲、乙、丙、丁、戊型肝炎的病毒指标,有助于病毒性肝炎的诊断和分型;

(3)血生化中的血浆蛋白、血纤维化等指标,可作为诊断肝硬化的辅助诊断指标;

(4)腹水的细胞学检查、细胞培养、结核杆菌豚鼠接种及酶、化学物质测定,均为肝硬化腹水、腹腔恶性肿瘤、结核性腹膜炎、乳糜腹水等的辅助诊断手段;

(5)检测血中的甲胎蛋白、碱性磷酸酶等指标,可作为初筛肝内肿瘤的参考依据;

(6)血吸虫性肝硬化患者粪便检查可见虫卵或孵化有毛蚴,皮内试验、环卵沉淀反应、血清学检查可作为血吸虫感染与否的依据;

(7)B超、CT、MRI、腹腔镜、肝脏穿刺等有助于腹水原因的鉴别。B超检查还可了解腹水量。消化道钡餐造影及胃镜可了解门脉高压所致的食管、胃底静脉曲张的情况。

4. 鉴别诊断

(1)肝硬化腹水:既往有肝炎病史,常伴腹胀,肝区不适,食欲不振,或伴黄疸,肝脾大,质硬,腹壁静脉曲张,肝掌,蜘蛛痣等。肝功能检查明显异常,血浆白蛋白降低。

(2)晚期血吸虫病:患者一般曾在血吸虫疫区生活,有疫水接触史。临床多表现为腹泻,消瘦,贫血,劳动力减退等,伴见腹水、肝大。反复粪便检查可找到血吸虫卵及毛蚴。直肠黏膜活组织检查,在粪便检查多次阴性,临床上仍高度怀疑血吸虫病时进行。通过直肠镜或乙状结肠镜,自病变处或可疑病变处取米粒大小黏膜,置两玻璃片之间,在光镜下检查,发现血吸虫卵即可诊断。

(3)腹腔内晚期恶性肿瘤:见于中年以上人群,多有原发性肿瘤的其他表现,腹腔内可触及肿块,肝功能无明显损害,腹水常为血性,腹水中可找到癌细胞。

(4)结核性腹膜炎:多发于儿童及青少年,既往有结核病史,伴有午后低热、乏力、纳差、消瘦、腹胀、腹泻等症状,腹肌有揉面感,血沉增快,腹水涂片、培养可发现结核杆菌。

(5)乳糜腹水:多见于恶性肿瘤或有丝虫病史的患者。本病临床具有恶性肿瘤和丝虫病证表现,后期可见消瘦,贫血,低蛋白血症,营养不良和全身衰竭,腹水呈乳白色,乳糜试验阳性。

5. 病证鉴别

鼓胀与水肿:鼓胀以单腹胀大为主,四肢肿不甚明显,后期可伴有四肢水肿,每兼见面色青晦,胁下结癥,面、颈、胸部血痣赤缕,腹壁脉络显露等。水肿初起多从眼睑、头面开始,继则延及全身及四肢;或下肢先肿,然后波及全身,严重者可伴有腹水。面色多呈白色,腹壁无脉络显露。

【护理问题】

1. 情绪反应

由于病程较长,症状复杂多变,患者常出现焦虑、忧郁,甚至悲观绝望的情绪。

2. 食欲不振、营养不良

若为肝硬化患者,其长期能量代谢障碍可致营养不良、贫血;若为腹腔恶性肿瘤,其化疗所致的胃肠道反应、肿瘤所致的慢性营养消耗,可导致严重营养失调。

3. 缺乏诊疗知识

患者对疾病不了解或一知半解,由此产生许多不正确的观念。

4. 潜在并发症

晚期肝硬化或肝癌患者并发肝性脑病所致的潜在意识障碍;因伴有肝硬化或门静脉、肝静脉癌栓,导致门静脉高压,引起食管、胃底静脉曲张破裂所致的上消化道出血;由于营养障碍、白细胞减少、机体抵抗力下降而易发生各种感染,如支气管炎、肺炎、胆道感染、自发性腹膜炎等;肝硬化晚期大量腹水时,循环血量减少,肾脏有效血容量降低所致的肝肾综合征。

【辨治要领】

1. 辨证要点

(1)辨虚实、标本主次:本病总属本虚标实,一般来说,初病多以邪实为主,但有气、血、水偏盛的不同;久病多属正虚,有肝肾阴虚和脾肾阳虚之分。

(2)标实者当辨气、血、水的偏盛:腹部膨隆,按之中空,叩之如鼓,无明显移动性浊音,遇情志刺激则病情加重,嗳气或矢气则舒者,以肝郁气滞为主,是为气鼓;腹膨如蛙,按之如囊裹水,叩之有明显移动性浊音,或伴下肢水肿者,多属脾虚湿阻,是为水鼓;腹壁青筋显露,按之满腹坚硬,腹内癥积疼痛,面、颈、胸部血痣赤缕,舌质黯紫者,多为肝郁血瘀,是为血鼓。

2. 治疗原则

标实者,当根据气滞、血瘀、水湿的偏盛,分别用行气、活血、分利水湿等法,必要时可暂用逐水之剂;本虚者,当根据阳虚与阴虚的不同,治以温补脾肾或滋养肝肾;本虚标实错杂并见者,则予以攻补兼施。

【护理措施】

(一)一般护理

1. 病室宜安静舒适,患者需卧床休息。护理人员应给予患者生活上的照顾。腹水量少者,可适当下床活动,但不宜劳累。

2. 加强精神护理,消除患者恐惧、忧虑的情绪,增强其治疗信心,避免不良因素刺激,使之安心疗养。

3. 饮食以低盐或无盐、无碱、营养丰富而易消化的食物为宜。忌食生冷、油炸、粗糙坚硬之品及海腥发物。禁忌烟酒,以免损伤食管和胃的络脉而引起出血。

4. 每天测量腹围、体重、血压、呼吸,记录24 小时出入量,量出而入,严格限制液体摄入量。

5. 加强皮肤护理,每日至少2 次温水擦身。加强预防褥疮的护理措施。皮肤瘙痒者,应设法止痒,严防抓破皮肤引起感染。

6. 病情观察须注意腹胀的程度、部位、早晚的变化等;注意并发症的出现,如黄疸、出血、继发感染、昏迷等。

(二)观察要点

1. 注意腹胀的程度、部位、早晚的变化等。

2. 注意并发症的出现。如有无黄疸及其深浅程度,有无出血倾向,如齿衄、鼻衄、吐血、黑便、痰中带血,皮下出血等,有无热毒炽盛、高热烦躁等继发感染的现象。病情严重者,注意有无神志淡漠、嗜睡昏迷、抽搐动风及肝臭等表现,一旦出现,均为病情恶化之兆,应立即报告医生,采取抢救措施。

3. 注意有无脐突、筋露,肝脾大,腹内肿块等。

4. 观察尿量的多少,体重、腹围的变化,腹水消长及下肢水肿的情况。

5. 服用逐水剂时,应在服药前后测腹围、体重、血压、脉搏,同时密切观察药后反应,二便多少,注意有无电解质紊乱、酸碱平衡失调,有无严重的呕吐、腹痛、腹泻等,并做好详细记录。

(三)辨证施护

1. 气滞湿阻

(1)主要症状:腹胀按之不坚,食后胀甚,胁下胀满或疼痛,痛处不定,得嗳气或矢气稍舒,纳减,小溲量少,或见下肢微肿,苔薄白,脉细弦。

(2)施护措施

①病室环境:保持病房安静、整洁,寒暖适宜,不宜让风直吹患者。

②饮食调护:给予患者高碳水化合物、高维生素、高蛋白而易消化的饮食。

③情志调护:深入了解患者的心理状况,耐心细致地进行安慰,嘱其切忌郁怒、忧虑的情绪,保持心情舒畅,积极配合治疗。

④药物内治:治以疏肝理气、运脾化湿,方选柴胡疏肝散合香砂平胃散加减。常用药有柴胡、川芎、赤芍、白芍、枳壳、香附、郁金、青皮、陈皮、苍术、川朴、茯苓等。

⑤其他疗法:腹胀、小便不利者,可给予针灸,针刺气海、关元、天枢等穴位。

⑥药后观察:注意腹胀程度的变化,观察尿量、体重、腹围的变化,腹水消长及下肢水肿情况。

⑦康复指导:患者宜卧床休息。腹水量少者,可适当下床活动,但不宜劳累。

2. 寒湿困脾

(1)主要症状:腹大胀满,按之如囊裹水,脘腹痞胀,食后胀甚,得热稍舒,面色萎黄或白,颜面微水肿,下肢水肿,小便量少,畏寒困倦,便溏,舌苔白腻,脉细缓。

(2)施护措施

①病室环境:病室宜温暖而干燥。

②饮食调护:饮食宜温热,多进健脾温阳利湿之品,如山药、鲤鱼等。忌食生冷瓜果,可配合食疗:赤豆苡仁红枣汤,煮烂加糖,每天吃一碗。严格限制液体摄入量。

③情志调护:消除患者的恐惧、忧虑情绪,增强其治疗信心,避免情志刺激。

④药物内治:治以温中健脾、行气利水,方选实脾饮加减。常用药有附子、干姜、苍术、白术、厚朴、陈皮、草果、木香、连皮茯苓、泽泻等。尿少、腹胀殊甚者,可临时给服沉香粉、肉桂粉各1g,琥珀粉1.5g,和匀,温开水调服。也可用简验方,陈葫芦每日30g,煎汤代茶饮。

⑤其他疗法:腹胀重可用艾灸神阙、中脘等穴位,以温化寒湿,理气消胀。

⑥药后观察:注意腹胀程度的变化,观察尿量、体重、腹围的变化,腹水消长及下肢水肿情况。

⑦康复指导:患者宜卧床休息。腹胀水盛、胸满气喘者,取半卧位。注意保暖,防止感冒。汤药宜少量温服。

3. 湿热内蕴

(1)主要症状:腹部膨胀,腹皮绷急,撑胀拒按,烦热口苦,渴不欲饮,或有面目、皮肤发黄,小便赤涩,大便秘结或溏垢,舌边尖红,苔黄腻,或兼灰黑,脉弦数。

(2)施护措施

①病室环境:病室宜干燥、凉爽、安静。

②饮食调护:宜给偏凉、滑利、渗湿的食品,如菠菜、黄瓜、西瓜、鲫鱼等;可多吃清淡蔬菜,常食冬瓜、赤豆、葫芦等利尿食物。

③情志调护:多安慰、劝导患者,在各种治疗操作前做好解释工作,消除患者的紧张情绪,以便取得治疗上的配合。

④药物内治:治以清热化湿、利水消胀,方选中满分消丸合茵陈蒿汤加减。常用药有茵陈、栀子、黄柏、金钱草、砂仁、川朴、苍术、猪苓、泽泻、车前子、滑石等。若腹胀急殊甚,大便干结,可用舟车丸行气逐水,但因其作用峻烈,须得下即止,不可过量。遵医嘱服用逐水药时,应在给药前告知患者服药后可能发生的反应,避免引起患者紧张、恐惧情绪,以便取得治

疗上的配合。逐水药粉应装入胶囊或用桂圆肉包裹吞服,可以减少药物反应,如一次服药有困难者,可在短时间内分次服下。服药应在早晨空腹时,用枣汤送下。药后以泻下稀水为佳,一般约泻 5~6 次即自止。泻止后可进食稀粥。注意保持肛门及臀部皮肤清洁,便后用温水洗净局部,必要时涂以油类物质。如见严重呕吐、腹痛剧烈、心慌烦躁,应立即停药,并报告医生处理。腹泻不止者,可给服大枣汤、浓粥汤等。

⑤药后观察:测腹围、体重、血压、脉搏,观察二便、腹水消长及下肢水肿情况,注意有无电解质紊乱、酸碱平衡失调,有无严重的呕吐、腹痛、腹泻等,并做好详细记录。

⑥康复指导:卧床休息。忌辛辣肥甘厚味之品。如系传染性肝炎,要进行严密隔离,并做好生活用具、注射器及大小便等排泄物的消毒处理。在使用逐水剂或西药利尿药时,可嘱患者多食含钾量高的食物和水果,如蘑菇、橘子等。

4. 肝脾血瘀

(1)主要症状:脘腹坚满,青筋显露,胁下结癥,痛如针刺,面色黧黑,或见头、颈、胸臂血痣赤缕,舌紫黯或有紫斑,脉细涩。

(2)施护措施

①病室环境:病室宜温暖、舒适。

②饮食调护:饮食不可太热,食物切忌质粗、干硬。进食时应细嚼慢咽,片剂和丸药须研细吞服。忌食辛辣、煎炸、炙煿等助火动血之品,以防引起食管血管破裂而致大出血。

③情志调护:避免郁怒、忧虑,保持心情舒畅,积极配合治疗。

④药物内治:治以化瘀行水、通络散结,方选调营饮加减。常用药有当归、赤芍、桃仁、五灵脂、莪术、三棱、九香虫、鳖甲、大腹皮、赤苓、马鞭草、益母草、泽兰、泽泻等。

⑤其他疗法:胁下癥积,肿大疼痛,可外敷狗皮膏、桃叶消癥膏、阿魏膏、水红花膏等。

⑥药后观察:注意患者腹围、体重的变化,出血患者应注意神志、血压、脉搏、黑便等情况。

⑦康复指导:卧床休息。动作宜轻慢,避免碰撞腹部。

5. 脾肾阳虚

(1)主要症状:腹大坚满,形如蛙腹,朝宽暮急,面色苍黄或白,胸闷纳呆,神倦怯寒,肢冷水肿,尿少便溏,舌苔白滑,质淡紫胖大,脉沉细。

(2)施护措施

①病室环境:病室应向阳,室温宜偏高。

②饮食调护:饮食宜温热,忌食生冷瓜果、凉拌菜,可以适当用姜、葱作调料。严格控制进水量,每天给水不得超过 1000ml;每天进钠盐不得超过 1.5g。配合食疗:用活鲤鱼或乌鱼洗净,去鳞及肠杂,加姜、葱、砂仁 5g 或赤小豆 30g,塞入鱼肚,放入砂锅内煮成浓汤,不放盐,吃鱼喝汤。

③情志调护:悉心安慰患者,消除其恐惧心理,使患者保持乐观情绪。

④药物内治:治以温补脾肾、化气行水,方选附子理苓汤加减。常用药有附片、干姜、党参、白术、茯苓、泽泻、葫芦、鹿角片、胡芦巴等。

⑤其他疗法:腹水严重者,艾灸气海、关元、天枢等穴位,针刺水分、三阴交等穴位。或将蚕蛹焙干研粉吞服。

⑥药后观察:注意观察尿量的多少,体重、腹围的变化,腹水消长情况。

⑦康复指导:绝对卧床休息。腹水量多而呼吸困难者,取半卧位;卧床较久者,要经常协助患者翻身,保持皮肤清洁、干燥,防止褥疮发生,必要时给垫气圈。避免吹风受寒,防止外感。脾虚食后腹胀,宜少食或不食产气食物,如牛奶、豆类等,避免硬固粗糙食物。

6. 肝肾阴虚

(1)主要症状:腹大膨满,面色晦滞,形体消瘦,午后低热,颧红,心烦,口干,时或衄血。舌质红绛少津,苔少或光剥,脉细数。

(2)施护措施

①病室环境:病室可偏凉爽、湿润,宜环境清净。

②饮食调护:饮食易偏凉,可多吃新鲜水果,如甘蔗汁、梨汁。病情好转后,可选食木耳、甲鱼、淡菜等煨汤以滋养肝肾。

③情志调护:安心静养,清除顾虑,避免情志刺激。给患者以精神上的安慰、鼓励,使其树立战胜疾病的信心。

④药物内治:治以柔肝滋肾、养阴利水,方选参麦地黄汤加减。常用药有沙参、麦冬、石斛、生地黄、山茱萸、何首乌、枸杞子、楮实子、猪苓、茯苓、泽泻等。

⑤其他疗法:宜针不宜灸,不宜做温热疗法如药熨、熏蒸等。可用芦根 30g、葫芦 30g,煎水代茶饮。

⑥药后观察:注意观察患者的腹围、体重、血压、呼吸、神志、尿量变化。

⑦康复指导:忌辛辣、煎炸之品及浓茶、咖啡等刺激性饮料。加强口腔护理。齿衄、口臭者,可用地骨皮 30g 煎水或用银花甘草液漱口,清洁口腔。注意患者有无神情淡漠、嗜睡、神志不清、抽搐动风及肝臭等表现,一旦出现,均为病情恶化之兆,应立即报告医生,采取抢救措施,应有专人守护,每半小时测血压、脉搏、呼吸 1 次,每 4 小时测体温 1 次,并做详细记录。

【健康教育】

1. 平时宜进低盐、清淡而富有营养、宜消化食物,忌食生冷、辛辣、油腻之品,严戒烟酒。
2. 怡情养性,安心休养,避免情志刺激和劳欲过度。
3. 坚持服药,定期检查。
4. 避免与疫水接触,防止血吸虫感染。

【复习思考题】

1. 鼓胀的观察要点是什么?
2. 鼓胀患者服逐水剂后应怎样护理?

第四节 积 聚

积聚是腹内结块,或痛或胀的病证。积为有形,固定不移,痛有定处,病属血分,乃为脏病;聚是无形,聚散无常,痛无定处,病属气分,乃为腑病。临床上多种原因引起的肝脾大、腹腔及盆腔肿瘤多属癥积范畴;而肠功能紊乱、肠痉挛、幽门梗阻、不完全性肠梗阻则属聚证范围。

【病因病机】

1. 病因

多因情志郁结,饮食所伤,寒邪外袭及病后体虚,或黄疸、疟疾等经久不愈,以至肝脾受损,脏腑失和,气机阻滞,瘀血内停,或兼痰湿停滞,而成积聚。《景岳全书·积聚》篇说:"积聚之病,凡饮食、血气、风寒之属皆能致之。"

2. 病机

本病的病因虽有多端,但其病机主要是气滞而导致血瘀内结,病变脏器主要在于肝脾,因肝气不畅,脾运失职,肝脾失调,气血涩滞,壅塞不通所致。其病理性质,初起属实,气滞血瘀,邪气壅塞,正气未虚;日久正气耗伤,多见虚实夹杂;病至后期,气血衰少,体质羸弱,则以正虚为主。

癥积日久,脾胃运化功能日衰,影响精血的化生,导致气虚、血虚,甚或气阳并亏。正气愈虚,则癥积愈加不易消散。若病势进一步发展,还可出现一些严重的变证。如积久肝脾两伤,藏血或统血失职,或瘀热灼伤血络,则易导致出血,或因湿热郁结而并发黄疸,或水湿泛滥而致腹满肢肿等。故其病理演变,与血证、黄疸、鼓胀诸病证还有一定的联系。

【护理评估】

1. 症状

早期以乏力、食欲不振为主要表现,可伴有恶心,厌食油腻,腹胀,上腹隐痛等症状。一般情况与营养状况均较差,乏力,消瘦,不规则低热,面色晦暗黧黑,皮肤干枯粗糙,上腹饱胀不适,恶心、呕吐、稍进油腻肉食易引起腹泻,常有鼻出血、牙龈出血、皮肤紫癜和胃肠出血等征象。

2. 体征

早期腹部肿块不明显,表面尚平滑,质中等硬;晚期可触及肿块表面呈结节状,质地坚硬。部分患者面颈部、上胸、肩背和上肢等上腔静脉引流区域可见蜘蛛痣,或可见到肝掌,移动性浊音阳性。

3. 实验室检查

(1)血常规:早期多正常,后期有不同程度的贫血。脾功能亢进时白细胞和血小板计数亦减少。

(2)尿常规:早期正常,后期可有蛋白尿、血尿和管型尿。有黄疸时可有胆红素,尿胆原增加。

(3)肝功能:早期正常或轻度异常,后期多有异常。转氨酶轻中度增高,一般以 ALT(GPT)增高较显著。

(4)免疫功能检查:血清 IgG 显著增高,T 淋巴细胞计数常低于正常;可出现抗核抗体、抗平滑肌抗体等非特异型抗体。

(5)腹水检查:一般为漏出液,并发自发性腹膜炎、结核性腹膜炎或癌变时,腹水性质可发生相应变化,可为渗出液。

(6)影像学检查:CT 及 MRI 检查可显示相应腹腔脏器形态改变,有腹水。

4. 鉴别诊断

(1)肝大:患者多有肝病史,积块位于右上腹,平素肝区疼痛不适,肝功能明显异常,B 超显示肝大。肝硬化患者,被触及的肝脏硬度增加,往往无触痛,边缘较锐,蜘蛛痣和肝掌为其临床特征;肝癌患者,肝脏大而硬,表明凹凸不平,或兼右季肋部疼痛,乏力、进行性消瘦,放射性同位素扫描及 B 超检查均提示肝内占位性病变。

(2)脾大:积块位于左上腹,表面光滑,内缘有切迹,随呼吸而上下移动,超声波及放射性核素扫描可协助诊断。

(3)腹腔及盆腔肿瘤:恶性肿瘤积块较硬、生长较快,表面凹凸不平,伴有乏力、进行性消瘦、贫血、疼痛等症状;良性肿瘤生长较缓慢,病程较长,肿块表面光滑,活动度大,质地较软。

(4)肠痉挛:腹部包块柔软,边缘不清,伴阵发性痉挛性肠绞痛,情绪激动或劳累时易诱发。排气或排便后症状缓解,包块随之消失。或伴有便秘或腹泻,体检可触及痉挛的结肠,X线钡灌肠检查仅见结肠痉挛而无其他异常。

(5)幽门梗阻:多有溃疡病史,上腹部持续性胀痛,无规律性,常伴呕吐馊腐食物,吐后腹痛缓解。早晨呕吐时作腹部检查可发现振水音,并可见到由左向右移动的或逆行的胃蠕动波。

(6)不完全性肠梗阻:患者常呈轻度阵发性肠绞痛,可触及肿块,X线钡灌肠可发现结肠套叠征象。

5. 病证鉴别

积聚应与痞满相鉴别。痞满是一种自觉症状,感觉腹部(主要是胃脘部)痞塞不通,胀满难忍,但不能触及块物。

【护理问题】

1. 营养失调

低于机体需要量,与肝功能减退、门静脉高压等引起的食欲减退、消化和吸收障碍有关。

2. 体液过多

与水钠潴留有关。

3. 有皮肤完整性受损的危险

与营养不良、水肿、皮肤干燥、瘙痒、长期卧床有关。

4. 潜在并发症

营养不良、出血等。

【辨治要领】

1. 辨证要点

本病辨证,主要应根据病史长短、邪正盛衰及伴随症状,以辨其虚实的主次。初病正气未衰,以邪实为主;中期积块较硬,正气渐伤,邪实正虚;后期日久,瘀结不去,则正虚为主。

2. 治疗原则

治疗上宜分初、中、末三个阶段。初期属邪实,应予消散;中期邪实正虚,予消补兼施;后期以正虚为主,应予扶正除积。

【护理措施】

(一)一般护理

1. 根据病情安排休息与活动时间,肝硬化早期、肝脾大者,可做一般轻工作,适当进行户外散步,但不宜过劳;肝硬化肝功能失代偿期,巨脾及腹腔或恶性肿瘤晚期患者,应绝对卧床休息,避免剧烈活动。

2. 病室环境要求安静、舒适、空气清新,室内常用紫外线灯照射消毒。病毒性肝炎、肝硬化,病情有活动者,要注意隔离,对患者的餐具、便器及排泄物等均应严格消毒,注射用的针头、注射器均应用高压蒸汽消毒。

3. 饮食一般以营养丰富而易于消化的食物为宜,如大米、面粉、藕粉、白糖、母鸡、蛋类、牛奶、瘦肉及猪肝、猪腰等。鼓励患者多吃新鲜水果和蔬菜,如苹果、橘子、青菜、白菜、苋菜等。应避免饮食过量,忌食油腻之品及发物,如肥肉、虾、蟹、海鱼、公鸡等。忌食生冷滑物及壅气之物,如柿子、香蕉、山芋等。忌食油炸、粗、硬、黏腻等难消化的食物。禁烟酒及辛辣刺激之品,如葱、辣椒、大蒜、韭菜等。

4. 重病长期卧床不起者,多有焦虑、恐惧或悲观失望情绪,护理人员应注意安慰患者,做好其思想工作。主动关心体贴患者,设法帮助其解除痛苦和焦虑情绪,使其积极配合治疗,增强对生活的信心和与疾病作斗争的勇气。

5. 癥积者,局部可外敷水红花膏或阿魏膏。

(二)观察要点

1. 注意观察癥块的部位、大小、质地、活动度、疼痛情况等,以及服药前后的变化。

2. 注意面色是否黯黑,有无赤丝血痣,巩膜、皮肤有无黄染,对伴有黄疸的患者,应注意其皮肤、巩膜黄染的动态变化,尿色及大便颜色的变化等。

3. 密切注意患者有无呕、便血及腹水等现象,对于大出血的患者,应密切观察血压、脉搏及病情变化。

4. 对于重症患者,应严密观察其神志、意识的变化,如有意识模糊、烦躁不安、嗜睡等表现,提示可能出现昏迷症状。

(三)辨证施护

1. 聚证——肝气郁滞

(1)主要症状:腹中结块柔软,攻窜胀痛,时聚时散,脘胁之间时有不适,苔薄,脉弦。

(2)施护措施

①病室环境:室内宜安静,温度适宜。

②饮食调护:宜食清淡、易消化之品,禁忌肥甘厚味与辛辣、生冷之物。戒烟酒。

③情志调护:注意情绪的调节和稳定,嘱患者勿过多考虑病情,遇事豁达开朗。

④药物内治:治以疏肝解郁、行气消聚为法,方选逍遥散、木香顺气散加减。常用药有柴胡、白芍、香附、青皮、枳壳、当归、郁金、台乌药、薄荷、白术、茯苓、甘草等。

⑤药后观察:注意观察患者腹部胀痛、舌苔、脉象的变化。

2. 聚证——食滞痰阻

(1)主要症状:腹胀或痛,便秘,纳呆,时有如条状物聚起在腹部,重按则胀痛更甚,舌苔腻,脉弦滑。

(2)施护措施

①病室环境:室内宜安静,温度适宜。

②饮食调护:宜食清淡、易消化之品,禁忌肥甘厚味与辛辣、生冷之物。戒烟酒。

③情志调护:保持情绪稳定,豁达开朗,勿过多考虑病情。

④药物内治:治以导滞通便、理气化痰为法,方选六磨汤加减。常用药有大黄、枳实、槟榔、沉香、木香、乌药等。

⑤药后观察:注意观察患者腹痛、便秘、饮食、情绪及舌苔、脉象的变化。

3. 积证——气滞血阻

(1)主要症状:积块软而不坚,固着不移,胀痛并见,舌苔薄,脉弦。

(2)施护措施

①病室环境:保持安静,温度适宜。

②饮食调护:宜食富含蛋白质、维生素的清淡、易消化之品。戒烟酒。

③情志调护:使患者保持情绪豁达,乐观开朗,减轻其焦虑和恐惧心理。

④药物内治:治以理气活血、通络消积为法,方选金铃子散和失笑散。常用药有金铃子、延胡索、五灵脂、蒲黄等。脘胀腹痛者,可给服延胡索粉、木香粉各1.5g,每日2次。

⑤药后观察:注意观察患者腹部胀痛、腹部积块、情绪及舌苔、脉象的变化。若疼痛减轻、积块渐小为病退;若疼痛增加、积块变大为病进。

4. 积证——瘀血内结

(1)主要症状:腹部积块明显,硬痛不移,面黯消瘦,纳减乏力,时有寒热,女子或见月事不下,舌苔薄边黯或质紫,或见瘀点,脉细涩。

(2)施护措施

①病室环境:室内宜保持安静,温度适宜。

②饮食调护:宜食高热量、高蛋白质、高维生素、易消化的饮食。禁烟酒。

③情志调护:使患者保持情绪豁达、乐观开朗,减轻其焦虑和恐惧心理。

④药物内治:治以祛瘀软坚、兼调脾胃为法,方选膈下逐瘀汤加减。常用药有当归、川芎、桃仁、红花、赤芍、五灵脂、牡丹皮、延胡索、香附、乌药、枳壳、甘草、石见穿、鳖甲等。局部痛甚者,可用七叶一枝花花根研细调敷。若见有牙龈出血、鼻衄,可用黑山栀粉用棉球蘸敷或塞鼻腔,或口服三七粉1.5g,每日2次。合并大量呕血、便血者,参考呕血、便血的护理。

⑤其他疗法:配合针灸,针刺中脘、足三里、肝俞、胆俞、脾俞、内关等穴位。

⑥药后观察:注意观察腹痛、积块、乏力、饮食、面色、舌苔、脉象的变化。

⑦康复指导:腹部积块痛剧者,可取侧卧位,翻身宜缓慢,切忌顶压。

5. 积证——正虚瘀结

(1)主要症状:久病体弱,积块坚硬,疼痛逐渐加重,面色萎黄或黧黑,消瘦脱形,饮食大减,舌质淡紫,舌光无苔,脉细数或弦细。

(2)施护措施

①病室环境:环境安静,保持温度适宜,注意保暖。

②饮食调护:宜选高热量、高蛋白质、高维生素、易消化的饮食。禁烟酒。

③情志调护:使患者保持情绪豁达、乐观开朗,减轻其焦虑和恐惧心理。

④药物内治:治以补益气血、活血祛瘀为法,方选八珍汤和化积丸加减。常用药有党参、白术、茯苓、甘草、当归、白芍、熟地黄、川芎、三棱、莪术、瓦楞子、香附、槟榔等。

⑤药后观察:注意观察患者神志、腹痛、积块、体重、食欲、面色、舌苔、脉象的变化。一旦

发现患者有昏迷先兆或昏迷时,及时采取有效措施。加强安全护理,加强皮肤、口腔护理。注意保暖,定时翻身。限制钠盐的摄入,患者应注意水、电解质和酸碱平衡。详细记录24小时出入量。每日进水量不得超过2500ml。合并黄疸、鼓胀者,参考相应章节进行护理。

⑥康复指导:长期卧床不起者,应注意防止褥疮发生。要协助患者每2小时翻身1次,必要时给予气垫床,保持卧床清洁、干燥及患者皮肤的清洁和干燥,并可定时用30%~50%红花酒按摩受压部位,促进血液循环。

【健康教育】

1. 情绪要愉快,开朗乐观,避免忧虑、紧张、郁怒情绪。

2. 饮食有节,避免过量,多吃清淡而富有营养的食物,少食肥甘厚味及辛辣有刺激性食品,忌食生冷油腻之品,禁烟酒。

3. 起居有时,注意冷暖,防止外感。

4. 如患胁痛、黄疸、脘腹痛、泄泻、痢疾、疟疾等病证,应早期检查,及时治疗。

【复习思考题】

1. 积聚的治疗原则是什么?

2. 如何观察及护理积聚患者?

第五节 头 痛

头痛是临床常见的一个症状,既可单独出现,亦可见于多种慢性疾病过程中。头痛一症范围甚广,涉及内科、外科、神经科、精神科、五官科等各种疾病。本篇重点讨论内科疾病以头痛为主症的疾患,如鼻炎、三叉神经痛、枕神经痛、原发性高血压、动脉硬化症、贫血、神经官能症、血管神经性头痛,以及脑震荡后遗症等凡表现以头痛为主症者,均属本篇讨论范围。至于急性热病引起的头痛,如化脓性脑膜炎、流行性脑脊髓膜炎、乙型脑炎等急性传染性疾病,则属温病范畴,不属本篇讨论范围。

【病因病机】

(一)病因

头痛之病因多端,但不外乎外感和内伤两大类。

1. 外感

多因起居不慎,坐卧当风,感受风邪所引起。"伤于风者,上先受之",头部居人体最高位,所以外感头痛以风邪所致者最为多见。风常兼邪为患,临床以风邪挟寒、挟湿热所致者为多。

2. 内伤

多与情志、体质、饮食和生活起居等因素有关。

(1)情志失调:郁怒忧思,肝气郁结,气郁化火,肝阳上亢,扰于头目而引起头痛。

(2)久病体虚:体质虚弱或慢性久病,如失血之后,气血耗伤,不能上荣于脑髓络脉;或体质阴虚,肝失涵养,稍遇情志抑郁,易致阳亢于上,扰及头目,发为头痛。

（3）饮食不节：过食肥甘、辛辣之品，或饥饱失常，伤及脾胃，运化失健，痰湿内生，上蒙清阳，发生头痛。

（4）摄生不当：生活起居失常，如烦劳太过或房事不节，损伤精元，脑失所养而致头痛。

此外，跌仆损伤，脑髓受到严重震荡，也可引起头痛。

（二）病机

头为"诸阳之会"、"清阳之府"，又为髓海之所在。凡五脏精华之血，六腑清阳之气，皆上注于头。故脏腑、经络发生变化，均可直接或间接地影响头部而发生头痛。但外感头痛和内伤头痛的病机特点又有所不同。

外感头痛因邪气客于三阳，循经上犯，经脉阻滞所致。如风寒上犯，清窍失宣，或风寒挟湿，上蒙清阳，或风热之邪上干，清空失旷，均可导致邪壅经络，气血不畅，发为头痛。

内伤头痛，肝病为多，常涉及脾胃。肝为风木之脏，以血为本，以气为用，气郁化火或肝阴不足，肝阳上亢，则可致头痛。脾主运化，若脾运不健，聚湿为痰，上蒙清阳，或脾虚气血生化乏源，不能荣脑，亦可引起头痛。肾主藏精，若精气耗损，髓海空虚，或水不涵木，亦可发生头痛。

头痛久发，邪留不去，久痛入络，络脉不通，瘀血停滞，则头痛反复不已。此外，跌仆损伤，脑髓受震，气血运行失畅，也可瘀阻络脉，而致头痛。

外感头痛系外邪上干所致，病程较短，发病暴急，故以实证为主；内伤头痛，起因较多，总由肝、脾、肾三脏功能失调所致，病程较长，且常反复发作，既有痰、火、瘀等实邪的存在，又有阴血亏虚或阳气虚弱等正虚表现，故以虚实相兼为多。虚实之间且可相互转化兼夹，如肝阳头痛，化火伤阳，可致肝肾阴虚，或阴虚兼有阳亢。

【护理评估】

1. 症状

前额、两颞、巅顶、枕部或全头部发生疼痛。如偏头痛、三叉神经痛等，此类头痛有显著的特异性，对诊断有重要意义。

2. 体征

鼻窦部或有压痛，血压或有增高。

3. 鉴别诊断

（1）原发性高血压、动脉硬化症：本病多发于中年以上人群，头痛为阵发性、间歇性发作，多位于前额或顶枕部，呈跳痛、胀痛或钝痛，常伴眩晕、视物昏花、失眠、烦躁等症状。头痛常因血压升高、紧张、过度疲劳而加重，血压升高，眼底检查提示动脉硬化，血胆固醇、血三酰甘油增高者，为高血压、动脉硬化症。高血压脑病见头痛者，多有高血压病史，头痛剧烈伴呕吐，甚至出现抽搐和意识障碍，血压升高。

（2）颅内感染性疾病：头部出现突发性的剧痛，呈持续性，并逐渐加重，伴高热、烦躁、昏睡、甚至昏迷等症状，脑膜刺激征阳性。流行性脑脊髓膜炎多发于冬春季节，皮肤黏膜有瘀点、瘀斑，血、脑脊液培养可发现脑膜炎双球菌，脑脊液呈化脓性改变；乙型脑炎多发于夏秋季节，常出现意识障碍、抽搐、呼吸衰竭等严重症状，血、脑脊液培养阴性，脑脊液符合病毒性感染的改变。

（3）颅内占位性病变：头痛呈进行性加剧，活动尤甚，伴恶心、呕吐、视力减退，眼底检查显示视神经盘水肿及神经系统的定位体征，X线摄片、CT等检查可帮助诊断。

（4）偏头痛及血管神经性头痛：偏头痛多呈周期性发作，每次发作的情况相似，头痛偏于一侧，伴恶心、呕吐，吐后头痛明显减轻。女性好发本病，多在青春期前后起病，多有家族史。血管神经性头痛发作前多无先兆，痛位不定，呈胀痛、刺痛、钻痛、槌击痛等，半卧位时头痛加重，直立位稍轻，可伴有恶心而多无呕吐。

（5）神经痛：三叉神经痛为一侧头面部阵发性头痛，多呈灼痛，短促而剧烈。原发性三叉神经痛为急骤发生的灼痛、抽搐，持续数秒或数十秒后突然停止，间歇期不痛，在患侧上唇鼻翼处可有"激痛点"，触动此点常可诱发疼痛。症状性三叉神经痛，患者自觉患侧面部麻木，感觉减退，运动障碍，疼痛为阵发性，但持续时间较长，间歇期也多有不适。枕神经痛可以发生于一侧或双侧性，通常为持续性而有阵发性增强，并可向头顶放射，常伴眩晕，风池穴处有压痛。

（6）神经官能症头痛：头痛经久，痛位不定，呈隐痛、昏痛，伴失眠、健忘、注意力不集中、情绪抑郁，经检查无器质性病变。

此外，尚应排除贫血及眼源性头痛、颅脑损伤性疾病所致的头痛。

4. 病证鉴别

头痛应与眩晕相鉴别。头痛与眩晕病位皆在头部，两证虽多相兼，难以截然区别，但头痛病因有外感、内伤的不同，眩晕则以内伤为主；从虚实概念而言，外感头痛属实，内伤头痛与眩晕的病机虽然均以虚实夹杂为多，但相对而言，头痛又以偏实为主。

【护理问题】

1. 头痛

与相应神经受损、血压升高、精神刺激等有关。

2. 焦虑

与疼痛反复、频繁发作有关。

3. 有受伤的危险

与头晕、急性低血压反应、视力模糊或意识改变有关。

4. 潜在并发症

高血压危重症、冠心病、贫血性心脏病等。

【辨治要领】

1. 辨证要点

（1）辨外感、内伤：外感头痛起病急，痛势剧，病程短，或伴表证，应分辨风寒还是风热，有无挟湿的征象；内伤头痛起病缓慢，痛势较缓，病程较长，头痛反复发作，时轻时重，应分辨肝阳、血虚、痰浊及瘀血的不同。

（2）辨虚实：一般而言，外感头痛属实，内伤头痛多虚实夹杂，当审其主次。新病，表现重痛、胀痛、掣痛、跳痛、灼痛、刺痛，痛势剧烈者属实；久病，表现昏痛、隐痛、空痛，疲劳易发者多属虚。

（3）辨经络、脏腑：因手足三阳经皆会聚于头，足厥阴经与督脉会于巅顶，故从头痛的部位可以测知病在何经、何脏。如痛在后脑，连于项，多为太阳经头痛；痛在前额及眉棱，多为阳明经头痛;痛在头部两侧,并连及耳部,多为少阳经头痛;痛在巅顶或连及于目,则为厥阴经头痛。

2. 治疗原则

外感头痛治宜祛风散邪为主;内伤头痛,当以滋阴养血为要。祛风与养血是治疗头痛的两大原则。若属肝阳、痰、瘀为患,则宜平肝、化痰、通瘀;若见肝阳挟痰、血虚肝旺等夹杂证候,则宜根据头痛部位酌配引经药物。

【护理措施】

(一)一般护理

1. 病室要求整洁、安静,室内光线宜柔和,不宜过亮。

2. 避免过劳和精神紧张,注意休息。头痛轻者,可适当休息,不宜烦劳,头痛剧烈时宜卧床休息。如为脑血管病、颅内疾病所致者应绝对卧床休息。

3. 按头痛部位给予针灸治疗。前额痛者,可针刺印堂、上星、合谷等穴位;两侧痛者,针刺太阳、头维、外关等穴位;头顶痛者,针刺百会、行间等穴位;后项痛者,针刺风池、后溪、外关等穴位。

4. 饮食一般以清淡、易消化食物为宜,避免辛辣、肥厚之品,禁烟酒。

(二)观察要点

1. 注意头疼的伴有症状,有无畏寒发热或高热,有无贫血现象,若头痛屡发,经久不愈,且呈进行性加剧,伴恶心呕吐、视力减退等症状,应注意观察有无神经系统的定位体征。

2. 注意观察头痛的部位、时间、性质、程度、诱发因素等,如原发性高血压头痛者,要注意观察血压的变化,每日测血压 2～4 次。血虚头痛者,要注意观察患者有无出血现象及出血部位、出血量等。

3. 注意有无五官疾病,如目疾、耳疾、鼻炎等引起的头痛,可参阅五官科疾病的处理。

4. 注意观察病情的变化,若见头痛剧烈,日益加重,视物不清,或口眼㖞斜,瞳孔不等大,肢麻,血压升高等症状,应及时报告医生,做进一步检查。

5. 定时观察患者体温、脉搏、表情、神色的变化。

(三)辨证施护

1. 外感——风寒头痛

(1)主要症状:头痛时作,痛连项背,恶风畏寒,遇风尤剧,口不渴,苔薄白,脉浮。

(2)施护措施

①病室环境:室内温度宜偏温,保持空气新鲜,可开窗换气,但应避免患者直接吹风受凉,尤其头部要保暖,不宜吹风。

②饮食调护:宜食清淡、易消化之品,忌食辛辣、生冷之物。

③情志调护:做好情志护理,减轻患者的焦虑心理。

④药物内治:治以疏散风寒为法,方选川芎茶调散加减。常用药有川芎、荆芥、防风、羌活、白芷、细辛、蔓荆子、甘草等。挟湿者,头部重痛如裹,肢体困重,可加羌活、独活、苍术以

祛风除湿。汤药不宜久煎,宜热服,服后可饮热粥或热开水,以助药力。头痛较轻者,可服生姜红糖汤,每日2次。

⑤其他疗法:可在太阳、印堂穴位按摩,外用清凉油涂搽。鼻塞流涕者,可热敷迎香穴位,或用手指按揉,以宣通鼻窍。

⑥药后观察:观察患者头痛、出汗、舌苔、脉象等变化。

⑦康复指导:患者药后若有汗出,应及时擦干汗液或更换衣服,防止因受凉而加重病情。

2. 外感——风热头痛

(1)主要症状:头痛而胀,甚则头痛如裂,发热或恶风,面红目赤,口渴欲饮,便秘溲黄。舌质红,苔黄,脉浮数。

(2)施护措施

①病室环境:室内保持空气新鲜,宜通风换气。

②饮食调护:宜食清淡、易消化之品,忌食辛辣刺激之物。鼓励患者多饮水以增加尿量,可服温开水或清凉饮料。口干欲饮者,多食水果。

③情志调护:做好情志护理,减轻患者的焦虑心理。

④药物内治:治以疏风清热为法,方选芎芷石膏汤加减。常用药有川芎、白芷、生石膏、黄芩、栀子、蔓荆子、菊花、桑叶、白蒺藜等。汤药宜温服。便秘者,可服黄连上清丸,每次5g,每日2次,通腑泄热;鼻流浊涕如脓,鼻根、鼻旁亦痛,可加服藿胆丸,每次9g,每日2次。

⑤药后观察:注意观察患者头痛、体温、大小便、面色、舌苔、脉象等变化。

⑥康复指导:头痛剧烈者,需要卧床休息,避免直接吹风。

3. 内伤——肝阳头痛

(1)主要症状:头痛而眩,心烦易怒,夜寐不宁,或兼胁痛,面红口苦,苔薄黄,脉弦有力。

(2)施护措施

①病室环境:保持室内安静,温度适宜,空气流通。

②饮食调护:宜选低脂、低胆固醇的清淡饮食,忌食辛辣动火之品及小公鸡、鹅肉、猪头肉等动风发物,平时多食菊花脑、马兰头、海带、紫菜、苋菜、蚌肉等。忌烟酒。

③情志调护:加强精神护理,耐心做好患者思想工作,谈话要温和,使其保持情绪稳定,避免不良刺激。

④药物内治:治以平肝潜阳为法,方选天麻钩藤饮加减。常用药有天麻、钩藤、石决明、杜仲、怀牛膝、桑寄生、黄芩、栀子、夜交藤、茯神等。平时可服用简验方:甘菊花6g,决明子10g,泡水代茶饮。

⑤其他疗法:可配合针刺百会、太冲、三阴交等穴位,以泻肝清火止痛。肝火上炎,头昏胀痛,目赤心烦者,可用冷毛巾外敷,或用薄荷锭鼻通搐鼻,或局部外擦清凉油。

⑥药后观察:注意观察患者头痛、情绪、睡眠、面色、舌苔、脉象等变化。

⑦康复指导:原发性高血压头痛严重者,宜卧床休息,取头高脚低位,保持安静。

4. 内伤——血虚头痛

(1)主要症状:头痛而晕,心悸不宁,神疲乏力,面色㿠白,舌质淡苔薄白,脉细弱。

(2)施护措施

①病室环境:保持室内安静,温度适宜。

②饮食调护:注意加强营养,可多食血肉有情之品,如动物血、动物肝脏、瘦肉等。

③情志调护:做好情志护理,减轻患者的焦虑心理。

④药物内治:治以滋阴养血为主,方选加味四物汤加减。常用药有熟地黄、当归、川芎、白芍、何首乌、枸杞子、菊花、蔓荆子、甘草等。

⑤药后观察:注意观察患者头痛、头晕、心悸、乏力、面色、舌苔、脉象等变化。

⑥康复指导:适当休息,避免劳累,勿用脑过度,保证充足的睡眠时间。配合体育锻炼,增强体质,根据体力适当活动(如气功、太极拳等),但不宜劳累。

5. 内伤——肾虚头痛

(1)主要症状:头痛且空,每兼眩晕,腰痛酸软,神疲乏力,遗精带下,耳鸣少寐,舌红少苔,脉细无力。

(2)施护措施

①病室环境:保持室内安静,温度适宜。

②饮食调护:宜食清淡、易消化之品,忌食辛辣、生冷之物。

③情志调护:做好情志护理,减轻患者的焦虑心理。

④药物内治:治以养阴补肾为主,方选大补元煎加减。常用药有熟地黄、山茱萸、山药、枸杞子、人参、当归、杜仲等。

⑤药后观察:注意观察患者头痛、眩晕、腰酸、乏力、耳鸣、舌苔、脉象等变化。

⑥康复指导:头痛兼眩晕患者,行走时应缓慢,防止跌伤,保证足够的睡眠,多休息。

6. 内伤——痰浊头痛

(1)主要症状:头痛昏蒙,胸脘满闷,呕恶痰涎,苔白腻,脉滑或弦滑。

(2)施护措施

①病室环境:保持室内安静,温度适宜。

②饮食调护:宜食清淡而富于营养之品,忌食肥甘厚味之物。

③情志调护:做好患者的情志护理,减轻其焦虑心理。

④药物内治:治以化痰降逆为主,方选半夏白术天麻汤加减。常用药有制半夏、白术、天麻、炒苍术、陈皮、茯苓、白蒺藜等。频繁呕吐者,汤药宜少量多次频服。

⑤药后观察:注意观察患者头痛、眩晕、胸闷、舌苔、脉象等变化。

⑥康复指导:头痛兼眩晕、视物旋转者,当卧床休息。

7. 内伤——瘀血头痛

(1)主要症状:头痛经久不愈,痛处固定不移,痛如锥刺,或有头部外伤史,舌质紫,苔薄白,脉细涩。

(2)施护措施

①病室环境:保持室内安静,温度适宜。

②饮食调护:宜食清淡、易消化之品,忌食辛辣、生冷之物。

③情志调护:做好情志护理,减轻患者的焦虑心理。

④药物内治:治以活血化瘀为主,方选通窍活血汤加减。常用药有桃仁、红花、川芎、赤芍、麝香、生姜、白芷等。顽固性头痛者可遵医嘱,临时给药:白芷、川芎各2g,茶水送下,或全蝎粉、蜈蚣粉各0.6g,顿服。

⑤其他疗法:头痛剧烈时给予针灸,按头痛部位循经取穴。

⑥药后观察:注意患者头痛、舌苔、脉象等变化。

⑦康复指导:头痛因受寒诱发或加重者要给予局部保暖,用毛巾裹扎,也可用麝香虎骨膏一张,剪成五分硬币大小,贴在两侧太阳穴处。

【健康教育】

1. 注意气候寒温的变化,以防外感。
2. 日常生活起居要有规律,劳逸适当,注意加强体育锻炼。
3. 忌躁怒,勿紧张,保持情绪稳定,保持性情开朗乐观。

【复习思考题】

1. 试述头痛的辨证要点。
2. 如何按头痛部位选用针灸穴位?

第六节 眩 晕

眩晕是以头昏眼花为主症的一种病症。眩即视物色黑,眼目昏花;晕为视物旋转,不能站立,二者常同时并见,故称"眩晕"。轻者闭目休息片刻即止;重者如坐车船,旋转不定,不能站立,或伴恶心、呕吐、汗出等症状,严重者可突然仆倒。西医学中的原发性高血压、动脉硬化症、内耳迷路病、贫血及神经官能症等以眩晕为主症者,均属本篇讨论范围。

【病因病机】

1. 病因

本病多由内伤所致,常见的病因有情志失调、饮食偏嗜、久病体虚及劳欲过度等,导致肝脾肾功能失调,风阳、痰火上扰清空或阴精气血不足,脑失所养而发生本病。

2. 病机

《内经》云:"诸风掉眩,皆属于肝。"肝为风木之脏,内寄相火,体阴而用阳,其性刚劲,主升、主动。如遇情志刺激,必致阳升风动;肝藏血,开窍于目,五脏六腑之精气皆上注于目,目得其养而能视,若久病体虚,精血不足,不能上注于目,或风火相煽,上扰头目,均可导致目花发黑,视物旋转,故眩晕病变脏器主要在肝,涉及肾、心、脾。肾藏精、生髓,上通于脑。若先天不足或摄生不当,肾精亏耗,不能充髓,或肾阴不足,虚火上炎,亦可发为眩晕。脾主运化,若饮食劳倦伤脾,气血生化乏源,不能养心,或脾湿生痰,痰浊蒙蔽清阳而发为眩晕。

本病的病理因素以风、火、痰为主,三者又互有联系,如"火动生风""风火交煽""痰郁化火""肝风挟痰"等,临床常错杂兼见。

一般而言,因肝阳上扰、痰浊中阻者属实,气血不足,阴精亏耗,髓海失养者为虚。虚实之间往往又相互夹杂为病,表现为本虚标实或虚中夹实证。临床以阴虚阳亢为多见,大凡年轻初病,以阳亢者居多,病延日久可因阳亢而致阴虚,或素体阴虚而致阳亢。中年以上人群,阳亢风动者,可发生中风、晕厥之变,故朱丹溪曾说"眩晕者,中风之渐也"。

【护理评估】

1. 症状

临床表现为头晕眼花或眼前发黑,视外界景物旋转摇动不定,或自觉头身动摇,如坐舟船,严重者兼见耳鸣、耳聋、恶心、呕吐、汗出、肢体震颤等。

2. 体征

血压或有增高,颈部或有压痛。

3. 实验室检查

(1)血常规:检查血红蛋白是否降低,有无贫血。

(2)颈椎 X 线:有助于诊断颈椎病。

(3)经颅多普勒:有助于诊断椎－基底动脉供血不足、脑动脉硬化。

(4)电测听、脑干诱发电位:有助于诊断梅尼埃综合征。

4. 鉴别诊断

(1)内耳眩晕病:本病表现为反复突然发作的剧烈眩晕,有外物或自身旋转感,不能起立,体位改变时加重,伴有耳鸣、听力减弱,发作时出现规律性水平性眼球震颤,缓解期消失。五官科检查显示患者前庭功能减弱或迟钝;有中耳炎病史、外耳道病史者,检查发现骨膜穿孔,则为迷路炎所致的眩晕;有长期使用链霉素、新霉素、卡那霉素等药物史者,应考虑药物中毒所致的听神经损害之眩晕。

(2)原发性高血压、动脉硬化症:经常眩晕、头痛,自身多无真正旋转感,不伴有听力减退及眼球震颤,而测量血压升高者,提示原发性高血压。若中年以上患者,经常头晕头痛,眼底检查提示动脉硬化,实验室检查血脂增高者,为动脉硬化所致的眩晕。

(3)贫血:中重度贫血可有头晕眼花等症状,重度贫血除此之外,还常伴有注意力不集中、疲乏困倦无力、心悸气短、面色无华、爪甲苍白、疲劳后眩晕发作加剧等。实验室检查红细胞、血色素均明显降低。

(4)神经官能症:眩晕的发作常与精神紧张、情志变化有关。除眩晕、恶心、呕吐外,反复详细的体格检查及实验室检查均为阴性结果,并以女性为多。

5. 病证鉴别

眩晕与头痛:眩晕和头痛常相互兼见。一般而言,眩晕以头晕眼花为主,而头痛则以头部疼痛为主;在病因方面,眩晕以内伤为主,头痛则有外感和内伤两个方面;在病理性质上,眩晕与头痛均有虚有实,而头痛以实证为多。

【护理问题】

1. 眩晕

与血压升高、迷路水肿、精神刺激等有关。

2. 焦虑

与眩晕反复频繁发作有关。

3. 有受伤的危险

与头晕、急性低血压反应、视力模糊或意识改变有关。

4. 潜在并发症

高血压危重症、冠心病、贫血性心脏病等。

【辨治要领】

1. 辨证要点

（1）辨证候虚实：凡病程短，呈发作性，常因情志刺激诱发，眩晕重，视物旋转，自身亦转，伴有呕恶痰涎，外观体质偏于壮实者，多由肝阳或痰浊所致，属于实证；病程较长，反复或持续发作，每遇烦劳发作或加重，头目昏眩但无旋转感，并有全身虚弱兼症者，常因血虚或肾精不足所致，多为虚证。

（2）辨标本主次：首辨阴虚与阳亢的标本主次，再辨风、火、痰、虚的主次与兼挟。风、火、痰为标，气血、阴精亏虚为本。

2. 治疗原则

眩晕的治疗应分辨虚实。实证治予平肝息风、清火化痰；虚证宜补益气血、滋养肝肾；虚实夹杂者，当区别标本主次，兼顾治疗。

【护理措施】

（一）一般护理

1. 病室宜安静，光线宜柔和，有畏光症状者，病室以暗绿色为佳。

2. 合理安排休息。眩晕轻者，可轻度活动，但不宜过度疲劳，应有充足的睡眠。重症患者或眩晕急性发作时，宜卧床闭目休息，防止起立行走跌倒，症状缓解后可起床进行轻微活动。

3. 嘱患者变动体位时要缓慢，护理人员说话要轻，态度要温和，声音不宜高，医护操作要轻，避免噪音，不能碰摇病床，否则会加重患者病情。

4. 经常反复发作的患者，不宜从事登高、快速运动或在机床边工作，以免发生危险，必要时应建议调整工种。

（二）观察要点

1. 了解眩晕发作或加重的原因及眩晕的特点，注意观察发作前的先兆症状，如胸闷、泛恶、视物昏花等。

2. 详细询问病史，了解有无耳病、眼病、心血管疾病等，有无药物中毒史。

3. 注意伴有症状，如头痛、呕吐等，以助辨病。

4. 眩晕严重或急性发作时，每日测血压、体温2次。高血压患者，每4～6小时测血压1次，并记录结果。

5. 密切观察病情变化，如发现患者言语蹇涩，肢体麻木，活动不便，口眼㖞斜，应嘱患者卧床休息，并立即报告医生。

（三）辨证施护

1. 肝阳上亢

（1）主要症状：眩晕耳鸣，头痛且胀，每因烦劳或恼怒而头晕、头痛加剧，面部潮红，急躁易怒,少寐多梦,口苦,舌质红,苔黄,脉弦细数。

（2）施护措施

①病室环境:病室宜安静,光线宜柔和。有畏光症状者,病室以暗绿色为佳。

②饮食调护:饮食宜清淡、富于营养、低盐。平时多吃新鲜蔬菜,如菊花脑、芹菜、萝卜、海带、花菜及海参、淡菜、紫菜、海蜇、荸荠等,并可多吃些水果作为辅助食品。忌食辛辣、动物内脏及动风滞气之品如葱、蒜、洋葱、辣椒、猪肚、猪腰、猪头肉、公鸡、虾、蟹等。

③情志调护:做好情志护理。护理人员应了解患者的思想情绪,劝慰患者要心情舒畅,避免精神刺激,保持情绪乐观平静,以配合药物治疗。

④药物内治:治以平肝潜阳、滋养肝肾为法,方选天麻钩藤饮加减。常用药有天麻、钩藤、石决明、桑叶、菊花、珍珠母、杜仲、怀牛膝、桑寄生、黄芩、栀子、夜交藤、茯神等。汤药宜在早晨空腹时温服。目赤心烦、头部掣痛者,可配合使用简验方:菊花、决明子,泡水代茶饮。

⑤其他疗法:可配合针刺风池、太冲、合谷、肝俞等穴位,给予重刺激、泻法。头昏胀痛者,可予冷毛巾外敷额头,或用薄荷锭搐鼻,或每晚用温水浸足1小时,以助安睡。

⑥药后观察:注意患者眩晕、头痛、情绪、睡眠、舌苔、脉象等变化。

⑦康复指导:高血压患者应绝对卧床休息,取头高脚低位。保持大便通畅,大便干结者,应嘱患者在大便时不要用力过度,以防血压上升,引起中风。

2. 痰浊中阻

（1）主要症状:眩晕而见头重如裹,胸闷恶心,甚则呕吐痰涎,食少多寐,苔白腻,脉濡滑。

（2）施护措施

①病室环境:病室宜安静,光线宜柔和,有畏光症状者,病室以暗绿色为佳。

②饮食调护:少食肥甘厚腻、生冷荤腥之品。素体肥胖者应适当控制饮食,高血压患者饮食不宜过饱,急性发作呕吐剧烈者暂时禁食,呕吐停止后给予素半流饮食。

③情志调护:做好情志护理,减轻患者的焦虑情绪。

④药物内治:治以燥湿祛痰、健脾和胃为法,方选半夏白术天麻汤加减。常用药有制半夏、白术、天麻、炒苍术、陈皮、茯苓、白蒺藜等。眩晕、呕吐甚者,汤药宜少量多次频服,并可在服药前口含生姜片,或服少许姜汁。

⑤其他疗法:可配合针刺内关、丰隆、解溪、中脘等穴位,给予强刺激,用泻法。还可配合食疗,常食荷叶粥等,升清降浊。

⑥药后观察:注意患者眩晕、胸闷、饮食、睡眠、舌苔、脉象等变化。

⑦康复指导:呕吐严重者应取侧卧位,及时清除其呕吐物,更换被污染的衣物,保持病室环境干净,空气清新。

3. 气血亏虚

（1）主要症状:眩晕动则加剧,劳累即发,面色㿠白,唇甲不华,发色不泽,心悸少寐,神疲懒言,饮食减少,舌质淡,脉细弱。

（2）施护措施

①病室环境:病室宜安静,室内宜温暖,光线宜柔和,有畏光症状者,病室以暗绿色为佳。

②饮食调护:加强食补,饮食宜选择补益气血的食品。脾胃功能好者,多食血肉有情之品,如猪肝、鸡蛋、红枣、核桃、桂圆之类,但应避免过量。

③情志调护:做好情志护理,减轻患者的焦虑情绪。

④药物内治:治以补养气血、健运脾胃为法,方选归脾汤加减。常用药有党参、白术、黄芪、当归、白芍、远志、茯苓、大枣、夜交藤、陈皮、炙甘草等。

⑤其他疗法:针刺气海、关元、足三里、百会、脾俞等穴位。

⑥药后观察:注意患者精神及眩晕、乏力、面色、睡眠、舌苔、脉象等变化。

⑦康复指导:注意休息,不宜劳累,做好保暖工作,防止感受外邪。

4. 肾精不足

(1)主要症状:眩晕而见精神萎靡,少寐多梦,健忘,腰膝酸软,遗精,耳鸣。偏于阴虚者,五心烦热,舌质红,脉细数;偏于阳虚者,四肢不温,形寒怯冷,舌质淡,脉沉细无力。

(2)施护措施

①病室环境:病室宜安静,光线宜柔和,有畏光症状者,病室以暗绿色为佳。

②饮食调护:饮食宜富有营养。可多食补肾生精的滋补品,如甲鱼、淡菜、银耳等,忌食煎炸及辛辣之品。忌烟酒。

③情志调护:做好情志护理,减轻患者的焦虑情绪。

④药物内治:偏阴虚者,治以补肾滋阴为法,方选左归丸加减,常用药有熟地黄、山茱萸、菟丝子、怀牛膝、龟板胶、鹿角胶、山药、枸杞子等。偏阳虚者,治以补肾助阳,方选右归丸加减,常用药如熟地黄、山茱萸、杜仲、附子、肉桂、鹿角胶、山药、枸杞子、当归等。

⑤药后观察:注意患者精神、眩晕、睡眠、记忆力、腰酸、舌苔、脉象等变化。

⑥康复指导:注意生活调摄,节房事,少用脑,不宜过劳。平时可用黑芝麻、核桃肉各120g,捣烂加适当蜂蜜调服,每次服 2 匙,日服 3 次。可配合气功锻炼,动静结合,以利早日康复。

【健康教育】

1. 注意劳逸结合,参加适当的体育锻炼,如散步、打太极拳、练气功等。

2. 饮食宜选清淡而富有营养之品,如新鲜蔬菜、瘦肉、豆类、海带、水果等。体虚者可多食血肉有情之品,忌食辛辣、肥甘之物。

3. 生活起居应有规律,远房事,戒躁怒,修身养性,怡情悦志。不宜过度疲劳、紧张。

4. 戒烟酒。在空气不流通的公共场所不宜走动。

5. 可用杭菊花泡水代茶饮,形体肥胖者可用荷叶煎汤代茶饮。

【复习思考题】

1. 眩晕肝阳上扰证、痰浊中阻证如何辨证施护?

2. 如何预防眩晕?

第七节　中　风

中风是以突然晕倒,不省人事,口眼㖞斜,半身不遂为主症的一种疾病,轻者可无昏仆而仅见口眼㖞斜、半身不遂等症状。由于本病起病急骤,变化迅速,与风性善行数变的特征相似,故以中风名之。又因其发病突然,亦称之为"卒中"。

本篇讨论的病症,包括西医学中的脑出血、脑血栓形成、脑栓塞、某些蛛网膜下腔出血等脑血管意外的疾患。

【病因病机】

中风的发病虽较突然,但其病理是逐渐形成的,常在原来病理的基础上,加以某些诱因而卒然发生。

1. 病因

(1)情志失调:平素忧郁恼怒,情志不畅,心肝气郁,久而化火酿痰,或长期烦劳过度,炽火内燔,阴精暗耗,日久阴虚阳亢,乃致肝风内动,火盛灼津为痰。

(2)饮食劳逸失节:平素嗜食肥甘酒酪,脾失健运,聚湿生痰,或逸多劳少,形体肥胖,气虚而多湿多痰。

(3)精气亏虚:中年以后,精气渐虚,或素患头痛、眩晕,以致肝肾阴虚于下,肝阳偏亢于上,肝风易动,化火生痰,或因气虚邪中,痰瘀阻络,气血涩滞而致。

以上诸因,导致脏腑功能失调,产生了风、火、痰、瘀等内在病理因素,并形成发病的病理基础,若加上情志剧变,劳倦过度,暴饮暴食等诱因,即有可能发生中风。

2. 病机

如上所述,中风的发生是在肝肾阴虚的基础上,风、火、痰、瘀相互为患,一旦遇到恼怒、醉酒饱食、过劳等诱因,阴阳严重失调,气血逆乱,并走于上,发生卒中。若肝风挟痰,横窜经络,则见中经络之轻证,病位较浅,每因风痰瘀阻经脉,气血不能濡养肢体、颜面,而见偏枯喎斜等症。若风阳痰火蒙敝神窍,气血逆乱,上冲于脑则见中脏腑之重证,因络损血溢,瘀阻脑络,而致卒然昏仆,不省人事。

中脏腑因邪正虚实的不同,而有闭、脱之分,及由闭转脱的演变。若风阳痰火内闭神窍,则见昏仆,不省人事,面赤息粗,肢体拘急等闭证。如风阳痰火进一步耗灼阴精,阴伤及阳,阴竭阳亡,阴阳离决,则出现脱证,表现为口开目合,手撒,汗出肢冷,气息微弱等虚脱之危重证候。

中脏腑证如经及时抢救治疗,病情脱险,神志可渐清醒,但因病邪留滞经络,气血运行不畅,可见有半身不遂,口歪或语言蹇涩等后遗症,不易迅速恢复。

总之,中风的病机主要为阴阳失调,气血逆乱,病理表现一般以标实为主,或标实本虚,严重者则可从实转虚。

【护理评估】

1. 症状

发病之前多有头痛、眩晕、肢麻、心悸等症,并有头晕、头痛、肢体一侧麻木等先兆症状。起病骤急,口眼喎斜、舌强语蹇,半身不遂或卒然昏倒,神识昏蒙或不省人事。本病多发生于中年以上人群,或有高血压史者,多有情志失调、饮食不当或劳累等诱因。

2. 体征

急性病容,颜面潮红,意识障碍,脉搏缓慢而有力,血压可升高,皮肤湿润。神经系统检查,四肢感觉及运动功能可有不同范围和程度的障碍、肌张力改变及出现病理反射等,并因病灶部位的不同,而出现不同的神经系统局灶体征。

3. 实验室检查

(1)脑脊液检查:脑出血患者脑脊液多呈血性,压力一般均增高,典型脑出血根据临床表现已确诊者,不必做腰穿刺。有明显颅内压增高者,可能形成脑疝,禁忌腰穿刺检查。蛛网膜下腔出血患者脑脊液呈均匀血性。缺血性脑血管病患者,脑脊液检查多正常。

(2)脑CT扫描:脑出血呈高密度出血影,可在早期准确显示脑出血灶的部位、范围,并可据此计算出血量及判断预后。蛛网膜下腔出血患者可显示血管破裂附近脑池或脑裂内有无凝血块。脑CT扫描在24~48小时后可见低密度梗塞区。

(3)脑MRI检查:对于脑干内小的血肿或血块已变为和脑组织等密度时,MRI的诊断比CT可靠,但MRI对原发性蛛网膜下腔出血的诊断并不可靠。

(4)血液流变学检查:脑血栓形成患者,可发现血黏度及血小板聚集性增高。

4. 鉴别诊断

(1)脑出血:本病多发于中年以上、有原发性高血压及动脉硬化病史者,发病前常有头痛、头晕、肢体麻木、无力等前驱症状,起病突然,通常在用力、兴奋、情绪激动等状态下发病(少数病例也可在睡眠或安静下发病)。突起剧烈头痛、呕吐、偏瘫,短时间内意识模糊而进入昏迷状态,面色潮红,呼吸深重带鼾音,口角㖞斜,血压增高,大小便失禁。有脑膜刺激征,眼底可见视网膜出血或急性视盘水肿,脑脊液压力高,呈均匀血性或黄色。

(2)蛛网膜下腔出血:本病多发生于青壮年人,由先天性动脉瘤或脑血管畸形或动脉硬化性动脉瘤破裂而致,突起剧烈头痛,颈强,恶心呕吐,继而昏迷,有明显的脑膜刺激征,低热,视神经盘水肿,视网膜和玻璃体下出血,一部分患者有动眼神经麻痹,出现肢体瘫痪者较少,脑脊液压力增高,呈血性。

(3)脑血栓形成:本病大多发生于50岁以上的患者,主要因脑动脉粥样硬化引起管腔狭窄,于血流缓慢时形成血栓,起病前数天有头晕、头痛、肢麻等前驱症状,往往在安静或睡眠状态时发病,发生单瘫,偏瘫,偏身感觉障碍或失语,在1~2天内瘫痪达高峰,大部分患者无意识障碍,血压一般不高,脑脊液检查多无明显异常,其他脏器及眼底有动脉硬化的表现。

(4)脑栓塞:本病可见于青壮年及老年人,因风湿性心脏病、细菌性心内膜炎、心肌梗死等的血栓堵塞脑血管而致,表现为突然起病的偏瘫和意识障碍,失语,偏盲等,但程度较轻,且容易恢复。脑脊液检查多无改变,有风湿性心脏病、细菌性心内膜炎病史或心肌梗死者有临床征象和心电图改变,部分患者可同时有身体他处的栓塞和视网膜动脉栓塞。

5. 病证鉴别

(1)痫证:本病突然昏仆的症状与中风类似,但呈反复发作性,发作时口中有叫吼声,且吐涎沫,四肢抽搐,无口眼㖞斜及半身不遂。昏迷时间不长,一般几分钟至一二小时,不经服药可自行苏醒。醒后无任何后遗症,病多起自幼年。

(2)厥证:本病亦有突然昏仆,多见面色苍白,四肢厥冷,重者神志不清,但为时较短,一般约半天至一天,醒后无半身不遂和口眼㖞斜。

【护理问题】

1. 体温

本病发病后迅速出现持续高热,常因脑出血累及丘脑下部体温调节中枢所致,如体温逐渐升高并呈弛张热型,多系合并感染。体温下降或不升,常提示病情危重。

2. 急性意识障碍

与脑血管破裂,血液溢出流入脑实质导致颅内压增高、脑水肿,溢出血液形成血肿压迫脑组织影响神经中枢有关。

3. 头痛

与脑出血或蛛网膜下腔出血导致颅内压增高有关。

4. 躯体移动障碍

与脑血管破裂形成的血肿使锥体束受损导致肢体瘫痪有关。

5. 生活自理能力缺陷

与脑出血所致的肢体瘫痪,活动功能障碍有关。

6. 便秘

与自主神经功能紊乱、长期卧床和饮食质地改变有关。

7. 语言沟通障碍

与脑血管病变累及吞咽、迷走神经及大脑优势半球语言中枢有关。

8. 皮肤完整性受损的危险

与意识障碍、肢体瘫痪,患者长期卧床皮肤受压、营养不良、皮肤感觉减退有关。

9. 有废用综合征的危险

与昏迷、肢体瘫痪而不能活动有关。

10. 潜在并发症

脑疝,与脑实质血管破裂血液溢出所致的脑水肿、颅内压增高有关。上消化道出血,与发生应激性溃疡有关。

【辨治要领】

1. 辨证要点

(1)辨中脏腑与中经络

根据临床表现,凡具有半身不遂、口眼㖞斜、舌强言蹇而神志清楚症状者为中经络,神志不清者属于中脏腑。

(2)辨闭证与脱证

中脏腑者又有闭、脱之分。闭证表现为突然昏仆,不省人事,牙关紧闭,口噤不开,面色红赤,目直视或斜视,呼吸气粗,两手握固或拘急,常有身热,二便闭,脉弦滑有力;脱证表现为目合口开,面色苍白,气息低微,鼻鼾,手撒肢瘫,身无热,汗出肢冷,二便自遗,舌痿,脉细微欲绝。

2. 治疗原则

中经络以平肝息风,化痰通络为主,有痰瘀交阻者,佐以活血化瘀。

中脏腑属于闭证,治当息风清火,豁痰开窍;脱证急宜救阴回阳固脱。当闭证开始转为脱证之时,可开闭固脱参用。如昏迷渐醒,闭、脱症状缓解,根据病情,标本同治,平肝息风,清热化痰祛瘀,同时滋养肝肾或补气养血。

【护理措施】

(一)一般护理

1. 绝对卧床休息,避免搬动患者及变动其体位。如为闭证,头部应枕高,并偏向一侧,以防痰涎壅塞气道而致窒息;若属脱证,头部应放平,下肢稍抬高 15°~20°,床边应加床栏,以防跌仆,并剪短指甲,防止抓伤。

2. 牙关紧闭者,可用冰片、南星研末擦牙,或用开口器启齿,以纱布裹压舌板填于齿缝间。

3. 吞咽困难者,可用鼻饲。

4. 饮食以高碳水化合物、高蛋白、低脂肪、低盐为宜,忌肥甘厚味、辛辣刺激之品,并禁烟酒。

5. 经常保持皮肤干燥、清洁,床单整洁、平坦,沾污的床单要及时更换。清洁臀部,每隔2小时翻身1次,并用30%~50%红花酒精涂擦或按摩受压部位,预防褥疮的发生。

6. 舌蹇语塞,时流口涎者,应做好口腔护理,每日用20%一枝黄花水或生理盐水棉球清洁口腔2~3次。口腔黏膜有溃疡者,可用锡类散或冰硼散,亦可用2%甲紫涂局部。

7. 每日记录液体出入量,以便了解每天输入和排出量是否平衡,必要时给予静脉补液。

8. 经常测量血压,如血压稳定在20/12kPa(150/90mmHg)以下,说明病势趋向好转,反之血压过高,病情仍属危重,有发生再次中风的可能,应报告医生采取措施。

9. 高热时每4小时测体温、脉搏、呼吸1次。体温在39℃以上者,头置冰袋或冰帽。40℃以上者,用50%酒精冰水擦浴。

10. 昏迷严重者给予氧气吸入,吸氧时,应注意鼻道通畅,并及时更换鼻管至另一鼻孔,以免固定一侧太久,引起鼻黏膜坏死。

(二)观察要点

1. 观察体温、脉搏、呼吸、血压。
2. 观察神志、瞳孔、面色、汗出情况。
3. 观察口唇、语言、肢体活动、二便情况。
4. 注意有无并发症,如咳喘、发热、出血、癃闭。

(三)辨证施护

1. 中经络(风痰入络)

(1)主要症状:平素或发病前头晕、头痛,手足麻木、突然口眼㖞斜、口角流涎,舌强言蹇,半身不遂,或手足拘挛,舌苔薄白,脉象弦滑。

(2)施护措施

①病室环境:调节光线,减少噪声,注意温度和湿度。

②饮食护理:宜食清淡之流质或软食,禁忌肥甘油腻之品。

③情志调护:作好情志护理,使患者避免情绪激动,引起复中风。

④药物内治:治以平肝息风、化痰通络为法,方选牵正散合导痰汤加减。常用药有天麻、钩藤、菊花、白蒺藜、陈皮、制半夏、胆星、僵蚕、地龙等。痰多者,可频服竹沥水。

⑤其他疗法:保持大便通畅,大便秘结者,每晚给番泻叶3~5g,泡茶饮,必要时用肥皂水灌肠通便。口歪者可针刺地仓、颊车、迎香、合谷等穴位;失语者选哑门、廉泉、通里、合谷等穴位,上肢瘫选用肩髃、曲池、外关、手三里、合谷等穴位;下肢瘫选用肾俞、环跳、风市、阳陵泉、绝骨、髀关、伏兔、解溪等穴位;上下肢每次可各取2~4穴。如偏瘫系强直性者,应配四肢内侧穴位。一般上肢可配尺泽、内关、大陵等穴位;下肢可配委中、承山、太溪等穴位。

⑥药后观察:观察患者血压、体温、呼吸、脉搏的变化,以及口唇、语言、肢体、活动、二便状况。

⑦康复指导:半身不遂严重者,要避免患肢受压,可使用被架支撑,防止肢体变形。病情稳定后,应及早给予被动或自主活动。

2. 中脏腑——闭证

(1)主要症状:闭证风阳痰火证见突然昏倒,不省人事,面红目赤,牙关紧闭,口噤气粗,肢体偏瘫,或有拘急,舌质红,苔黄,脉弦滑。

(2)施护措施

①病室环境:调节光线,减少噪声,注意温度和湿度。

②饮食护理:一般发病后2~3天,可用鼻饲,注入足够的水分和富于营养的流质饮食,如果汁、米汤、牛奶、菜汤、肉汤等。食物不宜过冷、过热,进食不宜过急,以免引起呕吐或呛咳,甚则引起窒息。

③药物内治:治以息风清火、豁痰开窍为法,方选羚角钩藤汤加减,另用安宫牛黄丸或至宝丹。常用药有羚羊角、钩藤、珍珠母、石决明、陈胆星、竹沥半夏、石菖蒲、矾玉金、黄连等。若痰热阻于气道,喉间痰鸣辘辘,可服竹沥水、猴枣散以豁痰镇惊;若肝火旺盛,面红目赤,脉弦劲有力,宜酌加龙胆草、栀子、夏枯草、赭石、磁石等清肝镇摄之品;若腑实热结,腹胀便秘,苔黄厚,宜加生大黄、元明粉、枳实;痰热伤津,舌质干红,苔黄糙者,宜加沙参、麦冬、石斛、生地黄。

④其他疗法:针刺人中、十宣、涌泉等穴位。

⑤药后观察:观察患者神志、血压、体温、呼吸、脉搏的变化以及肢体活动的情况,注意有无并发症,如咳喘、发热、出血、癃闭等。

⑥康复指导:静卧,避免搬动。头部垫高,并用冰帽以利止血。取下假牙,以免误入气管或吞入胃内,舌后缩者,用舌钳拉出。保持呼吸道通畅,及时吸出口腔及咽喉部痰液并使头歪向一侧,防止痰液或呕吐物吸入气管,以免引起吸入性肺炎或窒息。必要时可考虑气管切开。两目上视,目开不阖,可滴入氯霉素眼药水2~3滴,每日3次,并用呋喃西林纱布或生理盐水纱布盖两眼,以免角膜干燥或损伤。保持二便通畅,便秘者用开塞露塞肛,尿潴留者按摩膀胱区,并配合针刺中极、三阴交穴位。必要时给予导尿和灌肠。

3. 中脏腑——脱证

(1)主要症状:神识昏糊,面色苍白,目合口开,气息低微,肢冷汗出,手撒,遗尿,脉沉细或微。

(2)施护措施

①病室环境:调节光线,减少噪声,注意温度和湿度。

②饮食护理:用鼻饲注入足够的水分和富于营养的流质饮食,如果汁、米汤、牛奶、菜汤、肉汤等。

③药物内治:治以回阳救阴、益气固脱为法,方选参附汤合生脉散加味。常用药有人参、附子、麦冬、五味子、山茱萸、龙骨、牡蛎、玉竹等。阴不恋阳,阳浮于外,津液不能内守,汗泄过多者,可加龙骨、牡蛎敛汗回阳;阴精耗伤,舌干,脉微者,加玉竹、黄精以救阴护津。

④其他疗法:艾灸百会、关元、神阙、气海等穴位,每穴灸20~30分钟;针刺取人中、涌泉、中极、三阴交等穴位。

⑤药后观察:观察神志、瞳孔、面色、汗出情况以及体温、脉搏、呼吸、血压的变化。

⑥康复指导:出现张口呼吸,可盖上一块两层的湿纱布,起到滤过、湿润空气的作用。尿失禁者,应经常更换尿垫,会阴及臀部每日用温水擦洗,撒上滑石粉,保持干燥。如有双侧瞳孔扩大,各种反射消失,大汗淋漓,为脱证的临终征象,当立即通知医生及时抢救。有呼吸停止者,应立即进行人工呼吸,或接机械呼吸器。

4. 恢复期

(1)主要症状:中风急性阶段经抢救治疗,神志渐清,痰热渐平,饮食稍进,逐步进入恢复阶段,但后遗半身不遂、口歪、语言蹇涩或失音等症。

(2)施护措施

①病室环境:调节光线,减少噪声,注意温度和湿度。

②饮食护理:清淡饮食,避免甘肥油腻之品。宜多摄入高蛋白、低脂肪食品及含丰富不饱和脂肪酸的食物,多食用含维生素 C 和钾、镁的新鲜蔬菜和水果,因为维生素 C 可降低胆固醇,增强血管的致密性,防止出血,钾、镁对血管有保护作用。

③药物内治:药物治疗根据病情可采用先标后本或标本兼顾的治法。其标因风痰阻络,血行不畅,其则瘀滞经脉者,治以搜风化痰、行血通络为法,方选解语丹加减,常用药有天麻、胆星、竺黄、半夏、地龙、当归、鸡血藤、僵蚕、全蝎等。其本或因气血亏虚,或因肝肾阴虚,治以益气养血、滋补肝肾,方选左归丸、地黄饮子加减,药用地黄、何首乌、枸杞子、山茱萸、麦冬、当归、鸡血藤等。虚实夹杂、气虚血滞者,治当益气养血、化瘀通络,方选补阳还五汤加减,重用黄芪,配以桃仁、红花、赤芍、归尾、川芎等。

④其他疗法:痰火未清者,可用海蜇头 30g,荸荠 7 只,煎水代茶饮。配合针灸治疗,必要时以针灸为主,药物为辅,取穴可参照中经络证型。

⑤药后观察:继续注意血压情况,防止病情反复。

⑥康复指导:卧床休息半个月至一个月。保持二便通畅,长期卧床者,保持臀部干燥、卫生,预防褥疮及其他并发症。偏瘫肢体每日多次进行被动运动,推拿按摩或进行理疗以恢复肢体功能,坚持锻炼,循序渐进,以防肌肉萎缩,关节畸形。肢体出现自动运动后,逐渐增加活动量,根据具体情况选用保健体操、推拿按摩、太极拳、行走散步等。失语者耐心作语言训练,由易到难,从简到繁。

【健康教育】

1. 积极治疗原发性高血压及动脉硬化症、风湿性心脏病、亚急性细菌性心内膜炎等原发疾病。

2. 饮食宜清淡,多吃蔬菜、水果与豆制品;避免高脂肪、高胆固醇、高盐饮食;戒除烟酒。

3. 保持心情舒畅,做到起居有常,饮食有节,避免过度疲劳。

4. 发现有头晕、头痛、肢体麻木等中风先兆时,当及时治疗。

5. 加强锻炼,平时常做保健体操、太极拳等。

【复习思考题】

1. 中风病的临床表现有哪些方面?

2. 试述中风病的一般护理。

3. 中脏腑闭证应如何进行护理?

第八节 痉 证

痉证是以项背强急,四肢抽搐,甚至角弓反张为主要表现的病症,多见于某些疾病的危重阶段,是临床危急重证之一。西医学中的中枢神经系统感染,各种原因引起的高热惊厥、肝性脑病、尿毒症、脑肿瘤等病症表现痉证特点者,均可按本篇辩证施护。如因金疮破伤、创口不洁、感受风毒之邪发痉者,名为"破伤风",因与内科痉证病因有别,属外科范畴,故本篇从略。

【病因病机】

1. 病因

痉证的病因可分为外感和内伤两个方面。外感是风寒湿邪,侵袭人体,壅阻经络,气血不畅,或热盛动风,或热灼津液而致痉。内伤是阴血亏虚,或因亡血,或汗下太过,致阴虚血少,虚风内动,筋脉失养而致痉。

2. 病机

痉证的病理变化主要为阴血不能濡养筋脉所致。外感因风寒湿邪壅阻经络,气血不行,而致阴血无以濡养筋脉;或因热甚灼伤津液,筋脉失润,动风致痉;内伤由亡血、过汗、误下或素体不足,导致阴亏血少,筋脉失于濡养,发为痉证。

总之,痉证为筋脉之病,属肝所主。病理性质外感属实,主要由于邪壅经络或热盛动风所致;内伤致痉以虚为主,主要责之于阴血亏虚。若外感热甚发痉,热邪耗损真阴,虚风内动,则由实转虚。

本病多属危急重症,由于病因及病情轻重不同,预后也不一致。一般而言,危重者多,甚者可危及生命,部分患者可能后遗头痛、痴呆、痫证诸症。

【护理评估】

1. 症状

本病起病较急,有项背强直、四肢抽搐、角弓反张等症状,部分患者可有意识障碍。

2. 体征

部分患者脑膜刺激征阳性。

3. 实验室检查

(1)血常规:白细胞总数及中性粒细胞显著增高者多为细菌性感染;白细胞总数及中性粒细胞正常或减少,淋巴细胞计数增高者多为病毒性感染。

(2)血生化:肝功能、血氨异常有助于肝性脑病的诊断;肾功能异常有助于尿毒症的诊断。

(3)脑部 CT、MRI:有助于神经系统疾病病变部位的诊断。

(4)脑脊液检查:有助于神经系统疾病病变性质的诊断。

4. 鉴别诊断

(1)流行性脑脊髓膜炎:本病好发于冬春季节。临床可见高热、头痛、皮肤黏膜有瘀斑或瘀点以及单纯疱疹,很快出现脑膜刺激征,少数患者出现中毒性休克。白细胞计数及中性粒细胞显著增高,脑脊液呈化脓性改变,血、脑脊液培养可查出脑膜炎双球菌。

(2)流行性乙型脑炎:本病多见于儿童及青年,好发于夏秋季节。一般起病急骤,昏迷出现较早,高热、惊厥,在2~3天内多有嗜睡、昏睡或昏迷。除脑膜刺激征外,可有肢体瘫痪及锥体束征等。白细胞计数增高,脑脊液符合病毒性感染改变,血清补体结合试验有助于诊断本病。

(3)结核性脑膜炎:本病多见于儿童,有结核病史或密切接触史,起病缓慢,有神经系统症状和脑膜刺激征,脑脊液涂片可查到结核杆菌,结核菌素试验阳性。

(4)高热惊厥:本病多见于5岁以下儿童,多有发热惊厥史。无昏迷,热退痉止,血白细胞计数增高,多见于颅外感染。

(5)肝性脑病:有严重的肝脏病史,昏迷前期有精神症状改变和扑翼样震颤,可出现黄疸、肝掌、蜘蛛痣、营养不良、出血倾向、脾大、腹水等,实验室检查肝功能显著异常,血氨升高。

(6)尿毒症:有肾病史或恶性高血压病史,有尿毒症的征象,如恶心呕吐、高血压、乏力、淡漠、嗜睡、谵妄、抽搐或阵发性惊厥、昏迷、贫血等,肾功能重度损害,血肌酐增高,二氧化碳结合力降低等。

(7)脑肿瘤:有剧烈头痛、呕吐等颅内压增高症状和局部定位症状,眼底检查可见视盘水肿,脑血管造影及CT检查等均可协助诊断。

5. 病证鉴别

(1)中风:中风虽可兼有筋脉拘急、抽搐症状,但同时可见口眼㖞斜,半身不遂,清醒后多有后遗症。

(2)痫证:痫证呈发作性,昏迷时筋脉拘急,四肢抽搐,但为时较短,多吐涎沫,或发出异常叫声,苏醒抽搐即止,一如常人。

【护理问题】

1. 体温升高
与感染有关。

2. 意识模糊
与脑脊髓膜炎症、脑实质损失、肝功能衰竭血氨升高或尿毒症有关。

3. 体液过多
与水钠潴留有关。

4. 照顾者困难
与患者意识障碍、照顾者缺乏有关护理知识及经济负担过重有关。

5. 潜在并发症
呼吸衰竭、水电解质紊乱等。

【辨治要领】

1. 辨证要点
辨证宜分清外感、内伤及其虚实。一般来说,外感属实,内伤多虚。

2. 治疗原则

痉证的治疗分虚实两个方面。实证治以祛邪为主,宜祛风、散寒、除湿、清热等法;虚证当予扶正为主,宜滋阴养血、息风舒筋通络等法。

【护理措施】

(一)一般护理

1. 发作时,立即将患者置于仰卧位,头偏向一侧,松解衣服扣带,取下假牙,并将一端包有纱布的压舌板放于上下臼齿之间,以防咬伤舌。牙关紧闭者,用开口器缓缓撑开。

2. 保持病室安静,减少刺激因素。检查、治疗、护理应尽量集中进行,以防诱发抽搐或加重病情。

3. 发作频繁或昏迷者,要在床边加设护栏,以防坠地,切不可以强力按压患者,以免引起骨折。

4. 对连续发作者应予吸氧以减轻缺氧及脑损害。发生窒息时,可施行人工呼吸,并保持呼吸道通畅,及时吸出口腔内的分泌物或痰液。

5. 发作频剧者,可给服止痉散或予针灸。

6. 外感发痉,应每日用温水擦澡,清洁皮肤,做好口腔卫生护理。

(二)观察要点

1. 详细了解病史,注意痉证发作前有无先兆和发作中的具体表现及伴有症状,以区别外感致痉。外感致痉还应详细观察辨别邪之在表在里,是新感还是伏邪所致,内伤致痉则多有慢性过程及出血或产褥病史。

2. 注意痉证发作次数、持续时间,发作中及发作停止后神志是否清楚,同时观察体温、脉象、呼吸、血压、瞳孔等变化。

3. 注意观察有无外伤及皮肤破损,以排除破伤风。

4. 密切观察病情变化,有无水、电解质酸碱平衡失调,或是大汗淋漓,四肢厥冷,面色苍白等脱象。

(三)辨证施护

1. 邪壅经络

(1)主要症状:头痛,项背强直,恶寒发热,肢体酸重,苔白腻,脉浮紧。

(2)施护措施

①病室环境:病室宜干燥、保暖、通风,但患者不宜直接吹风受凉,以防感邪。

②饮食调护:饮食宜清淡,禁忌肥甘厚味、辛辣生冷之品。

③情志调护:做好情志护理,使患者减少情志刺激。

④药物内治:治以祛风散寒、和营燥湿为法,方选羌活胜湿汤加减。常用药有羌活、独活、防风、藁本、川芎、蔓荆子、葛根、薏苡仁等。汤药不宜久煎,宜热服。

⑤其他疗法:可配合针灸。针刺大椎、风池、曲池、合谷、足三里等穴位,给予强刺激,泻法。

⑥药后观察:观察患者体温、头痛、舌苔、脉象等变化。药后无汗或汗出不畅,可服热粥以助发汗。取微汗,不宜大汗。

⑦康复指导:汗后要及时用干毛巾擦净汗液,并更换衣物,防止受凉。

2. 热甚发痉

(1)主要症状:发热胸闷,口噤齘齿,项背强直,甚至角弓反张,手足挛急,腹胀便秘,咽干口渴,心烦急躁,甚则神昏谵语,苔黄腻,脉弦数。

(2)施护措施

①病室环境:病室宜凉爽通风。可用风扇、空调或冰块降低室温。

②饮食调护:饮食宜以新鲜清淡食物为主,多给水、水果或果汁。

③情志调护:做好情志护理,使患者减少情志刺激。

④药物内治:治以泻热存津、养阴增液为法,方选增液承气汤加减。常用药有大黄、芒硝、玄参、生地黄、麦冬、羚羊角、钩藤、生石膏、大青叶、白芍、甘草等。热甚伤津者,可用芦根30g 煎水代茶饮。

⑤其他疗法:可配合针刺人中、十宣、涌泉等穴位,以止痉醒窍。

⑥药后观察:注意患者胸闷、强直、腹胀、便秘、情绪、意识、舌苔、脉象等变化。

⑦康复指导:如患者体温较高,可额部冷敷、酒精擦浴等,必要时以冰水 200ml 加大黄粉5g 保留灌肠。口噤不开、吞咽困难者,插鼻饲管给药及素流质饮食。高热持续不退、神昏者,每4 小时测体温1 次,并按高热昏迷者护理。

3. 阴血亏虚

(1)主要症状:素体阴亏血虚,或在失血、汗、下太过之后,项背强直,四肢抽搐,兼有头晕目眩,自汗神疲,气短,舌质淡红,脉象弦细。

(2)施护措施

①病室环境:保持病室安静,减少刺激因素。

②饮食调护:饮食宜富于营养,可常食甲鱼、猪肝之类。

③情志调护:做好情志护理,使患者减少情志刺激。

④药物内治:治以滋阴养血为法,方选四物汤合大定风珠加减。常用药有熟地黄、白芍、当归、阿胶、何首乌、五味子、牡蛎、龟甲、鳖甲、钩藤等。

⑤其他疗法:因失血所致的痉证,除给予药补、食补外,还要做好输血的准备。

⑥药后观察:注意观察患者项背强直、抽搐、眩晕、乏力、舌苔、脉象等变化。

⑦康复指导:痉证发作时取头低脚高位,头向一侧,防止窒息,对失血、汗、下太过患者给予口服补液。

【健康教育】

1. 注意劳逸结合,根据病情和活动耐力,进行适当的活动,以增强机体抵抗力。

2. 合理饮食,宜选新鲜清淡的食物,忌食辛辣肥甘之品,戒烟酒。

3. 起居有时,注意冷暖,防止外感。

【复习思考题】

1. 试述痉证的主要发病机理。

2. 痉证邪壅经络证、热甚发痉证的护理要注意哪些问题?

第十一章

肾 系 病 证

第一节　水　　肿

水肿是指体内水液潴留,泛溢肌肤,引起眼睑、头面、四肢、腹部,甚至全身浮肿的一种病证。

从西医学来说,水肿是多种疾病的一个症状,如心脏性水肿、肾脏性水肿、营养不良性水肿、内分泌失调引起的水肿均属本篇范围。至于肝脏性水肿,因以腹水为主症,另属鼓胀病篇,但肿与胀往往互见,故亦当与本篇联系互参。

【病因病机】

1. 病因

水肿多由外感风邪、水湿,皮肤疮疖,饮食不当以及劳欲体虚等,导致肺脾肾三脏对水液的宣化输布功能失调,水湿潴留,泛溢肌肤而形成水肿。

(1)风邪袭表:外感风寒或风热,邪袭肺卫,或由口鼻而入,壅结咽喉,入侵于肺,肺失宣降,水道不通,以致风水相搏,发为水肿。

(2)疮毒内侵:肌肤疮疖,痒疹破溃,风热湿毒郁遏于表,内归肺脾,肺失通调,脾失转输,水液泛溢形成水肿。

(3)感受水湿:久居潮湿之地或冒雨涉水,时间过久,寒邪水湿内侵,脾失转输,水湿内停,泛溢肌肤而成水肿。

(4)饮食不当:饮食不节,伤及脾胃,或饮食失于调摄,脾运失常,水湿内生,或生化无权,气血虚弱,气不化水而成水肿。

(5)劳欲体虚:疲劳过度,纵欲无节,或素体脾肾两虚,脾阳不振,转输无权,肾阳衰弱,无以蒸化,水泛肌肤而为水肿。

2. 病机

人体水液的正常输布和排泄,主要依靠肺、脾、肾三脏的相互作用,并与三焦、膀胱的气化功能有密切联系。肺主一身之气,有通调水道、下输膀胱的功能,脾主运化,有输布水精、运化水湿的作用,肾主开阖,有蒸化水液、通利小便的职责,三焦是决渎之官,主疏通水道,膀胱为贮尿之腑,赖肾气而司排泄,其中某一脏腑功能失常,俱可相互影响而为病。如肺气失于通调,水液不能下输膀胱,或脾气失于转输,水湿内停,或肾气失于蒸化,开阖不利,则水液潴留,形成水肿。三脏之中,关键在肾,因肾主水,是调节水液的主要脏器,肾气从阳则开,从阴则阖,而水为阴邪,阴盛则阳衰,关门不利则水邪更盛。

一般说来,因外感风邪、水湿、疮毒所致者,多属阳水实证,病变脏器多在肺脾。由饮食、劳欲太过致病者多属阴水虚证,病在脾肾。阳水久延不退,正气渐虚,可转为阴水,阴水复感外邪或饮食不慎,导致水肿突然加剧,则可转为阳水标实证候。

如水邪壅盛或阴水日久,肾气虚衰,水毒潴留,均可出现水邪凌心犯肺的危重证候,前者属实,后者为本虚标实。

水肿病久或肿退之后,正虚不复,脾肾不能统摄固藏精微,脏气日益虚衰,气血阴阳极度亏损,可转为虚劳重证。

水肿各证,若日久不退,水邪壅阻经隧,络脉不利,瘀阻水停,则每多迁延难愈。

【护理评估】

1. 症状

水肿先从眼睑或下肢开始,继及四肢全身。轻者仅眼睑或足胫浮肿,重者全身皆肿,甚则腹大胀满,气喘不能平卧,更严重者可见尿闭或尿少,恶心呕吐,口有秽味,鼻衄牙宣,头痛,抽搐,神昏谵语等危象。可有乳蛾、心悸、疮毒、紫癜以及久病体虚相关症状。

2. 体征

多数患者仅眼睑或足胫水肿,重者全身皆肿,甚者腹水征阳性。

3. 实验室检查

(1)尿常规:出现不同程度的蛋白尿,尿沉渣中常有颗粒管型;血尿一般轻至中度,偶有肉眼血尿;当发生肾功能不全时,可出现多尿和夜尿,尿比重偏低。

(2)血液检查:红细胞及血色素均有不同程度降低,可出现血浆白蛋白减少。

(3)肾功能检查:内生肌酐清除率降低;血尿素氮、肌酐升高;β2－微球蛋白明显增高,为肾小球肾炎肾功能损害早期指征。

(4)肾穿刺组织活检:可确定慢性肾炎的病理类型,为制订治疗方案提供依据。

(5)24 小时尿蛋白总量、蛋白电泳、血脂、补体 C3、C4 及免疫球蛋白等有助于诊断肾性水肿;心性水肿可再查心脏超声、胸片,明确心功能级别。女性患者尤须注意排除狼疮性肾炎所致的水肿,须查抗核抗体、双链 DNA 抗体,必要时进行肾穿刺活检。此外可查 T3、T4 及FT3、FT4 以排除黏液性水肿。

4. 鉴别诊断

(1)心病性水肿:水肿从下肢开始,尤以踝部较明显,严重者可发生全身性水肿合并胸腔、腹腔及心包积液。病者有心脏病病史、体征及慢性右心衰竭的临床表现。

(2)肾病性水肿:早期只于清晨起床时发现眼睑或颜面浮肿,以后逐步发展为全身性水肿。肾炎性水肿可见血压升高和尿改变(血尿、蛋白尿、管型尿),肾病综合征则以重度全身性水肿、重度蛋白尿、低蛋白血症、血清胆固醇增高为特征。

(3)营养不良性水肿:初时常为轻度,局限于下肢、面部等部位,劳动后加重,伴体倦乏力、消瘦,重者水肿可发展至全身,并有胸水、腹水。血常规检查有贫血。血浆蛋白总量及清蛋白降低,常有消化不良或慢性消耗性疾病病史。

(4)内分泌失调性水肿:本病为非凹陷性水肿,起病缓慢,面容呆滞,皮肤粗糙或水肿,伴显著疲劳、血压增高,全身向心性肥胖,或出现水肿前有分娩大出血史,并有甲状腺机能减退,或肾上腺皮质功能亢进,或垂体前叶功能减退的表现。分别见于黏液性水肿、皮质醇增多症,垂体前叶功能减退等病症。

(5)功能性水肿:本病多于夏季发生,多见于肥胖者,水肿通常发生于手足等处,程度较轻,经多次反复检查,无心、肝、肾等脏器实质性病变,亦无营养不良性疾病的表现。此外还见于育龄期(20~49岁)妇女,水肿在月经期加重,伴神经、精神症状的特发性水肿,亦属此类。

5. 病证鉴别

鼓胀:鼓胀往往表现为腹部胀大隆起,腹部青筋显露,一般四肢不肿,发展到后期可见下肢甚则全身浮肿,面色苍黄,面部有赤缕,颈胸可见红斑。而水肿则以头面或下肢先肿,继及全身,一般面色白,腹部无青筋显露。

【护理问题】

1. 体液过多

患者有不同程度的水肿,与肾功能受损,肾小球滤过率下降,尿量减少,钠盐摄入过量,血浆蛋白丢失,血浆胶体渗透压下降等有关。

2. 营养失调

营养低于机体需要量,患者有贫血、低蛋白血症。这与肾功能损害、蛋白质丢失及摄入不足有关。

3. 感染

与机体抵抗力下降,免疫功能减退有关。

4. 焦虑

与水肿、高血压使患者感到明显不适,而对治疗效果担忧有关。

5. 潜在并发症

慢性肾衰竭,与慢性肾炎病情不断发展有关;慢性心力衰竭,与长期高血压致心脏负荷增加有关。

【辨治要领】

1. 辨证要点

(1)辨阴阳:阳水起病急骤,大多为头面部先肿,皮肤光亮而薄,按之凹陷易复;阴水病程较长,多为下肢先肿,皮肤萎黄、灰滞,按之凹陷难复。

(2)辨虚实:阳水属实,有风水相搏、水湿浸渍、湿热蕴结等证;阴水多属本虚标实,有脾阳不振、肾阳衰弱之分,最后均可出现瘀阻水停。

此外,阳水病久,由实转虚,可形成阴水;阴水复感外邪而致水肿加剧,则转为阳水,但属本虚标实。

2. 治疗原则

阳水治以祛邪,可予发汗、利水、攻逐等法。阴水治以扶正祛邪、健脾温肾、通阳利水等法。若肿久不退,宜配用活血化瘀利水法。阳水由实转虚时,应配合扶正培补法,阴水复感外邪时,当先治其标,少佐扶正。肿退后以本虚为主,当分别脏腑气血阴阳亏虚,予以补益培本。

【护理措施】

(一)一般护理

1. 病室要求洁净、通风、冷暖适度,室内经常用紫外线灯进行空气消毒,注意与呼吸道感染患者隔离。

2. 重者应卧床休息,肿甚伴咳喘气逆者取半卧位,轻型或恢复期患者可根据体力适当活动(如散步等),但不宜劳累。

3. 食物一般应以软而易消化的清淡素菜为主,尤以西瓜、冬瓜、葫芦、赤豆、薏苡仁等具有利尿食疗作用的食物为宜,避免辛辣肥厚之物,尤忌发物,如海腥、鱼虾、鹅肉等。

4. 注意低盐饮食,每日给予的食盐量,根据水肿程度而定,甚者可短期给无盐饮食,尿闭者应限制钾盐摄入,如含钾较多的橘子、蘑菇等应限食。

5. 限制进水量,饮水量根据小便量而定,一般以前一天的小便量加上 400ml 为宜,如伴高热,呕吐或腹泻者可酌加。

6. 每日详细记录出入量(包括一昼夜饮食中的水分、饮水量及尿量),有腹水者,每周测腹围 2～3 次,每天称体重一次,注意称体重时间要一致,以了解水肿增减情况。

7. 按医嘱及时留取标本,送检肾功能及其他各种有关检查。

(二)观察要点

1. 初病兼有表证者应当观察恶寒、发热的轻重,咽喉有无肿痛,并注意药后汗出情况,尿量的多少,肿势消退的程度。

2. 心脏性水肿应随时观察心率、心律、脉搏、血压。

3. 伴有皮肤疮疖湿疹者,注意有无继发感染。

4. 因水湿壅盛服用逐水剂者,严密观察药后反应,大小便情况,剧烈吐泻者,注意有无电解质紊乱,酸碱平衡失常等。

5. 久病者当注意是否发生其他部位积水,胸水、腹水者,注意患者面色、苔脉,有无营养不良情况。

6. 水肿严重者当注意有无呼吸急促,心率增快,烦躁不安,肝脏进行性肿大,颈静脉怒张等水气凌心犯肺的症状。

7. 对严重少尿或尿闭者,注意有无头晕头痛,精神萎靡,抽搐,恶心呕吐等水毒内闭(尿毒症)的早期表现。一旦有六七条情况出现,要及时报告医生。

(三)辨证施护

1. 风水相搏

(1)主要症状:初起目睑浮肿,继则四肢、腹部、全身皆肿,但以头面部为剧,来势迅速,皮肤光亮,按之凹陷,恢复较易,小便量少,舌苔薄腻,色白或黄,脉浮或紧或数。可伴有风寒或风热表证。

(2)辨证施护

①饮食调护:给予高热量、高维生素、低盐、高蛋白而易消化的饮食。

②情志调护:向患者交代病情,病属初起,如治疗调护得当,可得以康复,减轻其焦虑情绪。

③药物内治:治以疏风利水,方选越婢加术汤、苓桂浮萍汤加减。常用药有麻黄、桂枝、白术、防风、防己、浮萍、猪苓、茯苓、泽泻、车前子等,有热者加石膏。

④其他疗法:白茅根、浮萍草、小叶石韦各10g,煮水服,每日1剂,以尿量增多、肿退为度。

⑤药后观察:观察患者皮肤、小便量和舌苔脉象的改变。兼有表证者观察药后症状有无解除。

⑥康复指导:起病1~2周内需卧床休息,经治疗水肿消退,症情稳定,才可下床活动。汤药不宜久煎,宜热服,服后盖被安卧,以助发汗,取微汗,忌大汗。汗出后要及时擦干汗液或更换衣服,防止因受凉而使病情反复。

2. 水湿浸渍

(1)主要症状:肢体浮肿,从下而起,并以下肢为甚,按之凹陷,小便量少,胸闷,腹胀,纳差,泛恶,身重困倦,舌苔白腻,脉濡缓。起病缓慢,病程较长。

(2)辨证施护

①饮食调护:取清淡而有营养之饮食,少食多餐,食用富含优质蛋白质的食物,如牛奶、鸡蛋、新鲜瘦肉、鱼等,或选富含维生素C的食物,如西红柿、新鲜大枣、西瓜、萝卜、黄瓜、猕猴桃和天然果汁等。

②情志调护:做好情志护理,减轻患者的焦虑和恐惧心理。

③药物内治:治以通阳化湿利水,方选胃苓汤、五皮饮加减。常用药有桂枝、苍术、厚朴、陈皮、连皮茯苓、泽泻、大腹皮、生姜皮、防己等。

④药后观察:严密观察药后反应、大小便情况。剧烈吐泻者,注意有无电解质紊乱、酸碱平衡失常。

⑤康复指导:伴咳喘气逆者,取半卧位,下肢肿胀较甚者,可适当抬高下肢。注意保护肿胀的皮肤,经常用温水清洗,切忌粗暴用力硬擦,对皮肤皱褶处,要细心擦净、擦干,撒上滑石粉。严重水肿者,应控制液体摄入,补液时当注意滴速,滴速维持在每分钟20~30滴为宜。呼吸困难者给予氧气吸入。恶心呕吐者,中药汤剂应少量多次分服。

3. 湿热壅结

(1)主要症状:全身水肿,肿势多剧,肌肤绷急,腹大胀满,胸闷气粗,胸中烦热,口干,便秘,尿赤,舌苔黄腻,脉沉数,或为轻度浮肿、血尿、皮肤疮疖痈肿。

(2)辨证施护

①饮食调护:忌发物,如雪菜、笋、海腥鱼虾等。口干欲饮者,应控制饮水量,可给服西瓜、冬瓜等。

②情志调护:做好情志护理,减轻患者的焦虑和恐惧心理。

③药物内治:治以清热解毒、分利湿热,方选疏凿饮子、麻黄连翘赤小豆汤加减。常用药有商陆、槟榔、苍术、金银花、连翘、黄柏、蒲公英、猪苓、茯苓、泽泻、赤小豆等。若水肿加剧,小便涩少,胸闷,咳喘不得平卧,脉有力者,可加服控涎丹。

④其他疗法:加服控涎丹后有严重呕吐、剧烈腹痛腹泻者,当停药,给食冷粥或绿豆汤解毒。

⑤药后观察:给予利尿剂者,仔细观察并记录其大小便的次数、排出量。对血压高者密

切观察血压变化,每日测血压2次,服降压药后当观察降压药疗效和不良反应,并及时报告医生处理。

⑥康复指导:加强皮肤清洁护理,有疮疖痈肿者按外科换药处理。经常漱口,注意口腔护理,可用20%一枝黄花水每10~15分钟含漱1次。剪短指甲,防止因搔痒抓破皮肤。

4. 脾阳不振

(1)主要症状:全身浮肿,以腰以下为甚,按之凹陷不易恢复,脘腹胀闷,纳差便溏,面色萎黄,小便短少,舌质淡,舌苔白腻或白滑,脉沉缓。

(2)辨证施护

①饮食调护:进食清淡而有营养的食物。营养不良性水肿患者要加强营养,多食瘦肉、鲫鱼、蛋类等食品,并可以花生米(连衣)、生薏仁、赤豆、红枣各适量,同煮,每日早晚各服1碗。

②精神调护:慢性肾脏疾病,病情缠绵难愈,患者思想上易产生悲观失望情绪,应加强精神护理,鼓励患者树立战胜疾病的信心。

③药物内治:治以温阳健脾利水,方选实脾饮、附子理中汤加减。常用药有制附片、桂枝、干姜、大腹皮、厚朴、白术、茯苓、泽泻等。此外,因脾虚化源不足,气血亏虚,气滞湿停成肿者,症见晨起头面水肿,疲劳后腿足肿胀,甚则全身水肿,能食而乏力,小便正常或反增多者,治当补脾化湿,不宜过于分利,方选参苓白术散加当归、黄芪、红枣等。

④药后观察:观察患者全身水肿情况和小便量的变化。

⑤康复指导:有胸水、腹水者取半卧位。下肢水肿者应减少站立或坐位时间,尽量平卧,抬高下肢,以减轻水肿。

5. 肾阳衰弱

(1)主要症状:水肿迁延,腰以下肿甚,两足跗尤甚,按之凹陷,久久不起,腰部冷痛酸重,小便色清量少,面色晦黯,怯寒肢冷,舌质淡胖,苔白,脉沉细弱。

(2)辨证施护

①饮食调护:注意低蛋白饮食,每日蛋白质总量在20~40g左右,以维持氮的平衡,减轻肾脏负担,慎用奶类、蛋类、豆类等高蛋白饮食。亦可用老母鸡1只,六月雪120g,同煮,以鸡烂为度,不加盐,喝汤吃鸡,2~3日吃完。或鲫鱼一条,去肠杂,用大蒜头一个,川椒目10g,塞入鱼腹内,加水煮熟,以汤白为度,不加盐,喝汤吃鱼、蒜头,1~2日内吃完。

②精神调护:对病情严重者,应经常鼓励患者,以消除悲观、恐惧心理。

③药物内治:治以温肾化气利水,方选真武汤、济生肾气丸加减,常用药有制附子、肉桂、巴戟天、淫羊藿、鹿角片、白术、山药、茯苓、泽泻、车前子等。

④其他疗法:按摩疗法,取涌泉、公孙、至阴、内庭等穴位,每次各穴按摩3分钟,用力程度以本人能耐受为佳,按摩结束后以温热水浸泡双足15分钟,每天1次。

⑤药后观察:观察水肿、尿量、体温、血压、脉搏、呼吸的变化。

⑥康复指导:水肿严重者宜卧床休息,但要经常翻身,更换体位,受压部位用红灵酒或50%酒精轻擦,以防发生褥疮。

【健康宣教】

1. 注意保暖,防止上呼吸道感染。

2. 选择低盐、清淡饮食。

3. 注意休息,避免过度疲劳。

4. 坚持服药调理,定期复查。

【复习思考题】

1. 为什么说水肿的发生与肺、脾、肾三脏有关?

2. 水肿的一般护理有哪些?

3. 水肿患者如何预防复发?

第二节　淋　　证

凡小便频数短涩、滴沥刺痛,小腹拘急引痛者称为淋证。临床上根据不同表现,又有热淋、血淋、石淋、膏淋、劳淋之分。西医学中的泌尿系统急慢性感染、结石、结核、急慢性前列腺炎、乳糜尿等疾病,临床表现符合淋证特点者,均属于本篇范围。

【病因病机】

1. 病因

淋证多因外感湿热,饮食不节,年老久病等引起。

(1)外感湿热:下阴不洁,秽污从下入侵,邪热蕴阻膀胱。

(2)饮食不节:饮酒过度或偏嗜肥厚、辛辣之品,脾失健运酿湿生热,湿热下注。

(3)劳欲体虚:年老、久病体虚或劳累过度,房室不节,肾气虚衰或淋久不愈,反复发作,耗伤正气,脾肾两虚,而致膀胱气化不利。

2. 病机

淋证初起为湿热蕴结膀胱,导致膀胱气化不利,发生小便频急涩痛。由于其病理变化不同而有五淋之异。热结膀胱,小便灼热刺痛为热淋;热熬尿液,日积月累,聚砂成石则为石淋;湿热阻肾,肾失分清泌浊,清浊相混,尿白混浊则为膏淋;湿热内盛,热伤血络,血随尿出则为血淋。

淋证经久不愈,湿热留恋膀胱,每易伤肾,继则由肾及脾,终致脾肾两虚。脾虚中气下陷,肾虚固摄无权,则小便淋沥不已,其中遇劳即发者为劳淋;若脂液下泄,尿液混浊,夹有凝块,则为膏淋;若气不摄血、肾失固藏,或肾阴不足,虚火灼络,尿中夹血,则为血淋。

淋证的病位在肾和膀胱,而与脾的关系密切。病理变化主要是湿热蕴结下焦,膀胱气化不利。病理性质初起多实;病久或热郁伤阴,或湿遏阳气,或阴伤及阳,而致脾肾两虚,膀胱气化无权者,则每见虚实夹杂,或由实转虚。

【护理评估】

1. 症状

淋证主要症状为小便频数短涩,滴沥刺痛,欲出未尽,小腹拘急或痛引腰腹等。根据不同表现,其又有热淋、血淋、石淋、膏淋、劳淋之分。小便灼热刺痛者为热淋;尿中夹血或血丝、血块者为血淋;尿中有细小砂石排出者为石淋;尿液混浊乳白或夹凝块、血块者为膏淋;

小便淋沥不尽,遇劳即发者为劳淋。

2. 体征

急性期可有上输尿管点或肋腰点压痛、肾区叩击痛、膀胱区压痛。慢性期患者神疲、乏力,皮肤、黏膜苍白,严重者可有高血压、水肿等。

3. 实验室检查

(1)尿细菌学检查:此检查是诊断淋证的关键手段。①尿细菌定性培养。②尿细菌定量培养。以中段尿或导尿方式取得尿液,培养菌落计数小于 105/m1 称为真性菌尿。若小于104/m1 为阴性,介于 104～105/m1 应结合临床表现判断或重复检查。⑤尿沉渣涂片镜检,当菌尿大于 105/ml,用本法有 90% 可找到细菌,并可确定是杆菌或球菌,以便于尽早选用抗生素。

(2)尿常规检查:以白细胞尿为主,可有脓细胞及白细胞管型(表示有活动性)。尿蛋白量微量至(＋),24 小时尿蛋白定量小于 2g,且为小分子蛋白尿。尿渗透压低(慢性肾盂肾炎时)。尿溶菌酶等可增加。

(3)尿细胞计数:现采用每小时尿白细胞排泄率,此法准确又简便,检出率可达 88.1%。正常人尿白细胞应小于 20 万/h,白细胞大于 30 万/h 为阳性,介于 20 万～30 万/h 者为可疑,应结合临床判断。

(4)X 线静脉肾盂造影(IVP):目的是了解尿路情况,有无结石、畸形或膀胱输尿管反流,确定慢性肾盂肾炎。后者可表现为肾盏扩张变钝、肾皮质变薄或瘢痕,肾影缩小。

(5)血常规检查:急性期白细胞计数和中性粒细胞数升高,慢性期红细胞、血红蛋白降低。

(6)其他检查:B 超、X 线摄片、膀胱镜等对淋证的诊断都有重要意义。

4. 鉴别诊断

(1)泌尿系统感染:泌尿系统感染主要指急慢性膀胱炎和肾盂肾炎,两者在急性期均有明显的膀胱刺激症状,表现为尿频、尿急、尿痛等。膀胱炎常有下腹部酸痛不适,膀胱区有压痛,但肾区无叩击痛;肾盂肾炎除膀胱刺激征外,以腰痛为主症,并有发热。尿常规检查两者均有白细胞、红细胞和大量脓细胞,中段尿培养有阳性发现。

(2)肾结核:本病多见于 20～40 岁患者,有进行性加剧的尿频、血尿和尿痛。病者多患有肺结核或其他肺外结核,并有不同程度的结核中毒症状如低热、盗汗、衰弱、贫血等。尿液检查有红细胞、白细胞。尿普通培养无细菌生长。24 小时尿沉渣涂片可找到耐酸杆菌。尿结核菌培养可为阳性。

(3)泌尿系统结石:本病表现为尿频,伴尿痛和终末血尿,如尿石堵塞尿道内口,可使排尿突然中断,而改变体位又能继续排尿。如为肾结石则有肾绞痛和尿石排出史。经膀胱镜、超声波检查及腹部 x 线摄片可确诊。

(4)乳糜尿合并感染:小便混浊呈乳白色,静置后可分为三层。上层为脂肪,中层为乳白色液体,夹有小凝块,下层为红色沉淀物,内含红细胞和白细胞。合并泌尿系感染常出现乳糜脓尿,发作时可有畏寒、发热、腰部钝痛和尿频、尿急等症,反复发作可有明显消瘦、贫血、低蛋白血症和水肿。大部分患者有丝虫病感染史或到过丝虫病流行区。急性期患者在血和尿中可找到微丝蚴,尿乙醚试验阳性。少数患者属结核、肿瘤、胸腹部创伤或手术所致。

(5)前列腺炎:发病时有高热、寒战、尿频、尿急等症,虽极似泌尿系统感染,但无腰痛、腹部压痛等。直肠指诊时可发现前列腺肿胀,并有显著压痛。尿内仅有少量白细胞,但前列腺液内充满脓液。

(6)膀胱肿瘤:血尿为首发症状,并以肉眼血尿为多见,有时排出血块。晚期由于肿瘤增大、坏死或继发感染,可引起尿频、尿急等膀胱刺激症状。发病年龄绝大多数在 40～60 岁之间,膀胱镜、尿细胞学检查及膀胱造影等可确诊本病。

5. 病证鉴别

(1)癃闭:癃闭表现为小便量少,排尿困难,与淋证相似,但淋证尿频而痛,每日排尿总量并不减少;癃闭则无尿痛,但排尿量减少,甚则无尿排出。

(2)尿血:血淋与尿血均以小便出血,尿色红赤,或夹血块为主症。其主要区别在于尿痛的有无,尿血多无疼痛之感,虽亦间有轻微的胀痛或热痛,但终不若血淋之频甚、痛剧。

(3)尿浊:膏淋与尿浊均有小便混浊、白如米泔的特点,但尿浊排尿时无频急、疼痛,与膏淋之频数、涩痛、有堵塞感不同。

【护理问题】

1. 排尿异常

患者尿频、尿急、尿痛。此与尿路感染,膀胱颈和膀胱三角区受刺激有关。

2. 体温过高

患者急性期体温可达 39℃以上。与细菌感染引起体温调节障碍有关。

3. 病情反复发作

与患者缺乏对本病的防护知识,不愿接受正规治疗有关。

4. 潜在并发症

慢性肾功能不全,与炎症广泛损害肾实质有关。

【辨治要领】

1. 辨证要点

(1)辨五淋主症:除共有症小便频涩、滴沥刺痛、小腹拘急引痛外,小便灼热刺痛者为热淋;尿中夹血或血丝、血块者为血淋;尿中有细小砂石排出者为石淋;尿液混浊乳白或夹凝块、血块者为膏淋;小便淋沥不尽,遇劳即发者为劳淋。

(2)辨虚实:实证病程较短,主要表现为小便涩痛不利,舌红苔黄,脉实数,由湿热蕴结,膀胱气化不利所致;虚证病程长,主要表现为小便频急,痛涩不甚,舌淡苔薄,脉细软,系脾肾两虚,膀胱气化无权所致。

此外,在淋证虚实转化过程中,每多虚实夹杂,故当分清标本虚实的主次。五淋之间又可兼夹互见,如石淋、膏淋、血淋可兼见热淋症状;热淋、石淋、膏淋可伴血淋;劳淋因感复发,可见血淋、热淋证候;诸淋日久皆可见劳淋特征。

2. 治疗原则

实证治予清热利湿通淋;虚证宜培补脾肾;虚实夹杂者,治本应有侧重。一般标急者,先予治标,标证缓减转予治本;若标邪不著,则兼顾治疗。另当根据五淋的不同,配用止血、排石、活血、泄浊等法。

【护理措施】

(一)一般护理

1. 病室环境:病室宜安静、清爽、干燥,保持空气流通。

2. 注意休息,不宜过度疲劳(石淋除外),消除患者的紧张、忧虑情绪。

3. 饮食宜清淡而富于营养。多食新鲜水果,如西瓜、橘子汁、生梨,荸荠、鲜藕汁等,忌食肥厚油腻、海腥鱼虾及辛辣刺激之品。鼓励患者多饮开水(肾功能不正常者例外),每天饮水量1500~3000ml,以增加尿量,有利于湿热之邪从小便排出。

4. 及时留取小便标本送检,以助诊断和治疗。观察尿次、尿量、颜色、排尿情况,以及腰痛的部位、性质、尿常规的变化。

(二)观察要点

1. 观察尿次、尿量、颜色、排尿情况,以及腰痛的部位、性质、尿常规的变化。

2. 热淋者当注意患者的体温、脉搏、血白细胞计数情况。

3. 血淋者注意血尿的性质、量、小便通畅程度,防止血块阻塞尿路。

4. 注意伴有症状,对有低热、盗汗、贫血者要做尿结核菌培养,如伴有消瘦、乏力、年龄在40岁以上者,当警惕泌尿系统肿瘤的可能,须及时作膀胱镜检查。

5. 石淋者注意肾绞痛的性质,排尿有无中断,结合X线腹部平片及B超检查,确定结石的部位。

6. 应用排石药后,观察尿中有无砂石排出,可用铁砂网过滤,收集结石标本留作化学分析鉴定。

7. 膏淋者注意尿液混浊程度、成分的变化,以区分乳糜尿、乳糜血尿、乳糜脓尿等,注意有无乳糜凝块阻塞尿道。

8. 观察导致淋证反复发作的诱因,并按时留尿及抽血送验,观察肾功能变化。

(三)辨证施护

1. 热淋

(1)主要症状:小便频急,短涩量少,色黄赤,灼痛,小腹坠胀不舒,或有腰痛,恶寒发热,口苦,大便正常或秘结,舌质红,苔黄腻,脉数。

(2)施护措施

①饮食调护:宜进食有清热、泻火、解毒、利尿作用的食品和清淡、易消化的食物。多饮淡茶水或白开水。忌吃辛辣刺激的食物,忌吃温补性食物。

②情志调护:调和喜怒,避免七情过极。

③药物内治:治以清热利湿通淋,方选八正散加减。常用药有大黄、黄柏、萹蓄、瞿麦、滑石、木通、土茯苓、车前草等。

④其他疗法:虎杖、蒲公英、荔枝草、紫地丁、鸭跖草、车前草等,选用1~2种,每种30~60g,水煎服,每日1剂。

⑤药后观察:观察患者体温、尿次、尿量、排尿情况和脉象的变化。

⑥康复指导:急性期有发热者应卧床休息,直至体温、小便正常。督促患者注意个人卫生,可用1:1000高锰酸钾溶液外洗,每晚1次。多饮绿茶。每日饮水量不得少于3000ml。发热者当明确原因,如为本病症发热,多因湿热郁蒸、少阳枢机失和所致,若兼表证需用疏邪解表法,但注意不能发汗太过,以免伤阴,每4小时测量体温1次,并详细记录结果。

2. 血淋

(1)主要症状:小便频急,热涩刺痛,尿中有血或夹血块,小腹胀满疼痛,苔薄黄,脉数。病久小便热涩刺痛减轻或消失,血色转为淡红,或伴低热,腰酸,神疲,舌质红,脉细数。

(2)施护措施

①饮食调护:饮食宜选营养丰富而易消化的食物,如稀饭、面条、银耳汤、藕粉、牛奶等,以及清热解毒利尿的食物,如赤小豆、大豆、绿豆、冬瓜、扁豆、马齿苋、蓬蒿菜、豌豆、茭白、芹菜、梨、西瓜、蛤蜊等,同时应食用富含维生素C的食物,如橙汁、柠檬汁、猕猴桃汁等。忌辛辣煎炸、香燥动火之品。

②情志调护:肉眼血尿者,易引起患者心慌不安,当做好思想工作,安定其情绪,使其配合治疗。

③药物内治:治以清热通淋、凉血止血为法,方选小蓟饮子、知柏地黄丸加减。常用药有小蓟、生地黄、牡丹皮、蒲黄、藕节、栀子、竹叶、滑石、白茅根等。

④其他治疗:针刺膀胱俞、石门、关元、血海等穴位。亦可用大小蓟、白茅根各30～60g,水煎服,每日1剂。琥珀粉、人中白粉、血余炭粉各1g,和匀,每日2次,温开水调服。

⑤药后观察:观察患者排尿情况的变化,伴有肉眼血尿者观察尿色有无改变。

⑥康复指导:血尿严重时应卧床休息,轻症可适当活动,但不宜劳累。伴肾绞痛者可在肾区热敷,必要时给予解痉剂。

3. 石淋

(1)主要症状:小便涩痛,尿中可有砂石排出,或排尿时突然中断,尿道窘迫疼痛,少腹拘急,或腰腹绞痛难忍,尿中带血,舌苔黄腻,脉弦数。

(2)施护措施

①饮食调护:针对肾结石成分不同给予相应饮食治疗。含钙盐结石患者,应避免进食高钙食物,如乳类和豆类;尿酸盐结石者,避免过多摄入高嘌呤类食物,如肉类、鱼类、鸡、动物肝、肾、脑、可可、咖啡等;草酸盐结石者,应避免摄入草酸含量高的食物,如菠菜、西红柿、芥菜、红茶、可可等。

②情志调护:疼痛较著者,易引起心慌不安,当做好患者思想工作,安定情绪,使其配合治疗。

③药物内治:治以清热利湿、排石通淋为法,方选石韦散加减。常用药有金钱草、海金沙、石韦、瞿麦、木通、滑石、冬葵果、王不留行等。

④其他治疗:金钱草60g,水煎代茶饮,每日1剂,或生鸡金粉、琥珀粉各1.5g,每日2次,吞服。

⑤药后观察:应用排石药后,观察尿中有无砂石排除。

⑥康复指导:应大量饮水并配合运动以助结石排出。对肾结石患者,可作肾区局部拍打;输尿管结石患者应多运动,如跳跃等;对膀胱结石者,应鼓励其憋尿后用力排小便。肾绞痛发作时,针刺京门、肾俞(加电针)、三阴交、膀胱俞、次髎等穴位。耳针:针刺肾、交感、神

门、膀胱等穴位。如绞痛持续不解,可给解痉止痛剂如阿托品等,绞痛剧烈而一般药物不奏效者,必须根据医嘱使用麻醉性止痛药物哌替啶等。因肾绞痛剧烈,发生虚脱者,应立即让患者平卧,低头位,采取上列止痛措施,测量血压、脉搏、呼吸等情况。患者平静后一般可自行恢复,否则应报告医生进行抢救。如结石过大,针药无效,需手术治疗,应及时做好转科处理。

4. 膏淋

(1)主要症状:小便混浊呈乳白色,或如米泔水,置之沉淀如絮状,上有浮油,或夹凝块,或夹有血液,尿道涩痛,排出不畅,口干,舌红,苔腻,脉濡数。

(2)施护措施

①饮食调护:给予低脂、低蛋白饮食,忌进高蛋白、油脂类食物,以及辛辣刺激之品。

②情志调护:鼓励患者树立战胜疾病的信心。

③药物内治:治以清利湿热、分清泄浊为法,方选萆薢饮加减。常用药有萆薢、石韦、车前子、土茯苓、飞廉、石菖蒲、黄柏、莲子肉等。

④其他治疗:飞廉、水蜈蚣、糯稻根须,选1~2种,每种30~60g,水煎服。鲜水芹菜茎须120g,煎水服,有治疗作用。针刺膀胱俞、关元、阴陵泉、肾俞等穴位。

⑤药后观察:观察患者尿色、排尿情况的变化。

⑥康复指导:发作期应卧床休息。尿液混浊,排尿不畅者,应多饮开水以增加尿量。有乳糜凝块阻塞尿道,造成排尿困难者,嘱患者用腹部呼吸,增加腹内压,使膏脂物随尿排出,亦可在严密消毒下,用钳子把膏脂物钳出,但应避免损伤尿道。为丝虫病引起者,应积极治疗原发病。

5. 劳淋

(1)主要症状:小便赤涩不甚,淋沥不已,时作时止,遇劳即发,腰酸膝软,神疲乏力,舌质淡,脉虚弱。

(2)施护措施

①饮食调护:平时可多食用枸杞粥、胡桃粥、人参大枣粥,增强体质,减少发作次数。

②情志调护:鼓励患者树立战胜疾病的信心。

③药物内治:治以补气益肾,方选无比山药丸合补中益气汤加减。常用药有党参、黄芪、白术、山药、熟地黄、茯苓、菟丝子、煅牡蛎等。

④药后观察:观察患者尿色、排尿情况的变化,以及引起复发的原因。

⑤康复指导:注意个人清洁卫生,保持会阴部清洁、干燥。避免过度疲劳,节制房事。有妇科病者及时治疗。避免反复发作,影响肾功能,一旦出现水肿、尿毒症,参照水肿篇护理。

【健康教育】

1. 增强体质,提高机体的防御能力。

2. 减少不必要的导尿及泌尿道器械操作,如必须作导尿者,应同时作预防性治疗。

3. 已患病者应节制房事,注意个人卫生,尤其是怀孕期和月经期,更要注意外阴部清洁,多饮水,勤排尿。

4. 消灭蚊虫,防止丝虫病的传播。积极治疗肺痨病、消渴病、尿路梗阻等,避免并发本证。

5. 肾结核患者出院后,按医嘱坚持服用抗结核药,注意休息及饮食营养,定期复查。

【复习思考题】

1. 淋证的病因病理有哪些?
2. 试述石淋、热淋、膏淋的辨证施护。

第三节 癃 闭

癃闭是指小便量少,排尿困难,点滴而出,甚则小便不通的病证。临床上以小便点滴而出,排尿不畅者为"癃",小便不通,欲解不得者为"闭",一般合称为"癃闭"。癃闭主要见于西医学中多种原因引起的尿潴留和无尿证。本篇讨论内容以尿潴留为主,因肾衰竭引起的无尿证亦可参照本篇处理。

【病因病机】

1. 病因

(1)饮食偏嗜:过食辛辣、肥厚之物,酿湿生热,流注下焦,膀胱积热,气化不利,发为癃闭。

(2)邪热伤肺:温邪犯肺,肺失肃降,或肺燥津伤,肾失滋源,均可导致肺之通调失司,发生癃闭。

(3)精神因素:因惊恐郁怒等七情所伤,或精神过度紧张,以致肝郁气滞,疏泄失常;或因妇产科疾病、肛痔、手术后局部剧痛,气机闭滞而致小便困难或不通。

(4)浊瘀内停:由于精浊、瘀血、砂石等有形之物阻塞尿道,尿路不畅,而致癃闭。

(5)体虚久病:年高、久病,肾元亏虚,命门火衰,膀胱气化无权,小便传送无力,而为癃闭;亦有因热病伤肾,肾阴枯竭,小便闭绝而致者。

2. 病机

(1)癃闭的病位主要在肾和膀胱,病机总属膀胱气化不利:肾主水,与膀胱相表里,共司小便,若肾和膀胱发生病变,皆可影响尿液的正常排泄;膀胱的气化功能受肾气所主,若肾虚气化不及州都,则膀胱气化无权,可发生癃闭。

(2)病变脏器涉及肺、脾、肾、三焦:水液的吸收、运行、排泄,有赖于三焦的气化和肺、脾、肾的通调、转输、蒸化作用。因此,肺热壅盛,气不布津,通调失职;脾胃湿热壅阻,下注膀胱;中焦气虚,升运无力;肝郁气滞,疏泄无权等,亦均可发生癃闭。

(3)病理性质有虚实两方面:实证因湿热下注,浊瘀内结,肝郁气滞,膀胱气化不利;虚证多属肾元亏虚,膀胱气化无权。

【护理评估】

1. 症状

始为小便不畅,尿线变细,或点滴而下,排出困难。进一步发展可致小便完全不能排出,小腹胀满疼痛,严重者可出现胸满、气喘、呕恶、水肿,甚至神昏等症。

2. 体征

如为尿潴留,在耻骨上区可见到并摸到膨胀的膀胱。叩诊呈浊音,压之有尿意。经尿道插入导尿管,可放出大量尿液。由肾衰竭所致的无尿症,虽亦有小便量少或不通的表现,但无排尿感和小腹胀痛,下腹膀胱区也无明显充盈征象,且往往伴有休克、脱水表现,或每有慢性肝肾疾病的既往史。

3. 实验室检查

(1)首先应通过体格检查与膀胱 B 超判断有否尿潴留,有尿潴留者,再作尿流动力学检查,以明确有否机械性尿路阻塞。

(2)有尿路阻塞者,通过肛指检查、前列腺 B 超、尿道及膀胱造影 X 线摄片、前列腺癌特异性抗原等检查以明确尿路阻塞的病因,如前列腺肥大、前列腺癌、尿道结石、尿道外伤性狭窄等。

(3)无尿路阻塞的尿潴留者考虑脊髓炎、神经性膀胱功能障碍,可相应做神经系统检查。

(4)对无尿潴留的癃闭者应考虑肾衰竭,可进一步查血肌酐、尿素氮、血常规、血钙、磷,B 超、X 线摄片查双肾大小,帮助鉴别急性或慢性肾衰竭。

(5)如属急性肾衰,还需查尿比重、尿渗透压、尿钠浓度、尿钠排泄分数、静脉肾盂造影等以鉴别肾前、肾性或肾后性急性肾衰。慢性肾衰者还应进一步检查以明确病因。

4. 鉴别诊断

(1)尿道损伤和狭窄:尿道损伤和狭窄多数有典型的骑跨伤史,有排尿感但尿不能排出,或仅能排出数滴血尿,常有与排尿无关的尿道流血,会阴部见肿胀、瘀斑或血肿。用导尿管探查尿道,多数在损伤处遇阻而流出鲜血。损伤后的尿道,形成疤痕硬结,或慢性尿道炎(淋菌性)后,可导致尿道狭窄,影响小便排出。通过尿道造影可确诊。

(2)前列腺疾病:本病包括前列腺肥大、纤维性变和癌肿。患者多于 55 岁以后出现不同程度的排尿困难,有的可突然发生尿潴留或充盈性尿失禁。直肠指诊一般能触到肿大的前列腺。用膀胱镜检查可观察前列腺肥大的部位和程度,并能发现膀胱内的并发症(结石、憩室形成或肿瘤等)。

(3)尿道结石:来自上尿路的结石在排出过程中嵌顿于尿道内,突然发生排尿困难乃至尿潴留,或有肾绞痛病史。检查尿道局部可见到或触及尿石,尿道前列腺部结石,作直肠指检可触及结石。摄 X 线片每可证实。

(4)神经源性膀胱功能障碍:因上、下运动神经元发生病变,导致交感神经作用增强而使膀胱颈部加强收缩,以致排尿困难,根据病史和细致的神经系统检查可以确诊。

5. 病证鉴别

(1)淋证:癃闭与淋证均属膀胱气化不利,有小便量少,排出困难,点滴不畅的症状。淋证以小便频数短涩,滴沥刺痛,欲出未尽为特征,而每天排出小便的总量是正常的;癃闭则无尿道刺痛,每天排出的小便总量少于正常,甚则无尿排出。正如《医学心悟·小便不通》所言:"癃闭与淋证不同,淋则便数而茎痛,癃闭则小便点滴而难通。"但淋证日久不愈,可发展成癃闭,而癃闭感受外邪,常可并发淋证。

(2)水肿:癃闭与水肿的临床表现都为小便不利,小便量少,但水肿是体内水液潴留,泛溢于肌肤,引起头面、眼睑、四肢水肿,甚者伴有胸、腹水,并无水蓄膀胱之证候,而癃闭多不伴有水肿,部分患者还兼有小腹胀满膨隆,小便欲解不能,或点滴而出的水蓄膀胱之证,可资鉴别。

(3)关格:癃闭与关格的主症都有小便量少或闭塞不通,但关格常由水肿、淋证、癃闭等经久不愈发展而来,是小便不通与呕吐并见的病证,常伴有皮肤瘙痒,口中尿味,四肢搐搦,甚或昏迷等症状,而癃闭不伴有呕吐,部分患者有水蓄膀胱之证候,以此可资鉴别。但癃闭进一步恶化,可转变为关格,故癃闭病情轻于关格。

【护理问题】

1. 小便不畅

与尿路结石、肿瘤阻塞或前列腺肥大、运动神经元病变有关。

2. 尿闭

与肾功能不全有关。

3. 腹部胀满

与尿液潴留,膀胱充盈有关。

【辨治要领】

1. 辨证要点

(1)辨膀胱有尿与无尿:小腹部胀满膨隆,小便欲解不得或点滴而下,为水蓄膀胱;若小腹胀满不甚,外形如常,无排尿意,尿量少或无,为膀胱内无尿,属津伤液涸或肾元衰竭所致。

(2)辨虚实:发病急骤,小腹胀满而痛,小便滴沥不畅,短赤灼热,苔黄,脉数、弦、涩者,多因膀胱积热,浊瘀阻塞,肝郁气滞而致膀胱气化不利,属于实证。若发展缓慢,排尿无力,神疲腰酸,面色少华,因肾虚命门火衰,气化不及膀胱者属虚。

2. 治疗原则

癃闭的治疗应按照"腑以通为用"的原则,着重予以通利。实证当予清热、散结、疏利气机法;虚证则用补肾通窍法。

【护理措施】

(一)一般护理

1. 癃闭患者多半处于恐惧状态,当加强心理护理,解除患者的紧张情绪,使其保持心情平静,以配合治疗。

2. 对尿潴留者,可用按摩膀胱法。用手掌平贴于患者少腹部,轻轻从上向下挤压膀胱底部,以助排尿。但切忌用力过猛,以免发生膀胱破裂的事故。

3. 可用取嚏或探吐法。用消毒物品刺激鼻腔、咽喉,使病者打嚏或呕吐,开上以通下,使潴留膀胱的尿液排出,但因肾衰竭所致的无尿症禁用。

4. 有些患者因卧床排尿不习惯而致癃闭,当扶持其下床排尿。

5. 经服药、针灸、外敷等治疗,12 小时仍无排尿,尿液潴留,小腹胀满,急迫难忍者,当用导尿法以缓其急,必要时留置导尿管。

6. 留置导尿时,应将接管、瓶子、皮管每天调换一次,并用 1:1000 新洁而灭盐水棉球消毒导管口及外阴部,并嘱患者多饮开水,防止尿路感染。若已发生感染,除局部及全身应用抗菌药外,应开放导尿管持续引流,并经常变换体位。

7. 记录 24 小时出入量,控制饮水量。

(二)观察要点

1. 观察小便次数、量、色、气味及排尿不畅的程度,有无疼痛,有无砂石、血块之类,膀胱区是否胀满充盈。

2. 了解发病情况、伴有症状,协助医生寻找病因,明确其性质,以便对症处理。

(三)辨证施护

1. 膀胱积热

(1)主要症状:小便量少,点滴而下,热赤不爽或尿闭不通,小腹胀满,口干苦而不欲饮,或大便不畅,苔黄或腻,舌质红,脉数。

(2)施护措施

①病室环境:病室宜安静、清爽、干燥,保持空气流通。

②饮食调护:饮食宜清淡,可予以清凉饮料,如西瓜汁、绿豆汁、梨汁、白藕汁等。禁食肥厚、辛辣之品。

③情志调护:调节喜怒,避免七情过极。

④药物内治:治以清热利水,方选八正散加减。常用药有萹蓄、瞿麦、木通、栀子、大黄、滑石、车前子、生草梢等。若在热病中后期,因肺热气壅或热伤肺津所致者,去大黄,参用清肺饮意,上药加黄芩、桑白皮、麦冬、南沙参、茅芦根等清泄肺热、滋养化源。

⑤其他疗法:针刺关元、中极、阴陵泉、次髎等穴位,但应注意膀胱过度充盈时,腹部穴位宜浅刺、斜刺,忌深刺、直刺。可用外敷法,独头蒜 1 个,栀子仁 3 个,盐少许,捣烂,摊纸贴脐部,为防止大蒜头刺激皮肤后起水泡,可先用凡士林涂皮肤后再敷。

⑥药后观察:观察患者排尿的情况,尿量、舌苔、脉象的变化,大便是否通畅。

⑦康复指导:用竹叶、芦根、车前草煎汤代茶饮以清热利尿。热病后期,因肺热津伤所致者,可饮用生梨汁、荸荠汁或西瓜汁等。

2. 浊瘀阻塞

(1)主要症状:小便点滴不畅,或尿如细线,或阻塞不通,小腹胀满疼痛,舌质紫或有瘀斑,脉涩或细数。

(2)施护措施

①病室环境:室内保持干燥、整洁,通风良好,温、湿度适宜。

②饮食调护:有尿路结石者慎食草酸含量高的食物,如菠菜、西红柿等;前列腺肥大者应戒酒。

③情志调护:利用暗示和意志引导法,诱导患者排尿。

④药物内治:治以行瘀散结、化石通利,方选代抵当丸加减。常用药有大黄、当归、穿山甲、桃仁、虎杖、牛膝、滑石、通草等。若瘀血现象较重,可加红花、川牛膝以增强其活血化瘀作用;若病久气血两虚,面色不华,宜益气养血行瘀,可加黄芪、丹参、当归之类;若尿路有结石,可加金钱草、海金沙、冬葵子、瞿麦、石韦以通淋排石利尿。

⑤其他疗法:伴有血尿者,吞服参三七 1.5g,琥珀粉 1g,每日 2 次。因结石阻塞引起者,

可用金钱草60g,煎水代茶饮。小腹胀满,急迫难忍者,可用导尿术以缓其急,但必须注意严格执行无菌操作。导尿术后应给清热解毒药,如蒲公英、荔枝草、车前草等煎服或用抗菌药物。

⑥药后观察:观察小便次数、量、色,排尿情况,有无砂石、血块排出,膀胱区充盈情况的变化等。

⑦康复指导:若病情允许可适当参加活动,如散步、练气功、打太极拳等,以增强体质,提高机体防御能力。由尿路结石引起者,应大量饮水并配合运动以助结石排出。对肿瘤、较大结石、前列腺肥大等机械梗阻所致,针药未效者,当及时做好转科处理,请外科考虑手术治疗。

3. 肝郁气滞

(1)主要症状:因精神紧张,情志郁怒或剧痛而致小便突然不通,或通而不爽,胁腹胀满或痛,苔薄或黄,舌质红,脉弦。

(2)施护措施

①病室环境:为患者创造一个有利于排尿的环境,有足够的时间,不受他人影响。

②饮食调护:饮食宜清淡,有节制,忌辛辣刺激性食物及过量饮酒。

③情志调护:作好情志护理,如因紧张、疼痛或手术麻醉所致的一时性排尿困难,应配合医生解释病情,消除患者思想顾虑。

④药物内治:治以疏肝理气、通利小便,方选柴胡疏肝饮加减。常用药有柴胡、青皮、香附、郁金、乌药、小茴香、川楝子、车前子等。肝郁气滞症状严重者,可合六磨汤以增强其疏肝理气的作用;若气郁化火,而见舌红、苔薄黄,可加牡丹皮、栀子以清肝泻火。

⑤其他疗法:针刺关元、中极、水道、三阴交等穴位。除辨证用药外,可吞服粉剂,如沉香粉、琥珀粉各1g,每日2次。小便点滴不通,小腹胀满难忍者,可另用麝香粉0.15~0.3g吞服。

⑥药后观察:观察患者排尿次数、尿量及排尿的情况,以及尿液的色、质等。

⑦康复指导:局部热敷或用温水冲洗会阴部,或使患者听流水声,即将水龙头稍稍旋开,使水缓缓流出,以诱导排尿。

4. 命门火衰

(1)主要症状:小便点滴不爽,排出无力或有尿闭,腰膝酸软,精神萎顿,面色㿠白,苔白,舌质淡,脉沉细弱。

(2)施护措施

①病室环境:应安排单人房间,保持室内安静,空气流通,温度适宜。

②饮食调护:加强营养,忌食生冷之物,增强体质。可食用桂心粥、粟米饭、杜仲炖腰花。

③情志调护:加强精神护理,改善患者焦虑情绪。

④药物内治:治以温补肾阳、益气通窍,方选济生肾气丸加减。常用药有附子、肉桂、熟地黄、山茱萸、茯苓、泽泻、牛膝、车前子等。若肾阳虚衰,命火式微,致三焦气化无权,浊阴内蕴,小便量少,甚至无尿,呕吐,烦躁,神昏者,治宜千金温脾汤和吴茱萸汤,温补脾肾、和胃降逆。癃闭的治疗,除按以上辨证施治以外,还可酌加桔梗、紫菀、升麻、杏仁等开提肺气之品,以开上而通下,此即所谓"提壶揭盖"法。

⑤其他疗法:属尿潴留者,可用下列方法:食盐250g,花椒60g,炒热布包熨脐腹,冷后再

炒,热敷。或艾灸关元、气海等穴位,针刺肾俞、足三里等穴位,并结合按压法,用手指一按一放以增强排尿功能。

⑥药后观察:观察患者排尿次数、尿量及排尿的情况,尿液的色、质,排尿障碍对机体的不良影响及程度,经治疗护理后有无改善。

⑦康复指导:注意休息,避免劳累。因肾衰竭引起的无尿症,病情较重,伴有严重的全身症状者,应予以细致护理。必要时可行人工透析疗法。

【健康教育】

1. 积极预防急性脊髓炎及脊髓外伤,以免发生膀胱功能障碍,导致癃闭的发生。
2. 发现尿路结石者应及时治疗,防止因结石过大或位置的移动阻塞尿路而引起排尿困难。
3. 如为泌尿系统肿瘤阻塞,应及早手术。
4. 对某些诊断和治疗措施,可致肾脏损害者,要提高警惕,以避免本证的发生。
5. 对肾功能障碍而致者,应争取早期发现,及时治疗,防止演变为尿闭。

【复习思考题】

1. 癃闭的临床特征是什么? 其发病机理何在?
2. 膀胱积热证与命门火衰证应如何辨证施护?

第四节 尿 浊

尿浊是以小便混浊,白如泔浆,或夹凝块,排尿时并无疼痛为特征的一种疾病。西医学中的乳糜尿多属本病范围。

【病因病机】

1. 病因
(1)过食甘肥油腻食物,脾失健运,酿生湿热。
(2)某些疾病(如血丝虫病)病后,湿热余邪未清,阻滞脾气,清浊相混。

2. 病机
病初多为湿热蕴结,脾失升降,清浊不分,尿液混浊。若湿热灼络,络损血溢,则尿浊夹血。病久脾肾两伤,脾虚中气下陷,肾虚固摄无权,则精微脂液下流。若脾肾亏虚,气不摄血或肾阴亏损,虚火伤络,均可引起尿浊夹血,如再多食肥脂之物或劳欲过度,又可使尿浊加重或引起复发。

【护理评估】

1. 症状
小便混浊呈乳白色或乳酪样,多呈间歇性发作,过劳、妊娠、分娩是常见的诱发因素。发作时可有畏寒、发热,腰部钝痛或下腹不适。病久因脂肪大量丢失而有明显消瘦、贫血、低蛋白血症和水肿,也可因乳糜凝块阻塞输尿管而引起肾绞痛,如凝块阻塞膀胱出口,可导致尿潴留。患者多有丝虫病病史或去过丝虫病地区。

2. 体征

局部淋巴结肿大,下肢可见逆行性淋巴管炎,精索增粗伴结节,下肢或有象皮肿。

3. 实验室检查

尿液静置后可分为三层:上层为脂肪,中层为乳白色或色泽较清的液体,常有小凝块混悬于中,下层为红色或粉红色的沉淀物,内含红细胞或白细胞。如含血液较多,呈粉红色,则为乳糜血尿。

尿乙醚试验阳性,血中嗜酸性粒细胞增多,淋巴管造影摄片检查可见淋巴管阻塞。急性期患者可在血或尿中找到微丝蚴。

4. 鉴别诊断

(1)脓尿:小便混浊呈乳白色,甚至可出现脓块,显微镜下见大量脓细胞。常见于泌尿系统感染或其邻近器官和组织有感染病变者,伴有肾绞痛和膀胱刺激症状。

(2)脂肪尿:小便混浊,但无凝结现象,离心沉淀后脂肪浮于尿液的上层,镜检可见大量脂肪球。常见于各种原因所致的肾病综合征,特别是类脂性肾病,亦可见于糖尿病、肾炎、狼疮性肾病、骨折、一氧化碳中毒等。

(3)含多量盐类尿:小便混浊呈乳白色,加热后即溶解转为澄清者为尿酸盐尿。如加热后混浊不减,再加醋酸,若尿液变清,但无气泡产生者为磷酸盐尿,有气泡产生者为碳酸盐尿。

5. 病证鉴别

尿浊与膏淋:两者均有小便混浊乳白如米泔的特点,但发病之初,膏淋频数涩痛,有堵塞感,尿浊则多无频急疼痛滞涩感,可资鉴别。即如《临证指南医案·淋浊》所言:"大凡痛则为淋,不痛为浊。"

【护理问题】

1. 体温升高

与深部淋巴结和淋巴管炎有关。

2. 乳糜尿

与腹部淋巴道或胸导管阻塞有关。

3. 反复发作

与疲劳过度、饮食不慎有关。

4. 潜在并发症

乳糜血尿、低蛋白血症、贫血、水肿、肾绞痛、尿潴留等。

【辨治要领】

1. 辨证要点

辨虚实:本病初起以湿热为多,属实证;病久则脾肾亏虚;虚实夹杂者,应标本兼顾。

2. 治疗原则

本病初起以湿热为主,治予清热利湿;病久脾肾亏虚,治宜培补脾肾,但须区别主次而有所侧重,气陷失固者宜参入升清、固摄法。虚实夹杂者,应予兼顾。

【护理措施】

(一)一般护理

1. 病室环境宜安静、整洁、舒适,通风良好,温、湿度适宜。
2. 发作期患者应卧床休息,直至小便转清。
3. 饮食宜清淡而富有营养,如选择新鲜蔬菜、瘦肉、鱼等,忌食高蛋白、高脂肪食物及辛辣刺激之品。
4. 留取小便标本,及时送检,配合诊断和治疗。

(二)观察要点

1. 将病者小便放置沉淀,观察尿色、透明度、有无凝块,是否夹有血液等。
2. 查血常规,有无嗜酸性粒细胞增多,抽取患者末梢血液(如手指、耳垂部位)观察有无微丝存在,结合有无合并下肢象皮肿,以明确病因。(注:采血应在晚9时－12时进行)

(三)辨证施护

1. 湿热
(1)主要症状:小便混浊乳白,或夹凝块,上有浮油,或带血色,夹有血块,尿道或有堵塞灼热感,口干,舌苔黄腻,质红,脉濡数。
(2)施护措施
①饮食调护:如为尿酸盐过多所致,注意少吃菠菜、西红柿等。
②情志调护:如为尿中含盐过多所致,当对患者做好解释工作,多饮开水即可缓解。
③药物内治:治以清热利湿,方选萆薢分清饮加减。常用药有萆薢、石菖蒲、黄柏、石韦、茯苓、飞廉、水蜈蚣、车前子等。伴尿血者,可用大小蓟、白茅根、仙鹤草各30～60g,水煎服,每日1剂。
④其他疗法:可用飞廉、水蜈蚣、糯稻根须各30～60g,煎水服,或鲜水芹菜茎须、荠菜花各120g,煎水代茶饮,有治疗作用。也可通过针灸:针刺血海、阳陵泉透阴陵泉、三阴交、足三里等穴位,每日1次,每次两个穴位,给予强刺激,留针15分钟。
⑤药后观察:观察体温,尿量、尿色、排尿情况。
⑥康复指导:小便有灼热感者,可多饮开水,保持外阴部干燥、清洁。如合并感染,伴尿频、尿痛者,当按热淋、膏淋护理。
2. 脾虚
(1)主要症状:尿浊反复发作,日久不愈,状如白浆,小腹坠胀,神倦乏力,面色无华,劳累或进油脂则发作或加重,舌质淡,苔白,脉虚软。
(2)施护措施
①饮食调护:注意加强营养,可食莲子、山药等补脾之品。
②情志调护:给予情志疏导,使患者自觉避免不良情志的刺激。
③药物内治:治以补脾益气升清,方选补中益气汤加减。常用药有党参、黄芪、升麻、白术、山药、益智、芡实、茯苓等。尿浊夹血者,加藕节、阿胶、墨旱莲补气摄血。

④其他疗法:伴尿血者用琥珀粉、人中白粉、血余炭粉各1g,和匀,每日2次,开水调服。

⑤药后观察:观察排尿次数、时间、尿量、性状,以了解治疗后的效果和病情转归。

⑥康复指导:注意休息,防止过度疲劳,以免病情反复发作。

3. 肾虚

(1)主要症状:尿浊迁延日久,小便乳白如脂膏,精神萎靡,消瘦无力,腰酸腿软,头晕耳鸣,面色㿠白,形寒肢冷,舌质淡白,脉沉细。或烦热,口干,舌质红,脉细数。

(2)施护措施

①饮食调护:常食胡桃肉、猪肾、莲子、山药等补脾益肾之品。

②情志调护:多与患者交谈,向其讲解疾病知识,使其对疾病治疗有正确的认识。

③药物内治:治以补肾固摄,方选六味地黄丸、菟丝子丸加减。常用药有熟地黄、山药、山茱萸、菟丝子、五味子、金樱子、莲子、茯苓等。兼有脾气不足者,加黄芪、党参、白术健脾益气。

④其他疗法:生白果7枚,去壳去心存衣,捣碎,用豆浆一碗,煮沸,放入白果,搅匀即可食用,每日1次,有一定的治疗作用。发生象皮肿者,局部用威灵仙、血见愁、土牛膝、五加皮、生姜煎汤熏洗。

⑤药后观察:观察排尿性状和全身情况。观察经治疗和护理后有无改善等情况。

⑥康复指导:注意休息,做好饮食调摄,避免因劳累、饮食不慎而致病情复发。尿浊反复发作或持续不止,当考虑外科手术,做好转科处理。

【健康教育】

1. 积极灭蚊,可用666水悬剂、223乳剂、223除虫菊混合乳剂等药物。
2. 搞好环境卫生,清洁畜舍,填平污水池,以消灭幼虫孳生地。
3. 夏秋季须加强个人防蚊措施,如挂蚊帐、涂驱蚊油、焚驱蚊药等。
4. 在丝虫病流行地区要反复查治患者,做到及早发现,彻底治疗,防止乳糜尿的发生。

【复习思考题】

1. 尿浊的实证应如何进行护理?
2. 尿浊在临床如何鉴别诊断?

第五节 尿 血

小便中混有血液甚至血块,但排尿无疼痛感的疾病称为尿血。随出血量多少的不同,小便呈淡红色、鲜红色或茶褐色。尿血涉及西医学多种疾病,如泌尿系感染、结石、肿瘤和乳糜血尿、肾炎等,凡以尿血为主要症状者,均属于本篇范围。

【病因病机】

1. 病因
(1)酒食不节:嗜酒无度,恣食辛辣厚味,蓄积中焦,酿湿生热,流注下焦,导致尿血。
(2)情志过极:情志不舒或烦劳过度,心火亢奋,耗伤肾阴,移热于膀胱,则为尿血。

（3）劳欲体虚：劳倦过度或久病体虚，损伤脾肾，脾肾气虚，统摄无权，或肾阴亏耗，虚火灼络，发为尿血。

2. 病机

尿血的病位在肾和膀胱，其病机主要是热蕴下焦，肾和膀胱络脉受损，血从下溢。病理性质有虚实之分，实证为气火亢盛，血热妄行；虚证多为肾阴亏虚，相火妄动，灼伤阴络，或脾虚中气不足，统血无权，血随气陷，肾虚下元空虚，封藏失职，以致血随尿出。实证久延，每可转为虚证，虚证每因疲劳感邪而加重。

【护理评估】

1. 症状

尿液中经常含有较多的红细胞，即为尿血。其中，仅在显微镜下才发现者为"镜下血尿"；肉眼即能见尿呈"洗肉水"色或血样，甚至有膜状物者为"肉眼血尿"。

2. 体征

因涉及不同的疾病而出现相应的体征。如泌尿系结石者可有患侧肾区或肋脊区叩击痛，肾炎引起者可有凹陷性水肿等。

3. 实验室检查

尿常规为尿血时必须进行的检查，新鲜尿离心沉渣每高倍镜视野红细胞超过3个，或1小时尿红细胞计数超过10万，或12小时计数超过50万，即可诊断为镜下血尿。

肉眼可见的血尿作尿三杯试验可粗略区分血尿产生的部位。第一杯（即前段）尿呈血色或镜下有较多红细胞，表示病变位于尿道；第三杯（即后段）尿呈血尿或血色较明显，表示病变在膀胱和三角区或尿道等部位；三杯尿均呈均匀血色，表示病变在上尿路或膀胱。

另可根据情况进一步作尿液细菌学检查、泌尿系X线检查、膀胱镜检查等。

4. 鉴别诊断

（1）泌尿道结石：本病表现为突发性肾区绞痛，沿输尿管向下放射至会阴、大腿内侧，或耻骨上、会阴部钝痛或剧痛，疼痛发作期或发作后出现血尿，伴有尿频、尿急、尿痛，摄腹部平片、膀胱镜检查或膀胱造影可确诊。

（2）泌尿道感染：尿血并有明显的尿频、尿急、尿痛。如为肾盂肾炎，则伴有畏寒、发热、腰痛，尿液检查有白细胞、红细胞和大量脓细胞；膀胱尿道炎则一般无发热，也很少腰痛，尿改变时有时无，两者尿细菌培养均为阳性；肾结核多有肺结核或肺外结核史，伴全身结核中毒症状，尿普通细菌培养阴性，尿结核菌培养阳性；前列腺炎亦有畏寒发热，伴会阴部、腰骶部胀痛或剧痛，直肠指检可扪及前列腺肿胀、压痛，前列腺液检查白细胞显著增加，而卵磷脂小体减少。

（3）肾炎：血尿见于急性肾炎或慢性肾炎急性发作期，重者呈肉眼血尿，慢性肾炎以镜下血尿为主。尿液中除红细胞外，还有蛋白、白细胞和各种管型。患者常伴有水肿、高血压、肾功能损害等。

（4）泌尿系统肿瘤：本病大多表现为无痛性血尿，部分患者肾区或腹部可扪及肿块，如属恶性者则有恶病质现象。晚期因肿瘤侵犯肾盂或继发感染，可出现肾绞痛和膀胱刺激症状。尿细胞学检查、泌尿系统造影等可确诊。

（5）血红蛋白尿：血红蛋白尿常因血管内溶血所致，可见于先天性（遗传性）溶血，如蚕豆病,和后天获得性溶血性贫血。另外也可因尿比重过低,在尿路中发生溶血,或因肾梗死所致。尿液呈洗肉水样,但镜检无红细胞或仅有少许红细胞,而联苯胺试验强阳性。

(6)全身性疾病:如血液病、结缔组织病、感染性疾病、变态反应性疾病、心血管疾病、内分泌代谢病等常影响泌尿系统器官而产生血尿。

(7)药物与化学因素:由于磺胺类、吲哚美辛、汞剂、甘露醇、抗凝剂、环磷酰胺等药的副作用或毒性作用而产生血尿。

(8)功能性血尿:见于健康人,如运动后血尿。

5. 病证鉴别

(1)血淋:尿血与血淋两者均以小便出血,尿色红赤,或夹血块为主症,但血淋小便频急、疼痛,而尿血一般无疼痛感,虽亦偶见小便灼热,但终不若血淋之频甚、痛剧,故两者的主要区别,在于小便的痛与不痛。

(2)石淋:尿血与石淋两者均有血随尿出。但石淋尿中时有砂石夹杂,小便涩滞不畅,时有小便中断,或伴腰腹绞痛等症,若砂石从小便排出则痛止,此与尿血不同。

【护理问题】

1. 疼痛

肾绞痛者是肾、输尿管结石的特征;排尿时痛,尿流突然中断,是膀胱或输尿管结石的症状。

2. 排尿异常

与泌尿系统感染、前列腺炎等有关。

3. 水肿、高血压

与肾炎、高血压性肾病有关。

4. 伴有其他部位出血

与血液病、感染性疾病及其他全身性疾病有关。

5. 合并乳糜尿

与丝虫病、淋巴管阻塞有关。

6. 肾脏肿块

与肾肿瘤、肾囊肿、输尿管肿瘤、先天性多囊肾有关。

【辨治要领】

1. 辨证要点

辨证当分清虚实,区别实热、阴虚、气虚的不同。实热证病势急,病程短,血色鲜紫深红,质浓稠,出血量多,体质多壮实;阴虚证病势缓,病程长,血色鲜红或淡红,时作时止,形体偏瘦;气虚证病多迁延不愈,血色暗淡,质稀,出血量少,伴阳气亏虚症状。

2. 治疗原则

尿血病治疗以清热泻火、凉血止血为主要大法。实证清热泻火;虚证滋阴降火;属脾肾气虚,统摄无权者,又当培补脾肾,益气摄血。

【护理措施】

（一）一般护理

1. 尿血严重时应绝对卧床休息,轻者可适当活动,但应避免剧烈运动。
2. 饮食宜营养丰富而易消化,进餐饮食以温热为宜,不宜过热,菜不宜咸。
3. 禁忌烟酒、辛辣、煎炸等燥热之品及海鲜发物,以免辛辣动火,迫血妄行。
4. 严重血尿者当观察脉搏、血压,正确估计出血量。
5. 为明确诊断,及时留尿送检,做尿常规、尿结核菌培养、尿细胞学检查等,并配合做好某些特殊检查的术前准备及术后护理,如肾脏活组织检查、泌尿道造影、膀胱镜检查等。

（二）观察要点

1. 观察尿血的性质、次数、血量、血色。
2. 注意是否合并肌衄,腰部剧痛,尿急,尿痛等症,找出原因,参照有关章节护理。
3. 严重尿血者当观察脉搏、血压,正确估计出血量。
4. 根据血尿的颜色和形状判断出血部位。鲜红色血尿多来自膀胱,暗红色血尿多来自肾和输尿管,膀胱出血的血块不规则如蝶状,而上尿路出血通过输尿管可塑成蚯蚓状血块。
5. 注意辨别真假血尿,而与月经,子宫、阴道出血等污染尿液造成的血尿相区别。

（三）辨证施护

1. 下焦湿热
（1）主要症状:小便热赤带血,血色鲜红,面赤,心烦,口渴,舌红,苔黄腻,脉濡数。
（2）施护措施
①病室环境:保持安静,干燥,通风良好。
②饮食调护:多食新鲜水果和蔬菜,如梨、橘子、马兰头、荠菜花、鲜藕节等。
③情志调护:避免情志刺激,郁怒动火,以免影响病情。
④药物内治:治以清利湿热、凉血止血,方选小蓟饮子加减。常用药有栀子、竹叶、木通、滑石、生地黄、小蓟、蒲黄、藕节、甘草等。口舌糜烂者,外用绿袍散或锡类散涂敷。
⑤其他疗法:可用鸡蛋一个,钻一小孔,放入大黄粉1g,湿纸盖孔上,放饭锅上蒸熟食之,对尿血有治疗作用。
⑥药后观察:观察患者血尿的量、颜色及其性质等变化。
⑦康复指导:保持会阴部清洁、干燥。鼓励患者多喝水,必要时静脉补液,以增加尿量,冲淡血尿,避免血块堵塞尿路,引起疼痛或排尿困难。

2. 肾虚火旺
（1）主要症状:小便短赤带血,头晕目眩,耳鸣,神疲,颧红,潮热,腰膝酸软,舌质红,脉细数。
（2）施护措施
①病室环境:保持安静,空气清新,温度适宜。
②饮食调护:饮食宜清淡而有营养,忌辛热动火之品。多食河鱼、瘦肉、甲鱼等。

③情志调护:血尿原因较复杂,一时难以明确者,易出现紧张、焦虑情绪,护理人员应向患者解释病情并给予安慰。

④药物内治:治以滋阴降火、凉血止血,方选知柏地黄汤加减。常用药有生地黄、阿胶、墨旱莲、龟甲、知母、黄柏、牡丹皮、小蓟等。

⑤其他疗法:血尿量多者当及时补充血容量,或给予抗休克治疗。

⑥药后观察:观察患者全身营养状况,有无消瘦、贫血。

⑦康复指导:节制房室,避免过度疲劳。

3. 脾肾两虚

(1)主要症状:小便频数带血,血色淡红,食少,精神疲惫,面色萎黄,腰背酸痛,头晕耳鸣,舌质淡,脉细弱。

(2)施护措施

①病室环境:安排单人房间,室内保持安静,空气流通,温度适宜。

②饮食调护:长期尿血者可致贫血,应多吃含铁丰富的食物,如牛肉、肝、蛋黄、豆制品、菠菜、油菜、海带等。

③情志调护:严重尿血的患者多恐惧不安,甚至烦躁,当给予安慰,并充分解释。必要时给予镇静剂。

④药物内治:治以补脾益气、补肾固涩,方选补中益气汤、无比山药丸加减。常用药有党参、黄芪、白术、当归、熟地黄、山茱萸、菟丝子、金樱子、芡实、狗脊、鹿角霜等。

⑤其他疗法:如为出血性疾病所致的尿血,则应备新鲜血,输血过程中应注意尿色变化及有无输血反应。

⑥药后观察:观察生命体征的动态变化,包括血压、脉搏、呼吸、体温,以及患者的精神和意识情况,有无再次出血的征象。

⑦康复指导:尿血严重者应卧床休息,尽量减少剧烈活动。

【健康教育】

1. 疾病知识的教育

由于引起尿血的病因因人而异,故应帮助患者及家属掌握有关疾病防治的知识,以便取得合作、协助治疗,减少再度出血的危险。

2. 合理安排生活起居

告诫患者养成规律的生活习惯,避免长期精神紧张、过度劳累,应劳逸结合,保持乐观的情绪,保证身心休息。要积极锻炼身体,增强体质。

3. 饮食指导

少食刺激性食物,忌服水产品(虾、蟹),辣椒、蒜、生葱等辛辣之品,以及香菜、狗肉、马肉、驴肉等。少抽烟或不抽烟。

4. 积极治疗相关疾病

及时治疗痔疮、糖尿病及感冒等疾病,以免诱发本病。慎用可导致尿血的药物,尤其是已患有肾脏病者。尿血病因复杂,应明确诊断,积极治疗原发疾病,如泌尿系统的炎症、结石等疾病。

【复习思考题】

1. 试述尿血的一般护理。
2. 尿血应与哪些病证相鉴别?

第六节 消 渴

消渴是以口渴多饮,多食善饥,小便量多或有甜味,消瘦无力为特征的一种疾病。临床根据三多症状的主次,有上、中、下三消之分。从本病的特征来看,消渴主要与西医学中的糖尿病相类似,其他如尿崩症、精神性多饮多尿症等,亦可归属于本病范畴。

【病因病机】

1. 病因

本病多在素体阴虚的基础上,复加饮食不节、情志失调,劳欲过度而致病。

(1)饮食不节:长期过食醇酒肥厚,形体日见肥胖,久则影响脾运,积热于内,化燥伤津,胃热炽盛,发为消渴。

(2)情志失调:长期遭受精神刺激,气机郁结,郁而化火,耗津伤液,形成消渴。

(3)劳欲过度:房室不节,劳逸失调,耗伤肾精,水亏火旺,上蒸肺胃,发生本病。

2. 病机

消渴的病机主要为阴虚燥热,而以阴虚为本,燥热为标,两者往往又互为因果,燥热愈盛则阴愈虚,阴愈虚则燥热愈盛。病延日久阴损及阳,可见气阴两伤或阴阳俱虚,甚则肾阳虚衰之候。

病变脏腑关系到肺、胃、肾。燥热在肺,肺燥津伤则口渴多饮;热郁于胃,消灼胃液,则多食善饥;虚火在肾,肾虚精亏,封藏失职,则尿多稠浑。肺、胃、肾三脏虽重点不同,但又互相影响,以致肺燥、胃热、肾虚同时存在,多饮、多食、多尿相互并见。因阴虚主要责之于肾,故三脏之中以肾为主。

消渴病久,阴虚燥热,肺失滋润,可并发肺痨;肾阴亏损,水不涵木,精血不能上承耳目,可致白内障、雀目、耳聋等疾病;气营两虚,燥热内结,脉络瘀阻,则蕴毒酿成疮疖、痈疽;阴虚阳亢,炼液成痰,痰阻经络或蒙蔽神机,可见中风、偏瘫;阴伤及阳,脾肾衰败,水湿潴留,泛溢肌肤,则形成水肿。

【护理评估】

1. 症状

烦渴多饮,尿意频频,多者一日可 20 余次,食欲亢进,易有饥饿感,日进食五六次,尚不能满足。虽多食而形体日见消瘦,面色萎黄,虚弱无力。初起病轻者,形体多肥胖,三多症状可不明显,日久病重者,可引起头痛、失眠、视力减退、四肢疼痛、麻木,女子月经不调,男子性功能减退等症,且可并发皮肤疮疖、痈肿、肺痨、淋证、白内障、雀目、水肿等。

2. 体征

早期轻症,大多无体征。久病者常可发现因失水、营养障碍、继发感染、心血管、神经、肾脏、眼部、肌肉、关节等并发症而出现各种体征。肝脏可肿大,亦有皮肤黄色瘤及胡萝卜素血症者,但较罕见。

3. 实验室检查

(1)尿糖测定:尿糖阳性是诊断消渴的重要线索,同时24小时尿糖定量可作为判断疗效的指标,并供调整降糖药物剂量的参考。

(2)血葡萄糖(血糖)测定:血糖增高是目前诊断消渴的主要依据,常用葡萄糖氧化酶法测定,抽静脉血或毛细血管血,可用血浆、血清或全血。

(3)葡萄糖耐量试验:可见糖耐量减低。

(4)糖化血红蛋白 A1(GHbA1)和糖化血浆清蛋白测定:GHbA1 测定可反映取血前 4~12 周血糖的总水平,以补空腹血糖只反映瞬时血糖之不足。

(5)血浆胰岛素和 C-肽测定:血胰岛素水平和 C-肽测定对评价胰岛 β 细胞功能有重要意义。

(6)可有不同程度的高甘油三酯血症和(或)高胆固醇血症,高密度脂蛋白胆固醇(HDL-ch)常降低。

4. 鉴别诊断

(1)糖尿病:本病有遗传倾向,因胰岛素分泌不足而引起的代谢紊乱,表现为烦渴、多饮、多尿、多食善饥、消瘦、疲乏无力。尿糖阳性,血糖增高,葡萄糖耐量减低。久病者常伴发心血管、肾脏、眼部及神经等病变,严重病例可发生酮症酸中毒等。

(2)其他原因所致的尿糖阳性:肾性糖尿因肾糖阈降低所致,但血糖和葡萄糖耐量试验正常。甲状腺功能亢进症、胃空肠吻合术后,因碳水化合物在肠道吸收快,可引起进食后0.5~1小时血糖过高,出现糖尿,但空腹血浆葡萄糖和餐后2小时血糖正常。急性应激状态时胰岛素对抗激素分泌增加,可使糖耐量减低,出现一过性血糖增高,尿糖阳性,应激过后可恢复正常。

(3)药物对糖耐量的影响:噻嗪类利尿剂、呋塞米、糖皮质激素、口服避孕药、阿司匹林、吲哚美辛、三环类抗抑郁药等可抑制胰岛素释放或对抗胰岛素的作用,引起糖耐量减低,血糖升高,尿糖阳性。

(4)继发性糖尿病:肢端肥大症(巨人症)、库欣综合征、嗜铬细胞瘤可分别因生长激素、皮质醇、儿茶酚胺分泌过多,对抗胰岛素而引起继发性糖尿病或糖耐量异常。此外,长期服用大量糖皮质激素可引起类固醇糖尿病。

(5)尿崩症:因抗利尿激素缺乏引起,以烦渴、多饮、多尿、低比重尿为特征,每日尿量常在 5000ml 以上,尿比重常在 1.006 以下。常由下丘脑—神经垂体系统手术、创伤、肿瘤、炎症等所引起,亦有无明显原因可寻者。

(6)精神性多饮多尿:本病表现为烦渴、多饮、多尿,与尿崩症相似,但体内抗利尿激素并不缺乏,症状常随情绪而波动,并伴有其他神经官能症的表现。

5. 病证鉴别

(1)上消与温病邪热伤津之烦渴多饮:后者有外感温邪病史,并见卫气营血传变过程,而无多食、多尿症状。

(2)中消与瘿气火郁伤阴善饥消瘦:前者食量倍增,旋食旋饥,伴有上、下消症状,而后者虽亦有消谷善饥,但终不若前者严重,且常有颈前下部肿大,多汗、手抖、目睛外突等症。

（3）下消与劳淋尿浊：下消以小便次频、量多、色浑而甜为特征,劳淋则尿频而色清,尿浊为尿浑而乳白,两者尿量均无明显增多,亦无甜味。

【护理问题】

1. 烦渴多饮、多尿

与血糖升高,渗透性利尿有关。

2. 多食易饥

与大量糖分排出体外,机体为维持生命活动,补偿损失有关,同时也由血糖过高,刺激胰岛素分泌所致。

3. 疲乏、消瘦

因体内葡萄糖不能利用,蛋白质和脂肪消耗增多引起。

4. 皮肤瘙痒

与尿糖刺激局部有关。

5. 潜在并发症

急性:酮症酸中毒;慢性:动脉粥样硬化、糖尿病肾病、视网膜病变、白内障、周围神经病变、皮肤感染等。

【辨治要领】

1. 辨证要点

（1）辨上、中、下三消的主次:以口渴多饮为主者为上消,属肺;多食善饥为主者为中消,属胃;排尿量多为主者为下消,属肾。临床三消症状往往同时存在,只是程度上有轻重不同。

（2）辨阴虚、燥热的标本主次:初起以燥热为主,阴虚为次;病程较长,阴虚与燥热互见,而以阴虚为本,燥热为标;病久以阴虚为主,或兼燥热;后期,阴伤及阳（气）,可见阴阳（气）两虚或肾阳虚衰。

2. 治疗原则

治疗以养阴生津、润燥清热为大法。根据三多症状和阴虚与燥热的主次,分别予以润燥、清胃、滋肾等法,必要时三者并治,标本兼顾。病久阴伤及阳,阴阳两虚者,治予益气养阴、温阳补肾。

【护理措施】

（一）一般护理

1. 根据病情,合理安排生活。重者应卧床休息,轻、中型患者可自由活动,以不感觉疲劳为度。肥胖患者应加强活动,以减轻体重,有利于治疗。

2. 耐心进行思想工作,消除患者的思想顾虑,增强其与慢性病作斗争的信心,保持心情愉快。

3. 熟悉消渴病饮食计算法,严格执行治疗饮食,要向患者反复说明饮食治疗的重要性,争取其合作,不要在规定的饮食之外,自行另加食物。

4. 糖尿病患者每天主食一般应控制在 300～400g,其中休息时每日可进主食 250～

300g,轻体力劳动者300～350g,中等体力劳动者350～400g,重体力劳动者400g以上。饥饿感明显者,可加新鲜蔬菜充饥。轻型无并发症者,可单用饮食疗法。

5. 禁忌甜食,如白糖、蜂蜜、加糖饮料及含淀粉较多的食物,如马铃薯、白薯、藕、荸荠等。禁忌烟酒及辛辣、肥甘厚味之品。宜食新鲜蔬菜,如苦瓜、白菜、西红柿、菠菜、冬瓜、芹菜、莴笋和豆制品。适当增加蛋白质,如食用鸡蛋、瘦肉、鸡等。可食用的水果、果汁有李子和鲜李汁。

6. 降糖药一般应在饭前服用,容易发挥药效。如需用胰岛素治疗者,按医嘱饭前半小时准量注射,药后注意观察病情,防止过量后引起低血糖。

7. 注射胰岛素的患者,应经常更换注射部位,以免局部形成皮下硬结,影响药物吸收。

8. 准确记录出入量和小便次数。

9. 严重患者,每日称体重1次,待病情好转时,每周称1次。

10. 及时收集尿液、血液标本送检。

11. 加强口腔、皮肤护理,防止口腔、牙龈及皮肤感染,常用温水洗澡。

12. 出院前进行饮食疗法及查尿糖的指导,如用胰岛素者,应教会注射胰岛素的方法。出院后嘱患者随身带一卡片,并注明姓名、住址,所用胰岛素种类、剂量,以便出现糖尿病昏迷时就地抢救。

(二)观察要点

1. 观察体重,三消症状的主次,如饮水量、饭量、尿量。

2. 观察尿糖、尿比重、空腹血糖、餐后2小时血糖。

3. 注意患者的视力,皮肤及全身症状,有无并发症的产生。

4. 发展至后期当注意血酮及二氧化碳结合力的变化,以及有无厌食,呕吐,腹痛,神志异常,口中出现苹果味等,一旦发生酮中毒应注意观察病情变化,如出现神昏、呼吸深快、血压下降,须及时报告医生组织医护抢救。

(三)辨证施护

1. 阴虚燥热

(1)主要症状:口渴多饮,多食易饥,尿频量多,烦热多汗或大便干结,苔薄黄或黄燥,舌质红,脉洪数或滑数。

(2)施护措施

①病室环境:保持病室安静、舒适,室温偏低。

②饮食调护:饮食宜清淡,适当控制食量,多食清热养阴生津的蔬菜,如苦瓜、菠菜、番茄、萝卜、鳝鱼等。禁忌辛辣刺激之品及烟酒。

③情志调护:保持心情舒畅,避免紧张、恼怒的情绪。

④药物内治:治以养阴清热润燥,方选消渴方、玉女煎加减。常用药有黄连、黄芩、生地黄、天花粉、北沙参、麦冬、知母、地骨皮、芦根。大便秘结者可用枸杞子、决明子各10g,煎水代茶饮,或服用麻仁丸,每次6g,每日2次。烦渴欲饮者,可常饮茅根汤、金银花露、地骨皮露,或鲜芦根煎水代茶饮。

⑤其他疗法:蚕蛹50g,煮水服,或用植物油炸香,每日分次服之。可用针灸方法配合治

疗。体针:多饮为主,取肺俞、少商、鱼际;多食为主,取胃俞、脾俞、中极、足三里;多尿为主,取肾俞、关元、复溜、涌泉;酮症酸中毒,取人中、内关、足三里。耳针:多饮取内分泌、肺、渴点,多食取内分泌、胃,多尿取内分泌、肾、膀胱,每次取 3～4 个穴位,留针 20～30 分钟,隔日 1 次。针刺方法:以缓慢捻转,中度刺激,平补平泻法。

⑥药后观察:观察体重,三消症状的变化,如饮水量、饭量、尿量、尿糖、尿比重、血糖的情况。

⑦康复指导:肥胖者应控制体重,鼓励其参加运动和适当的体力劳动,但不宜过度疲劳,严格控制饮食,可配合"放松功"、"内养功"进行锻炼。若系尿崩症者要给予充分的饮水量,以防止发生脱水。

2. 气阴两虚

(1)主要症状:病程较长,口渴多饮,多食善饥,尿频量多,神疲气短,汗多,形体渐瘦,或大便不实,苔薄黄,舌质红或正常,脉虚数无力或细数。

(2)施护措施

①病室环境:保持安静,温度适宜。

②饮食调护:饮食宜清淡,禁忌肥甘厚味与辛辣之品,少食多餐,勿饱食。戒烟、酒、浓茶、咖啡等。

③情志调护:做好情志护理,减轻患者的焦虑和恐惧心理。

④药物内治:治以益气养阴,润燥生津,方选沙参麦冬汤、参苓白术散加减。常用药有太子参、北沙参、麦冬、玄参、天花粉、生地黄、山药、黄连。

⑤其他疗法:可用灸法,取穴承浆、意舍、关冲、然谷等穴位。口渴欲饮者,用山药、麦冬各适量,煎汤代茶饮。亦可用沙参麦冬饮:沙参 10g,麦冬 10g,将上药洗净,开水冲泡,加盖焖 15 分钟后即可饮用。或黄芪玉竹茶:黄芪 10g,玉竹 10g,将黄芪、玉竹洗净,用刚煮沸的开水冲泡,加盖焖 15 分钟后即可频频饮服,具有养阴生津、止渴作用。

⑥药后观察:如表现低血糖,症见头晕、心慌、出汗、软弱无力者,可给患者糖水一杯口服,如不能缓解,应报告医生。

⑦康复指导:根据体力进行适当锻炼,以促进糖的利用,减轻胰腺负担。并发白内障、视网膜出血者,应减少活动,保持大便通畅,防止视网膜剥离,导致出血与裂孔。本病易并发多发性疮疖等皮肤感染,故应注意皮肤清洁卫生,防止足部坏疽发生,每天用温水洗脚,鞋袜不宜过紧,外阴部瘙痒,可用温水擦洗。经常更换衣服、床单,保持床铺清洁、平整、干燥,预防疖肿和褥疮的发生。病久营养不良易发生心动过速,直立性低血压,因此,当患者由卧位起立时,应支撑患者坐起 10 分钟左右,然后再站立,外出活动或上厕所,应有人陪伴。如已发生直立性低血压,表现面色苍白,心率加快时,应立即平卧,或使头部抬高 10 度,脚部抬高 30 度,避免脑部缺血、缺氧。

3. 阴阳两虚

(1)主要症状:病延已久,小便量多,混浊如膏,甚则饮一溲一,面色黧黑,耳轮焦干,头晕目眩,腰酸腿软,形寒肢冷,阳痿,舌苔淡白,脉细数或沉细无力。

(2)施护措施

①病室环境:保持安静,绝对卧床休息。昏迷抽搐者,应有专人护理。注意保暖,预防感冒。

②饮食调护:常食枸杞粥、胡桃仁粥、山药粥调养。

③情志调护:做好情志护理,减轻患者的焦虑和恐惧心理。

④药物内治:治以滋阴温阳、益肾固摄,方选金匮肾气丸加减。常用药有附子、肉桂、生熟地黄、山药、山茱萸、菟丝子、覆盆子、淫羊藿。消渴病久出现并发症者,可按以下方法治疗:因肝肾精血不足,不能上承耳目,出现白内障、雀目、耳聋者,宜滋补肝肾,用杞菊地黄丸合羊肝丸治疗;疮疡、痈疽初起,热毒伤营,治宜解毒凉血,用五味消毒饮;病久气营两虚,脉络瘀阻,蕴毒成脓,治宜益气解毒化脓,用黄芪六一汤合犀黄丸;如并发肺痨、水肿、中风、厥证者,可参考有关各篇。

⑤其他疗法:猪胰一个,黄芪100g,水煎服食,每日1剂,10天为一疗程;猪肾一对,核桃肉30g,置锅炖熟食用,能补肾助阳。

⑥药后观察:观察患者的视力、皮肤及全身症状,有无并发症的产生。注意血酮及二氧化碳结合力的变化,以及有无厌食、呕吐、腹痛、神志异常、口中是否出现苹果味等。一旦发生酮中毒应注意观察病情变化,如出现神昏、呼吸深快、血压下降,须报告医生组织抢救。

⑦康复指导:禁忌房事,以免加重病情。发生酮症酸中毒昏迷者应采取以下措施:①立即留尿作尿糖及酮体测定,抽血测定血糖、二氧化碳结合力;②正确记录24小时摄入及排出量;③因组织缺氧而致休克时,应立即用鼻导管或面罩给予高浓度氧气吸入,一般不超过24小时,待二氧化碳结合力恢复正常,可给低浓度、低流量持续吸氧;④纠正脱水和酸中毒时,应根据中心静脉压的测定掌握输液量及滴速,年老、心肾功能不全的患者,滴速要减慢。

【健康教育】

1. 饮食定量,劳逸适度,保持正常的体重,过度肥胖者应适当限制饮食,使体重减轻至正常范围。

2. 保持心情舒畅,避免紧张恼怒,正确对待外界的不良刺激。

3. 节制性生活,以免损伤肾精。

4. 及早发现病情并及时治疗,控制病情发展,避免和预防各种并发症的发生。

5. 避免各种诱因,控制饮食,不要随便中断治疗,以免酮症酸中毒的发生。

【复习思考题】

1. 消渴病的病因病机有哪些?

2. 试述消渴的一般护理。

3. 消渴在健康教育上应注意哪些方面?

第七节 痿 证

痿证是指肢体筋脉弛缓,软弱无力,甚至手不能握物,足不能任地,日久而致肌肉萎缩不能随意运动的病证。临床以下肢痿弱较为常见,亦称"痿躄"。

根据本病的临床表现,西医学中多发性神经炎、运动神经元疾病、脊髓病变、重症肌无力、周期性瘫痪、肌营养不良症、癔症性瘫痪和表现为瘫软的中枢神经系统感染后遗症,具有痿证特征者,均可参照本篇辨证护理。

【病因病机】

1. 病因

痿证形成的原因颇为复杂,外感温热毒邪,内伤情志,饮食劳倦,先天不足,房事不节,跌打损伤及接触神经毒性药物等,均可致使五脏受损,精津不足,气血亏耗,肌肉筋脉失养,发为痿证。

2. 病机

痿证病变部位在筋脉肌肉,但根柢在于五脏虚损。肺主皮毛,脾主肌肉,肝主筋,肾主骨,心主血脉,五脏病变,皆能致痿,且脏腑间常相互影响。津液、气血、精髓亏损,筋脉肌肤失于濡养,而至软弱无力,消瘦枯萎。

痿证的病理性质虚多实少,热多寒少。即使温邪湿热致痿,久则亦可由实转虚。若津凝成痰,血滞为瘀,亦可表现虚中夹实之候。

病变脏器累及五脏,且常常相互传变,致使病程缠绵难愈。久痿虚极,脾肾精气虚败,病情危笃,可见舌体瘫软,呼吸和吞咽困难等凶险之候。

【护理评估】

1. 症状

部分患者发病前有感冒、腹泻兼症,继而肢体筋脉弛缓不收,下肢或上肢,一侧或双侧软弱无力,甚至瘫痪;由于肌肉软痿无力,可有睑废、视歧,声嘶低喑,抬头无力,危重者可见呼吸、吞咽困难。

2. 体征

肢体肌肉萎缩,肌张力、浅反射等减退或丧失。

3. 实验室检查

(1)检测血液中血清谷草转氨酶(AST)、谷丙转氨酶(ALT)、乳酸脱氢酶(LDH)、醛缩酶、肌酸磷酸肌酶(CPK)的含量,有助于鉴别痿证肌肉萎缩的病因。

(2)检测尿中肌酸的排泄量,有助于鉴别痿证肌肉萎缩的病因。

(3)测定血中乙酰胆碱受体抗体,对神经、肌肉接头部位疾病有较高的诊断价值。

(4)脑脊液检查、肌电图检查、肌肉活组织检查等,有助于对与痿证有关的神经系统疾病的定位定性诊断。

(5)CT、MRI 检查有助于疾病的鉴别诊断。

4. 鉴别诊断

痿证与西医学中神经肌肉系统的许多疾病有关。限于篇幅,本篇从略,详见神经内科学。

5. 病证鉴别

(1)痹证:痹证后期,由于肢体关节疼痛,不能运动,肢体长期少动或不动,亦有类似痿证之瘦削枯萎者。但痿证肢体关节一般不痛,痹证则均有疼痛,其病因病机、治法也不相同。

(2)偏枯:偏枯亦称半身不遂,病见一侧上下肢偏废不用,常伴有语言謇涩、口眼㖞斜,久则患肢肌肉枯瘦,其瘫痪是由于"中风"而致。

【护理问题】

1. 生活自理能力下降或丧失
与肢体活动不利相关。

2. 排便困难
因为久病气虚,大肠传导无力,或阴血不足,肠失濡润。

3. 悲观
因病程日久,求愈心切,或病情危重,求愈无望。

4. 潜在肢体萎废不用
因气血亏虚,筋脉失荣,或湿热内留,浸淫筋脉。

5. 潜在并发症
褥疮、烫伤或冻伤、跌仆。

【辨治要领】

1. 辨证要点

(1)辨脏腑病位:痿证初起,症见发热,咳嗽,咽痛,或在热病之后出现肢体软弱不用者,病位多在肺;凡是四肢痿软,食少便溏,面浮,下肢微肿,纳呆腹胀,病位多在脾胃;凡以下肢痿软无力明显,甚则不能站立,腰脊酸软,头晕耳鸣,遗精阳痿,月经不调,咽干目眩,病位多在肝肾。

(2)审标本虚实:痿证以虚为本,或本虚标实。因感受温热毒邪或湿热浸淫者,多急性发病,病程发展较快,属实证。热邪最易耗津伤正,故疾病早期就常见虚实错杂。内伤积损,久病不愈,主要为肝肾阴虚和脾胃虚弱,多属虚证,但又常兼夹郁热,湿热,痰浊,瘀血,而虚中有实。跌打损伤,瘀阻脉络或痿证日久,气虚血瘀,也属常见。

2. 治疗原则

痿证的治疗,虚证宜扶正补虚为主,肝肾亏虚者,宜滋养肝肾;脾胃虚弱者,宜益气健脾。实证宜祛邪和络,肺热伤津者,宜清热润燥;湿热浸淫者,宜清热利湿;瘀阻脉络者,宜活血行瘀。虚实兼夹者,又当兼顾。

【护理措施】

(一)一般护理

1. 急性期者应卧床休息。慢性期者适当休息,可结合功能锻炼。

2. 适当进行被动或主动活动,但不宜过度疲劳。配合针灸或按摩:上肢痿软取肩髃、肩髎、曲池、外关、合谷穴位;下肢痿软取肾俞、环跳、阳陵泉、悬钟、解溪、足三里等穴位,足内翻加丘墟,足外翻加中封、商丘等穴位。

3. 由于患者局部知觉失灵,宜保暖,冬季严寒时应防止冻伤,用热水袋保暖时需防止烫伤。

4. 酌选红花酒、当归和伤酒,每日擦揉按摩患肢。每日2~8次,以利恢复。

5. 坚持阳光、空气和泉水疗法,泉饮以甘泉水为宜,泉浴以低温泉水浸浴为宜,尚可结合浴中按摩,以疏通气血,促进恢复。

6. 保持皮肤清洁干燥,病久患肢痿而不用者,要防止发生褥疮。

7. 平时饮食宜易消化而富有营养并配合食疗。多食豆芽、菠菜、白菜、萝卜、西红柿等蔬菜。湿重者常食苡仁粥、茯苓粥;热重津亏者常食沙参粥、山药粥。肝肾亏虚者常食羊骨粥、淡菜粥等。

8. 经常开导患者,做好思想工作,消除其顾虑及悲观失望情绪,使其树立长期与疾病作斗争的信心和决心。

(二)观察要点

1. 认真询问患者起病情况,了解伴有症状,鉴别证候的虚实。若起病急,发展快,初起时有发热,伴有拘急,疼痛,麻木,多属实证;如起病缓慢,病程长,肢体弛缓不痛,肌肉萎缩者为虚证。

2. 注意观察痿证的部位,是上肢还是下肢,是单侧还是双侧,是远端还是近端,以便采取针对性的治疗和护理。

3. 观察患侧肢体自主运动能力是减退还是丧失,如肌张力、浅反射等,以判断病情之轻重。

4. 密切观察病情变化,如发现有呼吸困难(呼吸肌麻痹)应立即报告医生。

(三)辨证施护

1. 肺热津伤

(1)主要症状:发病急,病起发热,或热后突然出现肢体软弱无力,可较快发生肌肉瘦削,皮肤干燥,心烦口渴,咳呛少痰,咽干不利,小便黄赤或热痛,大便干燥,舌质红,苔黄,脉细数。

(2)施护措施

①病室环境:保持安静,温、湿度适宜,空气清新。

②饮食调护:发热期间宜素半流质饮食。热退后改为软饭普食,总以饮食清淡、富营养、容易消化为原则,忌辛辣、甘肥之品。食养可选清凉甘润之品。戒烟酒、浓茶、咖啡等。

③情志调护:做好情志护理,减轻患者的焦虑和恐惧心理。

④药物内治:治以清热润燥、养阴生津为法,方选清燥救肺汤加减。常用药有南北沙参、西洋参、麦冬、生甘草、阿胶、胡桃仁、生石膏、霜桑叶、苦杏仁、炙枇杷叶等。若高热口渴有汗,可重用生石膏,加金银花、连翘;咳嗽痰多加瓜蒌、桑白皮、贝母;咳呛少痰,咽喉干燥,加桑白皮、天花粉、芦根。若身热已退,兼见食欲减退,口干咽干较甚,宜用益胃汤加石斛、山药、麦芽。

⑤其他疗法:体温达39℃以上者,可针刺曲池、合谷等穴位,留针15～20分钟,高热持续不退,可用温水或50%的酒精擦浴。

⑥药后观察:观察患者体温,咳呛,咽干,脉象等变化。严密观察肢体活动情况,有无进行性加重,肌肉萎缩情况,患肢是否畸形,并详细记录结果。

⑦康复指导:根据病情轻重,评估患者生活自理能力,帮助其遵照医嘱服药,护送其做好各项检查,照顾患者安卧休息。

2. 湿热浸淫

(1)主要症状:起病较缓,逐渐出现肢体困重、痿软无力,尤以下肢或两足痿弱为甚,兼见微肿,手足麻木,扪及微热,喜凉恶热,或有发热,胸脘痞闷,小便赤涩热痛,舌质红,苔黄腻,脉濡数或滑数。

(2)施护措施

①病室环境:室内宜通风,忌潮湿闷热。床铺应平整、干燥。

②饮食调护:饮食宜清淡,选容易消化之物。以芳香健脾,淡渗利湿之品为宜,忌食辛辣烈酒及肥甘厚味之物。

③情志调护:做好情志护理,消除患者的焦虑情绪。

④药物内治:治以清热利湿、通利筋脉为法,方选加味二妙散加减。常用药有苍术、黄柏、萆薢、防己、薏苡仁、蚕砂、木瓜、牛膝、龟甲等。若湿邪偏盛,肢重且肿,加厚朴、茯苓、枳壳、陈皮;若时值夏季,加藿香、佩兰;若热邪偏盛,身热肢重,加忍冬藤、连翘、蒲公英、赤小豆。湿热伤阴,兼见两足焮热,心烦口干,舌质红或中剥,脉细数,可去苍术,重用龟甲,加玄参、山药、生地黄;病久兼有瘀血阻滞,肌肉顽麻不仁,关节活动不利,舌质紫黯,脉涩,加丹参、鸡血藤、赤芍、当归、桃仁。

⑤其他疗法:针刺合谷、曲池、足三里等穴位,耳针可选脾、胃、肺、肾、皮质下等穴位,或埋籽按压。

⑥药后观察:观察患者体温、脉象等变化。严密观察肢体活动情况,有无进行性加重。发热期间,按热病常规观察与护理。

⑦康复指导:耐心倾听患者的诉说,有针对性地进行指导,解释病情,使患者了解治疗方法,正确认识疾病,安心养病。

3. 脾胃虚弱

(1)主要症状:起病缓慢,肢体软弱无力逐渐加重,神疲肢倦,肌肉萎缩,少气懒言,纳呆便溏,面色白或萎黄无华,面浮,舌质淡,苔薄白,脉细弱。

(2)施护措施

①病室环境:保持空气清新,温、湿度适宜。

②饮食调护:需要重点加强饮食调补,酌选山药、红枣、莲子、桂圆等做成相应药膳,作为辅食。

③情志调护:做好情志护理,消除患者的思虑、忧愁情绪。

④药物内治:治以补中益气、健脾升清为法,方选参苓白术散合补中益气汤加减。常用药有人参、白术、山药、扁豆、莲肉、甘草、大枣、黄芪、当归、薏苡仁、茯苓、砂仁、陈皮、升麻、柴胡、神曲等,或配合山楂丸、保和丸等成方。

⑤其他疗法:针灸、按摩、外用药剂熏洗等。

⑥药后观察:密切观察患者肢体软弱无力情况,有无进行性加重,药后患者整体营养吸收状况,大便及睡眠情况,并作详细记录。

⑦康复指导:指导患者耐心养息,不宜多言耗气及疲劳。

4. 肝肾亏损

(1)主要症状:起病缓慢,渐见肢体痿软无力,尤以下肢明显,腰膝酸软,不能久立,甚至步履全废,腿胫大肉渐脱,或伴有眩晕,耳鸣,舌咽干燥,遗精或遗尿,或妇女月经不调,舌红少苔,脉细数。

（2）施护措施

①病室环境:保持温度、湿度适宜,空气清新。

②饮食调护:注意调护肝脾,酌选甲鱼、猪、牛、羊骨髓,用牛、猪的蹄筋等做成相应药膳作为辅食。

③情志调护:关心患者,多与其交谈,同情理解患者的疾苦,使其树立战胜疾病的信心。

④药物内治:治以补益肝肾、滋阴清热为法,方选虎潜丸加减。常用药有狗骨(代虎骨)、牛膝、熟地黄、龟甲、知母、黄柏、锁阳、当归、白芍、陈皮、紫河车、续断、枸杞子等。热甚可服用六味地黄丸加减;阳虚畏寒,酌用右归丸加减。

⑤其他疗法:若见尿潴留,按癃闭处理。若患者排便困难,每日需行腹部按摩,或耳穴埋籽,取穴大肠、小肠、便秘点、直肠下段,可重压按揉3～5分钟,每日3次。必要时采用开塞露塞肛或清洁灌肠,肢体受压部位配合按摩或针灸。

⑥药后观察:观察患者肢体无力、腰膝软、眩晕、耳鸣及体温、脉搏的变化,并注意药后大便时间。

⑦康复指导:调整生活用品的摆放位置,便于患者取放,帮助患者分析病情,寻找有利条件,接受多种治疗措施,提高治疗的积极性。尚能活动者,应节制房事。

5. 脉络瘀阻

（1）主要症状:久病体虚,四肢痿弱,肌肉瘦削,手足麻木不仁,四肢青筋显露,可伴有肌肉活动时隐痛不适,舌痿不能伸缩,舌质黯淡或有瘀点、瘀斑,脉细涩。

（2）施护措施

①病室环境:保持温度、湿度适宜,通风。床单应平整、干燥。

②饮食调护:饮食宜以清淡、富营养、高维生素为主,并根据患者脏腑病位与标本虚实之不同,灵活配膳,送饭、送水至床边。

③情志调护:因人而异,解决生活所需,积极取得家庭和社会的支持、关心,让患者安心养病。

④药物内治:以益气养营、活血行瘀为法,方选圣愈汤合补阳还五汤加减。常用药有人参、黄芪、当归、川芎、熟地黄、白芍、牛膝、桃仁、红花、鸡血藤等。若手足麻木,舌苔厚腻者,加橘络、木瓜;下肢痿软无力,加杜仲、锁阳、桑寄生;若瘀血久留,肌肤甲错,形体消瘦、手足痿软,可用圣愈汤送服大黄䗪虫丸。

⑤其他疗法:配合针灸、气功疗法。受压部位用1%当归红花液按摩或用艾条灸,每日2次。

⑥药后观察:观察生命指征,保证肢体保持功能位,注意保暖,防止肢体挛缩和关节僵硬。出现舌痿的患者,要常翻身拍背,鼓励患者排痰,以防止其他变证。

⑦康复指导:长期卧床者,给予气垫床,每2小时翻身1次。大小便失禁者,应保持会阴及肛门周围皮肤清洁,便后及时清洗。

【健康教育】

1. 了解本病的诱发因素

（1）居住湿地,感受湿热毒邪。

（2）外伤所致。

（3）重病、久病致筋脉失养。

2. 保持居室温、湿度适宜,通风。

3. 功能锻炼的方法

参见中风病"健康教育"中肢体功能锻炼内容。

4. 饮食

（1）加强营养,可选用新鲜的猪骨髓加黄豆适量,煮食,或用猪、牛蹄筋煮烂,每日或隔日进食 50～100g,以滋养筋脉。

（2）即病之后,应当顾护胃气,酌情适量选用血肉有情之品,进行滋补,如牛肉、羊肉、狗肉、家禽、蛋类等以增强体质。

5. 经常帮助患者变换体位,注意个人卫生及皮肤清洁,严防压疮。

6. 对有遗传病史者,应提高警惕。

【复习思考题】

1. 痿证的病机要点是什么?

2. 痿证的一般护理有哪些内容?

第八节　虚　劳

虚劳涉及的内容很广,可以说是中医内科学中范围最广的一个病证。凡属多种慢性虚弱性疾病,发展至严重阶段,以脏腑、气血、阴阳亏损为主要表现的病证,均属于本病证的范围。西医学中多个系统的多种慢性消耗性和功能衰退性疾病,出现类似虚劳的临床表现时,均可参照本篇内容辨证施护。

【病因病机】

1. 病因

导致虚劳的原因甚多,概言之,不外先天、后天两大方面。结合临床所见,与禀赋薄弱,素体不强;烦劳过度,损伤五脏;饮食不节,损伤脾胃;大病久病,失于调理;误治失治,损耗精气五个因素密切相关。总之,幼年患虚劳者多以先天为主因,因虚而致病;成年以后患病,多属后天失养,劳伤过度,久病体虚成劳。

2. 病机

虚劳病理性质,主要为气血阴阳的亏耗,病损部位涉及五脏。由于五脏相关,气血同源,阴阳互根,所以在病变过程中,往往首先是某一脏气血阴阳的亏损,继则累及他脏,表现为气虚不能生血,血虚无以生气,因气虚而致阳亦渐衰,血虚阴也不足,终致阳损日久,累及于阴,阴虚日久,累及于阳,病势日渐发展,五脏阴阳气血诸虚杂呈。

病变涉及五脏,尤以脾、肾为主。从阴阳气血的虚损与五脏病变的关系来说,也各有不同的重点。一般来说,气虚以肺、脾为主,但病重者每可影响心、肾;血虚以心、肝为主,并与脾之化源不足有关;阴虚以肾、肝、肺为主,涉及心、胃;阳虚以脾、肾为主,重者每易影响到心。

虚劳一般病程较长,多为久病痼疾,症状逐渐加重,短期不易康复。其转归及预后,与体质的强弱,能否解除致病原因,是否能得到及时、正确的治疗和护理等因素密切相关。

【护理评估】

(一)症状

多见形神衰败,身体羸瘦,大肉尽脱,食少厌食,心悸气短,自汗盗汗,面容憔悴,或五心烦热,或畏寒肢冷,脉虚无力。具体而言,气虚多表现面色白或萎黄虚浮,气短懒言,语声低微,头晕神疲,肢体无力,畏风自汗,甚至伴有不同程度的内脏下垂或阴挺、脱肛;血虚表现唇舌指甲色淡,头晕目花,肌肤粗糙,麻木或筋脉拘挛,心悸不宁,夜寐不实,舌质淡白,脉细;阴虚多见低热潮热,脉细数无力;阳虚多表现面色苍白或晦暗怕冷,精神疲倦,舌质胖嫩,边有齿印,苔淡白而润,脉细数,沉迟或虚大。

(二)体征

由于虚劳涉及病种甚多,其体征也因病而异。

(三)实验室检查

一般常选用血、尿、粪三大常规,血生化,心电图,X线摄片,B型超声波,免疫功能测定等检查。临床务必结合患者的具体情况,根据原发病,针对主症有选择地做相应检查,以便重点而全面地掌握病情。

(四)病证鉴别

1. 虚劳与其他病证中虚证类型的鉴别
(1)虚劳主要表现为脏腑、气血、阴阳一系列亏虚症状,而其他病证的虚证则以其病证的主要症状为突出表现。
(2)虚劳有比较长的病程,病势缠绵,虚损程度重于一般虚证,而其他病证的虚证则病程相对较短,虚损程度较轻。
2. 虚劳与肺痨的鉴别
(1)虚劳是由多种原因导致久虚不复;肺痨则属正气亏虚,痨虫侵袭。
(2)虚劳不传染,肺痨有传染性。
(3)虚劳表现为五脏气血阴阳亏损的证候;肺痨病位在肺,阴虚为多,以咳嗽、咯血、潮热、盗汗、消瘦为特点。

【护理问题】

1. 生活自理能力下降
与脏腑气血阴阳亏损相关。
2. 焦虑
因为对疾病认识不足,求愈心切,病久不愈,失去信心所致。
3. 生命体征改变
因脏腑气血阴阳亏损严重所致。

4. 兼症与变证多

虚劳的成因不一,损伤的脏器各有不同,相互之间影响转化复杂。

5. 潜在并发症

外感、脏器功能衰竭。

【辨治要领】

1. 辨证要点

(1)辨别五脏气血阴阳亏虚,以气血阴阳为纲,五脏虚候为目。

(2)辨有无兼挟病证:①因病致虚、久病不复者,应辨明原有疾病是否还继续存在。②有无因虚致实的表现。如因气虚运血无力,形成瘀血;脾虚,不能运化水湿,以致水湿内停等。③是否兼挟外邪。虚体卫外不固,易感外邪为患,且感邪后不易恢复,治法、选方、选药也与常人感邪有所不同。

2. 治疗原则

(1)以补益为基本原则。根据病理属性的不同,分别采取益气、养血、滋阴、温阳之法,同时密切结合五脏病位的不同而选方、选药。

(2)重视补益脾肾在治疗虚劳中的作用。对于虚中夹实及兼感外邪者,当补中有泻,扶正祛邪。临证过程中,应辨证结合辨病,针对不同疾病的特殊性,一方面补正以复其虚,另一方面求因以治其病。

【护理措施】

(一)一般护理

1. 保持病室温、湿度适宜,空气流通。

2. 病情观察

评估患者生活自理能力,协助其生活调理。重症及老年患者要密切观察生命体征。

3. 休息与活动

卧床休息时,注意保暖。鼓励患者听轻快、活泼的曲艺节目,适当参加户外活动。

4. 饮食

因病证不同,辨证施膳。

5. 情志

耐心与患者亲切交谈,分别做好针对性的情志护理。

6. 住院期间满足患者生活所需,逐步提高其生活自理能力。

(二)观察要点

1. 观察病位在脏在腑,病损性质是阴虚、血虚还是阳虚、气虚,还是相互夹杂通病。

2. 观察胃气的存亡。若病情虽重,胃纳尚可,则气血生化有源,病体尚有转机,否则预后差。

3. 观察有无虚实夹杂情况,如气虚感邪,血虚夹瘀,均须详察。

4. 注意脉象的胃、神、根的变化。如脉象逐渐和缓,为无气渐复,病情好转;如脉象弦数,或虚大,或沉细无神,则提示病势加重。

（三）辨证施护

1. 气虚

（1）主要症状:面色白或萎黄,气短懒言,语声低微,头晕神疲,肢体无力,舌苔淡白,脉细软弱。偏于肺气虚者,咳嗽无力,痰液清稀,短气自汗,声音低怯,时寒时热,平时易于感冒,面白;偏于心气虚者,心悸,气短,劳则尤甚,神疲体倦,自汗;偏于脾气虚者,饮食减少,食后胃脘不舒,倦怠乏力,大便溏薄,面色萎黄;偏于肾气虚者,神疲乏力,腰膝酸软,小便频数而清,白带清稀,舌质淡,脉弱。

（2）施护措施

①病室环境:病室宜向阳,保持温、湿度适宜。避免直接吹风。

②饮食调护:宜选温度适宜,富营养,容易消化之物,病重及老年患者应食富有营养的半流质饮食,如蒸蛋、肉沫、面条、菜泥等,病情好转后,逐步改为软饭或面食。禁忌肥甘厚味与辛辣、生冷之品,戒烟酒、浓茶、咖啡及煎炸炙煿、坚硬不易消化食物。

③情志调护:做好情志护理,了解患者心理状态,因人而异地进行疏导,减轻其焦虑情绪。

④药物内治:治以补气为法。肺气虚者,补肺益气,方选补肺汤加减,常用药有人参、黄芪、沙参、熟地黄、五味子、百合等。若肺之气阴两虚,酌加地骨皮、鳖甲;若肺气虚卫外不固,外邪入侵,表现正虚感邪者,当扶正祛邪,仿薯蓣丸意,佐以防风、豆卷、桂枝、生姜、杏仁、桔梗。若心气虚,治以益气养心,方选七福饮加减,常用药有人参、白术、炙甘草、熟地黄、当归、酸枣仁、远志、黄芪、五味子等,兼见饮食少思者,加茯苓、茯神、砂仁。若脾气虚,治以健脾益气,方选加味四君子汤,常用药有人参、黄芪、白术、扁豆、茯苓、甘草。如兼见胃失和降,而表现胃脘胀满,嗳气呕吐者,加陈皮、半夏;食少运迟而见脘闷腹胀,嗳气,苔腻者,加神曲、麦芽、山楂、鸡内金;气虚及阳,见腹痛即泻,手足欠温者,加肉桂、炮姜。若肾气虚,治以益气补肾,方选大补元煎加减,常用药有人参、山药、炙甘草、杜仲、山茱萸、熟地黄、枸杞子、当归。尿频较甚及小便失禁者,加菟丝子、五味子、益智;大便溏薄者,去熟地黄、当归,加肉豆蔻、补骨脂。

⑤其他疗法:针灸或点压按揉肺俞、胃俞、脾俞、肾俞、气海、关元、天枢、内关、足三里等穴位,耳针取交感、心、肾上腺、肾、神门、枕、皮质下等穴位,或埋籽按压,或练习气功中的内养功及通大小周天等法。

⑥药后观察:观察患者精神、食欲及大小便、舌苔、脉象等变化。病重及老年患者,要密切观察生命体征,并详细记录结果。

⑦康复指导:注意休息,避免吹迎面及背后风。药宜温服,睡勿多言。

2. 血虚

（1）主要症状:面色淡黄或淡白无华,唇、舌、指甲色淡,头晕目花,肌肤枯糙,舌质淡红,苔少,脉细。偏于心血虚者,心悸怔忡,健忘,失眠,多梦,面色不华;偏于肝血虚者,头晕,目眩,胁痛,肢体麻木,筋脉拘急,或惊惕肉瞤,妇女月经不调,甚则闭经,面色不华。

（2）施护措施

①病室环境:病室宜向阳,保持温、湿度适宜,空气流通。保持安静。

②饮食调护:根据患者的饮食习惯,恰当调节饮食品种,指导家属配合,酌加血肉有情之品,如瘦肉、禽蛋、鱼类、猪肝等。饮食应富含营养、容易消化。忌食生冷、油炸、粗硬、辛辣刺激性食物。戒烟酒。

③情志调护:关心、体贴患者,耐心做好心理疏导工作,消除其焦虑和恐惧心理。

④药物内治:治以养血为法。心血虚者,宜养血宁心,方选养心汤加减,常用药有人参、黄芪、当归、川芎、茯苓、柏子仁、五味子、酸枣仁、肉桂等。失眠、多梦较甚,加合欢花、夜交藤。若见心脾血虚并见,方选归脾汤加减,常用药有白术、茯神、黄芪、龙眼肉、酸枣仁、人参、木香、甘草、当归、远志、生姜、大枣等。肝血虚者,宜补血养肝,方选四物汤加减,常用药有熟地黄、当归、白芍、川芎、黄芪、党参、白术、制首乌、鸡血藤等。兼有胁痛,可加丝瓜络、郁金、香附;兼有视物模糊,加楮实子、枸杞子、决明子;兼有干血瘀结,新血不生,赢瘦,腹部触有癥块,硬痛拒按,肌肤甲错,状如鱼鳞,妇女闭经,两目黯黑,舌有青紫瘀点、瘀斑,脉细涩者,可同时加服大黄䗪虫丸。

⑤其他疗法:针灸或点压按揉中脘、神阙、关元、足三里、血海、三阴交、胃俞、脾俞、肝俞等穴位,耳针取心、肝、脾、胃、小肠、肾、神门、枕、内分泌、肾上腺、皮质下等穴位,或埋籽按压。还可以练习气功中的内养功,并配合药膳食疗,如当归黄芪蒸鸡,用黄芪10g,当归10g,洗净,浸泡半小时,乌骨鸡250g,切块,加调料,一起放蒸锅或微波炉中制熟,配合佐餐。桂圆粥、红枣粥、何首乌粥等,均可辨证用于食疗。

⑥药后观察:关心患者药后进食与睡眠情况,病重及老年患者,密切观察其生命体征,并做详细记录。

⑦康复指导:根据体质,适当锻炼,做到循序渐进,避免疲劳,按时作息,保证睡眠质量。

3. 阴虚

(1)主要症状:面颧红赤,唇红,低热潮热,手足心热,虚烦不安,盗汗,口干,舌质光红少津,脉细数无力。偏于肺阴虚者,干咳,咽燥,甚或失音,咯血,潮热,盗汗,面色潮红;偏于心阴虚者,心悸,失眠,烦躁,潮热,盗汗,或口舌生疮,面色潮红;偏于脾胃阴虚者,口干唇燥,不思饮食,大便燥结,甚则干呕,呃逆,涎唾少,面色潮红;偏于肝阴虚者,头痛,眩晕,耳鸣,目干畏光,视物不明,急躁易怒,或肢体麻木,惊惕肉𥆧,面色潮红;偏于肾阴虚者,腰酸,遗精,两足痿弱,眩晕,耳鸣,甚则耳聋,口干,咽痛,颧红,舌红,少津,脉沉细。

(2)施护措施

①病室环境:保持安静。温度、湿度适宜,空气流通。

②饮食调护:饮食以清淡,富有营养,容易消化为主,病重及老年患者宜予富有营养的半流质饮食,酌加血肉有情之品。协同膳食营养科,给患者制定营养计划。

③情志调护:做好情志护理,让患者感到亲切、舒适、安全。

④药物内治:治以滋阴为法。肺阴虚者,宜养阴润肺,方选沙参麦冬汤加减,常用药有沙参、麦冬、玉竹、天花粉、地骨皮、五味子、鳖甲、瘪桃干等。心阴虚者,宜滋阴养心,方选天王补心丹加减,常用药有生地黄、麦冬、玄参、天冬、人参、五味子、柏子仁、酸枣仁、地骨皮、浮小麦等。脾胃阴虚者,宜养阴和胃,方选益胃汤加减,常用药有沙参、麦冬、生地黄、玉竹、白芍、乌梅、甘草、石斛、天花粉等。肝阴虚者,宜滋养肝阴,方选补肝汤加减,常用药有生地黄、熟地黄、当归、白芍、木瓜、山茱萸、何首乌、甘草等。肾阴虚者,宜滋补肾阴,方选左归丸加减,常用药有熟地黄、龟甲胶、山药、枸杞子、山茱萸、怀牛膝等。遗精者,酌加牡蛎、芡实、莲须,

阴虚火旺者加知母、黄柏、地骨皮。

⑤其他疗法：针灸或点压按揉足三里、太冲、太溪、桥弓等穴位，耳针取肺、心、胃、脾、肾、内分泌、皮质下等穴位，或埋籽按压。练习气功中放松功。清炖甲鱼、芝麻粥等，可供食疗。

⑥药后观察：观察面颧红赤，低热潮热，手足心热，口干等症状及体温、舌象、脉象的变化，病重及老年患者，密切观察其生命体征，并详细记录结果。

⑦康复指导：安心静养，适当活动，耐心配合医嘱服药与综合调治。

4. 阳虚

（1）主要症状：面色苍白或晦暗，怕冷，手足不温，出冷汗，精神疲倦，气息微弱，或有浮肿，下肢为甚，舌质胖嫩，边有齿印，苔薄白而润，脉细微、沉迟或虚大。偏于心阳虚者，心悸，自汗，神倦嗜卧，心胸憋闷疼痛，形寒肢冷，面色苍白；偏于脾阳虚者，面色萎黄，食少，形寒，神倦乏力，少气懒言，大便溏薄，或有肠鸣腹痛；偏于肾阳虚者，腰背酸痛，遗精，阳痿，多尿或尿失禁，面色苍白，畏寒肢冷，下利清谷或五更泻，舌质淡胖，有齿痕。

（2）施护措施

①病室环境：病室宜向阳，保持温、湿度适宜。

②饮食调护：饮食宜温暖，富于营养，容易消化。病重及老年患者，应给予相应的半流质饮食。待相应病证逐渐恢复后再改为普食、软食。

③情志调护：做好情志调护，宜亲切、耐心，减轻患者的焦虑与恐惧心理。

④药物内治：治以温阳为法。心阳虚者，治宜益气温阳，方选保元汤加减，常用药有人参、黄芪、肉桂、生姜等。阳虚甚者，酌加附子、巴戟天、仙灵脾、仙茅；若心胸闷痛，酌加郁金、川芎、参三七。脾阳虚者，治宜温阳健脾，方选附子理中汤加减，常用药有党参、白术、附子、干姜、甘草、高良姜、香附、丁香、吴茱萸、肉豆蔻、砂仁等。肾阳虚者，治宜温补肾阳，方选右归丸加减，常用药有附子、肉桂、杜仲、山茱萸、菟丝子、鹿角胶、熟地黄、山药、枸杞子等。若命门火衰，以致五更泻者，合用四神丸；阳虚水泛，以致水肿，尿少者，加茯苓、泽泻、车前子；肾不纳气而致喘促短气，酌加补骨脂、五味子、蛤蚧。

⑤其他疗法：针灸或点压按揉关元、中极、心俞、脾俞、肾俞、命门、内关、中冲等穴位，耳针取心、脾、肾、枕、兴奋点、神门、内分泌等穴位，或埋籽按压，还可以练习气功中的大小周天、强壮功。可以辨证选用当归生姜羊肉汤、麻雀粥、虫草羹、胡桃粥等作为食疗。

⑥药后观察：观察体温、心率、心律、饮食、睡眠、大便、小便的变化情况，病重及老年患者，密切观察其生命体征，并作详细记录。

⑦康复指导：按时服药，药宜温服。根据体质，适当活动。充分休息，睡眠时注意加盖衣被保暖。酌情收看活泼、风趣的文艺节目。消除患者的后顾之忧，使其积极配合治疗。

【健康教育】

1. 消除及避免引起虚劳的各类病因，积极预防虚劳。
2. 避风寒，适寒温，尽量减少外感，以免导致病情恶化。
3. 调饮食，戒烟酒，切实保护脾胃。

4. 慎起居,适劳逸,适当节制房事。

5. 舒情志,少烦忧,保持情绪稳定,舒畅乐观。

【复习思考题】

1. 虚劳的病理性质是什么?

2. 虚劳的气虚、阴虚证如何辨证施护?